孔令诩医案

王凤兰　编著

中国医药科技出版社

图书在版编目（CIP）数据

孔令诩医案／王凤兰编著．—北京：中国医药科技出版社，2017.1

ISBN 978 - 7 - 5067 - 8910 - 3

Ⅰ.①孔⋯　Ⅱ.①王⋯　Ⅲ.①医案—汇编—中国—现代Ⅳ.①R249.7

中国版本图书馆 CIP 数据核字（2016）第 297848 号

美术编辑　陈君杞
版式设计　麦和文化

出版　中国医药科技出版社

地址　北京市海淀区文慧园北路甲 22 号

邮编　100082

电话　发行：010 - 62227427　邮购：010 - 62236938

网址　www.cmstp.com

规格　710 × 1000mm $^1/_{16}$

印张　30 $^1/_4$

字数　416 千字

版次　2017 年 1 月第 1 版

印次　2017 年 1 月第 1 次印刷

印刷　三河市国英印务有限公司

经销　全国各地新华书店

书号　ISBN 978 - 7 - 5067 - 8910 - 3

定价　68.00 元

孔令诩先生简介

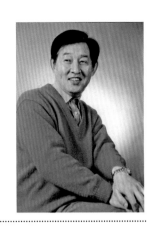

　　孔令诩，祖籍山东，孔氏后人。他生于 1939 年 10 月 9 日，2015 年 1 月 19 日逝世，系北京四大名医之一的孔伯华之嫡孙。由于其生辰日同孔夫子，祖父孔伯华为其起名曰"祖童"，意谓先祖旁的小童子，足见祖父对先生的珍爱。

　　他四岁入私塾学习，自幼聪颖而记忆力极好，兴趣广泛，尤擅诗词歌赋与书法，曾经 60 余日日一则故事而未有重复者。由于自幼聪颖而不善言语表述，喜好美食养生而远庖厨，又被学界称之为"君子"。

　　他 1958 年入原北京中医学院学习，1964 年以优秀成绩毕业，同年 10 月赴吉林省中医中药研究所工作；1985 年作为优秀中青年中医骨干调入北京以充实原中国中医研究院科研、临床实力，在中医基础理论研究所开展临证与科研工作 20 余年，直至退休。

　　孔令诩先生历任吉林省中医中药研究所中医研究室副主任、主任；原中国中医研究院中医基础理论研究所养生研究室主任。兼任原中国中医研究院九三学社主任委员、北京市

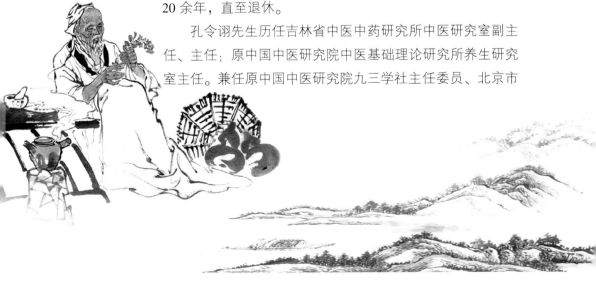

委委员，北京市政协委员等职，担任中国大百科全书传统医药分册编委、养生分支学科主编等。

孔令诩先生一生勤于临证，著述甚少。他除秉承孔门医学精髓，长于治疗温热疾病外；又能博览群书，善于取各家之长，曾经跟随溥仪御医张继有先生10余年而不缀，尽取其治学诊疗学术精化，形成独特的诊疗观念。四诊中，尤重脉诊与舌诊，而在实际诊疗活动中往往又能四诊合参而不偏废，取效常如桴鼓而受到患者的喜爱。

孔令诩先生认为当今之病属于郁积长久者较多，治疗多责于肝木湿热，用药精准而在剂量上多有讲究；晚年，以诊治疑难杂症获效而誉满京城，患者随诊有的竟长达20余年之久，足见其医术仁者之魅力。先生喜养生之术，多年后曾言"养生首为养心，其次才是养体；饮食宜杂不宜偏，食量宜少不宜多，进食宜定时不宜任意，工作休息需张弛有度、动静结合。"

孔令诩先生一生秉承"低调为学，踏实治病"的理念，"止于至善"是先生毕生的精神追求，作为临证医家，他始终孜孜以求，"路漫漫，其修远兮，吾将上下而求索"，他真的是把至善作为了自己的人生目标而追求的。

余序

在我国悠久的历史长河中，靓点突出的中医药文化，其继承、弘扬和发展，师授与家传是两个不可或缺的主要方法和途径。孔令诩教授具有显赫的家传、师授背景，特别是家传的优越条件十分昭著。其先祖父孔伯华先生作为民国时期"北京四大名医"之一，是我夙所敬佩的近现代属于泰斗级的国医名家。先父余无言先生在上世纪 50 年代从上海应聘赴京工作后曾对我说："民国时期，余云岫等提出'废止中医案'，我们上海的谢观等先生赴南京向国民政府请愿，争辩获得胜利，当时北京孔伯华、施今墨等先生，在反对'废止中医案'中起到十分重要的协调作用。"伯华先生生平治医，在诊疗与创办中医院校，系统教学等方面，具有时代性积极贡献，生平论著亦多。由于他精于伤寒、温病，特别是对湿温（多属肠伤寒等病），善用生石膏配伍相关诸药取效，世称"石膏孔"。回顾先父无言先生过去在上海，则有"石膏大黄先生"之誉，他曾编撰《湿温伤寒病篇》刊行于世；伯华先生所撰《八种传染病证治晰疑》一书，其中较为突出的则是"湿温"证治的学术经验。嗣后，我又曾阅习孔老师的另一名著《孔伯华医案》，看到他主治多种病证，往往宗法医圣张仲景的《伤寒杂病论》，并有新的创用和主治。其中有关伤寒、瘟疫的诊治思路和诸多的方法、配伍，应是当前临床医师传承、弘扬的重点。

孔令诩教授在原北京中医学院又获得系统、全面的师授教育，1964 年毕业后，去吉林长春工作多年，业绩卓越。1985 年，我院向全国相关单位聘请一些中壮年专家来院工作，令诩教授则是其中重要一员。其临证、治学受其先祖伯华公的影响较大，又善于博取诸家之长，他在诊治中的圆机活法，对读者殊多启迪，特别是他对诸多疾患的创意性治法，并能获取良效，这是他临床工作中新的建树。他的生徒邱金麟医师多年来随师侍诊学习，记录积累了孔教授的医案甚多，现由王凤兰研究员以收集、整理、编纂成册，供读者们借鉴参考。

作为孔圣儒门之后，我和孔伯华公的后辈颇多联系、交流，他的哲嗣之一——孔嗣伯先生（令诩教授的叔父），在上世纪 80 年代与我经常学术探讨、交流。令诩教授在我院中医基础理论研究所工作二十余年，与我有同院、同事之谊，经常能在若干会议中阐述己见，彼此都希望能为中医药学术的继承、创新做力所能及的工作。现《孔令诩医案》已整理完稿，我以五言绝句为之祝贺，诗曰：

孔圣嗣天涯　儒医称世家
扁仓抱恫瘝　轩岐耀中华
应编者之请，谨以上述刍言以为序。

中国中医科学院
余瀛鳌
2016 年 4 月

编写说明

$\cdots\cdots\cdots\cdots\cdots\cdots\cdots\cdots\cdots\cdots\cdots\cdots\cdots\cdots\cdots\cdots\cdots\cdots\cdots\cdots$

　　孔令诩先生是北京四大名医孔伯华之嫡孙，从医 50 余年。他不仅继承了孔门医学之精髓；而且博采众家之长，尤精于临床思辨，以疗效卓著而盛名于京。1997 年被国家中医药管理局确认为第二批国家老中医药师带徒导师。

　　孔先生不幸于 2015 年 1 月 19 日遽归道山，中医学界痛失了一位临床大师。作为侍诊弟子，深感传承先生学术责无旁贷，哀痛之余，整理 1990 年至 1994 年跟诊 4 年，近 900 个诊案，3000 余个处方予以出版，一方面可以弘扬先生的学术精粹，同时，也以此寄托对恩师深深的仰慕与热爱。

　　孔先生一生勤于临证而无暇著述。此次将孔先生诊疗处方以类相从，予以整理出版，可以说，这是孔先生 50 岁至 60 岁治学与诊疗达到成熟巅峰时期之智慧结晶，对于继续学习孔先生临证思想以及学术经验具有重要作用，是一份不可多得的珍贵诊籍。此医案字数达 24 万字左右，内容广泛，涉及内、外、妇、儿、肿瘤等各科疾病，而尤以诊治肝胆疾病更具孔门特征。

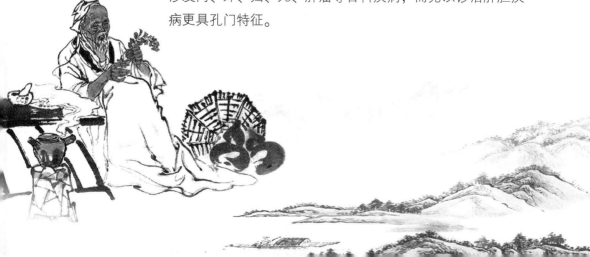

孔先生一生秉承"低调为学，踏实治病"的理念，"止于至善"是孔先生毕生的精神追求，本案或可客观反映先生为学治病的真实过程。

本医案的特色还体现于其原汁原味的风貌，为了更加真实地反映孔先生的学术特色，本次整理不加任何按语与评述，只依照原处方所描述症状以及治疗法则按以类相从原则进行编排，读者可通过点滴描述来细细玩味先生的组方理念及其临证学术特色。本著作适合各阶段临床医生、科研工作者以及医学生等参阅。

中国中医科学院 王凤兰

2016 年 9 月 20 日

目录

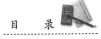

第一章　肺系病证

第一节　感　冒

瑞某　男　成人　1991 年 11 月 5 日

感冒发热。

处方

桑叶 10g　荆芥 15g　防风 10g　菊花 15g　紫花地丁 25g　葛根 10g　白僵蚕 10g　蝉蜕 10g　川芎 10g　薄荷（后下）10g　甘草 3g　枳壳 10g　芦根 10g　金银花 15g　牛蒡子 15g

水煎服 3 剂，每剂煎 2 次，每日服 2 次。

二诊　1991 年 11 月 8 日

流感。

处方

桑叶 10g　瓜蒌皮 15g　葛根 15g　菊花 15g　白僵蚕 10g　黄芩 10g　杏仁 10g　紫花地丁 25g　牛蒡子 10g　蝉蜕 15g　半夏 15g　浙贝母 15g　金银花 25g　柴胡 10g　前胡 10g　芦根 10g　焦三仙各 30g　甘草 3g

水煎服 3 剂，每剂煎 2 次，每日服 2 次。

三诊　1992 年 4 月 1 日

外感，干咳，左侧后头疼。

处方

桑叶 10g　杏仁 10g　川贝母（冲）10g　瓜蒌 15g　芦根 10g　前胡 10g　蝉蜕 10g　黄芩 15g　白僵蚕 10g　枳壳 10g　菊花 15g　牛蒡子 10g　白蒺藜 10g　柴胡 5g

水煎服 4 剂，每剂煎 2 次，每日服 2 次。

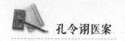

白某 男 成人 1989 年 11 月 2 日

处方

金银花 25g 连翘 25g 浙贝母 15g 蒲公英 30g 白僵蚕 15g 土茯苓 30g 生甘草 10g 赤芍 10g 炙乳没各 5g 紫花地丁 15g 板蓝根 15g 生牡蛎（先煎）30g 龙胆草 10g

水煎服 3 剂，每剂煎 2 次，每日服 2 次。

王某 女 34 岁 1990 年 8 月 27 日

处方

生牡蛎（先煎）30g 夏枯草 10g 地骨皮 10g 川贝母（冲）3g 青蒿 10g 藿香 10g 桃杏仁各 10g 清半夏 10g 白茯苓 15g 白扁豆 10g 连翘 15g 金银花 15g 白蔻仁 10g 竹叶 10g 鸡内金 10g 炒稻麦芽各 15g

水煎服 7 剂，每剂煎 2 次，每日服 2 次。

王某 女 39 岁 1990 年 6 月 7 日

四年畏寒，背部尤甚，少汗，易疲劳，形体较前略盛，苔滑而少，脉滑而弦，湿困阳气。

处方

白茯苓 25g 桂枝 15g 炒白术 25g 甘草 5g 萆薢 15g 清半夏 15g 天麻 15g 夜交藤 30g 香薷 10g 滑石（包煎）10g 杏仁 15g 桑枝 15g 葛根 15g

水煎服 7 剂，每剂煎 2 次，每日服 2 次。

王某 女 21 岁 1990 年 12 月 12 日

处方

生石膏（先煎）30g 粉葛根 10g 桑叶 15g 菊花 15g 蝉蜕 15g 薄荷（后下）10g 金银花 20g 生甘草 10g 连翘 15g 肥知母 10g 茅芦根各 10g 大青叶 10g 白僵蚕 10g 玄参 10g 赤芍 10g 山豆根 10g

水煎服 7 剂，每剂煎 2 次，每日服 2 次。

北某 男 36 岁 1991 年 1 月 8 日

处方

沙参 20g 生石膏（先煎）25g 麦冬 15g 龙胆草 3g 玉竹 15g 白扁豆 10g 山药 25g 石斛 15g 白蔻 10g 焦山楂 10g 甘草 5g 荷叶 10g

水煎服 5 剂，每剂煎 2 次，每日服 2 次。

刘某　女　成人　1991 年 7 月 24 日

处方

佩兰 10g　连翘 15g　陈皮 10g　薄荷（后下）10g　竹叶 15g　芦根 15g 枳壳 15g　甘草 5g　滑石（包煎）15g　荷叶 10g　远志 15g　板蓝根 15g

水煎服 3 剂，每剂煎 2 次，每日服 2 次。

李某　女　成　1991 年 7 月 27 日

暑热外感。

处方

生石膏（先煎）25g　生甘草 5g　炒稻麦芽各 10g　金银花 15g　滑石（包 煎）10g　白蔻 10g　茅芦根各 10g　玉竹 10g　清半夏 10g　连翘 15g　北沙参 15g　瓜蒌皮 10g　藿梗 10g　佩兰 10g　西洋参（另煎）2g

水煎服 5 剂，每剂煎 2 次，每日服 2 次。

二诊　1991 年 9 月 18 日

处方

佩兰 15g　枳实 10g　郁金 10g　砂仁（后下）5g　茵陈 25g　夏枯草 12g 生牡蛎（先煎）30g　鸡内金 15g　白芍 15g　莪术 10g　黄芩 12g　西洋参（另 煎）3g　红花 10g　葛根 10g　菊花 10g

水煎服 14 剂，每剂煎 2 次，每日服 2 次。

三诊　1991 年 10 月 8 日

处方

二诊处方去郁金、西洋参、葛根、红花，加入珍珠母（先煎）30g、清半 夏 10g、荷叶 10g、天花粉 10g

水煎服 10 剂，每剂煎 2 次，每日服 2 次。

李某　女　成人　1992 年 7 月 13 日

处方

太子参 10g　生地 15g　半夏 10g　荷叶 10g　麦门冬 10g　玉竹 10g　陈皮 10g　黄连 5g　五味子 5g　丹参 10g　砂仁（后下）5g　白扁豆 10g

水煎服 5 剂，每剂煎 2 次，每日服 2 次。

二诊　1992 年 7 月 18 日

金银花 3g　苏梗 3g　陈皮 3g　甘草 2g

5 剂，泡水饮。

3

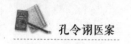

三诊 1992 年 9 月 21 日

处方

佩兰 10g　连翘 15g　蝉蜕 15g　板蓝根 15g　陈皮 10g　滑石（包煎）10g　防风 10g　焦三仙各 30g　荷叶 10g　薄荷（后下）10g　芦根 15g　肥知母 10g　紫花地丁 10g　甘草 5g　竹叶 5g　生石膏（先煎）25g

水煎服 3 剂，每剂煎 2 次，每日服 2 次。

四诊 1993 年 3 月 1 日

处方

金银花 25g　蒲公英 30g　紫花地丁 15g　甘草 10g　浙贝母 15g　夏枯草 10g　漏芦 15g　陈皮 15g　赤芍 10g　土茯苓 30g　炙乳没各 5g　鸡内金 15g　生牡蛎（先煎）30g　生鹿角 50g　草决明 25g

水煎服 5 剂，每剂煎 2 次，每日服 2 次。

五诊 1993 年 3 月 28 日

处方

佩兰 10g　香薷 10g　芦根 10g　荷叶 10g　白扁豆 10g　蝉蜕 10g　紫花地丁 15g　金银花 15g　砂仁（后下）5g　山豆根 10g　青果 10g　厚朴 10g　黄连 5g　石斛 10g　焦三仙各 30g

水煎服 5 剂，每剂煎 2 次，每日服 2 次。

王某　男　62 岁　1992 年 1 月 29 日

外感眩晕，舌苔滑，脉右关盛。

处方

藿香 10g　杏仁 10g　生石膏（先煎）25g　菊花 15g　半夏 10g　白豆蔻 15g　蝉蜕 10g　蔓荆子 10g　陈皮 10g　竹叶 10g　芦根 10g　枳壳 10g　薄荷（后下）5g　地骨皮 10g　桑皮 10g

水煎服 3 剂，每剂煎 2 次，每日服 2 次。

王某　男　70 岁　1992 年 1 月 24 日

处方

生栀子 10g　桑叶 10g　粉丹皮 10g　桃杏仁各 10g　生地榆 15g　清半夏 10g　白鲜皮 15g　茜草 10g　全当归 15g　赤白芍各 10g　川牛膝 10g　延胡索 10g　生黄芪 10g　丹参 10g　阿胶 10g　炙鸡内金 15g　制首乌 10g　制香附 10g　紫河车 30g

共 5 剂，研细面，炼蜜为丸，每次服 10g，每日服 2 次。

李某　女　27 岁　1992 年 1 月 4 日

外感。

处方

桑叶 10g　金银花 20g　芦根 15g　射干 15g　苏子 10g　半夏 15g　蝉蜕 15g　甘草 10g　黄芩 10g　桑皮 10g　杏仁 10g　薄荷（后下）10g　前胡 10g　浙贝母 10g　生石膏（先煎）30g

水煎服 2 剂，每剂煎 2 次，每日服 2 次。

二诊　1992 年 1 月 29 日

外感咽痛，发热，畏冷。

处方

桑叶 10g　芦根 10g　紫花地丁 25g　川芎 10g　白僵蚕 10g　薄荷（后下）10g　荷叶 10g　枳壳 10g　蝉蜕 10g　荆芥 10g　山豆根 10g　柴胡 10g

水煎服 3 剂，每剂煎 2 次，每日服 2 次。

赵某　女　成人　1992 年 1 月 21 日

外感。

处方

佩兰 15g　芦根 10g　黄芩 10g　薄荷（后下）10g　山豆根 15g　荷叶 15g　辛夷（包煎）15g　僵蚕 10g　杏仁 10g　竹叶 10g　半夏 10g　苍耳子 10g　浙贝母 10g　甘草 10g

水煎服 3 剂，每剂煎 2 次，每日服 2 次。

二诊　1991 年 10 月 4 日

处方

佩兰 15g　半夏 10g　黄连 10g　西洋参（另煎）2g　陈皮 15g　枳壳 10g　肉桂 5g　炒白术 15g　白扁豆 10g　茯苓 15g　荷叶 10g　焦三仙各 30g

水煎服 3 剂，每剂煎 2 次，每日服 2 次。

三诊　1991 年 10 月 22 日

处方

萆薢 15g　当归 15g　生熟地各 15g　鹿角胶（烊冲）5g　清半夏 15g　赤白芍各 10g　乌药 10g　制首乌 10g　延胡索 10g　川芎 15g　香附 10g　川断 10g　枸杞子 15g　红花 10g　琥珀粉（冲）2g

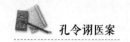

水煎服 5 剂，每剂煎 2 次，每日服 2 次。

四诊 1992 年 6 月 17 日

舌苔白满，脉寸浮。

处方

佩兰 10g　白扁豆 15g　砂仁（后下）10g　萆薢 20g　陈皮 10g　炒薏苡仁 15g　薄荷（后下）10g　白茯苓 20g　杏仁 10g　桑叶 10g　盐知柏各 5g　滑石（包煎）10g　生甘草 5g

水煎服 3 剂，每剂煎 2 次，每日服 2 次。

邱某　男　26 岁　1991 年 6 月 5 日

处方

藿香 15g　佩兰叶 15g　白扁豆 10g　厚朴 10g　黄芩 15g　川连 10g　清半夏 15g　白豆蔻 10g　白茯苓 15g　煨木香（后下）10g　泽泻 15g　焦三仙各 30g　陈皮 10g　炒苍术 10g　大腹皮 15g　滑石（包煎）15g

水煎服 3 剂，每剂煎 2 次，每日服 2 次。

二诊 1991 年 10 月 22 日

处方

生石膏（先煎）30g　黄芩 15g　地骨皮 10g　柴胡 10g　肥知母 20g　清半夏 10g　生甘草 10g　枳壳 10g　白芷 15g　白僵蚕 10g　茅芦根各 10g　金银花 25g

水煎服 3 剂，每剂煎 2 次，每日服 2 次。

三诊 1992 年 1 月 21 日

外感风热。

处方

佩兰 15g　竹茹 15g　僵蚕 10g　金银花 15g　葛根 10g　藿香 15g　枳壳 10g　蝉蜕 10g　连翘 15g　羌活 10g　半夏 15g　陈皮 10g　芦根 10g　薄荷（后下）10g　荆芥 10g

水煎服 3 剂，每剂煎 2 次，每日服 2 次。

四诊 1992 年 1 月 23 日

处方

旋覆花（包煎）10g　桃仁 10g　菊花 15g　夏枯草 10g　清半夏 10g　泽兰 10g　荷叶 10g　金银花 15g　生牡蛎（先煎）25g　郁金 10g　枳壳 10g　地骨

皮 10g

水煎服 3 剂，每剂煎 2 次，每日服 2 次。

王某 女 24 岁 1992 年 1 月 21 日

外感风热。

处方

桑叶 10g 桑枝 10g 辛夷（包煎）10g 金银花 15g 荷叶 10g 佩兰 10g 薄荷（后下）10g 藁本 10g 菊花 15g 半夏 10g 荆芥 10g 防风 10g 蝉蜕 10g 竹叶 10g 枳壳 10g

水煎服 3 剂，每剂煎 2 次，每日服 2 次。

王某 女 24 岁 1992 年 3 月 16 日

处方

柴胡 10g 郁金 10g 枳壳 10g 白芍 10g 生地 15g 玄参 10g 生牡蛎（先煎）30g 夏枯草 15g 地骨皮 10g 白僵蚕 10g 山豆根 10g 藏青果 10g 半夏 10g 生甘草 5g 延胡索 10g

水煎服 3 剂，每剂煎 2 次，每日服 2 次。

王某 女 24 岁 1992 年 4 月 22 日

脉右滑盛，左显细软，脘胁胀，手足痒，舌红苔少。

处方

生石决明（先煎）30g 生白芍 15g 砂仁（后下）5g 陈皮 10g 生石膏（先煎）30g 蝉蜕 10g 厚朴 10g 青蒿 10g 白鲜皮 10g 生地 15g 半夏 10g 土茯苓 15g 竹叶 10g 青黛（包煎）10g 滑石（包煎）10g

水煎服 5 剂，每剂煎 2 次，每日服 2 次。

王某 女 24 岁 1992 年 7 月 25 日

处方

桑寄生 15g 陈皮 10g 山药 20g 竹茹 10g 苏梗 10g 黄芩 10g 乌药 10g 甘草 5g 半夏 10g 枳壳 10g 莲子 15g 藿香 10g

水煎服 3 剂，每剂煎 2 次，每日服 2 次。

王某 女 24 岁 1993 年 6 月 21 日

处方

藿梗 15g 滑石（包煎）15g 竹茹 15g 陈皮 10g 茯苓 15g 白芍 10g

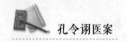

黄芩 10g　枳壳 10g　荷叶 10g　夏枯草 10g　厚朴 10g　郁金 15g　大青叶 15g　薄荷（后下）5g　炒稻麦芽各 15g

水煎服 3 剂，每剂煎 2 次，每日服 2 次。

张某　女　20 岁　1992 年 1 月 12 日

处方

桑叶 15g　瓜蒌 15g　金银花藤 15g　荆芥穗 10g　黄芩 10g　浙贝母 15g　萆薢 15g　薄荷（后下）5g　赤芍 10g　前胡 10g　陈皮 10g

水煎服 3 剂，每剂煎 2 次，每日服 2 次。

李某　女　20 岁　1991 年 4 月 3 日

气郁湿阻。

处方

郁金 10g　乌药 10g　盐橘核 10g　白茯苓 10g　清半夏 10g　瓜蒌仁 10g　玉竹 15g　粉葛根 10g　川连 10g　红花 10g　槟榔片 10g　白扁豆 10g　煨木香（后下）10g　北沙参 10g　生枳实 10g

水煎服 5 剂，每剂煎 2 次，每日服 2 次。

二诊　1992 年 1 月 11 日

处方

盐知柏各 10g　金银花 15g　白僵蚕 10g　紫花地丁 25g　萆薢 15g　玄参 15g　白鲜皮 10g　荷叶 10g　土茯苓 25g　当归 15g　生甘草 5g　陈皮 10g

水煎服 3 剂，每剂煎 2 次，每日服 2 次。

杨某　男　成人　1991 年 10 月 28 日

处方

佩兰 10g　陈皮 10g　茯苓 15g　黄芩 10g　地龙 10g　连翘 15g　半夏 10g　荷叶 15g　瓜蒌皮 15g　桑皮 10g　滑石（包煎）10g　枳壳 10g　砂仁（后下）5g　浙贝母 10g　半枝莲 25g

水煎服 5 剂，每剂煎 2 次，每日服 2 次。

谢某　男　成人　1991 年 10 月 29 日

外感多日未解。

处方

生石膏（先煎）30g　陈皮 10g　僵蚕 10g　知母 10g　黄芩 10g　半夏 10g

菊花 15g　玄参 15g　佩兰 10g　杏仁 10g　荷叶 10g　蝉蜕 15g　萆薢 15g　滑石（包煎）10g　焦三仙各 30g

水煎服 3 剂，每剂煎 2 次，每日服 2 次。

叶某　女　12 岁　1990 年 7 月 24 日

处方

藿梗 10g　炒苍术 10g　厚朴 10g　川连 5g　滑石（包煎）10g　淡竹叶 10g　薄荷（后下）5g　陈皮 10g　炒稻麦芽各 10g　生甘草 5g

水煎服 7 剂，每剂煎 2 次，每日服 2 次。

闫某　男　成人　1991 年 9 月 5 日

常感发凉，近日加重，诊脉数，舌边有齿痕，热郁于里，拟从清解郁热，后以固表。

处方

黄芩 15g　连翘 15g　竹叶 15g　薄荷（后下）10g　滑石（包煎）15g　甘草 10g　蝉蜕 15g　柴胡 10g　清半夏 10g

水煎服 7 剂，每剂煎 2 次，每日服 2 次。

后用玉屏风散固表。

邢某　男　成人　1991 年 11 月 15 日

处方

佩兰 10g　滑石（包煎）10g　薏苡仁 15g　金银花 25g　柴胡 10g　竹叶 15g　半夏 10g　蚕沙（包煎）25g　茵陈 15g　鸡内金 15g　连翘 15g　扁豆 10g　枳壳 15g　黄芩 15g　夏枯草 15g

水煎服 7 剂，每剂煎 2 次，每日服 2 次。

邢某　男　成人　1992 年 1 月 15 日

处方

佩兰 10g　竹叶 15g　连翘 15g　滑石（包煎）10g　半夏 15g　薏苡仁 15g　蚕沙（包煎）25g　枳壳 10g　金银花 25g　黄芩 15g　柴胡 10g　板蓝根 10g　鸡内金 15g　炒枣仁 15g　萆薢 15g

水煎服 10 剂，每剂煎 2 次，每日服 2 次。

全某　女　28 岁　1991 年 11 月 20 日

外感咽痛，咳嗽，右寸盛。

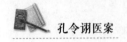

处方

桑叶 10g　芦根 15g　浙贝母 10g　黄芩 10g　桃仁 10g　僵蚕 10g　前胡 10g　杏仁 5g　甘草 5g　川芎 5g　蝉蜕 10g　枳壳 10g　瓜蒌 15g　赤芍 10g　薄荷（后下）5g

水煎服 3 剂，每剂煎 2 次，每日服 2 次。

王某　女　18 岁　1991 年 11 月 22 日
处方

黄芩 10g　菊花 15g　僵蚕 10g　炒苍耳 15g　当归 15g　柴胡 10g　半夏 10g　川芎 10g　辛夷（包煎）15g　金银花 15g　荷叶 10g　郁金 15g

水煎服 3~5 剂，每剂煎 2 次，每日服 2 次。

关某　女　成人　1991 年 11 月 27 日
处方

桑叶 10g　蝉蜕 15g　菊花 15g　半夏 15g　芦根 15g　黄芩 10g　连翘 15g　杏仁 10g　佩兰 10g　白蔻 15g　僵蚕 10g　薄荷（后下）10g　浙贝母 15g　滑石（包煎）10g　紫花地丁 25g

水煎服 3 剂，每剂煎 2 次，每日服 2 次。

王某　男　42 岁　1991 年 12 月 10 日

肺胃有邪。
处方

佩兰 10g　陈皮 10g　茯苓 15g　荷叶 10g　薏苡仁 15g　苍术 10g　滑石（包煎）10g　半夏 10g　砂仁（后下）5g　萆薢 15g　泽泻 15g　白扁豆 10g　木香（后下）10g　白芍 15g　蝉蜕 15g

水煎服 3~5 剂，每剂煎 2 次，每日服 2 次。

张某　男　成人　1991 年 12 月 18 日
处方

佩兰 15g　陈皮 10g　连翘 15g　滑石（包煎）10g　菊花 15g　黄芩 10g　僵蚕 10g　川芎 5g　地骨皮 10g　生牡蛎（先煎）30g　牛蒡子 15g　白芷 10g

水煎服 7 剂，每剂煎 2 次，每日服 2 次。

邱某　男　27 岁　1991 年 12 月 12 日
处方

佩兰 10g　竹叶 15g　连翘 15g　滑石（包煎）10g　半夏 15g　扁豆 10g

薏苡仁 15g　蚕沙（包煎）25g　枳壳 15g　金银花 25g　黄芩 15g　柴胡 10g
板蓝根 10g　鸡内金 15g　夏枯草 15g

水煎服 10 剂，每剂煎 2 次，每日服 2 次。

王某　男　29 岁　1992 年 2 月 12 日

外感。

处方

佩兰 15g　黄芩 15g　紫花地丁 15g　薏苡仁 15g　陈皮 10g　薄荷（后下）
10g　金银花 15g　赤芍 10g　半夏 15g　瓜蒌皮 10g　荷叶 10g　蝉蜕 10g

水煎服 7 剂，每剂煎 2 次，每日服 2 次。

李某　男　11 岁　1992 年 2 月 19 日

鼻塞，头疼，舌红苔黄稍腻。

处方

生牡蛎（先煎）25g　赤芍 10g　辛夷（包煎）10g　薄荷（后下）5g　夏
枯草 10g　川芎 10g　黄芩 10g　鹅不食草 10g　炒薏苡仁 20g　白僵蚕 10g　炒
苍耳 10g　蝉蜕 10g

水煎服 7 剂，每剂煎 2 次，每日服 2 次。

张某　女　65 岁　1992 年 4 月 11 日

处方

陈皮 10g　白芍 20g　半夏 15g　防风 10g　白术 15g　黄连 10g　菊花 15g
马齿苋 25g　乌药 10g　木香（后下）5g　砂仁（后下）5g　合欢皮 10g　黄芩
5g　夏枯草 10g　车前子（包煎）10g　滑石（包煎）10g　泽泻 10g

水煎服 3 剂，每剂煎 2 次，每日服 2 次。

宋某　男　20 岁　1992 年 3 月 14 日外感数日不解，舌红鼻音重。

处方

桑叶 10g　辛夷（包煎）10g　紫花地丁 15g　蝉蜕 10g　菊花 15g　川芎
10g　金银花 15g　荷叶 10g　薄荷（后下）10g　白僵蚕 10g　芦根 10g　苍耳
子 10g　牛蒡子 10g

水煎服 4 剂，每剂煎 2 次，每日服 2 次。

二诊　1993 年 6 月 25 日

处方

焦栀子 15g　茵陈 30g　黄芩 10g　炒薏苡仁 30g　茯苓 30g　枳壳 15g　清

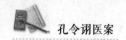
半夏 15g　陈皮 10g　荷叶 15g　莲子心 10g　滑石（包煎）10g　木通 5g

水煎服 4 剂，每剂煎 2 次，每日服 2 次。

欧某　男　16 岁　1992 年 5 月 5 日

处方

金银花 25g　竹叶 5g　芦根 5g　天冬 10g　生石膏（先煎）50g　薄荷（后下）5g

水煎服 5 剂，每剂煎 2 次，每日服 2 次。

李某　女　22 岁　1992 年 5 月 19 日

血分风热。

处方

生地 30g　丹皮 10g　紫花地丁 20g　金银花 20g　蝉蜕 15g　茅根 15g　白鲜皮 15g　生地榆 15g　白僵蚕 10g　荷叶 10g　赤芍 10g　防风 10g

水煎服 3 剂，每剂煎 2 次，每日服 2 次。

李某　男　24 岁　1992 年 5 月 29 日

舌尖红苔白有裂，脉细滑。

处方

生石膏（先煎）30g　紫花地丁 15g　桑叶 10g　马鞭草 15g　生牡蛎（先煎）30g　杏仁 10g　生甘草 5g　半枝莲 15g　北沙参 15g　天花粉 10g　麦冬 10g　焦栀子 15g　瓜蒌皮 10g　川贝母（冲）3g

水煎服 5 剂，每剂煎 2 次，每日服 2 次。

袁某　男　成人　1992 年 7 月 18 日

处方

生石膏（先煎）30g　淡竹叶 10g　石菖蒲 10g　紫花地丁 15g　玉竹 10g　薄荷（后下）5g　白僵蚕 10g　金银花 15g　麦门冬 10g　青果 10g　生地 25g　滑石（包煎）10g　甘草 5g　白鲜皮 10g　炒稻麦芽各 10g

水煎服 6 剂，每剂煎 2 次，每日服 2 次。

二诊　1992 年 7 月 25 日

处方

佩兰 15g　薄荷（后下）5g　蝉蜕 15g　玄参 15g　滑石（包煎）15g　芦根 15g　荷叶 10g　焦三仙各 30g　甘草 10g　玉竹 10g　生地 25g　金银花 15g

山豆根 10g 赤芍 10g 栀子 10g

水煎服 6 剂，每剂煎 2 次，每日服 2 次。

孙某 男 成人 1992 年 7 月 25 日晨起外感，舌苔白满，脉濡。

处方

佩兰 15g 薏苡仁 15g 菊花 15g 白扁豆 10g 陈皮 10g 蝉蜕 15g 甘草 10g 紫花地丁 25g 滑石（包煎）15g 薄荷（后下）10g 半夏 10g 车前子（包煎）10g

水煎服 3 剂，每剂煎 2 次，每日服 2 次。

二诊 1992 年 7 月 27 日

暑湿外感。

处方

佩兰（后下）10g 清半夏 15g 蔓荆子 15g 生甘草 5g 藿香 15g 滑石（包煎）15g 煨木香 5g 芦荟 10g 竹茹 15g 茯苓皮 10g 砂仁（后下）5g 荷叶 10g 辛夷（包煎）10g 炒苍耳 10g 防己 10g

水煎服 3 剂，每剂煎 2 次，每日服 2 次。

三诊 1993 年 4 月 14 日

舌苔根部白厚。

处方

藿香 10g 葛根 10g 砂仁（后下）5g 茯苓 15g 苍术 15g 厚朴 10g 陈皮 10g 清半夏 15g 泽泻 15g 枳壳 10g 荷叶 10g 黄芩 10g

水煎服 3 剂，每剂煎 2 次，每日服 2 次。

四诊 1993 年 4 月 19 日

处方

藿香 15g 苏叶 10g 薄荷（后下）10g 陈皮 10g 辛夷（包煎）15g 蝉蜕 15g 苍耳子 15g 黄芩 15g 滑石（包煎）10g 香薷 10g 鹅不食草 10g 菊花 15g

水煎服 3 剂，每剂煎 2 次，每日服 2 次。

仍然服用 3 剂，用辛香醒胃之品

赵某 男 35 岁 1992 年 8 月 5 日

舌红少津，脉濡，湿郁化热。

13

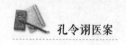

处方

佩兰10g　陈皮10g　滑石（包煎）10g　甘草5g　金银花15g　茯苓15g
紫花地丁15g　半夏15g　芦根10g　生地15g　荷叶10g　萆薢15g

水煎服3剂，每剂煎2次，每日服2次。

李某　女　成人　1992年11月11日

外感，腹部畏寒。

处方

柴胡5g　藁本10g　防风10g　荆芥15g　茯苓15g　甘草3g　桑寄生10g
桑枝5g　枳壳10g　紫花地丁10g　菊花10g　羌活10g　荷叶10g　生姜2片
薄荷（后下）5g　蝉蜕10g　佩兰10g

水煎服7剂，每剂煎2次，每日服2次。

唐某　男　成人　1992年9月17日

处方

生石膏（先煎）30g　蝉蜕15g　桑叶10g　黄芩10g　清半夏10g　柴胡5g
菊花15g　辛夷（包煎）10g　葛根5g　白僵蚕10g　薄荷（后下）10g　甘草
5g　芦荟5g

水煎服3剂，每日煎2次，每日服2次。

二诊　1993年6月28日

处方

生石膏（先煎）30g　葛根15g　陈皮10g　佩兰15g　砂仁（后下）10g
薄荷（后下）5g　茯苓30g　竹茹15g　枳壳10g　白扁豆10g　龙胆草5g　炒
麦芽25g

水煎服3剂，每剂煎2次，每日服2次。

李某　男　41岁　1993年2月13日

处方

白菊花3g　石斛3g　莲子心1.5g　麦冬6g

水煎服7剂，每剂煎2次，每日服2次。

李某　男　41岁　1993年2月13日

处方

萆薢15g　白茯苓15g　炒黄柏5g　荷叶10g　滑石（包煎）10g　苏梗10g

清半夏 15g　厚朴 10g　白蒺藜 10g　天麻 5g

水煎服 7 剂，每剂煎 2 次，每日服 2 次。

二诊　1993 年 2 月 20 日

处方

萆薢 15g　白茯苓 30g　炒黄柏 10g　炒薏苡仁 15g　荷叶 10g　滑石（包煎）15g　苏梗 10g　清半夏 15g　佩兰 5g　天麻 5g　白蒺藜 10g　川芎 10g　龙胆草 5g

水煎服 7 剂，每剂煎 2 次，每日服 2 次。

三诊　1993 年 3 月 13 日

处方

茯苓 15g　猪苓 15g　泽泻 10g　滑石（包煎）10g　竹叶 10g　陈皮 10g　砂仁（后下）5g　白扁豆 10g　芦根 10g　荷叶 10g　连翘 10g　蒲公英 15g　苏梗 10g　藿香 10g

水煎服 7 剂，每剂煎 2 次，每日服 2 次。

四诊　1993 年 3 月 27 日

处方

三诊处方去砂仁加石斛 15g、麦冬 10g。

水煎服 7 剂，每剂煎 2 次，每日服 2 次。

五诊　1993 年 4 月 10 日

处方

藿香 10g　苏梗 10g　佛手 10g　白豆蔻 10g　知母 5g　黄柏 5g　连翘 10g　炒稻麦芽各 15g　滑石（包煎）10g　莲子心 10g　竹叶 10g　五味子 3g　桑椹 15g　首乌 10g

水煎服 7 剂，每剂煎 2 次，每日服 2 次。

周某　女　成人　1993 年 3 月 20 日

外感寒湿初起，舌上苔腻，芳香祛邪。

处方

佩兰 10g　藿香 15g　苏叶 10g　陈皮 10g　杏仁 10g　薏苡仁 15g　清半夏 15g　蝉蜕 15g　荷叶 10g　白扁豆 10g　茯苓 30g　金银花 15g

水煎服 5 剂，每剂煎 2 次，每日服 2 次。

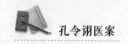
李某 女 成人 1993年3月10日

处方

佩兰10g 荷叶10g 蝉蜕15g 金银花25g 芦根10g 枳实10g 石斛15g 杏仁10g 薄荷（后下）10g 莪术10g 炙鸡内金25g 夏枯草10g 茵陈30g 生牡蛎（先煎）30g

水煎服3~6剂，每剂煎2次，每日服2次。

孙某 女 58岁 1991年6月21日

风热外感。

处方

藿梗15g 佩兰15g 淡竹叶10g 生石膏（先煎）30g 清半夏10g 麦冬10g 北沙参10g 忍冬藤25g 滑石（包煎）10g 荷叶10g 防己10g 菊花15g 辛夷（包煎）10g 芦根15g

水煎服7剂，每剂煎2次，每日服2次。

李某 男 成人 1991年8月23日大便正常，舌尖红。

处方

苍术10g 厚朴10g 陈皮10g 佩兰10g 滑石（包煎）10g 荷叶10g 连翘15g 乌药10g 盐黄柏10g 延胡索10g 桑叶15g 清半夏15g 菊花15g 前胡15g 草决明20g

水煎服7剂，每剂煎2次，每日服2次。

二诊 1990年8月30日

感冒发热1周，头疼，咽痛，鼻塞，舌红，脉滑状。

处方

薄荷（后下）10g 黄芩10g 菊花15g 蝉蜕15g 白僵蚕15g 荷叶10g 生石膏（先煎）20g 竹茹15g 芦根15g 金银花15g 牛蒡子15g 瓜蒌30g 清半夏15g 生甘草10g

水煎服7剂，每剂煎2次，每日服2次。

三诊 1991年9月12日

舌苔薄黄，脉滑数，曾酸楚无力，头晕，仍从清化，改金银花15g、生牡蛎（先煎）15g。

处方

佩兰10g 竹叶10g 连翘15g 滑石（包煎）10g 陈皮10g 清半夏10g

茯苓 15g　炒枣仁 15g　砂仁（后下）5g　生地 15g　菊花 15g　金银花 20g　枸杞子 15g　荷叶 10g　生牡蛎（先煎）各 15g

水煎服 7 剂，每剂煎 2 次，每日服 2 次。

四诊 1991 年 10 月 24 日

脉弦，舌苔薄质红，口干，上方加清热化湿之药。

处方

佩兰 10g　竹叶 15g　黄芩 10g　菊花 15g　白芍 15g　荷叶 10g　枸杞子 15g　蚕沙（包煎）15g　蒺藜 15g　枳壳 15g　金银花 15g　板蓝根 15g　云母 10g　茵陈 15g　玉竹 15g　生石膏（先煎）30g

水煎服 7 剂，每剂煎 2 次，每日服 2 次。

五诊 1991 年 10 月 31 日

处方

四诊处方去云母加石斛 15g。

水煎服 7 剂，每剂煎 2 次，每日服 2 次。

李某　女　25 岁　1992 年 12 月 2 日

感冒。

处方

桑枝 10g　白菊花 15g　薄荷（后下）10g　葛根 10g　川牛膝 10g　紫花地丁 15g　蝉蜕 15g　前胡 10g　萆薢 15g　金银花 15g　防风 10g　远志 10g　清半夏 15g　白茯苓 15g　焦三仙各 30g

水煎服 3 剂，每剂煎 2 次，每日服 2 次。

周某　女　成人　1993 年 7 月 9 日

外感，头痛，鼻塞，咽痛，脉较前盛。

处方

桑叶 10g　佩兰 10g　菊花 15g　荷叶 10g　紫花地丁 15g　陈皮 10g　辛夷（包煎）10g　薄荷（后下）10g　黄芩 10g　芦根 15g　连翘 15g　赤芍 10g　防风 10g　甘草 5g　滑石（包煎）10g　大青叶 10g

水煎服 5 剂，每剂煎 2 次，每日服 2 次。

潘某　女　28 岁　1991 年 1 月 23 日

外感。

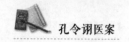

处方

桑枝叶各 10g　金银花藤 15g　茅芦根各 10g　薄荷（后下）10g　荆芥穗 5g　白僵蚕 10g　淡竹叶 10g　麦门冬 10g　菊花 15g　生甘草 10g　粉葛根 15g　大青叶 10g　瓜蒌皮 10g　前胡 10g　蝉蜕 15g

水煎服 2 剂，每剂煎 2 次，每日服 2 次。

张某　女　24 岁　1992 年 5 月 28 日

外感。

处方

香薷 10g　佩兰 10g　蝉蜕 15g　菊花 10g　薄荷（后下）10g　紫花地丁 25g　金银花 15g　辛夷（包煎）10g　焦三仙各 30g　桑叶 10g　苍耳子 10g　滑石（包煎）10g

水煎服 5～10 剂，每剂煎 2 次，每日服 2 次。

王某　男　44 岁　1992 年 1 月 29 日

处方

桑寄生 10g　秦艽 10g　佩兰 10g　盐黄柏 15g　川牛膝 10g　滑石（包煎）10g　防己 10g　连翘 15g　炒杜仲 5g　葛根 10g　地龙 15g　草薢 25g　泽泻 10g

水煎服 3 剂，每剂煎 2 次，每日服 2 次。

第二节　发　　热

沈某　女　成人　1991 年 6 月 19 日

常有咽痛，低热，反复发作，查咽红肿。

处方

生地 30g　玄参 15g　麦冬 15g　金银花 15g　白僵蚕 10g　板蓝根 10g　连翘 15g　芦根 15g　蝉蜕 15g　甘草 10g　地骨皮 10g　竹叶 10g

水煎服 7 剂，每剂煎 2 次，每日服 2 次。

索某　女　36 岁　1991 年 5 月 29 日低热待查。

处方

生牡蛎（先煎）30g　银柴胡 15g　地骨皮 15g　全当归 15g　生白芍 15g

白茯苓 20g　夏枯草 10g　秦艽 10g　焦山楂 15g　蝉蜕 15g　萱草 10g　草薢 15g

水煎服 3~5 剂，每剂煎 2 次，每日服 2 次。

二诊　1991 年 6 月 13 日

低热待查。

处方

生地 30g　秦艽 15g　地骨皮 15g　荷叶 10g　厚朴 10g　茯苓 15g　炒薏苡仁 25g　金银花 15g　郁金 15g　枳壳 10g　粉葛根 10g　太子参 15g

水煎服 6 剂，每剂煎 2 次，每日服 2 次。

刘某　男　成人　1991 年 9 月 11 日

近日低热，薄黄苔，脉弦。胆囊术后。

处方

枸杞子 12g　菊花 9g　生地 12g　黄精 12g　仙鹤草 12g　生杜仲 12g　桑寄生 30g　川楝子 9g　车前草 30g　赤芍 12g　川芎 9g　白花蛇舌草 30g

水煎服 7~14 剂，每剂煎 2 次，每日服 2 次。

俞某　女　52 岁　1991 年 12 月 26 日

1991 年 8 月不明原因发热，发时体温 38.5℃，用大剂量抗生素（青霉素）后体温下降，常有后枕部左侧出现掣痛，近两月胃脘胀，食欲欠佳，体重下降，作 CT 排除胰腺癌。舌苔薄白，舌质稍黯。

处方

半夏 15g　生姜 2 片　黄连 10g　茯苓 15g　百合 30g　山药 25g　鸡内金 10g　砂仁（后下）5g　葛根 10g　甘草 3g

水煎服 10 剂，每剂煎 2 次，每日服 2 次。

张某　女　成人　1992 年 1 月 31 日

发热，胸胁咳逆。

处方

桑叶 15g　全瓜蒌 15g　杏仁 10g　黄芩 10g　生石膏（先煎）25g　清半夏 15g　芦根 10g　浙贝母 15g　炒枳壳 10g　藿梗 15g　赤芍 10g　知母 10g　陈皮 10g　炒稻麦芽各 15g　薄荷（后下）10g

水煎服 3 剂，每剂煎 2 次，每日服 2 次。

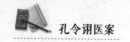

二诊 1992年6月5日

肝胃湿热蕴积。

处方

龙胆草10g 佩兰10g 陈皮10g 荷叶10g 清半夏15g 藿香10g 滑石（包煎）10g 白芷5g 生石膏（先煎）30g 竹叶10g 紫花地丁20g 黄连5g 枳壳10g 葛根10g 柴胡10g

水煎服3剂，每剂煎2次，每日服2次。

三诊 1992年7月13日

处方

佩兰10g 甘草5g 紫花地丁10g 砂仁（后下）5g 陈皮10g 金银花15g 薄荷（后下）5g 炒苍术10g 滑石（包煎）10g 荷叶10g 白扁豆10g 蝉蜕10g

水煎服3剂，每剂煎2次，每日服2次。

寇某 男 成人 1991年12月21日

处方

桑叶10g 蝉蜕15g 苍术（炒）15g 黄芩10g 菊花15g 薄荷（后下）10g 芦根10g 紫花地丁20g 杏仁10g 浙贝母15g 辛夷（包煎）15g 甘草5g

水煎服5剂，每剂煎2次，每日服2次。

二诊 1992年1月9日

发烧，头晕，舌苔厚腻。

处方

佩兰10g 藿香15g 连翘15g 滑石（包煎）10g 竹叶10g 陈皮10g 白蔻10g 鸡内金15g 芦根10g 蝉蜕10g 薄荷（后下）5g 黄芩10g 半夏10g 薏苡仁15g 厚朴10g

水煎服5剂，每剂煎2次，每日服2次。

张某 女 35岁 1992年3月10日

外感发热，头身痛，舌苔白满。

处方

香薷10g 竹叶10g 防己10g 半夏10g 佩兰10g 白豆蔻10g 白僵蚕10g 荆芥10g 滑石（包煎）10g 连翘10g 川芎10g 蝉蜕10g

水煎服 4 剂，每剂煎 2 次，每日服 2 次。

李某　女　成人　1993 年 6 月 22 日

右腮肿痛发热。

处方

生石膏（先煎）25g　白僵蚕 10g　薄荷（后下）5g　板蓝根 10g　牛蒡子 10g　蒲公英 10g　紫花地丁 10g　黄芩 5g　蝉蜕 10g　枳壳 10g　天花粉 10g　柴胡 5g　甘草 5g

水煎服 3 剂，每剂煎 2 次，每日服 2 次。

第三节　咳　　嗽

王某　女　24 岁 1991 年 9 月 21 日咳嗽。

处方

生海蛤（先煎）30g　瓜蒌皮 15g　生石膏（先煎）25g　杭菊花 15g　代赭石（先煎）15g　桃杏仁各 10g　蝉蜕 15g　黄芩 10g　桑叶 15g　茅芦根各 10g　大青叶 15g　竹茹 15g　薄荷（后下）5g　地骨皮 15g　半枝莲 25g

水煎服 3 剂，每剂煎 2 次，每日服 2 次。

二诊　1991 年 10 月 2 日

处方

生石膏（先煎）30g　板蓝根 15g　牛膝 10g　麦门冬 10g　金银花 25g　白僵蚕 15g　白扁豆 15g　白蔻仁 10g　连翘 10g　清半夏 10g　郁金 10g　生甘草 10g　桑叶 15g　粉丹皮 10g　栀子 10g

田某　男　成人　1990 年 8 月 28 日

处方

生牡蛎（先煎）30g　生海蛤（先煎）30g　清半夏 10g　瓜蒌皮 15g　黄芩 10g　青竹茹 15g　蝉蜕 15g　芦根 15g　生甘草 10g　老苏梗 10g　厚朴 10g　郁金 10g　荷叶 10g

水煎服 3 剂，每剂煎 2 次，每日服 2 次。

刘某　女　成人　1990 年 10 月 11 日

咳嗽未除，痰少未清，咳嗽，舌尖红赤，苔稍厚，脉浮略盛，外邪未净，邪郁阻肺。

处方

生石膏（先煎）30g　生海蛤（先煎）30g　青黛（包煎）10g　生甘草10g　旋覆花（包煎）15g　清半夏15g　赤芍10g　前胡15g　冬瓜皮15g　瓜蒌仁15g　陈皮15g　黄芩10g　蝉蜕15g　款冬花15g　炙紫菀10g

水煎服7剂，每剂煎2次，每日服2次。

裴某　女　28岁　1990年7月16日

咳嗽，右关盛，咽痒，痰白。

处方

青黛（包煎）15g　黄芩10g　陈皮10g　清半夏10g　苏梗15g　地龙15g　蝉蜕15g　丝瓜络15g　薏苡仁20g　芦根15g　桃仁15g　冬瓜仁15g　赤白芍各10g　甘草10g　马兜铃10g　薄荷（后下）5g

水煎服10剂，每剂煎2次，每日服2次。

二诊　1990年8月7日

咳嗽，舌白脉滑痰稀，咽痒而咳，湿痰内盛。

处方

白茯苓25g　滑石（包煎）15g　清半夏15g　陈皮15g　郁金15g　苏子10g　葶苈子15g　旋覆花（包煎）15g　丝瓜络15g　薏苡仁15g　瓜蒌皮10g　冬瓜仁10g　金银花15g　荷梗10g　五味子3g　白花蛇舌草30g

水煎服7剂，每剂煎2次，每日服2次。

邢某　女　46岁　1990年7月26日

处方

桑叶10g　薄荷（后下）5g　桃杏仁各10g　蝉蜕15g　生甘草10g　淡竹叶10g　白僵蚕10g　蛇床子15g　土鳖虫10g　白鲜皮15g　盐黄柏10g　炒苍术10g　荷叶10g

水煎服7剂，每剂煎2次，每日服2次。

葛某　男　60岁　1990年5月24日

舌中苔薄黄而腻，咽干，脉弦。

处方

桑叶10g　杏仁10g　北沙参15g　青黛（包煎）10g　滑石（包煎）10g　竹茹15g　白僵蚕10g　金银花15g　青果10g　石斛15g　丹参15g　甘草5g

珍珠粉（冲）1 瓶

水煎服 7 剂，每剂煎 2 次，每日服 2 次。

陈某　女　30 岁　1990 年 5 月 26 日

舌净而黯，脉右寸及左关弦滑，拟两调肝肺。

处方

地骨皮 15g　炒枳壳 15g　炙马兜铃 10g　葶苈子（包煎）10g　地龙 15g
五味子 10g　生甘草 10g　赤白芍各 10g　枯黄芩 10g　炙桑皮 15g　清半夏 10g
红花 10g　黄精 15g　首乌藤 25g

水煎服 5 剂，每剂煎 2 次，每日服 2 次。

二诊　1991 年 3 月 26 日

咳喘，虚燥。

处方

生海蛤（先煎）30g　生地 20g　清半夏 10g　桃杏仁各 10g　生牡蛎（先
煎）15g　黑玄参 15g　厚朴 10g　赤白芍各 10g　生石膏（先煎）25g　肥知母
10g　炙桑皮 15g　地骨皮 10g　黄芩 10g　芦根 15g　甘草 10g

水煎服 5 剂，每剂煎 2 次，每日服 2 次。

三诊　1991 年 4 月 9 日

处方

生石膏（先煎）20g　淡竹叶 10g　清半夏 10g　麦门冬 10g　夏枯草 10g　连翘
15g　地骨皮 10g　炙马兜铃 10g　生甘草 5g　白僵蚕 10g　板蓝根 10g　白蔻 5g

水煎服 3 剂，每剂煎 2 次，每日服 2 次。

四诊　1991 年 4 月 12 日

处方

生牡蛎（先煎）25g　地骨皮 15g　蝉蜕 10g　前胡 10g　北沙参 15g　全瓜
蒌 15g　夏枯草 10g　赤芍 10g　清半夏 10g　炙鸡内金 10g　桑叶 10g　杏仁
10g　连翘 15g　芦根 10g　浙贝母 3g　甘草 5g

水煎服 3 剂，每剂煎 2 次，每日服 2 次。

陈某　女　73 岁　1990 年 7 月 19 日

处方

生牡蛎（先煎）20g　炙鳖甲（先煎）10g　败龟板（先煎）10g　生海蛤
（先煎）15g　地骨皮 10g　西洋参（另煎）1.5g　麦门冬 10g　丝瓜络 10g　竹

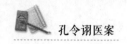

沥水 1/3 瓶　炙鸡内金 10g　炒稻麦芽各 15g　焦山楂 10g　土炒白术 5g　生炙甘草各 3g　川连 3g　川贝母（冲）3g　桃杏仁各 5g　玉竹 10g

水煎服 4 剂，每剂煎 2 次，每日服 2 次。

二诊　1990 年 7 月 23 日

低热，消瘦，舌光红，言语气息不续，津气虚，咳嗽，纳弱，仿吴氏法调理以复气阴。

处方

一诊处方加入莲子 10g。

水煎服 5 剂，每剂煎 2 次，每日服 2 次。

王某　男　38 岁　1991 年 3 月 18 日

处方

炙桑皮 10g　清半夏 10g　旋覆花（包煎）15g　陈皮 10g　全当归 15g　赤芍 10g　苏子 15g　前胡 10g　厚朴 10g　生黄芪 15g　防风 10g　土炒白术 15g

水煎服 3 剂，每剂煎 2 次，每日服 2 次。

李某　男　成人　1991 年 4 月 12 日

痰咳，湿郁未解。

处方

旋覆花（包煎）15g　清半夏 15g　茯苓 20g　炒薏苡仁 20g　淡竹叶 10g　厚朴 10g　芦根 15g　陈皮 10g　瓜蒌皮 10g　蝉蜕 15g　枯黄芩 10g　郁金 15g　前胡 10g　桑皮 10g　赤芍 10g

水煎服 3 剂，每剂煎 2 次，每日服 2 次。

肖某　女　成人　1991 年 4 月 15 日

处方

桑叶 10g　清半夏 10g　浙贝母 10g　前胡 10g　蝉蜕 10g　桃杏仁各 10g　马兜铃 15g　连翘 15g　瓜蒌皮 15g　薄荷（后下）5g　茅芦根各 10g　生甘草 10g　苍耳 10g

水煎服 3 剂，每剂煎 2 次，每日服 2 次。

二诊　1991 年 4 月 19 日

处方

生石膏（先煎）25g　蝉蜕 15g　桑叶 10g　连翘 15g　茅芦根各 10g　板蓝根 15g　白菊花 15g　白僵蚕 10g　金银花 20g　青竹茹 10g　鱼腥草 15g　清半

夏 10g　藿香 15g　川芎 10g　桃杏仁各 10g　瓜蒌皮 15g　浙贝母 10g　甘草 10g

水煎服 5 剂，每剂煎 2 次，每日服 2 次。

徐某　女　54 岁　1991 年 5 月 3 日

舌淡，舌苔根厚，脉弦滑而数。

处方

生石膏（先煎）30g　淡竹叶 10g　北沙参 15g　川连 10g　清半夏 10g　麦门冬 15g　连翘 15g　全瓜蒌 15g　萆薢 15g　炒稻麦芽各 15g　白蔻 10g　枳实 10g　郁金 10g　川芎 10g　炙桑皮 10g　红花 10g　旋覆花（包煎）15g

水煎服 3～5 剂，每剂煎 2 次，每日服 2 次。

吴某　男　成人　1991 年 5 月 30 日

慢性咽炎。

处方

佩兰 10g　菊花 15g　茅根 15g　生地 30g　元参 10g　白僵蚕 10g　金银花 10g　半夏 10g　荷叶 10g　炒稻麦芽各 15g　甘草 5g

水煎服 3～5 剂，每剂煎 2 次，每日服 2 次。

张某　女　60 岁　1991 年 5 月 9 日

外感咳嗽，舌苔黄。

处方

桑叶 15g　连翘 15g　蝉蜕 15g　茅芦根各 15g　白僵蚕 15g　前胡 15g　桃杏仁各 15g　生甘草 10g　瓜蒌皮 15g　清半夏 15g　生牡蛎（先煎）30g　青黛（包煎）10g

水煎服 4 剂，每剂煎 2 次，每日服 2 次。

高某　女　31 岁　1991 年 6 月 14 日

咽炎，支气管炎。

处方

炙桑皮 10g　金银花 15g　前胡 10g　清半夏 10g　半枝莲 15g　川贝母（冲）3g　陈皮 10g　白僵蚕 10g　茅根 15g　白茯苓 15g　生地 30g　杏仁 10g

水煎服 5 剂，每剂煎 2 次，每日服 2 次。

二诊　1991 年 8 月 3 日

咳嗽。

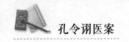
处方

陈皮 10g　炒枳壳 10g　莱菔子 15g　生牡蛎（先煎）30g　清半夏 15g　老苏梗 10g　厚朴 10g　黄芩 10g　云茯苓 15g　炒薏苡仁 15g　桃杏仁各 10g　生甘草 10g

水煎服 7 剂，每剂煎 2 次，每日服 2 次。

三诊　1991 年 8 月 30 日

处方

桑叶 10g　清半夏 15g　瓜蒌皮 15g　茅芦根各 10g　杭菊花 10g　陈皮 10g　蝉蜕 10g　杏仁泥 10g　金银花 25g　白茯苓 15g　薄荷（后下）5g　浙贝母 15g　锦灯笼 10g　地龙 10g　款冬花 15g

水煎服 7 剂，每剂煎 2 次，每日服 2 次。

蔡某　男　51 岁　1991 年 1 月 10 日

不明原因出现视力减退，近日出现咳嗽。

处方

桑叶 10g　蝉蜕 15g　干百合 30g　连翘 15g　土茯苓 25g　生甘草 5g　桃杏仁各 10g　萆薢 15g

水煎服 7 剂，每剂煎 2 次，每日服 2 次。

苏某　女　39 岁　1991 年 1 月 19 日

喉炎。

处方

生石膏（先煎）30g　芦根 10g　菊花 10g　清半夏 10g　板蓝根 15g　白僵蚕 15g　青果 10g　金银花 20g　生甘草 10g　薄荷（后下）5g　桃杏仁各 10g　生地 15g　竹沥水 1 瓶　麦冬 10g

水煎服 5 剂，每剂煎 2 次，每日服 2 次。

刘某　男　68 岁　1991 年 1 月 21 日

表未解，咳而咽痛，身疼。

处方

桑枝叶各 10g　金银花藤 15g　菊花 15g　桃杏仁各 10g　清半夏 10g　粉葛根 15g　白僵蚕 15g　板蓝根 15g　茅芦根各 10g　薄荷（后下）5g　生甘草 10g　炒稻麦芽各 15g　防己 10g　前胡 10g　荆芥 10g

水煎服 7 剂，每剂煎 2 次，每日服 2 次。

去桃杏仁、茅芦根、生甘草、炒稻麦芽、防己、前胡、荆芥，加上生石膏30g、川芎10g、枳壳10g、青果10g、地骨皮10g、黑玄参15g、生地15g、清半夏15g。

二诊 1991 年 9 月 11 日

处方

太子参10g　砂仁（后下）5g　生地30g　红花10g　炒白术10g　玉竹15g　荷叶10g　桃仁10g　云苓块15g　焦三仙各30g　枳实10g　龙胆草5g

水煎服 3 ~ 5 剂，每剂煎 2 次，每日服 2 次。

三诊 1991 年 11 月 13 日

右寸盛，舌质红。

处方

金银花15g　白芷10g　知母10g　地骨皮10g　黄芩10g　荷叶10g　菊花15g　炙桑皮10g　白僵蚕10g　芦根10g　浙贝母10g　生甘草5g　白扁豆10g　砂仁（后下）5g

水煎服 5 剂，每剂煎 2 次，每日服 2 次。

四诊 1991 年 11 月 26 日

舌红少津，苔薄，脉弦滑而数，咽燥，脘闷。

处方

黄芩10g　芦根10g　沙参15g　紫花地丁25g　白僵蚕10g　菊花15g　桑叶10g　枳壳15g　金银花25g　浙贝母10g　知母15g　蝉蜕10g　麦冬15g　荷叶10g　炒稻麦芽各15g

水煎服 5 剂，每剂煎 2 次，每日服 2 次。

五诊 1992 年 4 月 29 日

低热，脘腹胀闷，舌红苔黄厚剥。

处方

佩兰10g　陈皮10g　厚朴10g　苍术10g　玉竹15g　沙参15g　枳实10g　白豆蔻10g　荷叶10g　苏梗10g　薄荷（后下）10g　芦根10g　半夏10g　黄连10g　焦三仙各45g

水煎服 5 剂，每剂煎 2 次，每日服 2 次。

盛某　男　成人　1990 年 12 月 10 日

寒湿阻肺，肺气失宣，当予宣肃。

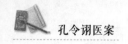

处方

桑叶15g　老苏梗15g　嫩桂枝10g　瓜蒌皮15g　炒薏苡仁15g　茅芦根各15g　桃杏仁各10g　丝瓜络15g　旋覆花（包煎）15g　前胡15g　半枝莲25g　生甘草10g　忍冬藤25g　炙马兜铃10g

水煎服3剂，每剂煎2次，每日服2次。

张某　女　60岁　1991年6月6日

近日又觉喑哑咽痛，舌黯苔薄，脉偏浮，上焦热阻，当从清热引其下。

处方

生地25g　玄参15g　金银花15g　连翘10g　茅芦根各15g　天花粉10g　竹叶10g　郁金10g　车前子10g　焦三仙各30g

水煎服7剂，每剂煎2次，每日服2次。

二诊　1991年6月17日

舌苔少薄黄，咽痛，而咳，胸闷不畅，饮食尚可。

处方

金银花20g　蒲公英20g　板蓝根10g　白僵蚕10g　玄参20g　生地10g　青果10g　蝉蜕15g　蒲黄（包煎）5g　川贝母（冲）3g　花粉10g　石斛15g　竹沥水1瓶

水煎服7剂，每剂煎2次，每日服2次。

谢某　男　成人　1990年11月26日

处方

霜桑叶10g　生海蛤（先煎）50g　桃杏仁各10g　蝉蜕15g　连翘15g　茅芦根各10g　青黛（包煎）15g　瓜蒌30g　沙参15　藿梗15g　浙贝母10g　生甘草5g　薄荷（后下）10g　麦冬10g　陈皮10g　黄芩15g

水煎服3剂，每剂煎2次，每日服2次。

二诊　1990年12月3日

处方

一诊处方去青黛、瓜蒌、沙参、浙贝母、生甘草，加上清半夏15g、陈皮10g、竹沥水1瓶、金银花15g、砂仁（后下）3g、炙鸡内金15g。

水煎服3剂，每剂煎2次，每日服2次。

李某　女　成人　1990年8月20日

舌黯脉滑弦，咽中如有物，干咳。

处方

生石膏（先煎）30g 生海蛤（先煎）30g 肥知母 15g 丝瓜络 15g 茅芦根各 10g 粉丹皮 10g 全瓜蒌 30g 桃杏仁各 15g 生地 15g 玄参 20g 生甘草 10g 蝉蜕 15g 藕节 10g 竹沥水 1/3 瓶 清半夏 10g 赤白芍 15g 白花蛇舌草 25g 葶苈子 10g

水煎服 7 剂，每剂煎 2 次，每日服 2 次。

二诊 1990 年 8 月 29 日

处方

一诊处方去肥知母、丝瓜络、茅芦根、竹沥水、清半夏、赤白芍、白花蛇舌草、葶苈子，加上前胡 10g、旋覆花（包煎）15g、川贝母（冲）3g、土炒白术 10g、白鲜皮 10g。

水煎服 7 剂，每剂煎 2 次，每日服 2 次。

三诊 1990 年 12 月 26 日

处方

炒苍术 10g 盐知柏各 10g 白鲜皮 10g 地肤子 10g 蛇床子 10g 苦参 10g 桑白皮 10g 茯苓皮 10g 当归 15g 生地榆 10g 红花 10g 夏枯草 10g

水煎服 10 剂，每剂煎 2 次，每日服 2 次。

四诊 1991 年 3 月 16 日

手部甲癣好转，续用。

处方

炒苍术 10g 盐知柏各 10g 白鲜皮 10g 地肤子 10g 蛇床子 10g 苦参 10g 桑白皮 10g 茯苓皮 10g 当归 15g 生地榆 10g 红花 10g 夏枯草 10g

水煎服 5 剂，每剂煎 2 次，每日服 2 次。

马某 女 53 岁 1991 年 5 月 30 日

1 个月前，出现发热，咳嗽，经抗生素治疗后，热退，现仍咳嗽，喘，未愈。舌苔厚浊，脉滑数。

处方

陈皮 15g 清半夏 15g 白茯苓 30g 砂仁（后下）10g 煨木香（后下）10g 丝瓜络 15g 枯黄芩 15g 炒薏苡仁 30g 厚朴 10g 金银花 15g 桔梗 10g 半枝莲 15g

水煎服 7 剂，每剂煎 2 次，每日服 2 次。

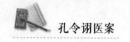
二诊 1991 年 6 月 6 日

咳喘，咳在早晚，尚有里热，外邪未清伏内，再从肺化裁。

处方

陈皮 15g　清半夏 15g　白茯苓 30g　砂仁（后下）10g　煨木香（后下）10g　丝瓜络 15g　枯黄芩 15g　炒薏苡仁 30g　厚朴 10g　金银花 15g　桔梗 10g　半枝莲 15g　炙马兜铃 10g　炙桑皮 10g　竹沥水 1 瓶

水煎服 8 剂，每剂煎 2 次，每日服 2 次。

三诊 1991 年 6 月 17 日

咳喘减轻，喉咙中如有刺。

处方

陈皮 15g　清半夏 15g　白茯苓 10g　砂仁（后下）10g　丝瓜络 15g　枯黄芩 15g　炒薏苡仁 30g　厚朴 10g　金银花 15g　鱼腥草 15g　款冬花 15g　川贝母（冲）3g　葶苈子 10g　芦根 10g　茅根 10g

水煎服 7 剂，每剂煎 2 次，每日服 2 次。

董某　男　成人　1991 年 6 月 21 日

肝火犯肺。

处方

生海蛤（先煎）30g　芦根 15g　黄芩 10g　北沙参 15g　生牡蛎（先煎）30g　桃杏仁各 10g　瓜蒌皮 10g　清半夏 15g　旋覆花（包煎）15g　川贝母（冲）10g　知母 10g　炙马兜铃 10g　青黛（包煎）10g　半枝莲 15g

水煎服 3 剂，每剂煎 2 次，每日服 2 次。

二诊 1991 年 7 月 5 日

症减未除。

处方

一诊处方加赤芍 10g、萆薢 15g。

水煎服 5 剂，每剂煎 2 次，每日服 2 次。

韩某　女　27 岁　1991 年 7 月 18 日

咳嗽，肝火犯肺。

处方

黄芩 10g　荷叶 10g　蝉蜕 15g　杏仁 15g　青黛（包煎）10g　桑皮 10g　地龙 10g　赤芍 10g　芦根 15g　半夏 10g　前胡 10g　瓜蒌皮 15g　生石膏（先

煎）30g 旋覆花（包煎）15g 北沙参 15g 生海蛤（先煎）30g 半边莲 15g

水煎服 3 剂，每剂煎 2 次，每日服 2 次。

二诊 1991 年 7 月 23 日

咳嗽。

处方

炙桑皮 15g 清半夏 15g 桃杏仁各 10g 炙马兜铃 15g 全瓜蒌 30g 款冬花 15g 川贝母（冲）10g 薄荷（后下）5g 炒苏子 15g 前胡 15g 肥知母 10g 连翘 15g 佩兰 10g 滑石（包煎）10g 荷叶 10g

水煎服 7 剂，每剂煎 2 次，每日服 2 次。

祁某 女 成人 1991 年 6 月 19 日

处方

生石决明（先煎）30g 钩藤（后下）15g 桑寄生 10g 秦艽 10g 郁金 10g 白菊花 15g 茯苓 15g 白芍 10g 天麻 10g 清半夏 10g

水煎服 14 剂，每剂煎 2 次，每日服 2 次。

二诊 1991 年 8 月 29 日

脉细，右手似无力。尤书写甚，治从养阴柔肝入手。

处方

白扁豆 10g 莲子 30g 山萸肉 10g

14 剂，煮粥用。

三诊 1991 年 9 月 12 日

处方

菊花 10g 白芍 15g 川贝母（冲）3g

上三味单包。

山萸肉 10g 莲子 30g

7 剂，煮粥用。

秦某 女 22 岁 1991 年 9 月 27 日

支气管炎，慢性鼻炎。

处方

桑叶 15g 板蓝根 15g 桃杏仁各 10g 陈皮 10g 蝉蜕 15g 白僵蚕 10g 清半夏 15g 炒苍耳 10g 连翘 25g 瓜蒌皮 15g 黄芩 10g 鹅不食草 15g 浙贝母 10g 薄荷（后下）10g

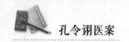
水煎服 7 剂，每剂煎 2 次，每日服 2 次。

刘某　女　40 岁　1991 年 9 月 21 日

舌淡黄而腻，外感仍在。脉象细滑，老慢支。

处方

佩兰 10g　陈皮 10g　半夏 15g　瓜蒌 30g　荷叶 10g　桑皮 15g　茯苓 15g　莱菔子 15g　白蔻 15g　葶苈子 10g　枳壳 10g

水煎服 7 剂，每剂煎 2 次，每日服 2 次。

二诊　1991 年 10 月 24 日

舌上苔薄而淡黄，右寸关滑大，左寸沉弱，肺胃痰热不清，心气不足。拟清肺降气。

处方

黄芩 10g　桑皮 10g　阿胶 10g　清半夏 15g　地龙 10g　瓜蒌 25g　杏仁 10g　款冬花 15g　茯苓 15g

水煎服 7 剂，每剂煎 2 次，每日服 2 次。

三诊　1991 年 10 月 31 日

自幼肺炎，多年未愈，现咳唾未控制，舌苔尚黄，但略薄。

处方

黄芩 10g　桑皮 15g　清半夏 15g　旋覆花（包煎）15g　陈皮 10g　地龙 10g　瓜蒌 25g　杏仁 10g　枳壳 10g　鱼腥草 25g　茯苓 25g　天竺黄 15g　莱菔子 15g

水煎服 7 剂，每剂煎 2 次，每日服 2 次。

四诊　1991 年 11 月 7 日

脉沉细，苔厚，胸膈同时有滞痰，方从清化安神。

处方

三诊处方去鱼腥草、莱菔子加入天花粉 15g、远志 15g、半枝莲 25g。

水煎服 14 剂，每剂煎 2 次，每日服 2 次。

五诊　1992 年 1 月 9 日

处方

炙桑皮 15g　炒苏子 15g　清半夏 15g　陈皮 10g　厚朴 10g　旋覆花（包煎）10g　赤白芍各 10g　炒薏苡仁 15g　生黄芪 15g　全当归 15g　丹参 10g　黄芩 10g　竹沥水 1 瓶　川贝母（冲）5g　桃杏仁各 5g

水煎服 7 剂，每剂煎 2 次，每日服 2 次。

六诊　1992 年 3 月 19 日

处方

半夏 15g　陈皮 10g　茯苓 15g　炙桑皮 10g　地龙 10g　葶苈子 10g　荷叶 10g　苏子 10g　黄芩 10g　当归 10g　款冬花 10g　炙紫菀 10g

水煎服 7 剂，每剂煎 2 次，每日服 2 次。

王某　女　成人　1991 年 11 月 21 日

处方

旋覆花（包煎）15g　黄芩 10g　枳壳 10g　川芎 10g　代赭石（先煎）15g　紫花地丁 20g　茯苓 15g　郁金 10g　半夏 15g　金银花 15g　赤芍 15g　生地 25g

水煎服 7 剂，每剂煎 2 次，每日服 2 次。

二诊　1991 年 11 月 7 日

肝郁痰阻。

处方

旋覆花（包煎）15g　郁金 10g　厚朴 10g　佩兰 15g　代赭石（先煎）15g　石斛 10g　茯苓 15g　滑石（包煎）10g　清半夏 10g　川连 10g　苏子 10g　扁豆 10g　石菖蒲 10g　荷叶 10g　枳壳 10g　砂仁（后下）3g

水煎服 7 剂，每剂煎 2 次，每日服 2 次。

董某　女　33 岁　1991 年 10 月 31 日

支气管炎。

处方

金银花 25g　桑叶 15g　菊花 15g　连翘 15g　玄参 25g　芦根 15g　杏仁 15g　甘草 10g　蝉蜕 15g　黄芩 10g　白僵蚕 15g　桔梗 10g　半夏 15g　荷叶 10g　佩兰 15g

水煎服 7 剂，每剂煎 2 次，每日服 2 次。

二诊　1991 年 11 月 7 日

舌上苔腻，脉弦细，仍从清化入手治疗。

处方

桑叶 10g　芦根 15g　瓜蒌 15g　杏仁 15g　沙参 15g　川贝母（冲）3g　砂仁（后下）5g　黄芩 10g　知母 10g　半枝莲 25g　玄参 15g　佩兰 10g　半夏

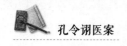
10g 蝉蜕 10g

水煎服 7 剂，每剂煎 2 次，每日服 2 次。

孔某 女 59 岁 1991 年 11 月 4 日

处方

桑寄生 10g 半夏 10g 菊花 15g 浙贝母 10g 知母 10g 炒杜仲 10g 茯苓 15g 黄芩 10g 瓜蒌 15g 薄荷（后下）5g 代赭石（先煎）15g 陈皮 10g 杏仁 10g 芦根 15g 砂仁（后下）5g

水煎服 10 剂，每剂煎 2 次，每日服 2 次。

卞某 男 成人 1991 年 5 月 23 日

处方

怀牛膝 15g 焦白术 15g 延胡索 10g 露蜂房 10g 炒杜仲 15g 上官桂 10g 乌药 10g 嫩桑皮 15g 车前子（包煎）10g 制首乌 10g 萆薢 15g 秦艽 15g 蛇床子 15g 全当归 15g 红花 10g

水煎服 7 剂，每剂煎 2 次，每日服 2 次。

二诊 1991 年 12 月 4 日

处方

桑皮 10g 桑寄生 10g 补骨脂 15g 川断 15g 白僵蚕 10g 半夏 15g 赤芍 10g 桃仁 15g 地骨皮 10g 枳壳 10g 冬瓜仁 15g 芦根 10g 黄芪 15g 金银花 20g 川贝母（冲）5g

水煎服 7 剂，每剂煎 2 次，每日服 2 次。

三诊 1991 年 12 月 13 日

处方

桑皮 10g 桑寄生 10g 补骨脂 15g 川断 15g 半夏 15g 赤芍 10g 桃仁 15g 枳壳 15g 地骨皮 15g 冬瓜仁 15g 芦根 10g 黄芪 20g 金银花 20g 川贝母（冲）5g 夜交藤 25g

水煎服 7 剂，每剂煎 2 次，每日服 2 次。

四诊 1991 年 12 月 21 日

处方

桑寄生 10g 牛膝 15g 款冬花 15g 黄芩 15g 桑皮 20g 半夏 15g 陈皮 15g 川贝母（冲）5g 杜仲 15g 紫菀 15g 苏梗子各 10g 焦三仙各 30g 赤芍 10g 川芎 10g

水煎服 7 剂，每剂煎 2 次，每日服 2 次。

韩某　男　成人　1991 年 12 月 26 日
处方

桑叶 10g　杏仁 10g　半夏 10g　蝉蜕 10g　芦根 10g　苍耳 10g　辛夷（包煎）10g　黄芩 10g　金银花 15g　陈皮 10g　浙贝母 10g　紫花地丁 25g

水煎服 7 剂，每剂煎 2 次，每日服 2 次。

刘某　男　成人　1991 年 7 月 18 日
处方

桃杏仁各 10g　炒薏苡仁 10g　冬瓜仁 15g　清半夏 15g　淡竹叶 10g　厚朴 10g　滑石 10g　延胡索 15g　芦根 15g　蝉蜕 15g　炒稻麦芽各 15g　西洋参（另煎）3g　地骨皮 10g　白薇 10g　生牡蛎（先煎）30g　黄芩 15g　莲子心 5g

水煎服 7 剂，每剂煎 2 次，每日服 2 次。

二诊　1991 年 12 月 26 日
处方

杏仁 10g　桃仁 15g　冬瓜仁 15g　薏苡仁 15g　黄芩 10g　半夏 10g　沙参 10g　半枝莲 25g　白花蛇舌草 25g　莪术 10g　枳壳 10g　海浮石 15g　西洋参（另煎）3g　鸡内金 15g　竹沥水 14 瓶

水煎服 14 剂，每剂煎 2 次，每日服 2 次。

刘某　女　成人　1991 年 12 月 12 日
处方

半夏 15g　陈皮 15g　浙贝母 15g　杏仁 10g　黄芩 15g　桑叶 15g　竹茹 10g　枳壳 10g　赤芍 10g　莱菔子 10g　荷叶 10g　连翘 15g　丹参 15g

水煎服 7 剂，每剂煎 2 次，每日服 2 次。

祁某　男　57 岁　1991 年 9 月 5 日
处方

北沙参 15g　麦门冬 10g　杏仁 10g　桑叶 10g　瓜蒌 25g　川贝母（冲）5g　芦根 15g　冬瓜仁 15g　半枝莲 25g　白花蛇舌草 25g　黄芩 10g　地骨皮 10g　鳖甲（先煎）10g　夏枯草 10g　赤芍 10g　生牡蛎（先煎）30g

水煎服 7 剂，每剂煎 2 次，每日服 2 次。

二诊　1991 年 9 月 26 日

上次诊治回家感冒，咳重，痰多黄稠，舌上干痛，诊脉沉，再以清解润化

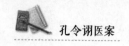
调理。

处方

桑叶 15g　葛皮 15g　杏仁 15g　浙贝母 15g　北沙参 15g　麦冬 15g　蝉蜕 15g　芦根 15g　金银花 15g　黄芩 10g　荷叶 10g　前胡 10g　甘草 10g　鱼腥草 20g　西洋参 3g

水煎服 14 剂，每剂煎 2 次，每日服 2 次。

三诊　1991 年 12 月 5 日

处方

杏仁 15g　桃仁 15g　瓜蒌仁 15g　冬瓜仁 15g　薏苡仁 15g　半枝莲 30g　黄芩 10g　芦根 15g　青竹茹 25g　天竺黄 15g　浙贝母 15g　鸡内金 15g　枳壳 15g

水煎服 14 剂，每剂煎 2 次，每日服 2 次。

马某　女　57 岁　1991 年 7 月 4 日

时有咳，言语多加剧，仍痰多，时有头晕，目胀，食纳不佳，左关右寸脉盛，舌苔白腻，舌质黯。

处方

生海蛤（先煎）30g　生石决明（先煎）30g　北沙参 15g　桃杏仁各 10g　桑叶 10g　黄芩 10g　苏梗 10g　冬瓜仁 15g　茅芦根各 10g　清半夏 10g　地龙 10g　前胡 10g　焦三仙各 30g　葶苈子 15g

水煎服 7 剂，每剂煎 2 次，每日服 2 次。

毛某　男　成人　1992 年 2 月 9 日

处方

桑叶 10g　黄芩 15g　蝉蜕 15g　芦根 10g　北沙参 15g　半夏 10g　薄荷（后下）10g　丹皮 10g　杏仁泥 10g　瓜蒌 15g　苏梗 10g　紫花地丁 20g　金银花 20g　枳壳 15g　甘草 5g

水煎服 3 剂，每剂煎 2 次，每日服 2 次。

李某　男　35 岁　1991 年 10 月 19 日

处方

百合 25g　山药 25g　莲子 21g　川贝母（冲）5g　杜仲 10g　牛膝 10g

水煎服 5～10 剂，每剂煎 2 次，每日服 2 次。

二诊　1992 年 1 月 21 日

处方

百合 15g　川贝母（冲）5g　枸杞子 15g　五味子 5g

水煎服 7 剂，每剂煎 2 次，每日服 2 次。

三诊　1992 年 3 月 3 日

处方

百合 15g　川贝母（冲）5g　枸杞子 15g　佩兰 10g　泽兰 10g

水煎服 15 剂，每剂煎 2 次，每日服 2 次。

四诊　1992 年 4 月 29 日

处方

三诊处方加山药 15g。

水煎服 7 剂，每剂煎 2 次，每日服 2 次。

吴某　女　成人　1992 年 4 月 21 日

处方

生石膏（先煎）30g　桑叶 10g　菊花 10g　杏仁 10g　半夏 10g　瓜蒌 15g
生地 20g　玄参 10g　青果 5g　蝉蜕 10g　薄荷（后下）5g　芦根 10g　紫花地
丁 15g　甘草 5g

水煎服 3 剂，每剂煎 2 次，每日服 2 次。

刘某　女　成人　1992 年 5 月 6 日

处方

知母 10g　瓜蒌 25g　半夏 10g　黄芩 15g　杏仁 10g　陈皮 10g　乌药 10g
桑皮 10g　枳实 10g　茯苓 15g　佩兰 10g　滑石（包煎）10g　竹沥水（先
入）30ml

水煎服 5 剂，每剂煎 2 次，每日服 2 次。

郝某　女　83 岁　1992 年 5 月 22 日

脉两寸滑盛。上焦火盛，肺失清肃，舌红无苔。

处方

生地 15g　淡竹叶 5g　黄连 5g　芦根 10g　冬瓜仁 10g　炒薏苡仁 10g　桃
仁 5g　地龙 10g　天花粉 10g　炙桑皮 10g　甘草 5g　赤芍 5g　地骨皮 10g　马
鞭草 10g　黄芩 5g　蝉蜕 10g

水煎服 3~6 剂，每剂煎 2 次，每日服 2 次。

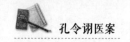

二诊　1992年5月29日

脉两寸及左关盛，左弦右大。舌疼，咳逆，眠较佳。

处方

生地15g　黄连5g　芦根10g　冬瓜仁10g　炒薏苡仁10g　桃仁5g　地龙10g　天花粉10g　炙桑皮10g　甘草5g　赤芍5g　地骨皮10g　黄芩5g　蝉蜕10g　儿茶10g　青黛（包煎）10g

水煎服3~6剂，每剂煎2次，每日服2次。

三诊　1992年6月5日

喘咳，苔剥，脉两寸弦大。

处方

生地20g　玄参10g　芦根10g　冬瓜仁15g　炒薏苡仁15g　桃杏仁各5g　地龙10g　天花粉10g　炙桑皮10g　甘草5g　地骨皮10g　白芍10g　黄芩5g　蝉蜕10g　青黛（包煎）10g　儿茶10g

水煎服6剂，每剂煎2次，每日服2次。

四诊　1992年6月17日

疟盛，舌红少苔，脉弦大。

处方

三诊处方加山萸肉5g。

水煎服5剂，每剂煎2次，每日服2次。

刘某　男　70岁　1992年5月25日

舌苔白满，脉数。气促胸闷，左侧胸腔积液。

处方

炙桑皮10g　佩兰10g　枳壳10g　半枝莲15g　葶苈子10g　陈皮10g　荷叶10g　泽泻15g　地骨皮10g　薏苡仁15g　砂仁（后下）5g　车前子（包煎）15g

水煎服3~6剂，每剂煎2次，每日服2次。

二诊　1992年6月1日

疟减，有咳疾。

处方

一诊处方加夏枯草15g、莪术10g、西洋参1.5g、清半夏15g、鸡内金15g。

水煎服5剂，每剂煎2次，每日服2次。

二次诊方，服后尚可，未查及癌细胞，可连服 1 月。

三诊　1992 年 6 月 10 日

舌苔黄腻，气促减，纳食可。脉两关盛。

处方

炙桑皮 10g　佩兰 10g　半枝莲 15g　葶苈子 10g　地骨皮 10g　夏枯草 10g　陈皮 10g　泽泻 15g　薏苡仁 15g　车前子（包煎）15g　莪术 10g　西洋参（另煎）1.5g　清半夏 15g　半边莲 15g　鸡内金 15g　石韦 15g　犀黄丸（分冲）1 管

水煎服 30 剂，每剂煎 2 次，每日服 2 次。

四诊　1992 年 7 月 18 日

易急躁，咳。

处方

三诊处方加黄芩 10g、天花粉 10g、马鞭草 15g。

水煎服 30 剂，每剂煎 2 次，每日服 2 次。

五诊　1993 年 2 月 17 日

处方

炙桑皮 15g　地骨皮 15g　炒薏苡仁 30g　清半夏 15g　炒枳壳 15g　全瓜蒌 30g　炙鸡内金 15g　半枝莲 30g　滑石（包煎）15g　冬葵子 15g　车前子（包煎）15g　地龙 10g　莪术 10g　太子参 15g　赤芍 10g　夏枯草 10g

水煎服 15～30 剂，每剂煎 2 次，每日服 2 次。

张某　男　37 岁　1992 年 9 月 26 日

支气管扩张。舌红，舌后半部苔腻厚，舌前半部少津。脉右寸细软。

处方

生石膏（先煎）30g　清半夏 15g　桑叶 10g　藕节 10g　茅芦根各 10g　炙鸡内金 15g　藿梗 10g　甘草 5g　杏仁泥 10g 瓜蒌 10g　枯黄芩 10g　丹皮 10g　紫花地丁 15g　枳壳 15g　橘红 10g　沙参 10g

水煎服 7 剂，每剂煎 2 次，每日服 2 次。

杨某　女　成人　1992 年 12 月 23 日

咳嗽白痰，脉右寸浮大。

处方

桑叶 10g　芦根 10g　蝉蜕 15g　连翘 15g　清半夏 15g　陈皮 10g　茯苓

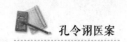

15g　桔梗 10g　炙马兜铃 10g　地骨皮 10g　川贝母（冲）10g　瓜蒌 30g　远志 10g　半枝莲 15g

水煎服 5 剂，每剂煎 2 次，每日服 2 次。

李某　男　成人　1993 年 3 月 8 日
处方

旋覆花（包煎）15g　厚朴 10g　款冬花 15g　地龙 10g　清半夏 15g　炒枳壳 10g　蝉蜕 15g　前胡 15g　桑白皮 10g　老苏梗 10g　半枝莲 25g　浙贝母 15g　葶苈子 10g　白茯苓 15g　炙紫菀 15g　焦三仙各 30g　黄连 10g　白芍 10g

水煎服 6 剂，每剂煎 2 次，每日服 2 次。

刘某　男　63 岁　1993 年 3 月 1 日

湿热困烦，人即疲惫，舌苔白腻质绛。脉弦滑而数。予以清化。
处方

桃杏仁各 10g　炒薏苡仁 15g　清半夏 10g　白豆蔻 10g　淡竹叶 10g　厚朴 10g　滑石（包煎）10g　木通 5g　生海蛤（先煎）30g　青黛（包煎）10g　藿梗 10g　苏叶 10g　连翘 15g　焦三仙各 30g　佩兰 10g

水煎服 3 ~ 6 剂，每剂煎 2 次，每日服 2 次。

二诊　1993 年 3 月 8 日

舌苔化而未净，咳逆未止，脉肺经数大，调予清化。
处方

黄芩 10g　清半夏 10g　苏子 15g　炙桑皮 15g　佩兰 10g　陈皮 10g　蝉蜕 15g　连翘 15g　薏苡仁 15g　茯苓 25g　枳壳 15g　鱼腥草 25g　瓜蒌皮 15g　赤芍 10g　款冬花 15g　五味子 3g

水煎服 6 剂，每剂煎 2 次，每日服 2 次。

三诊　1993 年 3 月 22 日

舌苔白腻，脉弦数，咳多气短，便频，间有白黏物。
处方

党参 15g　椿根皮 15g　清半夏 15g　茯苓 30g　五味子 5g　黄连 10g　地龙 10g　桑皮 15g　合欢皮 15g　旋覆花（包煎）15g　苏梗子各 10g　青果 10g　半枝莲 15g　白蔻 10g　焦栀子 10g　炒薏苡仁 15g　冬瓜仁 10g　芦根 10g

水煎服 7 剂，每剂煎 2 次，每日服 2 次。

于某 女 53岁 1993年1月15日胸闷痛，喜引长息，形体略丰，痰火肝郁为主。

处方

旋覆花（包煎）15g 清半夏15g 郁金15g 炒枳壳15g 焦栀子15g 粉丹皮10g 全瓜蒌25g 川连10g 全当归15g 赤白芍各10g 乌药10g 川芎10g 茯苓30g

水煎服7~14剂，每剂煎2次，每日服2次。

二诊 1993年1月15日

痰咳旧疾，每为外邪引发，肺家蕴热未及清理，当以清化肃肺。

处方

生石膏（先煎）30g 连翘15g 茅芦根各15g 黄芩15g 桃杏仁各10g 蝉蜕15g 厚朴15g 清半夏15g 紫花地丁25g 薄荷（后下）10g 炙桑皮15g 竹沥水（先入）1瓶

水煎服7剂，每剂煎2次，每日服2次。

包某 男 21岁 1993年1月16日

药后症减，舌红苔薄。

处方

北沙参15g 清半夏15g 旋覆花（包煎）15g 桃杏仁各10g 赤白芍各15g 地龙15g 炒枳壳15g 白茯苓30g 桑叶15g 款冬花15g 紫菀15g 莱菔子15g 半枝莲30g 鱼腥草25g 连翘25g

水煎服5剂，每剂煎2次，每日服2次。

王某 男 39岁 1993年1月20日舌苔少，脉右寸大。肝肺两盛，先行两清肝肺。

处方

生石决明（先煎）30g 白菊花15g 川芎10g 蝉蜕15g 连翘15g 白僵蚕10g 荷叶10g 芦根10g 金银花15g 清半夏15g 桃杏仁各10g 枳壳15g 炒稻麦芽各15g 夜交藤30g

水煎服3剂，每剂煎2次，每日服2次。

二诊 1993年2月10日

处方

炒苍术15g 清半夏15g 厚朴15g 夏枯草10g 陈皮10g 生白芍10g

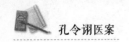

木瓜 10g 龙胆草 10g 莱菔子 15g 萆薢 25g 秦艽 10g 桑寄生 10g 焦三仙各 30g 荷叶 10g

水煎服 3~6 剂，每剂煎 2 次，每日服 2 次。

李某 男 66 岁 1993 年 3 月 15 日

处方

青黛 10g 生海蛤（先煎）30g 生白芍 10g 黄芩 10g 清半夏 15g 紫菀 10g 地龙 10g 炙桑皮 10g 款冬花 10g 苏子 10g 葶苈子 15g 砂仁（后下）5g 白果 10g 炙鸡内金 15g 地龙 10g

水煎服 7 剂，每剂煎 2 次，每日服 2 次。

李某 女 成人 1993 年 3 月 18 日

肝肺郁热阴虚。

处方

生海蛤（先煎）30g 川贝母（冲）3g 全瓜蒌 15g 桑叶 10g 桃杏仁各 10g 清半夏 15g 沙参 15g 半枝莲 15g 黄芩 10g 郁金 10g 赤白芍各 10g 白菊花 15g 茅芦根各 10g

水煎服 5~10 剂，每剂煎 2 次，每日服 2 次。

二诊 1993 年 4 月 1 日

处方

马兜铃 10g 款冬花 15g 老苏梗 15g 川贝母（冲）15g 清半夏 15g 桃杏仁各 10g 干百合 15g 白茯苓 30g 生甘草 5g 黄芩 10g 青果 10g 芦根 15g 冬瓜仁 15g

水煎服 10 剂，每剂煎 2 次，每日服 2 次。

冯某 男 成人 1993 年 3 月 20 日

处方

桑叶 3g 杏仁 3g 金银花 6g 川贝母（冲）1.5g

10 剂，冲水代茶，每日 1 剂。

王某 男 44 岁 1993 年 2 月 10 日

处方

旋覆花（包煎）15g 清半夏 15g 蝉蜕 15g 连翘 15g 白茯苓 30g 陈皮 10g 黄芩 10g 炙紫菀 15g 桃杏仁各 10g 半枝莲 15g 赤芍 10g 薄荷（后

下）10g

水煎服3剂，每剂煎2次，每日服2次。

刘某　女　40岁　1991年9月7日

慢性咽炎。

处方

生地30g　麦冬15g　杏仁15g　陈皮10g　玄参20g　桑叶15g　瓜蒌25g
枳壳15g　知母10g　浙贝母15g　佩兰15g　代赭石（先煎）20g　金银花20g
白僵蚕10g　土茯苓25g

水煎服7剂，每剂煎2次，每日服2次。

邵某　女　成人　1992年9月21日

耳咽管炎。

处方

柴胡10g　枳壳10g　辛夷（包煎）10g　黄芩10g　炒苍耳10g　蝉蜕15g
佩兰10g　陈皮10g　连翘15g　虎杖15g　漏芦10g　菊花15g　红花15g　薄
荷（后下）10g　甘草10g

水煎服3剂，每剂煎2次，每日服2次。

应某　男　成人　1991年9月7日

生地25g　麦冬15g　玄参15g　知母10g　莲子心10g　竹叶10g　连翘
25g　盐知柏各10g　焦栀子10g　紫花地丁25g　儿茶10g

水煎服7剂，每剂煎2次，每日服2次。

二诊　1991年10月10日

处方

生地25g　麦冬15g　玄参15g　知母10g　竹叶10g　连翘25g　盐知柏各
10g　焦栀子10g　紫花地丁25g　儿茶10g　焦白术10g

水煎服7剂，每剂煎2次，每日服2次。

王某　女　成人　1991年9月19日

咽痛，两寸脉大。

处方

桑叶10g　蝉蜕15g　芦根15g　金银花15g　白僵蚕10g　板蓝根15g　生
地15g　木通10g　竹叶10g　甘草10g　川芎10g　夏枯草10g

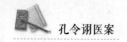

水煎服 7 剂，每剂煎 2 次，每日服 2 次。

二诊 1991 年 11 月 28 日

舌上苔薄，不黄，小腹曾痛 2 次，不剧，现活动较前好，仍从上方加减。

处方

金银花 25g 玄参 25g 当归 25g 甘草 10g 红花 15g 炙乳没各 15g 橘核 15g 乌药 10g 夏枯草 10g 沉香面（冲）1g 生地 30g 桑椹 30g 当归 15g

水煎服 7 剂，每剂煎 2 次，每日服 2 次。

三诊 1991 年 12 月 5 日

处方

金银花 25g 玄参 25g 当归 25g 甘草 10g 红花 10g 炙乳没各 15g 橘核 15g 乌药 10g 夏枯草 10g 沉香面（冲）1g 水蛭 10g 桃仁 10g 当归 15g 香附 10g

水煎服 7 剂，每剂煎 2 次，每日服 2 次。

四诊 1991 年 12 月 12 日

时有鼻塞头痛，脘腹胀满，饮食欠佳，口中黏而干，舌苔厚腻。

处方

枳实 10g 槟榔片 10g 白扁豆 10g 薄荷（后下）10g 蝉蜕 15g 金银花 15g 玄参 15g 神曲 15g 佩兰 10g 焦山楂 15g 白芷 10g 炒苍耳 15g 白僵蚕 10g 黄芩 10g

水煎服 7 剂，每剂煎 2 次，每日服 2 次。

五诊 1991 年 12 月 19 日

处方

四诊处方加玉竹 10g。

水煎服 7 剂，每剂煎 2 次，每日服 2 次。

六诊 1991 年 12 月 26 日

处方

枳实 15g 槟榔片 10g 茯苓 15g 乌药 10g 薄荷（后下）10g 黄芩 10g 玉竹 10g 焦三仙各 45g 辛夷（包煎）15g 苍耳 10g 山药 15g 当归 15g

水煎服 14 剂，每剂煎 2 次，每日服 2 次。

七诊 1992 年 1 月 9 日

处方

六诊处方去槟榔片、玉竹，加延胡索 10g、白芍 10g。

水煎服 7 剂，每剂煎 2 次，每日服 2 次。

八诊　1992 年 1 月 16 日

近日胃脘痛加重，得热则止，脉沉，用温中和胃。

处方

白芍 15g　高良姜 10g　砂仁（后下）5g　肉豆蔻 10g　延胡索 10g　橘核 10g　苏子 10g　当归 25g　白芷 10g　百合 25g　甘草 5g　半夏 10g　黄连 3g

水煎服 7 剂，每剂煎 2 次，每日服 2 次。

九诊　1992 年 3 月 19 日

处方

柴胡 10g　当归 15g　白芍 10g　枳壳 10g　黄芩 10g　白术 10g　陈皮 10g　山药 15g　辛夷（包煎）10g　白僵蚕 10g　桃仁 10g　泽兰 10g　香薷 10g

水煎服 7 剂，每剂煎 2 次，每日服 2 次。

张某　男　成人　1991 年 11 月 29 日

处方

炒苍耳 15g　黄芩 10g　白僵蚕 10g　苦参 10g　辛夷（包煎）15g　枳壳 10g　漏芦 15g　当归 15g　连翘 15g　柴胡 10g　泽泻 15g　甘草 10g

水煎服 3～5 剂，每剂煎 2 次，每日服 2 次。

张某　女　24 岁　1990 年 10 月 22 日

处方

藿梗 15g　白扁豆 10g　清半夏 10g　川连 10g　白茯苓 15g　陈皮 10g　连翘 15g　滑石（包煎）10g　乌药 10g　砂仁（后下）5g　泽泻 10g　淡竹叶 10g　炒稻麦芽各 10g

水煎服 3 剂，每剂煎 2 次，每日服 2 次。

二诊　1991 年 12 月 12 日

化脓性扁桃腺炎。

处方

黄芩 15g　生石膏（先煎）30g　芦根 15g　锦灯笼 10g　菊花 15g　天花粉 15g　杏仁 15g　薄荷（后下）10g　白僵蚕 15g　生甘草 10g　蝉蜕 15g　清半夏 15g　蒲公英 15g　紫花地丁 15g　紫草 10g

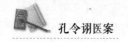

水煎服3剂，每剂煎2次，每日服2次。

石某 女 成人 1992年2月18日

扁桃体炎。

处方

金银花25g 麦冬10g 紫花地丁25g 山豆根10g 生地25g 花粉10g 白僵蚕10g 芦荟5g 赤芍10g 蝉蜕15g 芦根10g 浙贝母5g 甘草5g

水煎服3剂，每剂煎2次，每日服2次。

何某 女 24岁 1992年2月19日

咽痒，干咳，脉细。

处方

生石膏（先煎）25g 清半夏15g 赤芍10g 知母10g 北沙参15g 款冬花15g 黄芩10g 芦根10g 桃杏仁各10g 蝉蜕15g 川贝母（冲）3g 薄荷（后下）5g 甘草5g

水煎服3剂，每剂煎2次，每日服2次。

黄某 女 22岁 1992年4月1日

阴虚上焦热，口干咽燥。

处方

沙参10g 麦冬10g 玉竹10g 西洋参（另煎）2g 金银花15g 甘草5g 焦山楂10g 淡竹叶10g

水煎服4剂，每剂煎2次，每日服2次。

李某 女 成人 1990年9月21日

舌红苔薄，脉弦细而滑。

处方

生海蛤（先煎）50g 青黛（包煎）10g 夏枯草10g 菊花15g 桑叶15g 浙贝母10g 全瓜蒌20g 冬瓜仁15g 桃杏仁各10g 枯芩15g 茅芦根各10g 竹沥水（先煎）1瓶 生甘草10g 清半夏10g 青果10g

水煎服3剂，每剂煎2次，每日服2次。

二诊 1990年9月30日

处方

生牡蛎（先煎）30g 生海蛤（先煎）30g 炙桑皮15g 青黛（包煎）

10g　苏子 15g　清半夏 15g　前胡 15g　陈皮 10g　沙参 15g　竹茹 15g　瓜蒌 30g　黄芩 10g　马兜铃 10g　赤芍 15g　蝉蜕 15g　地龙 10g

水煎服 3 剂，每剂煎 2 次，每日服 2 次。

三诊　1991 年 11 月 11 日

处方

桑叶 10g　芦根 10g　金银花 15g　金银藤 25g　萆薢 15g　乌药 10g　白僵蚕 10g　佩兰 10g　菊花 10g　焦三仙各 30g

水煎服 2 剂，每剂煎 2 次，每日服 2 次。

四诊　1991 年 11 月 13 日

处方

桑叶 10g　白僵蚕 10g　黄芩 10g　菊花 10g　葛根 15g　苍耳子 10g　辛夷（包煎）10g　防风 10g　金银花 15g　蝉蜕 15g　薄荷（后下）　焦三仙各 30g

水煎服 2 剂，每剂煎 2 次，每日服 2 次。

五诊　李某　女　成人　1992 年 5 月 11 日

咳，肝肺中热郁。

处方

生海蛤（先煎）30g　黄芩 10g　芦根 10g　地骨皮 10g　代赭石 10g　杏仁 10g　赤芍 10g　生甘草 5g　菊花 10g　半夏 15g　连翘 15g　款冬花 10g　川贝母（冲）3g　瓜蒌 15g　竹茹 10g

水煎服 3 剂，每剂煎 2 次，每日服 2 次。

六诊　1992 年 9 月 22 日

舌红苔腻，脉弦中带紧，咽痛，咳嗽有痰。

处方

桑叶 15g　老苏梗 15g　薄荷（后下）10g　甘草 10g　蝉蜕 15g　清半夏 15g　荆芥穗 10g　荷叶 10g　藿香 15g　陈皮 15g　紫花地丁 15g　防风 10g　黄芩 10g　芦根 10g　青果 10g

水煎服 3 剂，每剂煎 2 次，每日服 2 次。

七诊　李某　女　成人 1992 年 9 月 24 日

咽痛，舌绛少津。

处方

生石膏（先煎）30g　淡竹叶 10g　北沙参 15g　清半夏 15g　生地 25g　黑

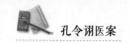

玄参15g　茅芦根各10g　薄荷（后下）10g　蝉蜕15g　板蓝根15g　金银花15g　生甘草10g　焦三仙各30g

水煎服3剂，每剂煎2次，每日服2次。

八诊　1992年9月28日

咽痛，咳嗽，舌绛苔干，脉实数。

处方

沙参15g　玉竹15g　生地15g　芦根10g　蝉蜕10g　僵蚕10g　荷叶10g　砂仁（后下）5g　佩兰10g　半夏15g　竹茹15g　金银花15g　山豆根10g　鸡内金10g　甘草5g

水煎服3剂，每剂煎2次，每日服2次。

九诊　1992年12月28日

心脾热盛。

处方

小蓟30g　竹叶10g　丹皮10g　蝉蜕15g　儿茶15g　芦根15g　紫花地丁15g　金银花15g　厚朴10g　陈皮10g　瓜蒌25g　焦三仙各30g　清半夏15g　甘草5g

水煎服3剂，每剂煎2次，每日服2次。

郭某　女　50岁　1991年8月22日

曾有外感，现尚咳未止，有少量痰。

处方

仙茅10g　仙灵脾15g　桑寄生10g　丹参15g　炒白术15g　茯苓皮15g　夏枯草15g　滑石10g　珍珠母（先煎）30g　清半夏10g　炒枣仁15g　甘草10g　蝉蜕15g　生地30g　北沙参15g

水煎服7剂，每剂煎2次，每日服2次。

林某　女　35岁　1990年9月13日

近日感全身不适，咳而气促，盗汗。

处方

桑叶10g　瓜蒌25g　金银花15g　生牡蛎（先煎）20g　苏叶10g　杏仁10g　桃仁10g　粉丹皮10g　蝉蜕10g　连翘15g　芦根15g　石斛15g

水煎服4剂，每剂煎2次，每日服2次。

黄某 女 21 岁 1992 年 6 月 6 日

咽炎。

处方

生地 15g　麦冬 10g　菊花 10g　金银花 10g　枸杞子 10g　生甘草 3g

7 剂，泡开水饮，每日数次，量随意。

二诊 1992 年 8 月 15 日

处方

一诊处方加入竹叶 10g、芦根 10g、茅根 10g。

水煎服 3 剂，每剂煎 2 次，每日服 2 次。

黄某 女 22 岁 1993 年 3 月 20 日

头痛未止，轻咳，咽干。脉细弦，舌红苔净。

处方

白菊花 15g　苦丁茶 10g　麦门冬 15g　茅芦根各 10g　薄荷（后下）10g

蝉蜕 15g　五味子 5g　清半夏 10g　辛夷（包煎）10g　柴胡 10g　当归 10g　金

银花 15g　山药 30g

水煎服 7 剂，每剂煎 2 次，每日服 2 次。

王某 女 成人 1992 年 1 月 9 日

外感，咳嗽，胁痛。舌苔薄黄，舌质红。

处方

桑皮 10g　地龙 10g　半夏 15g　陈皮 10g　前胡 10g　黄芩 10g　荷叶 10g

桃仁 10g　赤芍 10g　地骨皮 10g　甘草 5g　茯苓 15g

水煎服 7 剂，每剂煎 2 次，每日服 2 次。

宋某 男 21 岁 1992 年 9 月 16 日

阴虚肝郁，经气逆乱。

处方

珍珠母（先煎）50g　生白芍 15g　菊花 15g　郁金 10g　女贞子 15g　旱莲

草 15g　石菖蒲 10g　莲子心 10g　白茯苓 15g　生地 30g　草决明 15g　川芎 5g

代赭石 15g　清半夏 15g　琥珀粉（冲）2g

水煎服 3～6 剂，每日煎 2 次，每日服 2 次。

二诊 1992 年 9 月 22 日

里热有外透之势，脉象细弦较前缓和。

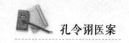

处方

一诊处方加紫花地丁 15g、蝉蜕 15g、枳壳 15g。

水煎服 5 剂，每剂煎 2 次，每日服 2 次。

磁石（先煎）25g、夏枯草 10g、黄芩 10g、陈皮 10g、吴茱萸 5g、黄连 10g。

另煎泡足。

王某 女 24 岁 1991 年 3 月 27 日

处方

旋覆花（包煎）15g 代赭石（先煎）15g 生牡蛎（先煎）30g 白菊花 15g 郁金 10g 川楝子 3g 炒栀子 10g 青竹茹 15g 白茯苓 15g 板蓝根 10g 滑石（包煎）10g 金银花 15g 桃杏仁各 10g 夏枯草 10g 淡竹叶 10g 地骨皮 10g 生地 15g 太子参 10g 佛手 10g

水煎服 5 剂，每剂煎 2 次，每日服 2 次。

二诊 1991 年 4 月 1 日

处方

二诊处方去青竹茹、炒栀子、滑石（包煎）、夏枯草、淡竹叶。

水煎服 5 剂，每剂煎 2 次，每日服 2 次。

三诊 1991 年 4 月 6 日

处方

桑叶 10g 蝉蜕 10g 薄荷（后下）5g 连翘 15g 炒薏苡仁 15g 白蔻 10g 茯苓 15g 清半夏 15g 生牡蛎（先煎）30g 芦根 15g 淡竹叶 10g 黄芩 10g 竹茹 20g 滑石 10g 柴胡 10g

水煎服 3 剂，每剂煎 2 次，每日服 2 次。

四诊 1991 年 4 月 8 日

处方

桑叶 15g 瓜蒌仁 15g 桃杏仁各 10g 泽兰叶 10g 前胡 10g 蝉蜕 15g 黄芩 10g 菊花 15g 甘草 5g 连翘 15g 薄荷（后下）5g 芦根 15g 清半夏 15g 炒枳壳 10g 荷叶 10g 生牡蛎（先煎）30g

水煎服 3 剂，每剂煎 2 次，每日服 2 次。

五诊 1991 年 4 月 15 日

处方

旋覆花（包煎）15g 郁金 10g 嫩茵陈 20g 炒枳壳 10g 生牡蛎（先煎）

30g　白扁豆 10g　砂仁（后下）5g　炒白术 15g　菊花 10g　清半夏 10g　白茯苓 15g　龙胆草 3g　川楝子 10g　炙鸡内金 15g　干荷叶 10g

水煎服 5 剂，每剂煎 2 次，每日服 2 次。

六诊　1991 年 6 月 18 日

处方

炒枳壳 10g　清半夏 10g　夏枯草 10g　炙鸡内金 15g　青竹茹 15g　漏芦 15g　郁金 10g　白茅根 15g　老苏梗 15g　白菊花 15g　炒薏苡仁 25g　炙乳没各 5g　盐橘核 10g　川楝子（打）5g　全当归 10g　荷叶 10g

水煎服 5 剂，每剂煎 2 次，每日服 2 次。

七诊　1991 年 12 月 5 日

处方

生地 20g　枳壳 15g　黄芩 10g　生地榆 15g　当归 15g　乌药 10g　红花 10g　生蒲黄（包煎）10g　茜草 15g　陈皮 10g　荷叶 10g　鸡内金 10g

水煎服 3 剂，每剂煎 2 次，每日服 2 次。

八诊　1991 年 12 月 25 日

处方

川连 10g　白扁豆 15g　佩兰 10g　石菖蒲 10g　清半夏 15g　炒苍术 15g　郁金 10g　淡竹叶 10g　白茯苓 10g　连翘 15g　滑石（包煎）10g　白蔻 10g　草薢 15g　陈皮 15g　薄荷（后下）10g　桃仁 10g

水煎服 5 剂，每剂煎 2 次，每日服 2 次。

九诊　1991 年 12 月 30 日

舌红苔略黄，脉细关盛。

处方

黄芩 10g　茯苓 15g　蒲公英 15g　滑石（包煎）10g　郁金 15g　枳壳 10g　半夏 15g　金银花 15g　连翘 15g　白鲜皮 15g　竹茹 15g　陈皮 10g　荷叶 10g　泽兰 15g　焦三仙各 30g

水煎服 5 剂，每剂煎 2 次，每日服 2 次。

十诊　1992 年 1 月 11 日

舌苔薄，脉细右寸大。月经不调，胸胁胀闷。

处方

当归 15g　川芎 10g　枳壳 15g　枸杞子 25g　赤芍 15g　桃仁 15g　郁金

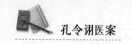

15g　黄芩 10g　白芍 10g　首乌 10g　泽兰 15g　丹皮 10g

水煎服 5 剂，每剂煎 2 次，每日服 2 次。

第四节　哮　喘

田某　女　成人　1991 年 5 月 9 日

哮喘多年，畏寒，发时痰黏难出，舌苔白腻，稍干，脉沉，痰饮未竭。

处方

清半夏 15g　桂枝 10g　白术 15g　茯苓 15g　炙桑皮 10g　生甘草 10g　苏梗 10g　泽泻 15g　紫菀 15g　款冬花 15g　炒薏苡仁 30g　草薢 15g

水煎服 7 剂，每剂煎 2 次，每日服 2 次。

赵某　女　60 岁　1991 年 5 月 21 日

哮喘，舌绛，苔干，略厚。

处方

旋覆花（包煎）15g　炙桑皮 15g　桃杏仁各 10g　地骨皮 15g　代赭石（先煎）10g　瓜蒌皮 15g　枯黄芩 10g　炒稻麦芽各 15g　清半夏 15g　半枝莲 30g　白茅根 15g　苏梗子各 10g　生海蛤（先煎）30g　竹沥水 1 瓶　冬瓜仁 15g　炙百部 10g

水煎服 5～10 剂，每剂煎 2 次，每日服 2 次。

二诊　1991 年 6 月 11 日

哮喘，减而未止，苔渐化，仍腻。

处方

一诊处方去半枝莲加入炒苏子 10g、半边莲 15g、川贝母（冲）3g、石斛 15g、冬瓜仁 15g。

水煎服 15 剂，每剂煎 2 次，每日服 2 次。

三诊　1991 年 7 月 10 日

哮喘，舌绛苔厚。

处方

霜桑叶 15g　清半夏 15g　黄芩 10g　半边莲 15g　地骨皮 15g　百合 15g　青蒿 10g　半枝莲 25g　天花粉 15g　石斛 15g　枳壳 10g　炙鸡内金 15g　川贝母（冲）10g　补骨脂 15g　竹茹 15g　桃杏仁各 10g

水煎服 15 剂，每剂煎 2 次，每日服 2 次。

陈某 女 成人 1991 年 5 月 30 日

过敏性哮喘，苔厚。

处方

炙桑皮 10g 赤白芍各 15g 蝉蜕 15g 瓜蒌皮 15g 金银花 20g 茅芦根各 15g 地骨皮 15g 冬瓜仁 20g 炒苏子 10g 地龙 10g 天花粉 10g 土茯苓 25g 生甘草 10g

研末，炼蜜为丸。5 剂。

二诊 1991 年 8 月 3 日

处方

生地 30g 丹皮 15g 白薇 15g 竹叶 10g 玄参 20g 知母 10g 连翘 15g 滑石（包煎）10g 芦根 15g 麦冬 15g 金银花 15g 甘草 10g

水煎服 5 剂，每剂煎 2 次，每日服 2 次。

三诊 1991 年 8 月 7 日

处方

珍珠母（先煎）50g 生地 30g 麦冬 15g 佩兰 10g 清半夏 10g 玄参 20g 白薇 10g 滑石（包煎）10g 夏枯草 10g 知母 15g 荷叶 10g 栀子 10g 芦根 10g 枳实 10g 甘草 5g

水煎服 5 剂，每剂煎 2 次，每日服 2 次。

吕某 女 成人 1990 年 11 月 12 日

哮喘，咳嗽痰时白脉弦滑。

处方

全瓜蒌 25g 浙贝母 10g 炙桑皮 10g 桑叶 15g 苏梗子 15g 桃杏仁各 10g 清半夏 10g 厚朴 10g 前胡 15g 紫菀 15g 款冬花 15g 地龙 15g 甘草 10g 郁金 15g

水煎服 7 剂，每剂煎 2 次，每日服 2 次。

二诊 1990 年 11 月 27 日

哮喘，咳嗽痰白，脉弦滑。

处方

一诊处方去苏梗子、桑叶

水煎服 7 剂，每剂煎 2 次，每日服 2 次。

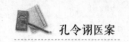

三诊 1990 年 11 月 29 日

药后，诸症减轻，近天气变冷，仍有喘息，舌苔白腻。

处方

炙桑皮 15g　老苏梗 15g　旋覆花（包煎）15g　清半夏 10g　陈皮 10g　厚朴 10g　桃杏仁各 10g　地龙 10g　炙紫菀 15g　款冬花 15g　莱菔子 15g　赤芍 10g　代赭石 15g　生海蛤（先煎）30g　远志 15g

水煎服 7 剂，每剂煎 2 次，每日服 2 次。

四诊 1990 年 12 月 6 日

哮喘。

处方

炙桑皮 15g　老苏梗 15g　全瓜蒌 15g　清半夏 15g　郁金 15g　冬葵子 15g　白茯苓 20g　炙紫菀 15g　款冬花 10g　半枝莲 25g　莲子心 5g　炒薏苡仁 20g　白蔻 10g　金银花 20g　柴胡 10g　车前子（包煎）10g

水煎服 7 剂，每剂煎 2 次，每日服 2 次。

五诊 1990 年 12 月 30 日

哮喘。

处方

生海蛤（先煎）50g　炙桑皮 15g　旋覆花（包煎）15g　苏梗子各 10g　白茯苓 25g　冬葵子 15g　郁金 15g　桃杏仁各 10g　炒栀子 10g　款冬花 15g　清半夏 10g　白蔻 10g　前胡 15g　赤芍 10g　厚朴 10g　莲子心 5g

水煎服 7 剂，每剂煎 2 次，每日服 2 次。

李某 女　50 岁　1991 年 4 月 11 日

处方

炙桑皮 15g　葶苈子 15g　清半夏 15g　厚朴 15g　地骨皮 15g　陈皮 10g　桃杏仁各 15g　老苏子 10g　茯苓 30g　半枝莲 30g　鹅不食草 15g　地龙 15g　生甘草 10g

水煎服 5 剂，日服 2 次，每剂煎 2 次。

吕某 女　成人　1991 年 4 月 16 日

咳嗽，胃脘胀闷，纳食差。

处方

炙桑叶 15g　桃杏仁各 15g　茅芦根各 15g　蝉蜕 15g　连翘 25g　厚朴 10g

旋覆花 10g　前胡 10g　半枝莲 10g　郁金 10g　马兜铃 10g　苏子 10g　藿香 10g 清半夏 10g　款冬花 10g　薏苡仁 20g

水煎服 7 剂，服 2 次，每剂煎 2 次。

二诊　1991 年 4 月 18 日

今日咳喘，纳差，舌苔腻边红，全身疼痛，风痰内阻，外邪郁表。

处方

桑枝叶各 10g　荆芥 15g　葛根 10g　杏仁 10g　瓜蒌皮 15g　清半夏 15g 炒枳壳 10g　羌活 10g　独活 10g　蝉蜕 15g　款冬花 15g　炙紫菀 15g　炒苏子 15g　半边莲 15g　鱼腥草 25g

水煎服 7 剂，服 2 次，每剂煎 2 次。

三诊　1991 年 5 月 30 日

舌苔黄腻，舌质红，今日喘甚，加剧，胸脘闷胀，滋生痰盛，血分热上冲，拟清化和中，凉血降逆。

处方

藿梗 15g　老苏梗 15g　丝瓜络 15g　旋覆花（包煎）15g　白豆蔻 10g　炒薏苡仁 15g　茅芦根各 15g　炙马兜铃 10g　藕节 10g　厚朴 10g　杏仁泥 10g 瓜蒌皮 15g　金银花 25g

水煎服 7 剂，服 2 次，每剂煎 2 次。

李某　女　50 岁　1991 年 6 月 13 日

脉滑而数，舌尖红苔黄。

处方

藿梗 15g　老苏梗 15g　白豆蔻 10g　炒薏苡仁 15g　炙马兜铃 10g　厚朴 10g　杏仁泥 10g　瓜蒌皮 15g　金银花 25g　旋覆花（包煎）各 15g　清半夏 15g　款冬花 15g　炙紫菀 10g

水煎服 7 剂，服 2 次，每剂煎 2 次。

王某　男　68 岁　1991 年 1 月 10 日

气短，喘作，行动则倦，在协和诊断为肺内质纤维化，有痰，稀涎，多语则喘作，舌苔厚腻，质稍黯，脉细弦滑，肺络失于肃降，气逆于上则喘作。

处方

生牡蛎（先煎）30g　生龙骨（先煎）15g　桑叶 15g　干百合 30g　清半夏 15g　瓜蒌皮 15g　苏子 10g　厚朴 10g　桃杏仁各 10g　款冬花 15g　地龙

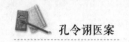

10g 黄芩 10g 甘草 5g

水煎服 7 剂，服 2 次，每剂煎 2 次。

二诊 1991 年 1 月 17 日

动则喘促，口不干，舌苔厚黄，脉细滑。化痰助肺。

处方

一诊处方加入红花 10g、海藻 15g、夏枯草 10g、白芨 10g。

水煎服 7 剂，服 2 次，每剂煎 2 次。

三诊 1991 年 1 月 24 日

喘促，动则加剧，脉弦而劲。

处方

生牡蛎（先煎）30g 生龙骨（先煎）15g 干百合 30g 清半夏 15g 瓜蒌皮 15g 苏子 10g 厚朴 10g 桃杏仁各 10g 款冬花 15g 地龙 10g 黄芩 10g 红花 10g 海藻 15g 夏枯草 10g 白芨 10g 太子参 10g 补骨脂 15g 鹅不食草 15g 西洋参（冲）2g

水煎服 7 剂，服 2 次，每剂煎 2 次。

四诊 1991 年 3 月 7 日

肺间质纤维化。

处方

海藻 15g 赤芍 15g 木瓜 15g 生黄芪 20g 百合 20g 百部 15g 补骨脂 15g 肉苁蓉 15g 清半夏 15g 枳壳 15g 蜂房 15g 太子参 15g 炙桑白皮 15g 细辛 3g 肉桂 10g

水煎服 7 剂，服 2 次，每剂煎 2 次。

五诊 1991 年 3 月 14 日

上次用温和药后，未见明显好转，脉细滑，略显弦象，舌苔厚，舌质稍赤，仍宜缓图为为宜。

处方

生牡蛎（先煎）30g 生龙骨（先煎）15g 桑叶 15g 干百合 30g 清半夏 15g 瓜蒌皮 15g 苏子 10g 厚朴 10g 桃杏仁各 10g 款冬花 15g 地龙 10g 黄芩 10g 甘草 5g 红花 10g 补骨脂 20g 川牛膝 15g

水煎服 7 剂，服 2 次，每剂煎 2 次。

六诊 1991 年 3 月 25 日

处方

五诊处方去桑叶，加入川芎 10g、肉苁蓉 15g。

水煎服 7 剂，服 2 次，每剂煎 2 次。

七诊 1991 年 4 月 4 日

处方

五诊处方去桑叶。

水煎服 7 剂，服 2 次，每剂煎 2 次。

八诊 1991 年 4 月 11 日

处方

五诊处方加川芎 10g。

水煎服 7 剂，服 2 次，每剂煎 2 次。

九诊 1991 年 5 月 9 日

处方

五诊处方去桑叶、甘草。

水煎服 7 剂，服 2 次，每剂煎 2 次。

十诊 1991 年 5 月 16 日

处方

五诊处方上方去桑叶、甘草加天花粉 10g。

水煎服 7 剂，每剂煎 2 次，每日服 2 次。

十一诊 1991 年 5 月 30 日

处方

炙鳖甲（先煎）15g　马兜铃 15g　阿胶珠 15g　红花 15g　补骨脂 15g　怀牛膝 15g　干百合 50g　白扁豆 10g　丝瓜络 15g　藕节 10g　金银花 15g　炒薏苡仁 15g　炙鸡内金 15g

水煎服 7 剂，每剂煎 2 次，每日服 2 次。

十二诊 1991 年 8 月 22 日

气短，动则甚，脉偶有间歇，食欲甚差。

处方

西洋参（另煎）3g　生晒参（先煎）5g　炒白术 10g　鱼腥草 15g　云苓 15g　砂仁（后下）3g　瓜蒌 25g　焦三仙各 30g　桑白皮 10g　枳实 10g　海藻 15g　苏子 10g　黄芩 10g　荷叶 10g

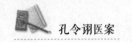

水煎服 7 剂，每剂煎 2 次，每日服 2 次。

十三诊　1991 年 8 月 29 日

肺纤维化，动则气喘，脉左弦滑，右沉细。

处方

西洋参（另煎）3g　生牡蛎（先煎）30g　炒白术 10g　云苓 15g　砂仁（后下）3g　枳壳 10g　海藻 15g　苏子 10g　黄芩 10g　夏枯草 10g　鳖甲（先煎）10g　北沙参 25g　红花 10g　补骨脂 25g　生晒参（先煎）5g

水煎服 7 剂，每剂煎 2 次，每日服 2 次。

李某　男　52 岁　1991 年 9 月 7 日

咳嗽，厥症。

处方

化橘红 10g　炙桑皮 15g　砂仁（后下）5g　清半夏 15g　老苏梗 15g　焦白术 15g　白茯苓 20g　莱菔子 15g　炒薏苡仁 20g　蔓荆子 15g　荷叶 10g　佩兰 10g

水煎服 7 剂，每剂煎 2 次，每日服 2 次。

二诊　1991 年 9 月 17 日

时作呃逆，发作昏不识人，乏力，脉弦滑，纳呆，舌苔白。

处方

旋覆花（包煎）15g　代赭石（先煎）10g　炙桑皮 10g　苏梗 15g　乌药 10g　清半夏 15g　陈皮 10g　茯苓 25g　天麻 10g　葛根 10g　炒稻麦芽各 15g　萆薢 20g　当归 15g　厚朴 10g　红花 10g　川芎 10g

水煎服 7 剂，每剂煎 2 次，每日服 2 次。

三诊　1991 年 10 月 10 日

药后诸症减轻，仍偶有痰厥。

处方

二诊处方去当归加石菖蒲 15g。

水煎服 7 剂，每剂煎 2 次，每日服 2 次。

四诊　1991 年 10 月 17 日

咳喘，一过性晕厥。

处方

瓜蒌 30g　清半夏 15g　天麻 5g　白术 15g　陈皮 15g　荷叶 10g　郁金 15g

柏子仁 15g　沉香面（冲）1g　乌药 10g　川芎 10g　当归 15g　葶苈子 15g

水煎服 7 剂，每剂煎 2 次，每日服 2 次。

五诊　1991 年 10 月 31 日

处方

继续服用四诊处方。

水煎服 14 剂，每剂煎 2 次，每日服 2 次。

六诊　1991 年 11 月 21 日

处方

四诊处方加川贝（冲）30g

水煎服 7 剂，每剂煎 2 次，每日服 2 次。

七诊　1991 年 11 月 28 日

处方

四诊处方加入藿香 15g、佛手 15g、枳壳 10g。

水煎服 7 剂，每剂煎 2 次，每日服 2 次。

张超　男　成人　1992 年 2 月 10 日

哮喘，脉滑数。

处方

苏子 15g　黄芩 10g　炙桑白皮 10g　芦根 10g　半夏 15g　地龙 10g　炒薏苡仁 15g　赤芍 10g　陈皮 10g　蝉蜕 15g　半边莲 15g　旋覆花（包煎）15g

水煎服 3 剂，每剂煎 2 次，每日服 2 次。

二诊　1992 年 2 月 13 日

喘减，微咳，舌苔白干。

处方

一诊处方加生石膏（先煎）25g、炙麻黄 3g、生甘草 5g、款冬花 10g、葶苈子 10g、乌药 10g。

水煎服 7 剂，每剂煎 2 次，每日服 2 次。

三诊　1992 年 2 月 22 日

处方

苏子 10g　地龙 10g　旋覆花（包煎）15g　半夏 15g　炙桑皮 10g　生石膏（先煎）25g　款冬花 10g　陈皮 10g　炒薏苡仁 15g　葶苈子 15g　白芍 10g　黄芩 10g　地骨皮 10g　西洋参（另煎）2g　杏仁 10g

水煎服 7 剂，每剂煎 2 次，每日服 2 次。

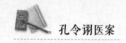

四诊 1992 年 3 月 2 日

处方

三诊处方加炙麻黄 3g、郁金 10g。

水煎服 7 剂，每剂煎 2 次，每日服 2 次。

五诊 1992 年 3 月 9 日

咳喘，早起痰黏难吐。

处方

生海蛤（先煎）30g　冬瓜仁 15g　芦根 10g　苏子 15g　青黛（包煎）10g
款冬花 15g　赤芍 10g　葶苈子 15g　清半夏 10g　炒薏苡仁 15g　黄芩 10g　地
骨皮 10g　陈皮 10g　当归 15g　白术 15g　竹沥水（兑入）1 瓶

水煎服 7 剂，每剂煎 2 次，每日服 2 次。

六诊 1992 年 3 月 16 日

处方

五诊处方加炙桑皮 10g、生石膏（先煎）30g、半边莲 10g、莱菔子 15g。

水煎服 7 剂，每剂煎 2 次，每日服 2 次。

七诊 1992 年 3 月 23 日

处方

陈皮 10g　半夏 15g　茯苓 15g　冬瓜仁 15g　党参 15g　白术 15g　防风
10g　地骨皮 10g　炙桑皮 10g　莱菔子 10g　鱼腥草 15g　半边莲 15g　瓜蒌仁
10g　补骨脂 15g

水煎服 7 剂，每剂煎 2 次，每日服 2 次。

八诊 1992 年 4 月 15 日

手颤，痰黏，心悸，舌红而干，脉大。

处方

陈皮 10g　半夏 15g　赤芍 10g　玉竹 15g　天花粉 10g　太子参 15g　白术
15g　苏子 10g　黄芩 10g　瓜蒌仁 10g　补骨脂 15g　杜仲 10g　白芍 15g

水煎服 7 剂，每剂煎 2 次，每日服 2 次。

张某　女　47 岁　1992 年 4 月 23 日

哮喘入秋及食凉易发作，发时多痰，舌苔白满，脉弦滑。

处方

清半夏 10g　炙桑皮 10g　黄芩 10g　地骨皮 10g　陈皮 10g　地龙 10g　杏

仁 10g　土茯苓 25g　白茯苓 10g　葶苈子 10g　蝉蜕 10g　紫花地丁 15g　旋覆花（包煎）10g　赤白芍各 10g　炒白术 10g

水煎服 5 剂，每剂煎 2 次，每日服 2 次。

二诊　1992 年 5 月 6 日

哮喘，舌苔白满，脉弦滑。

处方

清半夏 15g　炙桑皮 10g　莱菔子 10g　炒白术 20g　陈皮 10g　地龙 10g　炒薏苡仁 10g　草薢 20g　白茯苓 15g　葶苈子 10g　冬瓜仁 15g　桃杏仁各 10g　旋覆花（包煎）10g　款冬花 10g　赤白芍各 10g

水煎服 5 剂，每剂煎 2 次，每日服 2 次。

三诊　1992 年 5 月 19 日

哮喘，疟时有反复。舌苔白稍厚，质黯。脉弦滑盛。

处方

清半夏 15g　炙桑皮 15g　黄芩 10g　地骨皮 15g　陈皮 10g　地龙 15g　花粉 10g　赤白芍各 10g　郁金 15g　葶苈子 10g　滑石（包煎）10g　马鞭草 15g　青黛（包煎）10g　生海蛤（先煎）20g　蝉蜕 15g

水煎服 5 剂，每剂煎 2 次，每日服 2 次。

四诊　1992 年 6 月 8 日

哮喘。舌红苔未全退，脉寸关滑关盛。

处方

三诊处方加入生石决明（先煎）30g、天竺黄 10g。

水煎服 5 剂，每剂煎 2 次，每日服 2 次。

五诊　1992 年 12 月 21 日

咳喘入秋重，脉肝肺盛大。

处方

生海蛤（先煎）50g　夏枯草 15g　生白芍 15g　炙桑皮 15g　清半夏 15g　莱菔子 15g　葶苈子 15g　陈皮 15g　白茯苓 30g　款冬花 15g　炙紫菀 15g　干百合 15g　蝉蜕 15g　地龙 10g

水煎服 7 剂，每剂煎 2 次，每日服 2 次。

卞某　男　54 岁　1990 年 12 月 22 日

处方

郁金 15g　乌药 10g　白豆蔻 10g　川黄连 10g　清半夏 10g　白茯苓 15g

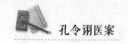

炒苍术 15g　延胡索 10g　川楝子（打）5g　干荷叶 10g　藿梗 15g　厚朴 10g
炒枳壳 10g　泽泻 10g

水煎服 3 剂，每剂煎 2 次，每日服 2 次。

二诊　1990 年 12 月 27 日

处方

太子参 10g　乌药 10g　清半夏 15g　陈皮 10g　砂仁（后下）5g　白茯苓
15g　大腹皮 10g　炒枳壳 10g　土炒白术 10g　干荷叶 10g　龙胆草 5g　莱菔子
15g　广藿皮 15g　旋覆花（包煎）15g　佩兰叶 10g　玉竹 15g　怀山药 20g

水煎服 3 剂，每剂煎 2 次，每日服 2 次。

三诊　1991 年 1 月 4 日

咳痰黏，宣肺降逆平喘，脉弦滑，舌苔白腻舌红。

处方

生龙骨（先煎）30g　龙胆草 5g　玉竹 15g　郁金 15g　乌药 10g　白豆蔻
10g　川连 10g　清半夏 10g　白茯苓 15g　炒苍术 15g　延胡索 10g　川楝子
（打）5g　干荷叶 10g　炒枳壳 10g

水煎服 5 剂，每剂煎 2 次，每日服 2 次。

四诊　1991 年 2 月 11 日

化湿，再行清化。

处方

三诊处方去生龙骨、龙胆草、玉竹，加扁豆 10g、苏子 10g、草薢 15g、炒
薏苡仁 15g。

水煎服 3 剂，每剂煎 2 次，每日服 2 次。

五诊　1991 年 3 月 27 日

舌苔净，脉滑数。痰盛气壅，右侧胁肋闷痛。

处方

旋覆花（包煎）15g　清半夏 15g　苏梗子各 15g　陈皮 15g　厚朴 15g　炒
枳壳 15g　炒苍术 15g　延胡索 10g　川楝子 10g　川连 10g　砂仁（后下）5g
茯苓皮 15g　草薢 15g　乌药 15g　盐橘核 15g

水煎服 5 剂，每剂煎 2 次，每日服 2 次。

六诊　1991 年 12 月 28 日

处方

款冬花 15g　黄芩 15g　桑皮 20g　半夏 15g　陈皮 15g　川贝母（冲）5g

杜仲 15g   紫菀 15g   苏梗子各 15g   焦三仙各 30g   赤芍 15g   五味子 5g   杏仁 15g   百合 20g

水煎服 7 剂，每剂煎 2 次，每日服 2 次。

七诊 1992 年 1 月 4 日

处方

六诊处方去黄芩、紫菀、杏仁，加肉桂 5g、枸杞子 25g。

水煎服 7 剂，每剂煎 2 次，每日服 2 次。

八诊 1992 年 1 月 14 日

处方

六诊处方去紫菀、杏仁，加砂仁（后下）5g、葶苈子 10g。

水煎服 7 剂，每剂煎 2 次，每日服 2 次。

九诊 1992 年 1 月 21 日

处方

桂枝 15g   半夏 15g   五味子 15g   桑皮 25g   肉苁蓉 15g   甘草 10g   蛇床子 15g   枳壳 15g   苏子 15g   陈皮 10g   天花粉 15g   龙骨（先煎）15g

水煎服 7 剂，每剂煎 2 次，每日服 2 次。

十诊 1992 年 1 月 30 日

处方

半夏 15g   款冬花 15g   桑皮 15g   苏子 15g   黄芩 15g   杜仲炭 10g   枳壳 10g   砂仁（后下）5g   白芍 10g   枸杞子 15g   桃仁 10g   芦根 10g   百合 15g   川贝母（冲）5g   半边莲 10g

水煎服 5 剂，每剂煎 2 次，每日服 2 次。

孙某 男 30 岁 1992 年 1 月 28 日

处方

苏叶 15g   杏仁 15g   前胡 20g   桔梗 20g   枳壳 15g   黄芩 25g   生石膏（先煎）50g   百部 25g   川贝母（冲）20g   清半夏 20g   款冬花 20g   橘红 15g   云苓 20g   桑皮 15g   甘草 10g   白芥子 20g   焦三仙各 15g

共研细面，炼蜜为丸，15g 重，每服 1 丸，早晚服，白开水下。

李某 女 80 岁 1991 年 6 月 7 日

老慢支。

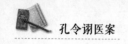

处方

生石膏（先煎）30g 炙桑皮10g 清半夏10g 苏子10g 生海蛤（先煎）25g 炙紫菀10g 陈皮10g 杏仁10g 滑石（包煎）15g 款冬花10g 白茯苓15g 甘草5g 竹沥水（冲入）1瓶

水煎服3剂，每剂煎2次，每日服2次。

第五节 过敏症

陈某 男 56岁 1991年9月19日

过敏性鼻炎，鼻塞，流黄涕，近日压痛，两脉数大。

处方

生石膏（先煎）30g 肥知母10g 黄芩10g 桑叶10g 苍耳子10g 清半夏10g 白僵蚕10g 薄荷（后下）10g 鹅不食草15g 牛蒡子15g 赤芍10g

水煎服7剂，每剂煎2次，每日服2次。

二诊 1991年9月26日

过敏性鼻炎，鼻塞，时作喷嚏，头晕，脉滑弦。

处方

一诊处方加入旋覆花（包煎）15g、代赭石（先煎）10g、辛夷（包煎）15g、佩兰15g。

水煎服7剂，每剂煎2次，每日服2次。

三诊 1991年10月10日

舌苔黄腻，舌尖红。

处方

佩兰10g 陈皮10g 辛夷（包煎）15g 薄荷（后下）10g 苏叶15g 黄芩10g 蝉蜕10g 地龙15g 石膏（先煎）20g 白僵蚕15g 栀子15g 甘草10g

水煎服7剂，每剂煎2次，每日服2次。

王某 男 54岁 1991年6月6日

近日过敏发作，现胃肠炎，两手肿胀，热在营血。

处方

生地30g 丹皮10g 茅根20g 赤芍15g 紫花地丁15g 金银花15g 甘

草 10g　白芷 10g　天花粉 15g　浙贝母 15g　萆薢 25g　茯苓 15g　甲珠 15g
珍珠母（先煎）30g　薏苡仁 15g

水煎服 14 剂，每剂煎 2 次，每日服 2 次。

二诊　1991 年 5 月 23 日

肠道过敏，泄泻，腹痛，舌苔黄腻，脉滑。

处方

佩兰 15g　陈皮 15g　滑石 15g　连翘 15g　蝉蜕 15g　合欢皮 15g　甘草
10g　白僵蚕 10g　土茯苓 25g　紫花地丁 15g　白蔻 15g　蛇床子 15g　防风 10g
苍术 10g　车前子 10g

水煎服 14 剂，每剂煎 2 次，每日服 2 次。

三诊　1991 年 6 月 19 日

过敏症。

处方

生地 30g　丹皮 10g　茅根 20g　赤芍 15g　紫花地丁 25g　金银花 15g　甘
草 10g　白芷 10g　天花粉 15g　浙贝母 15g　萆薢 25g　茯苓 15g　甲珠 15g
珍珠母（先煎）30g　薏苡仁 15g　徐长卿 10g

水煎服 14 剂，每剂煎 2 次，每日服 2 次。

第二章 心系病证

第一节 心 悸

葛某 男 成人 1989 年 11 月 23 日

心悸怔忡，脉弦，左略滑。

处方

生龙骨（先煎）15g 生牡蛎（先煎）30g 生白芍 15g 丹参 10g 炒枳壳 10g 川牛膝 15g 麦门冬 15g 川贝母（冲）3g 白茅根 15g 牡丹皮 15g 羚羊角（冲）1g 生甘草 10g 竹沥水 1 升

水煎服 7 剂，每剂煎 2 次，每日服 2 次。

马某 女 成人 1991 年 3 月 27 日

心前突发心悸，心率 160 次/分以上，现胸闷，胸部疼痛，舌苔厚，质根黯，脉不浮而沉细，右大。当从清心通络，以扶阳气养心神。

处方

川连 10g 石菖蒲 10g 郁金 10g 莲子 15g 白茯苓 15g 清半夏 10g 全瓜蒌 15g 萆薢 15g 川芎 10g 生龙骨（先煎）15g 炒枳壳 10g 柏子仁 10g 琥珀粉（冲）2g 珍珠粉（冲）2g

水煎服 7 剂，每剂煎 2 次，每日服 2 次。

刘某 女 38 岁 1990 年 5 月 17 日

湿热下注，有时如饥，时作心悸，舌黯苔腻，脉沉取数大而滑，主以清化。

处方

枳实 5g 青竹茹 15g 茯苓皮 10g 清半夏 10g 陈皮 10g 连翘 15g 旋覆花（包煎）10g 代赭石（先煎）10g 藿石斛 15g 麦门冬 10g 丹参 15g 夜交藤 30g 焦三仙各 30g

水煎服 7 剂，每剂煎 2 次，每日服 2 次。

二诊　1990 年 8 月 23 日

舌苔白稍腻，边尖红，脉两关弦，有时带数。是由心悸，口渴头昏，肝热脾湿，拟以清化。

处方

炒苍术 10g　杭菊花 15g　枯黄芩 10g　滑石（包煎）12g　生龙骨（先煎）10g　生牡蛎（先煎）21g　川芎 10g　莱菔子 15g　枳实 10g　青竹茹 15g　荷叶 10g　当归 15g　茯苓皮 15g　龙胆草 5g

水煎服 7 剂，每剂煎 2 次，每日服 2 次。

苑某　女　35 岁　1990 年 10 月 15 日

数年前因惊致病，有时自感心悸，眠差，倦怠，后背喜暖，协和诊断神经性。时或胸闷，脉沉缓，舌苔白稍厚，惊则作心悸失常，湿阻络脉不畅，治则化湿通络，调气血。

处方

广藿根 15g　郁金 15g　炒枳壳 10g　瓜蒌皮 15g　青竹茹 15g　清半夏 15g　嫩桂枝 10g　丹参 15g　珍珠母（先煎）50g　桃仁 10g　琥珀粉（冲）2g　茯苓皮 15g　砂仁（后下）3g

水煎服 7 剂，每剂煎 2 次，每日服 2 次。

张某　男　53 岁　1990 年 10 月 11 日

时有嘈杂反酸，胸闷心悸。湿阻气滞，胸阳失于宣畅。

处方

藿香 15g　佩兰叶 10g　滑石（包煎）10g　白扁豆 10g　炒薏苡仁 15g　石菖蒲 10g　桃仁 10g　桔梗 10g　荷叶 10g　厚朴 10g　吴茱萸 3g　川连 5g　莲子心 10g　肉豆蔻 10g

水煎服 7 剂，每剂煎 2 次，每日服 2 次。

刘某　女　1990 年 11 月 1 日

病发二阳，以心悸，下肢酸疲为主，经治心悸渐止，而下肢酸痛尚在，诊脉两关偏盛，舌苔略白，拟芳化解肌。

处方

藿梗 15g　柴胡 10g　葛根 20g　陈皮 10g　防己 15g　清半夏 15g　赤茯苓 5g　白僵蚕 10g　生黄芪 15g　土茯苓 25g　桑枝 15g　桃仁 15g

水煎服 7 剂，每剂煎 2 次，每日服 2 次。

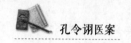

赵某　女　21 岁　1991 年 2 月 26 日

舌红苔少，脉弦细而稍数。心悸，心动过速。

生龙骨（先煎）15g　生牡蛎（先煎）30g　菊花 15g　生地 15g　天麦冬各 10g　黑玄参 15g　肥知母 10g　夏枯草 10g　炒枣仁 15g　郁金 15g　乌药 10g　丹参 15g

水煎服 5 剂，每剂煎 2 次，每日服 2 次。

田某　女　50 岁　1991 年 3 月 27 日

心悸，肝郁，结核流注。

处方

生石决明（先煎）30g　菊花 10g　生白芍 15g　草薢 10g　旋覆花（包煎）10g　清半夏 10g　白茯苓 15g　丹参 10g　盐知柏各 10g　川牛膝 10g　炒薏苡仁 25g　生黄芪 10g　夜交藤 25g　黑玄参 10g　夏枯草 10g　乌药 10g　炒苍术 10g　莱菔子 10g　柏子仁 10g　白扁豆 10g

水煎服 5 剂，每剂煎 2 次，每日服 2 次。

二诊　1991 年 4 月 2 日

曾犯怔忡，胸背虚痛，倦怠，舌上苔滑，脉弦滑有力。

处方

生龙骨（先煎）10g　白石英（先煎）10g　全当归 10g　生地 15g　天麦冬各 10g　黑玄参 10g　丹参 10g　柏子仁 15g　清半夏 10g　石菖蒲 10g　怀牛膝 10g　郁金 15g　川芎 10g　桃仁 10g　秦艽 10g　川连 10g

水煎服 5 ~ 10 剂，每剂煎 2 次，每日服 2 次。

三诊　1991 年 4 月 15 日

处方

天麦冬各 10g　黑玄参 10g　丹参 10g　炒枣仁 25g　清半夏 10g　石菖蒲 10g　怀牛膝 10g　郁金 15g　川芎 5g　桃仁 10g　秦艽 10g　砂仁（后下）5g　焦三仙各 30g　灵磁石（先煎）10g　代赭石（先煎）10g　木瓜 10g　盐知柏各 10g

水煎服 5 ~ 10 剂，每剂煎 2 次，每日服 2 次。

四诊　1991 年 4 月 27 日

脉弦滑有力，舌苔苔薄，仍以上方出入。

处方

炙磁石（先煎）15g　代赭石（先煎）15g　木瓜10g　盐知柏各10g　当归15g　生地30g　佩兰10g　萆薢15g　天麦冬各10g　丹参10g　炒枣仁15g　清半夏10g　郁金15g　桃仁10g　秦艽10g　砂仁（后下）5g

水煎服5～10剂，每剂煎2次，每日服2次。

蒋某　女　42岁　1991年4月2日

心悸，气郁湿阻。

处方

藿梗10g　炒薏苡仁15g　炒苍术10g　合欢皮15g　白扁豆10g　炒枳壳10g　旋覆花（包煎）15g　炙远志10g　石菖蒲10g　郁金15g　清半夏10g　太子参10g　全当归10g　柴胡5g　桃仁15g　琥珀粉（冲）2g　萱草10g

水煎服5剂，每剂煎2次，每日服2次。

二诊　1991年5月2日

心悸。

处方

一诊处方去炒枳壳、炙远志、琥珀粉。

水煎服5剂，每剂煎2次，每日服2次。

李某　男　46岁　1991年3月8日

充血性心肌病。

病起约数月，诊脉滑数，舌上苔略厚而少津，心悸，胸闷，憋气，中有消中，外邪入里，郁热伤阴，胸中阳气失于降下，拟从清消入手，从本调理。

处方

生地30g　黑玄参15g　天麦冬各10g　莲子15g　西洋参（另煎）2g　川连10g　清半夏10g　炙桑枝10g　郁金10g　石菖蒲10g　土茯苓25g　炒枳壳15g　炒稻麦芽各15g　炒苏子10g　全瓜蒌15g

水煎服3剂，每剂煎2次，每日服2次。

二诊　1991年4月24日

心悸，充血性心脏病。服药后，日感气促渐缓，腹胀稍好，精力稍增，以温阳利水法，又感不适，诊脉数滑，舌上苔薄，秋前稍有津液，大便溏，言语尚觉气促，拟从上方出入。1991年3月8日初诊，舌上苔厚少津，脉滑数，郁热入里灼津，气虚浮肿，胸闷，便稍溏。

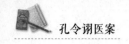

处方

一诊处方去土茯苓加入萆薢 15g

水煎服 5～10 剂，每剂煎 2 次，每日服 2 次。

郑某　女　成人　1991 年 6 月 13 日

风心病、房颤，心脏听诊杂音（自述），下肢肿，腹胀，舌上苔厚，体胖，质淡，脉细而无力。时作干咳，当以益气阴而利湿。

处方

生地 30g　玄参 10g　麦冬 15g　莲子 15g　泽泻 15g　茯苓 25g　太子参 15g　生龙骨（先煎）15g　青果 10g　炒薏苡仁 25g　柏子仁 10g　焦山楂 10g

水煎服 10 剂，每剂煎 2 次，每日服 2 次。

金某　女　63 岁　1991 年 8 月 21 日

心悸。

处方

清半夏 10g　郁金 10g　生地 30g　红花 10g　川连 10g　石菖蒲 10g　天麦冬各 10g　远志 10g　夏枯草 10g　生龙骨（先煎）10g　黑玄参 10g　乌药 10g　珍珠母（先煎）30g　桂枝 3g

水煎服 7 剂，每剂煎 2 次，每日服 2 次。

李某　男　成人　1991 年 8 月 29 日

心悸，胸闷，嗜睡较多，易惊，脉沉细。

处方

生牡蛎（先煎）30g　生龙骨（先煎）10g　郁金 15g　石菖蒲 10g　天麦冬各 10g　生地 30g　炒枣仁 15g　桃杏仁各 10g　夜交藤 25g　川芎 10g　枳壳 10g　甘草 10g

水煎服 7 剂，每剂煎 2 次，每日服 2 次。

佟某　女　成人　1991 年 9 月 11 日

心悸胸闷，神经衰弱，心电图正常，脉细弦。

处方

枸杞子 12g　菊花 12g　生地 12g　黄精 12g　泽泻 12g　天麻 12g　苏梗 12g　川芎 9g　石韦 12g　全瓜蒌 30g　生杜仲 12g　桑寄生 30g

水煎服 7 剂，每剂煎 2 次，每日服 2 次。

李某 女 成人 1991 年 9 月 11 日

心悸头晕，胸闷易怒，舌质白嫩，舌苔薄白，脉细滑。

处方

丹参 30g 赤芍 12g 川芎 9g 红花 6g 石菖蒲 12g 郁金 12g 苏梗 12g 全瓜蒌 30g 当归 12g 天麻 12g 桑寄生 30g 焦三仙各 30g

水煎服 7 剂，每剂煎 2 次，每日服 2 次。

佟某 女 72 岁 1991 年 9 月 12 日

右脘胁疼痛，胀闷，烦躁，眠差，纳呆，舌苔厚，脉细弦。

处方

米泔水炒苍术 15g 厚朴 10g 化橘红 10g 白茯苓 15g 郁金 10g 炒枳壳 10g 夜交藤 25g 炙鸡内金 15g 清半夏 10g 老苏梗 10g 大腹皮 10g 怀山药 15g

水煎服 7 剂，每剂煎 2 次，每日服 2 次。

二诊 1991 年 11 月 7 日

心下悸，头痛时作，或有动风意，舌上苔厚，脉细滑。

处方

石菖蒲 10g 郁金 15g 清半夏 10g 天麻 5g 钩藤（后下）10g 远志 10g 陈皮 10g 天竺黄 10g 黄连 10g 菊花 15g 白僵蚕 15g 川芎 10g 葛根 15g

水煎服 7 剂，每剂煎 2 次，每日服 2 次。

三诊 1991 年 11 月 21 日

舌上苔略转，但苔未全净，脉象尚沉，口干，心悸，头疼时作，仍从上方。

处方

二诊处方去天竺黄、葛根加枳壳 10g、藿香 10g、柴胡 10g。

水煎服 7 剂，每剂煎 2 次，每日服 2 次。

徐某 女 35 岁 1992 年 1 月 9 日

失眠，心悸。

处方

黄连 10g 麦冬 15g 郁金 15g 栀子 10g 半夏 15g 地骨皮 10g 滑石（包煎）10g 生牡蛎（先煎）30g 夏枯草 10g 远志 10g 珍珠粉（冲）2 支

水煎服 7 剂，每剂煎 2 次，每日服 2 次。

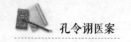

孟某 女 53 岁 1992 年 4 月 21 日

舌上苔稍白满。心悸阵作，有腰痛。

处方

生龙骨（先煎）10g 清半夏 15g 陈皮 10g 石菖蒲 10g 生牡蛎（先煎）30g 炒薏苡仁 15g 远志 10g 丹参 10g 代赭石（先煎）15g 萆薢 15g 茯苓 10g 枳实 10g 牛膝 10g 滑石（包煎）10g 盐黄柏 5g

水煎服 7 剂，每剂煎 2 次，每日服 2 次。

何某 男 41 岁 1992 年 9 月 26 日

心悸，左寸尺弱，心肾交通欠佳。

处方

六味地黄丸

6 盒每日服 2 次，每次服 1 丸。

西洋参 1.5g 红花 3g 莲子心 3g

每日 1 剂，开水浸泡，代茶饮。

王某 女 30 岁 1992 年 9 月 29 日

舌红苔黄厚，脉寸浮尺弱，胸闷，心悸，纳呆。

处方

莲子心 10g 淡竹叶 10g 生石膏（先煎）25g 紫花地丁 15g 大腹皮 10g 郁金 10g 石菖蒲 10g 金银花 15g 焦三仙各 45g 川牛膝 10g 桑寄生 10g 佩兰 10g 土茯苓 30g 砂仁（后下）5g 西洋参（另煎）2g 荷叶 10g

水煎服 3 剂，每剂煎 2 次，每日服 2 次。

崔某 男 61 岁 1992 年 12 月 7 日

气滞纳呆身痛。舌绛苔白脉仍弦滑。

处方

防风 15g 芥穗 10g 葛根 15g 枳壳 15g 炒薏苡仁 50g 芦根 15g 瓜蒌 30g 炙桑皮 15g 地骨皮 5g 半枝莲 30g 炙鸡内金 15g 莪术 15g 桃仁 15g 夏枯草 10g 砂仁（后下）5g

水煎服 5 剂，每剂煎 2 次，每日服 2 次。

二诊 1992 年 12 月 14 日

心悸，气短。舌苔略厚干，质绛，脉细滑数。

处方

生牡蛎（先煎）30g　炙鳖甲（先煎）15g　赤芍15g　夏枯草15g　地骨皮15g　炙桑皮15g　防风15g　防己10g　半枝莲30g　半边莲15g　莪术15g　炙鸡内金15g　清半夏15g　天花粉15g　瓜蒌50g　生黄芪15g　射干15g　西洋参（另煎）1.5g

水煎服5~10剂，每剂煎2次，每日服2次。

杨某　女　34岁　1993年2月24日

风湿内蕴，郁久入心经。心悸，舌红苔白厚腻，脉寸弱。

处方

桃仁15g　秦艽10g　萆薢15g　莲子25g　赤芍15g　防风15g　石菖蒲10g　藿梗15g　川芎10g　茯苓30g　西洋参（另煎）1.5g　珍珠粉（冲）1支

水煎服6剂，每剂煎2次，每日服2次。

田某　女　38岁　1993年4月14日

心动悸，肤黯失润，舌苔稍腻，脉沉右脉细弦。

处方

佩兰10g　枳壳10g　萆薢15g　郁金15g　白芍10g　丹参10g　杏仁15g　远志10g　玄参15g　首乌10g　生地30g　炒稻麦芽各15g　生龙骨（先煎）15g

水煎服5~10剂，每剂煎2次，每日服2次。

许某　女　45岁　1993年2月15日

心悸乏力，胸闷，劳怒则著，舌红少津，苔薄，脉左寸沉关上弦滑。

处方

旋覆花（包煎）15g　桂枝10g　枳壳15g　麦冬10g　清半夏15g　郁金10g　槐花15g　白芍10g　生牡蛎（先煎）30g　瓜蒌25g　枣仁15g　陈皮10g　太子参15g　西洋参（另煎）2g　莲子心5g

水煎服15~30剂，每剂煎2次，每日服2次。

潘某　男　42岁　1992年6月15日

心律失常。

处方

佩兰10g　砂仁（后下）5g　陈皮10g　黄芩10g　红花10g　川芎5g　郁

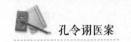

金 15g 清半夏 15g 生龙骨（先煎）15g 生牡蛎（先煎）30g 炒薏苡仁 15g 黄连 10g 杏仁 10g 石菖蒲 15g

水煎服 7 剂，每剂煎 2 次，每日服 2 次。

二诊 1992 年 6 月 17 日

心律不齐，心肌炎待查。

处方

一诊处方去生龙骨、生牡蛎（先煎）、杏仁，加入桂枝 5g、防风 10g、紫花地丁 15g。

水煎服 11 剂，每剂煎 2 次，每日服 2 次。

高某 女 35 岁 1992 年 12 月 21 日

心悸怔忡。

处方

白茯苓 30g 枸杞子 25g 炒枣仁 15g 炒枳壳 15g 青竹茹 15g 清半夏 15g 炒苍术 15g 陈皮 15g 全当归 15g 大腹皮 15g 炒薏苡仁 15g 焦栀子 15g 藕节 15g 川牛膝 15g 女贞子 15g 旱莲草 25g

水煎服 7 剂，每剂煎 2 次，每日服 2 次。

第二节 胸痹心痛

王某 男 55 岁 1990 年 7 月 17 日

冠心病。舌红苔渴，胸闷，入晚下肢肿，诊脉两寸弦滑而有力，湿热阻中下注为患，当以清化疏理。

处方

全瓜蒌 25g 茯苓皮 15g 清半夏 15g 白扁豆 10g 穞豆衣 15g 炒枳壳 15g 川连 10g 桃仁 15g 藿梗 15g 泽泻 15g 丹参 15g 丝瓜络 15g 莲子心 10g 滑石（包煎）10g 生芪皮 10g 乌药 10g

水煎服 5 剂，每剂煎 2 次，每日服 2 次。

正某 男 49 岁 1990 年 11 月 15 日

胸闷，下午倦疲劳，舌苔白腻，拟化痰通络。

处方

藿梗 15g 丝瓜络 15g 桑枝 10g 全瓜蒌 30g 清半夏 15g 陈皮 10g 黄

连 10g 石菖蒲 10g 郁金 15g 炒枳壳 15g 白茯苓 20g 桃杏仁各 15g 焦山楂 15g 干荷叶 10g 炒栀子 10g

水煎服 5 剂，每剂煎 2 次，每日服 2 次。

刘某 女 55 岁 1990 年 10 月 4 日

既往冠心病史。

处方

太子参 15g 党参 10g 丹参 10g 茯苓 15g 全当归 10g 桃仁 10g 制首乌 10g 荷叶 10g 杏仁 10g 瓜蒌 25g 清半夏 15g 桂枝 15g 生龙骨 15（先煎）15g

水煎服 7 剂，每剂煎 2 次，每日服 2 次。

二诊 1990 年 10 月 25 日

烦躁，健忘，肝脉弦。

处方

莲子 15g 淡竹叶 10g 麦门冬 15g 连翘 15g 生山药 15g 川连 10g 郁金 10g 清半夏 10g 白茯苓 15g 生白芍 20g 丹参 15g 黑玄参 15g 西洋参（另煎）1.5g 白蔻仁 10g 夜交藤 30g 琥珀粉（冲）2g

水煎服 7 剂，每剂煎 2 次，每日服 2 次。

李某 女 50 岁 1990 年 8 月 2 日

胸闷疼时引后背，烦躁，舌苔白腻，如水，脉浮滑。

处方

全瓜蒌 30g 桂枝 10g 清半夏 15g 葛根 15g 陈皮 10g 炒薏苡仁 15g 炒白术 15g 荷叶 10g 枳壳 15g 石菖蒲 10g 萆薢 20g 桃仁 15g 琥珀粉（冲）2g

水煎服 7 剂，每剂煎 2 次，每日服 2 次。

董某 女 34 岁 1990 年 12 月 6 日

胸痛气短，胸闷，发作时牵及左背部，脉沉而滑，拟宽胸达络。

处方

全瓜蒌 30g 炒枳壳 10g 郁金 10g 桃杏仁各 10g 川芎 10g 清半夏 10g 嫩桂枝 10g 白茅根 20g 茯苓 15g 荷叶 15g 丝瓜络 15g 金银花 15g 金银藤 30g 生龙牡各 15g 葛根 10g 防己 10g

水煎服 7 剂，每剂煎 2 次，每日服 2 次。

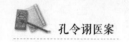

二诊 1990 年 12 月 13 日

处方

一诊处方去荷叶、防己，加入莲子心 5g、佩兰 10g。

水煎服 7 剂，每剂煎 2 次，每日服 2 次。

三诊 1991 年 12 月 19 日

处方

瓜蒌 25g 半夏 15g 郁金 10g 黄连 10g 石菖蒲 10g 乌药 10g 佩兰 10g 陈皮 10g 砂仁（后下）5g 栀子 10g 淡豆豉 10g 萱草 15g

水煎服 7 剂，每剂煎 2 次，每日服 2 次。

康某 男 58 岁 1990 年 12 月 29 日

处方

丹参 10g 茯苓 9g 麦冬 10g 火麻仁 9g 瓜蒌皮 15g 白术 9g 五味子 10g 煅龙牡各（先煎）10g 薤白 9g 太子参 12g 炙甘草 10g 郁金 9g 枳壳 6g 北沙参 12g 川桂枝 5g

水煎服 5 剂，每剂煎 2 次，每日服 2 次。

孙某 男 成人 1991 年 1 月 3 日

处方

桑枝 10g 桃仁 10g 川芎 10g 夜交藤 30g 忍冬藤 25g 土茯苓 25g 炙乳没各 10g 当归 15g 制首乌 10g 全蝎（冲）1.5g 地龙 10g 炒苍术 20g 玄参 15g 红花 10g 防己 10g 炒栀子 10g

水煎服 7 剂，每剂煎 2 次，每日服 2 次。

成某 女 57 岁 1991 年 1 月 1 日

冠心病，前段时间发作 1 次，后稍感疲劳，诊脉弦数。拟清肝兼泻心火。

处方

生龙骨（先煎）15g 珍珠母（先煎）50g 代赭石（先煎）15g 清半夏 15g 川连 10g 白茯苓 25g 青竹茹 15g 枳实 10g 陈皮 10g 麦冬 20g 莲子心 10g 炒枣仁 20g 石菖蒲 15g 珍珠粉（冲）3g

水煎服 7 剂，每剂煎 2 次，每日服 2 次。

孙某 女 58 岁 1991 年 3 月 7 日

胸闷气不畅，晨起多痰，白黏，舌质黯，苔厚腻，脉象参悟不调。

处方

枳实 10g　清半夏 15g　青竹茹 15g　陈皮 10g　全瓜蒌 30g　葶苈子 10g
旋覆花（包煎）15g　郁金 15g　桃杏仁各 10g　红花 10g　川芎 10g　赤芍 15g
佩兰 15g　前胡 15g

水煎服 7 剂，每剂煎 2 次，每日服 2 次。

孙某　男　58 岁　1991 年 3 月 28 日
处方

丹参 10g　红花 10g　全当归 15g　瓜蒌 15g　清半夏 10g　黄连 10g　川芎
10g　枳实 10g　夜交藤 25g　苏梗 10g　合乌药 10g　旋覆花（包煎）15g　代
赭石（先煎）10g　吴茱萸 13g　百合 20g

水煎服 7 剂，每剂煎 2 次，每日服 2 次。

周某　女　49 岁　1991 年 6 月 6 日
心悸，左胸背闷痛，自汗，身疼痛，舌质黯，左关弦滑，右寸脉弦。
处方

太子参 15g　丹参 15g　天麦冬各 10g　柏子仁 15g　炒枣仁 15g　白茯苓
15g　血竭（冲）2g　全当归 15g　郁金 15g　石菖蒲 10g　川芎 10g　菊花 15g

水煎服 7 剂，每剂煎 2 次，每日服 2 次。

二诊　1991 年 6 月 13 日
虚而夹癥，冠心病。
处方

一诊处方加入萆薢 15g、莲子 15g。

水煎服 7 剂，每剂煎 2 次，每日服 2 次。

三诊　1991 年 6 月 20 日
处方

一诊处方去血竭加入桃仁 15g、佛手 10g、旋覆花（包煎）15g、代赭石
（先煎）10g。

水煎服 7 剂，每剂煎 2 次，每日服 2 次。

孙某　男　成人　1991 年 9 月 25 日
郁后，出现胸闷，咳血，西医检查排除结核。舌苔厚腻，脉弦滑。
处方

炒薏苡仁 30g　白扁豆 15g　藿香 15g　白茯苓 30g　清半夏 15g　藕节 15g
桃仁 15g　枳壳 15g　郁金 15g　桑皮 15g　茅根 15g　琥珀粉（冲）2g　旋覆花

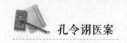
（包煎）15g

水煎服 7 剂，每剂煎 2 次，每日服 2 次。

李某 女 成人 1991 年 6 月 30 日
处方

旋覆花（包煎）15g 代赭石（先煎）15g 清半夏 10g 陈皮 10g 炒枳壳 10g 炒苍术 10g 荷叶 10g 延胡索 10g 焦三仙各 30g 乌药 10g 郁金 10g 百合 15g 红花 5g

水煎服 7 剂，每剂煎 2 次，每日服 2 次。

董某 女 34 岁 1991 年 6 月 27 日
胸闷，面发晦黯。
处方

全瓜蒌 25g 枳实 10g 清半夏 10g 丹参 15g 郁金 15g 桃杏仁各 10g 石菖蒲 10g 川连 10g 广藿根 10g 干荷叶 10g

水煎服 7 剂，每剂煎 2 次，每日服 2 次。

成某 女 成人 1991 年 9 月 26 日
心律不齐，胸胀闷，伴灼热感，失眠多梦，脉弦数。
处方

生石膏（先煎）30g 代赭石（先煎）15g 生龙骨（先煎）15g 石菖蒲 15g 郁金 15g 桃仁 15g 清半夏 15g 茯苓 25g 生地 30g 麦冬 15g 栀子 15g 朱砂（分冲）1.5g 杏仁 15g 荷叶 10g 琥珀粉（冲）2g

水煎服 7 剂，每剂煎 2 次，每日服 2 次。

郭某 女 50 岁 1991 年 9 月 12 日
脉沉弱，腹痛泄泻，腰腿疼痛，畏寒肢冷。
处方

仙茅 10g 仙灵脾 15g 莲子 20g 炒白术 15g 乌药 10g 夜交藤 30g 老苏梗 15g 清半夏 15g 延胡索 10g 全当归 10g 炙鸡内金 15g 山萸肉 10g 白蒺藜 15g 合欢皮 10g

水煎服 7 剂，每剂煎 2 次，每日服 2 次。

二诊 1991 年 9 月 19 日
脉气尚弱，胸中时有热感。
处方

一诊处方去合欢皮，加入生白芍 20g、大枣 10g、薄荷（后下）5g。

水煎服 7 剂，每剂煎 2 次，每日服 2 次。

三诊 1991 年 9 月 26 日

左胸闷痛，下肢沉重无力，膝关节疼痛，眠少，睡而不实，舌上苔厚，脉沉。

处方

仙茅 10g　仙灵脾 15g　山萸肉 10g　生白芍 20g　菊花 15g　木瓜 10g　牛膝 10g　莲子 20g　白术 15g　当归 10g　夜交藤 30g　炙鸡内金 15g　苏梗 10g　黄芪 15g　清半夏 15g　丹参 15g

水煎服 14 剂，每剂煎 2 次，每日服 2 次。

四诊 1991 年 10 月 24 日

舌苔薄质红，脉弦。仍宗上法。

处方

三诊处方去菊花、木瓜，加入鸡血藤 15g、黄连 10g。

水煎服 7 剂，每剂煎 2 次，每日服 2 次。

五诊 1991 年 10 月 31 日

口中干苦，舌中苔黄腻，脉弦数。

处方

黄芪 25g　白术 25g　防风 10g　枸杞子 30g　女贞子 10g　当归 15g　丹参 15g　黄连 10g　黄柏 10g　杜仲 10g　鸡内金 15g　枣仁 25g

水煎服 7 剂，每剂煎 2 次，每日服 2 次。

六诊 1991 年 11 月 7 日

处方

五诊处方加入羊藿叶 15g、夜交藤 30g、五味子 5g。

水煎服 7 剂，每剂煎 2 次，每日服 2 次。

七诊 1991 年 11 月 21 日

睡眠实，但易醒，腹易胀。

处方

五诊处方加入肉豆蔻 10g、五味子 10g。

水煎服 7 剂，每剂煎 2 次，每日服 2 次。

八诊 1991 年 12 月 5 日

处方

五诊处方加入生牡蛎（先煎）30g、生龙骨（先煎）10g、枳壳 10g。

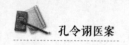

水煎服 7 剂，每剂煎 2 次，每日服 2 次。

九诊 1991 年 12 月 19 日

腰痛减轻，仍呃逆，早醒，查有心肌缺血。

处方

五诊处方加入红花 10g、半夏 10g、泽泻 15g。

水煎服 7 剂，每剂煎 2 次，每日服 2 次。

十诊 1991 年 12 月 26 日

处方

五诊处方加入红花 10g、泽泻 15g、玉竹 10g　白鲜皮 15g。

水煎服 14 剂，每剂煎 2 次，每日服 2 次。

王某　女　74 岁　1991 年 12 月 18 日

前壁心梗。

处方

西洋参（另煎）2g　炒枳壳 15g　清半夏 10g　黄芪 15g　瓜蒌 15g　桂枝 3g　百合 15g　茯苓 15g　焦山楂 9g　甘草 3g

水煎服 3~5 剂，每剂煎 2 次，每日服 2 次。

二诊 1991 年 12 月 23 日

处方

一诊处方加川芎 5g、太子参 10g。

水煎服 5 剂，每剂煎 2 次，每日服 2 次。

三诊 1991 年 12 月 28 日

前胸不适，胸脘闷胀，前壁心梗后。

处方

西洋参（另煎）2g　炒枳壳 9g　丹参 5g　薄荷（后下）3g　瓜蒌 15g　桂枝 3g　茯苓 15g　焦山楂 9g　生姜 1 片　黄芪 15g　大枣 9g　半夏 9g　甘草 3g　白芍 9g

水煎服 5 剂，每剂煎 2 次，每日服 2 次。

四诊 1992 年 1 月 28 日

冠心病，咳痰，易汗。

处方

西洋参（另煎）2g　全瓜蒌 25g　焦山楂 9g　半夏 9g　炒枳壳 9g　桂枝

3g　川芎5g　茯苓15g　白芍9g　生龙牡（先煎）各15g　大枣9g　川贝母（冲）5g　盐知柏各6g　地骨皮6g

水煎服7剂，每剂煎2次，每日服2次。

五诊　1992年3月13日

心梗后，胸闷，气短，心悸。

处方

半夏9g　竹茹9g　陈皮6g　茯苓6g　生龙骨（先下）9g　西洋参（另煎）2g　黄芪9g　白芍6g　当归9g　川芎6g　焦山楂9g　桂枝3g　黄连3g　炒枣仁9g

水煎服7剂，每剂煎2次，每日服2次。

龚某　女　59岁　1992年1月10日

冠心病，胸闷，气郁，失眠。舌黯减，舌绛苔黄腻，脉右盛。

处方

佩兰10g　菖蒲10g　郁金15g　半夏10g　川连10g　葛根10g　红花10g　当归10g　丹参15g　荷叶10g　西洋参（另煎）2g　生石膏（先煎）30g　焦三仙各30g　珍珠粉（冲）2支　琥珀粉（冲）3g

水煎服3~5剂，每剂煎2次，每日服2次。

二诊　1992年1月11日

冠心病，胸闷。舌质绛黯，苔白满。脉细涩。

处方

一诊处方去生石膏、焦三仙，加入瓜蒌15g、凤凰花10g、滑石（包煎）10g、扁豆10g。

水煎服3剂，每剂煎2次，每日服2次。

三诊　1992年1月15日

舌绛，苔厚，脉右盛。

处方

藿香15g　炒枣仁15g　百合15g　菖蒲10g　郁金15g　陈皮15g　半夏10g　川连10g　葛根10g　红花10g　西洋参（另煎）2g　生石膏（先煎）30g　焦三仙各30g　珍珠粉（冲）2支　琥珀粉（冲）3g

水煎服5剂，每剂煎2次，每日服2次。

四诊　1992年1月20日

舌尖绛，苔腻未除，脉右稍盛。郁热未除，续行清化。

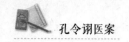

处方

三诊处方去半夏、葛根，加入炒栀子15g、天花粉10g。

水煎服7剂，每剂煎2次，每日服2次。

五诊 1992年1月21日

舌红苔腻，脉滑数，痰热郁结，法当清热化痰，开郁安神。

处方

黄连10g　清半夏15g　全瓜蒌30g　炒枳壳15g　青竹茹15g　陈皮10g　云苓块15g　佩兰10g　郁金15g　丹参10g　炒枣仁20g　葛根10g　砂仁（后下）5g　珍珠母（先煎）30g　夏枯草10g　龙胆草5g

水煎服5～10剂，每剂煎2次，每日服2次。

王某 女 62岁 1991年4月22日

冠心病，类风湿。舌黯脉浮无力，舌上苔白。

处方

桑枝15g　丝瓜络15g　桑寄生15g　秦艽15g　萆薢25g　茯苓皮15g　怀牛膝15g　杜仲10g　鸡血藤30g　川芎10g　桂枝10g　木瓜10g　土鳖虫10g　川断15g　红花10g

水煎服3～5剂，每剂煎2次，每日服2次。

张某 女 58岁 1991年8月22日

胸闷气短，纳呆，脉参差不齐。

处方

佩兰10g　滑石（包煎）10g　竹叶10g　连翘15g　金银花15g　枳实15g　石菖蒲10g　郁金10g　桃仁10g　红花10g　莲子25g　乌药10g　川楝子10g　丹参15g

水煎服7剂，每剂煎2次，每日服2次。

齐某 男 54岁 1991年6月27日

处方

清半夏15g　石菖蒲10g　郁金15g　全瓜蒌30g　桂枝10g　茯苓15g　佩兰15g　白蔻10g　厚朴10g　香橼10g　桃仁15g　川芎10g　代赭石（先煎）10g　旋覆花（包煎）10g

水煎服7剂，每剂煎2次，每日服2次。

二诊　1991 年 7 月 4 日

胸闷仍著，舌苔渐化，但仍薄黄。

处方

清半夏 15g　石菖蒲 10g　郁金 15g　旋覆花（包煎）10g　全瓜蒌 30g　茯苓 15g　佩兰 15g　菊花 15g　白豆蔻 10g　厚朴 10g　香橼 10g　萆薢 15g　桃仁 15g　川芎 10g　代赭石（先煎）10g

水煎服 7 剂，每剂煎 2 次，每日服 2 次。

三诊　1991 年 7 月 18 日

心梗后，近日仍觉胸闷，外湿不解，舌苔白满。

处方

二诊处方去菊花、香橼，加入玉竹 15g、白扁豆 10g。

水煎服 7 剂，每剂煎 2 次，每日服 2 次。

苏合香丸每日 2 次，每次半丸。

杨某　男　50 岁　1991 年 10 月 16 日

前以滋肾柔肝宁心为法，眩晕减而未除，胸闷阴痛未去，时有腰痛。午后腹胀，诊脉尺细弦左关浮。较上次有力。宜从上法兼行化浊清上行气宽胸。

处方

制首乌 10g　黄精 15g　杭菊花 15g　生白芍 15g　郁金 15g　炒枳壳 10g　云苓块 15g　西洋参（另煎）3g　珍珠粉（冲）1 支　川芎 10g　清半夏 10g　天麻 10g　全瓜蒌 25g　杜仲 10g　薄荷（后下）10g　白蔻 10g

水煎服 10 剂，每剂煎 2 次，每日服 2 次。

郑某　男　29 岁　1991 年 10 月 17 日

心肌炎待查，胸痹。

处方

佩兰 10g　竹叶 15g　连翘 25g　滑石（包煎）10g　陈皮 10g　白扁豆 15g　茯苓 25g　清半夏 10g　郁金 15g　荷叶 10g　枳壳 10g　全瓜蒌 25g　红花 10g　石菖蒲 10g　萆薢 15g　远志 10g

水煎服 7 剂，每剂煎 2 次，每日服 2 次。

朱某　女　45 岁　1991 年 10 月 17 日

处方

瓜蒌 30g　清半夏 15g　桂枝 10g　葛根 15g　枳壳 15g　郁金 15g　陈皮

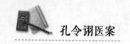

10g 红花 10g 杏仁 10g 荷叶 10g 当归 15g 远志 15g 石菖蒲 15g 砂仁（后下）5g 焦三仙各 30g

水煎服 7 剂，每剂煎 2 次，每日服 2 次。

孙某 女 53 岁 1991 年 11 月 7 日

完全性右束支阻滞。诊脉左寸盛大沉，右细弦，舌淡。心肾不交，血失濡养。

处方

当归 15g 丹参 15g 柏子仁 15g 女贞子 15g 旱莲草 15g 莲子 30g 石菖蒲 15g 枳壳 10g 太子参 10g 白芍 15g 生熟地各 30g 砂仁（后下）5g

水煎服 7 剂，每剂煎 2 次，每日服 2 次。

二诊 1991 年 11 月 21 日

仍胸闷短气，胸痛，呵欠较多，脉细弦。

处方

一诊处方加入茯苓 15g、泽泻 10g。

水煎服 7 剂，每剂煎 2 次，每日服 2 次。

三诊 1991 年 11 月 28 日

左胸在睡眠时有抽掣性疼痛，伴有呕意，舌苔少津，质略红，脉稍数。

处方

一诊处方加入盐知柏各 5g、藿香 10g、竹茹 15g。

水煎服 7 剂，每剂煎 2 次，每日服 2 次。

四诊 1991 年 12 月 5 日

胸闷痛，憋闷，汗出已止，仍从上方加减。

处方

一诊处方去生熟地、砂仁，加入川芎 10g、柴胡 10g、苏子 10g。

水煎服 7 剂，每剂煎 2 次，每日服 2 次。

五诊 1991 年 12 月 19 日

处方

白芍 15g 熟地 15g 枸杞子 15g 女贞子 15g 柏子仁 15g 砂仁（后下）5g 旱莲草 15g 红花 10g 川芎 10g 枳壳 10g 柴胡 5g 郁金 10g 苏子 10g 陈皮 10g 炒稻麦芽各 15g

水煎服 7 剂，每剂煎 2 次，每日服 2 次。

六诊 1991 年 12 月 26 日

处方

陈皮 10g 半夏 10g 枳壳 10g 茯苓 15g 肉豆蔻）10g 丹参 15g 当归 15g 荷叶 10g 焦三仙各 30g 枣仁 15g

水煎服 14 剂，每剂煎 2 次，每日服 2 次。

吴某 女 60 岁 1991 年 11 月 15 日

胸痹。

处方

佩兰 10g 川芎 10g 西洋参（另煎）1.5g 珍珠母（先煎）30g 竹叶 10g 赤芍 10g 麦门冬 15g 夏枯草 10g 滑石（包煎）10g 当归 15g 炒枳壳 15g 清半夏 10g 人参（另煎）3g 远志 10g 石菖蒲 10g 焦三仙各 30g

水煎服 3~7 剂，每剂煎 2 次，每日服 2 次。

孙某 男 70 岁 1991 年 11 月 11 日

处方

桑叶 15g 蝉蜕 15g 半夏 10g 地龙 10g 枳壳 10g 荷叶 10g 丹参 15g 石菖蒲 10g 远志 10g 陈皮 10g 茯苓 15g 太子参 10g

水煎服 5 剂，每剂煎 2 次，每日服 2 次。

二诊 1991 年 11 月 16 日

胸中痹痛，脉细弦。

处方

旋覆花（包煎）15g 瓜蒌 15g 枳壳 15g 夏枯草 10g 代赭石（先煎）15g 竹茹 15g 生牡蛎（先煎）30g 清半夏 15g 桂枝 10g 枣仁 15g 川芎 10g

水煎服 7 剂，每剂煎 2 次，每日服 2 次。

三诊 1991 年 11 月 25 日

气郁胸腹上逆胸胁，舌尖赤苔滑。行气。

处方

细辛 3g 黄连 10g 竹叶 10g 沉香面（冲）1g 半夏 15g 薄荷（后下）10g 瓜蒌 30g 当归 15g 桂枝 15g 川芎 15g 枳壳 15g 红花 15g 佛手 15g

水煎服 7 剂，每剂煎 2 次，每日服 2 次。

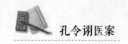

四诊 1991 年 12 月 17 日

咽部仍感不适，舌上苔薄黄少津，脉沉取细弦。

处方

三诊处方去竹叶、沉香面加入黄芪 30g、麦冬 20g。

水煎服 7 剂，每剂煎 2 次，每日服 2 次。

五诊 1991 年 12 月 23 日

处方

三诊处方去竹叶、沉香面加入黄芪 30g、麦冬 20g、佩兰 10g。

水煎服 7 剂，每剂煎 2 次，每日服 2 次。

六诊 1991 年 12 月 30 日

舌中苔黄略腻。上方出入。

处方

三诊处方去竹叶、枳壳、沉香面加入黄芪 30g、麦冬 20g、佩兰 10、枳实 15g。

水煎服 7 剂，每剂煎 2 次，每日服 2 次。

七诊 1992 年 1 月 11 日

舌黯苔薄脉细。

处方

黄连 10g　半夏 15g　薄荷（后下）10g　瓜蒌 30g　川芎 10g　枳实 15g 红花 15g　佛手 10g　麦冬 20g　佩兰 10g　柴胡 15g　炙甘草 5g　葛根 5g　桂枝 10g　竹茹 15g

水煎服 7 剂，每剂煎 2 次，每日服 2 次。

八诊 1992 年 1 月 13 日

症渐平，未及最佳时。

处方

七诊处方去佩兰、柴胡。

水煎服 7 剂，每剂煎 2 次，每日服 2 次。

九诊 1992 年 2 月 10 日

处方

桂枝 10g　生龙骨（先煎）10g　茯苓 15g　麦冬 10g　半夏 15g　生牡蛎（先煎）25g　枳壳 10g　川芎 10g　瓜蒌 25g　郁金 15g　桃仁 10g　五味子 5g

黄连 5g

水煎服 7 剂，每剂煎 2 次，每日服 2 次。

史某 男 56 岁 1991 年 12 月 6 日

处方

枳实 10g 半夏 15g 陈皮 10g 黄连 10g 佩兰 10g 桑皮 10g 瓜蒌 15g 丹参 15g 桃仁 15g 赤芍 10g 丹皮 10g 焦三仙各 30g 琥珀粉（冲）2g 泽泻 15g 薏苡仁 15g

水煎服 7～14 剂，每剂煎 2 次，每日服 2 次。

赖某 男 成人 1992 年 3 月 24 日

左胸阵痛，舌红苔腻。

处方

清半夏 10g 陈皮 10g 白茯苓 15g 黄连 10g 炒苍术 15g 萆薢 15g 牛膝 10g 木瓜 10g 盐黄柏 5g 枳壳 10g 瓜蒌 15g 赤芍 10g

水煎服 3 剂，每剂煎 2 次，每日服 2 次。

张某 女 49 岁 1992 年 3 月 27 日

右胸闷及背腰痛。左尺略弦右关滑大。

处方

柴胡 10g 枳壳 10g 苏梗 10g 萆薢 15g 陈皮 10g 茯苓 10g 半夏 10g 防己 10g 乌药 10g 延胡索 10g 荷叶 10g 丹皮 10g 川楝子（打）5g 葛根 10g

水煎服 3 剂，每剂煎 2 次，每日服 2 次。

孙某 男 38 岁 1992 年 4 月 20 日

冠心病，气阴亏而血瘀。舌黯净，脉软数。

处方

瓜蒌 15g 半夏 10g 枳壳 10g 菊花 10g 黄连 5g 黄芩 10g 白芍 10g 太子参 15g 黄芪 10g 红花 10g 麦冬 10g 丹参 10g 郁金 10g 炒枣仁 15g

水煎服 3～6 剂，每剂煎 2 次，每日服 2 次。

二诊 1992 年 5 月 5 日

舌苔薄尖略赤，时有头晕，耳鸣现象，加重滋阴养肝之力。

处方

一诊处方去黄芩、太子参、黄芪，加入生地 10g、盐知柏各 5g、夏枯

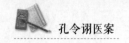
草 10g。

水煎服 3 ~ 6 剂，每剂煎 2 次，每日服 2 次。

李某　男　40 岁　1992 年 11 月 4 日

舌苔白滑，脉缓，左胸闷，心电图有变化。

处方

陈皮 10g　清半夏 15g　白茯苓 15g　桂枝 10g　全瓜蒌 30g　桃杏仁各 10g
郁金 10g　红花 10g　远志 10g　丹参 15g　荷叶 10g　当归 15g

水煎服 7 剂，每剂煎 2 次，每日服 2 次。

二诊　1992 年 11 月 20 日

处方

茵陈 25g　栀子 15g　炒薏苡仁 15g　黄芩 10g　蚕沙（包煎）15g　佩兰
10g　郁金 15g　陈皮 10g　枳实 10g　竹茹 10g　茯苓 15g　清半夏 10g　紫花地
丁 15g　防风 10g　荷叶 10g

水煎服 7 ~ 14 剂，每剂煎 2 次，每日服 2 次。

李某　男　成人　1993 年 4 月 1 日

心前闷。

处方

桂枝 10g　瓜蒌 25g　郁金 15g　枳壳 15g　莲子心 10g　佩兰 10g　清半夏
15g　茯苓 30g　红花 15g　炒枣仁 15g　紫花地丁 15g　生龙齿（先煎）15g
琥珀粉（冲）2g

水煎服 5 剂，每剂煎 2 次，每日服 2 次。

戴某　女　18 岁　1991 年 2 月 2 日舌红赤，脉弦细缓滑。

处方

生石膏（先煎）30g　莲子心 10g　生地 15g　麦门冬 15g　郁金 15g　川连
10g　石菖蒲 10g　萆薢 15g　丹参 15g　黑玄参 15g　白茯苓 15g　夜交藤 30g
五味子 5g　川芎 10g　枳壳 10g

水煎服 5 剂，每剂煎 2 次，每日服 2 次。

二诊　1991 年 5 月 7 日

舌净，脉缓，稍细不调。

处方

一诊处方加桂枝 15g、生龙骨（先煎）10g、生牡蛎（先煎）30g、太子参
10g、吴茱萸 5g。

水煎服 5 剂，每剂煎 2 次，每日服 2 次。

三诊　1991 年 5 月 27 日

不调渐减。

处方

生牡蛎（先煎）30g　黑玄参 15g　川芎 10g　生龙骨（先煎）10g　五味子 5g　枳壳 10g　生地 30g　太子参 15g　麦门冬 15g　丹参 10g　秦艽 10g　白茯苓 15g　桂枝 10g　红花 5g　炮姜 10g

水煎服 5 剂，每剂煎 2 次，每日服 2 次。

四诊　1991 年 6 月 17 日

脉细缓，稍有不调意。

处方

生地 30g　黑玄参 15g　丹参 10g　枳壳 10g　麦门冬 15g　五味子 5g　桂枝 10g　秦艽 10g　白茯苓 15g　太子参 15g　川芎 10g　薏苡仁 15g

水煎服 5 剂，每剂煎 2 次，每日服 2 次。

五诊　1991 年 11 月 22 日

胸痹。

处方

黄连 10g　半夏 10g　瓜蒌 25g　郁金 10g　桃仁 10g　红花 10g　金银花 15g　紫花地丁 25g　玄参 15g　枳壳 10g　丹参 15g　甘草 5g　白芍 15g

水煎服 3 ~ 5 剂，每剂煎 2 次，每日服 2 次。

六诊　1991 年 11 月 29 日

处方

生地 30g　当归 15g　丹参 15g　茯苓 15g　麦冬 15g　莲子 15g　半夏 10g　炒枣仁 15g　龙骨 10g　五味子 5g　苍术 10g　川芎 10g　砂仁（后下）5g

7 剂，共研细面，炼蜜为丸，6g 重，每次服 1 丸，每日 3 次，或每次 2 丸，每日 2 次。

王某　女　31 岁　1993 年 3 月 17 日

过敏史。胸部针刺样，舌苔白腻，脉细而弦。

处方

柴胡 10g　枳壳 15g　苏梗 15g　陈皮 10g　郁金 15g　瓜蒌 25g　佩兰 10g　红花 15g　延胡索 10g　白芍 15g　清半夏 15g　旋覆花（包煎）15g　炒枣仁

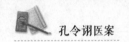
15g　鸡内金 15g　苏合香丸（冲入）1 丸

水煎服 3 剂，每剂煎 2 次，每日服 2 次。

二诊　1993 年 3 月 20 日

胸痛减而未除，舌尖红，脉细。

处方

柴胡 10g　清半夏 15g　白芍 10g　红花 15g　郁金 15g　枳壳 10g　生地 30g　当归 15g　瓜蒌 25g　苏梗 15g　荷叶 10g　佩兰 10g　延胡索 10g　陈皮 10g　金银花 15g　菊花 15g　石斛 15g　大青叶 10g

水煎服 7～14 剂，每剂煎 2 次，每日服 2 次。

三诊　1993 年 4 月 19 日

处方

柴胡 10g　清半夏 15g　白芍 10g　红花 15g　郁金 15g　枳壳 10g　生地 20g　当归 15g　瓜蒌 25g　苏梗 15g　陈皮 10g　金银花 15g　菊花 15g　石斛 15g　大青叶 10g

水煎服 7～14 剂，每剂煎 2 次，每日服 2 次。

第三节　健　　忘

李某　女　36 岁　1991 年 3 月 7 日

舌红苔黄，脉象细滑，右寸及左关稍盛。乏力，困倦，喜睡而多梦。当清化和中。

处方

菊花 15g　白僵蚕 10g　夏枯草 10g　炒栀子 10g　小枳壳 10g　白扁豆 10g　炙鳖甲（先煎）10g　赤芍 10g　炙鸡内金 10g　炒薏苡仁 15g　珍珠母（先煎）30g　夜交藤 25g

水煎服 7 剂，每剂煎 2 次，每日服 2 次。

王某　女　成人　1990 年 10 月 22 日

自行车撞后，出现轻微水肿。出院后出现头疼，失眠，头晕，消化不良，胃脘胀痛，便时干时稀。

处方

太子参 15g　夜交藤 30g　清半夏 10g　玉竹 10g　黄精 15g　川连 10g　白

茯苓 15g 石菖蒲 10g 炒枳壳 10g 佩兰叶 10g 珍珠粉（冲）2 瓶 琥珀粉（冲）2g 炒麦芽 15g 荷叶 10g 天麻 10g

水煎服 7 剂，每剂煎 2 次，每日服 2 次。

二诊 1990 年 11 月 22 日

处方

一诊处方去佩兰叶，加入补骨脂 15g、山萸肉 10g。

水煎服 7 剂，每剂煎 2 次，每日服 2 次。

三诊 1990 年 12 月 6 日

处方

一诊处方去佩兰叶，加入补骨脂 15g、山萸肉 10g。

水煎服 7 剂，每剂煎 2 次，每日服 2 次。

倪某 女 30 岁 1990 年 8 月 24 日

重伤之后，精力疲惫，思睡纳呆，脑力减退，舌尖赤而苔白。脉左尺弱，余脉弦细。虽元气与元阴互损，而现则中脘不运，湿蓄于中，滋润难行。拟于化湿和中，平和之中以求复。

处方

白茯苓 15g 穞豆衣 15g 砂仁（后下）5g 石菖蒲 10g 荷叶 10g 莲子 15g 焦山楂 15g 米泔水炒苍术 10g 川连 5g 黄精 10g 柏子仁 10g 杭菊花 15g 西洋参（另煎）1.5g 山萸肉 10g 申姜 10g

水煎服 5 剂，每剂煎 2 次，每日服 2 次。

第四节 嗜 睡

吕某 男 27 岁 1990 年 6 月 7 日

疲乏、倦怠，嗜睡 3 年，脉滑，苔白滑。

处方

生薏苡仁 50g 炒苍术 15g 白扁豆 15g 藿香 15g 连翘 20g 防己 10g 厚朴 10g 盐黄柏 5g 薄荷（后下）10g 竹叶 15g 滑石（包煎）15g 生甘草 5g

水煎服 7 剂，每剂煎 2 次，每日服 2 次。

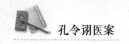

第五节 失 眠

赵某 女 60 岁 1989 年 10 月 12 日

胸膈烦躁 1 月余，又烦躁时作，每晚持续 1 小时，作后乏力。饮食尚可，舌质黯红，舌苔黄褐，两脉弦滑，全身烦。

处方

清半夏 15g 川连 15g 全瓜蒌 50g 炒枳壳 15g 竹沥水 1 瓶 郁金 10g 藿梗 10g 老苏梗 15g 白茯苓 20g 炒栀子 10g 旋覆花（包煎）15g 生牡蛎（先煎）30g 生姜汁 2 勺 珍珠粉（冲）2g

水煎服 7 剂，每剂煎 2 次，每日服 2 次。

白某 女 30 岁 1990 年 8 月 23 日

头晕失眠半年。

处方

生石膏（先煎）30g 淡竹叶 15g 清半夏 15g 白鲜皮 15g 蛇床子 15g 天麦冬各 10g 土茯苓 15g 生甘草 5g 泽泻 15g 滑石（包煎）10g 木通 10g 猪苓 15g 琥珀粉（冲）2g

水煎服 7 剂，每剂煎 2 次，每日服 2 次。

二诊 1990 年 8 月 30 日

苔白，痤疮起，色未退。

处方

一诊处方加炙乳没各 10g、浙贝母 10g、天花粉 10g。

水煎服 7 剂，每剂煎 2 次，每日服 2 次。

三诊 1990 年 9 月 23 日

药后睡眠渐佳，已 1 周未服安定，食纳渐减，略有腹胀，舌尖赤，两寸略大。

处方

一诊处方去滑石、木通，加入炙乳没各 10g、浙贝母 10g、天花粉 10g、知母 10g、珍珠粉（冲）2 瓶

水煎服 7 剂，每剂煎 2 次，每日服 2 次。

田某 女 31 岁 1990 年 12 月 6 日

心烦，难以入寐，纳减，舌上苔白。

处方

生龙骨（先煎）15g 生牡蛎（先煎）30g 石菖蒲 15g 川连 10g 郁金 15g 生赭石 15g 夏枯草 15g 莲子心 10g 蝉蜕 20g 乌药 15g 大腹皮 10g 清半夏 10g 炒薏米 20g 萱草 15g 生石决明（先煎）50g 合欢花 15g 炒枣仁 10g

水煎服 7 剂，每剂煎 2 次，每日服 2 次。

王某 男 成人 1990 年 8 月 29 日

处方

生石决明（先煎）30g 珍珠母（先煎）25g 炒栀子 15g 莲子 25g 白茯苓 15g 淡竹叶 10g 石菖蒲 10g 清半夏 10g 藿梗 15g 夜交藤 30g 粉丹皮 10g 黑玄参 15g 焦山楂 15g 郁金 15g 枳实 10g

水煎服 3 剂，每剂煎 2 次，每日服 2 次。

张某 男 成人 1990 年 12 月 13 日

处方

仙茅 10g 仙灵脾 12g 玄参 10g 黄柏 10g 当归 12g 杜仲 12g 葛根 15g 佛手 12g 炒槐花 15g 天麻 12g 生牡蛎（先煎）40g 肉苁蓉 15g 生黄芪 15g 黄精 15g 炒枣仁 15g 夜交藤 30g 合欢皮 30g 山萸肉 12g 代代花 12g 蜈蚣 3 条 茵陈 6g

水煎服 7 剂，每剂煎 2 次，每日服 2 次。

解某 女 48 岁 1990 年 5 月 17 日

近日劳累，饮食不化，烦躁，脉弦滑，舌尖红。

处方

珍珠母（先煎）30g 炒栀子 10g 菊花 15g 草薢 15g 生地 15g 黑玄参 15g 肥知母 15g 天麦冬各 10g 盐黄柏 10g 白扁豆 10g 莲子心 5g 川牛膝 15g 木瓜 10g 肉苁蓉 10g 淡竹叶 10g 荷叶 15g 砂仁（后下）5g

水煎服 7 剂，每剂煎 2 次，每日服 2 次。

二诊 1990 年 8 月 23 日

头晕，晨起口苦，舌尖赤，苔白稍厚。

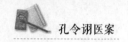

处方

珍珠母（先煎）30g　炒栀子10g　菊花15g　生地15g　黑玄参15g　肥知母15g　天麦冬各10g　盐黄柏10g　川牛膝15g　木瓜10g　荷叶15g　地骨皮10g　生牡蛎（先煎）30g　夜交藤25g　炙鸡内金10g　石斛15g　石菖蒲10g

水煎服7剂，每剂煎2次，每日服2次。

三诊　1991年7月26日

重度神经衰弱，植物神经功能失调。

处方

生龙齿（先煎）10g　生牡蛎（先煎）25g　生地30g　玄参20g　生白芍15g　天麦冬各10g　石斛10g　清半夏10g　云茯苓15g　佩兰10g　炒薏苡仁20g　白蔻10g　炒稻麦芽各15g　淡竹叶10g　盐知柏各10g　石菖蒲10g　炒枣仁20g

水煎服7剂，每剂煎2次，每日服2次。

四诊　1991年8月2日

处方

生地30g　玄参25g　知母20g　天麦冬各10g　玉竹15g　石斛10g　生龙齿（先煎）15g　丝瓜络10g　石菖蒲10g　金银花15g　郁金10g　炒枣仁25g　炒枳壳10g　生牡蛎（先煎）30g　炙鳖甲（先煎）10g　焦三仙各30g

水煎服7剂，每剂煎2次，每日服2次。

五诊　1991年8月23日

处方

珍珠母（先煎）50g　清半夏10g　夏枯草10g　生地20g　玄参30g　草决明15g　荷叶10g　莲子15g　焦三仙各30g　竹叶10g　黄芩10g　白蔻10g　麦冬10g　天花粉10g　地骨皮10g　山药25g

水煎服8剂，每剂煎2次，每日服2次。

六诊　1991年8月30日

处方

生龙齿（先煎）10g　生牡蛎（先煎）25g　石菖蒲10g　炒枣仁15g　郁金10g　生地20g　肥知母15g　黄芩10g　炒枳壳10g　藿香10g　白扁豆10g　砂仁（后下）5g　玄参15g　炒稻麦芽各15g　草薢15g

水煎服7剂，每剂煎2次，每日服2次。

七诊 1991 年 9 月 13 日

处方

黄芩 10g 知柏各 10g 紫花地丁 25g 金银花 15g 板蓝根 15g 清半夏 10g 滑石（包煎）10g 当归 25g 薄荷（后下）10g 佛手 10g 炙鸡内金 15g 合欢皮 15g 柏子仁 15g 丹参 15g 萆薢 15g

水煎服 7 剂，每剂煎 2 次，每日服 2 次。

八诊 1991 年 9 月 18 日

处方

七诊处方去滑石、萆薢加入炒稻麦芽各 15g、玉竹 15g。

水煎服 7 剂，每剂煎 2 次，每日服 2 次。

九诊 1991 年 9 月 27 日

处方

黄芩 10g 知母 10g 紫花地丁 25g 金银花 15g 板蓝根 15g 清半夏 10g 当归 25g 薄荷（后下）10g 佛手 10g 炙鸡内金 15g 合欢皮 15g 柏子仁 15g 丹参 15g 炒稻麦芽各 15g 玉竹 15g

水煎服 8 剂，每剂煎 2 次，每日服 2 次。

十诊 1991 年 10 月 5 日

处方

九诊处方去柏子仁、丹参。

水煎服 7 剂，每剂煎 2 次，每日服 2 次。

十一诊 1991 年 10 月 11 日

处方

继续服用九诊处方。

水煎服 7 剂，每剂煎 2 次，每日服 2 次

十二诊 1991 年 10 月 18 日

处方

九诊处方加入辛夷（包煎）15g、茅根 20g、竹叶 10g。

水煎服 7 剂，每剂煎 2 次，每日服 2 次。

十三诊 1991 年 12 月 13 日

处方

桑叶 9g 金银花 15g 薄荷（后下）9g 竹叶 9g 麦冬 15g

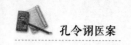
水煎服 7 剂，每剂煎 2 次，每日服 2 次。

十四诊 1993 年 1 月 3 日

处方

黄芩 10g　知母 10g　紫花地丁 25g　金银花 15g　板蓝根 10g　清半夏 15g　当归 25g　薄荷（后下）10g　佛手 10g　鸡内金 15g　合欢皮 15g　柏子仁 15g　丹参 15g　生地 30g　花粉 15g　炒稻麦芽各 15g

水煎服 7 剂，每剂煎 2 次，每日服 2 次。

十五诊 1993 年 2 月 24 日

处方

十四诊处方去紫花地丁、金银花加入莲子心 10g、麦门冬 15g、山药 30g。

水煎服 7 剂，每剂煎 2 次，每日服 2 次。

十六诊 1993 年 3 月 25 日

处方

生地 30g　莲子心 10g　天门冬 10g　竹叶 15g　石菖蒲 10g　白蔻 10g　黄芩 10g　清半夏 15g　瓜蒌仁 10g　柏子仁 15g　知母 10g　丹参 15g　玄参 20g　山药 50g　炙鸡内金 15g　山萸肉 5g

水煎服 7 剂，每剂煎 2 次，每日服 2 次。

田某　女　31 岁　1990 年 11 月 29 日

1 月前因精神刺激，出现心动加速，胸闷，烦躁，失眠，每日下午 4 时诸症加重。拟清心降逆，以安心神。

处方

生龙骨（先煎）15g　生牡蛎（先煎）30g　石菖蒲 15g　川连 10g　郁金 15g　生赭石（豨莶草）15g　夏枯草 15g　莲子心 10g　蝉蜕 20g　乌药 15g　大腹皮 10g　清半夏 10g　炒薏苡仁 20g　朱砂（分冲）1.5g　炒枣仁 10g

水煎服 7 剂，每剂煎 2 次，每日服 2 次。

张某　男　48 岁　1990 年 12 月 27 日

舌苔白，气短腿软，脉沉，治补肺脾肾。

处方

上官桂 3g　川连 5g　西洋参（另煎）2.5g　太子参 10g　炒杜仲 10g　川续断 10g　土炒白术 15g　清半夏 10g　地骨皮 10g　茯苓块 15g　生炙草各 3g　苏梗子各 10g　炒枳壳 10g　夜交藤 30g　琥珀粉（冲）2g　珍珠粉（冲）1 瓶

白蔻仁 10g

水煎服 7 剂，每剂煎 2 次，每日服 2 次。

本药半月内效好，半月后较差，近日因累，易怒，药服 1 周后，上半身汗出，下半身有气上冲头顶。

二诊 1990 年 1 月 7 日

处方

生牡蛎（先煎）30g　夏枯草 10g　白薇 10g　砂仁（后下）3g　上官桂 3g　川连 5g　西洋参（另煎）2g　瓜蒌皮 10g　茯苓块 15g　生炙草各 3g　炒薏苡仁 25g　炒枳壳 10g　夜交藤 30g　琥珀粉（冲）2g　珍珠粉（冲）1 瓶　半枝莲 25g　炒杜仲 10g　土炒白术 15g　清半夏 10g

水煎服 7 剂，每剂煎 2 次，每日服 2 次。

李某　女　48 岁　1991 年 1 月 1 日

处方

生牡蛎（先煎）30g　生龙骨（先煎）15g　萆薢 15g　菊花 15g　地骨皮 15g　黑玄参 15g　丹参 10g　枸杞子 10g　炒枳壳 10g　盐知柏各 10g　珍珠母（先煎）30g　琥珀粉（冲）2g　炒稻麦芽各 10g　滑石（包煎）10g　旋覆花（包煎）10g　麦门冬 10g　五味子 3g

水煎服 5 剂，每剂煎 2 次，每日服 2 次。

梁某　男　44 岁　1991 年 3 月 5 日

失眠，健忘，纳呆，便秘，舌边尖赤绛红，苔白而稍腻，脉弦滑。久思化火灼津，当先从两清心肝入手。

处方

旋覆花（包煎）15g　代赭石（先煎）15g　石菖蒲 10g　郁金 10g　炒栀子 10g　清半夏 10g　白茯苓 15g　陈皮 10g　川连 10g　炙远志 10g　焦三仙各 30g　淡竹叶 10g　珍珠粉（冲）2 瓶　琥珀粉（冲）2g　牛黄清心丸 1 丸　西洋参（另煎）1.5g

水煎服 5～7 剂，每剂煎 2 次，每日服 2 次。

向某　女　28 岁　1991 年 3 月 1 日

失眠多梦，疲劳，心烦，多发躁急惶恐，舌苔薄。脉右寸稍紧。治以交通心肾，安神定志。

处方

女贞子 10g　旱莲草 15g　炒枣仁 20g　白茯苓 15g　菊花 15g　黄精 10g

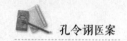

全当归10g　川芎5g　郁金10g　石菖蒲10g　生白芍15g　粉丹皮10g　泽泻10g　砂仁（后下）5g

水煎服7剂，每剂煎2次，每日服2次。

二诊 1991年3月8日

失眠，多梦。

处方

一诊处方加入百合10g。

水煎服7剂，每剂煎2次，每日服2次。

赵某　男　成人　1991年3月28日

处方

全当归10g　生熟地各15g　生白芍各10g　川芎10g　郁金15g　制香附10g　阿胶珠15g　枳壳10g　醋柴胡10g　老苏梗10g　清半夏10g　枸杞子15g　白茯苓15g　炒稻麦芽各15g　白菊花10g　夜交藤25g

水煎服5剂，每剂煎2次，每日服2次。

胡某　男　46岁　1991年4月10日

湿热阴虚，病位肝肾心。

处方

旋覆花（包煎）15g　萆薢15g　桑寄生10g　滑石（包煎）10g　代赭石（先煎）10g　石菖蒲10g　怀牛膝10g　茯苓皮10g　白菊花15g　乌药10g　车前子（包煎）10g　珍珠粉（冲）2瓶　清半夏10g　盐知柏各10g　淡竹叶10g　夜交藤30g

水煎服5剂，每剂煎2次，每日服2次。

谭某　女　24岁　1991年5月30日

处方

生龙骨（先煎）15g　生牡蛎（先煎）30g　石菖蒲10g　乌药10g　莲蕊10g　白茯苓15g　柏子仁15g　白菊花15g　川牛膝15g　益智仁15g　山萸肉10g　琥珀粉（冲）2g

水煎服7剂，每剂煎2次，每日服2次。

刘某　男　21岁　1991年6月22日

心火烦躁。

处方

生地 30g　木通 10g　竹叶 15g　栀子 15g　小蓟 25g　莲子心 10g　滑石（包煎）10g　佩兰 10g　甘草 10g　生石膏（先煎）30g

水煎服 3 剂，每剂煎 2 次，每日服 2 次。

李某　男　成人　1991 年 6 月 27 日

脉沉数弦，眠差，相火旺，湿热甚。

处方

藿香 15g　半夏 15g　石菖蒲 15g　云苓 30g　知母 10g　盐黄柏 15g　黄连 10g　肉桂 3g　萱草 15g　延胡索 15g　琥珀粉（冲）3g　丹参 15g

水煎服 7 剂，每剂煎 2 次，每日服 2 次。

二诊　1991 年 7 月 4 日

服药后能够入眠。

处方

一诊处方加入生地 25g、萆薢 15g、朱砂（分冲）1.5g、龙骨（先煎）15g。

水煎服 7 剂，每剂煎 2 次，每日服 2 次。

赵某　男　35 岁　1991 年 2 月 11 日

失眠，眩晕。

处方

炒栀子 15g　淡竹叶 15g　清半夏 15g　郁金 15g　生枳实 10g　陈皮 10g　代赭石（先煎）15g　青竹茹 10g　川连 10g　菊花 15g　白茯苓 15g　石菖蒲 10g　夜交藤 30g　莲子 15g　琥珀粉（冲）2g

水煎服 2 剂，每剂煎 2 次，每日服 2 次。

董某　男　成人　1991 年 3 月 10 日

处方

夜交藤 30g　车前子（包煎）10g　乌药 5g　清半夏 10g　炙紫菀 10g　白茯苓 15g　盐橘核 10g　炒苍耳 10g　上官桂 5g　泽泻 10g　川楝子（打）3g　白僵蚕 10g　怀牛膝 15g　豨莶草 15g　山萸肉 5g　紫河车 10g

水煎服 5 剂，每剂煎 2 次，每日服 2 次。

二诊　1991 年 7 月 3 日

处方

夜交藤 30g　清半夏 10g　盐橘核 10g　泽泻 10g　怀牛膝 15g　紫河车 10g

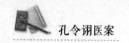

车前子（包煎）10g　炙紫菀10g　豨莶草15g　佩兰10g　乌药5g　白茯苓15g
上官桂5g　川连3g　山萸肉5g　炒苍术10g

水煎服5剂，每剂煎2次，每日服2次。

苏某　女　成人　1991年3月25日

处方

盐知柏各10g　川牛膝10g　桑寄生10g　女贞子10g　旱莲草15g　盐橘核
10g　白茯苓15g　清半夏10g　柏子仁10g　菊花10g　莲子心5g　郁金10g
淡竹叶10g　炙鸡内金10g　琥珀粉（冲）2g　珍珠粉（冲）1瓶

水煎服5剂，每剂煎2次，每日服2次。

二诊　1991年4月2日

处方

一诊处方去莲子心、桑寄生加入青果10g、白僵蚕10g。

水煎服5剂，每剂煎2次，每日服2次。

杜某　女　58岁　1991年6月28日

肝郁脾虚，心气不足。

处方

盐橘核10g　焦白术10g　黑玄参10g　炙远志10g　川楝子5g　云茯苓15g
丹参10g　柏子仁10g　郁金10g　清半夏10g　太子参10g　炒枣仁10g　白蔻
10g　荷叶10g　滑石（包煎）10g

水煎服7剂，每剂煎2次，每日服2次。

朱某　女　52岁　1991年7月18日

处方

生熟地各15g　白茯苓15g　山萸肉5g　粉丹皮10g　泽泻15g　怀山药15g
盐知柏各10g　白菊花15g　黄精15g　仙灵脾15g　西洋参（另煎）2g　生石
膏（先煎）30g　粉葛根5g　金银花15g　炒稻麦芽各10g

水煎服7剂，每剂煎2次，每日服2次。

二诊　1991年8月22日

处方

生熟地各15g　砂仁（后下）3g　白茯苓15g　山萸肉10g　粉丹皮10g
泽泻10g　怀山药15g　仙灵脾15g　盐知柏各5g　西洋参（另煎）2g　黄精
10g　炙鸡内金10g　珍珠母（先煎）30g　夏枯草10g

水煎服 7 剂，每剂煎 2 次，每日服 2 次。

王某 女 27 岁 1991 年 9 月 16 日

处方

生石膏（先煎）25g 川连 10g 生地 25g 炒枳壳 10g 生龙骨（先煎）15g 清半夏 10g 黑玄参 15g 郁金 10g 代赭石（先煎）15g 云茯苓 15g 天麦冬各 10g 石菖蒲 10g 珍珠粉（冲）2 瓶 琥珀粉（冲）3g

水煎服 5 剂，每剂煎 2 次，每日服 2 次。

申某 女 33 岁 1991 年 10 月 19 日

舌质绛黯，脉沉细弦。

处方

生地 20g 白芍 10g 菊花 10g 郁金 10g 丹参 10g 枳壳 10g 瓜蒌 15g 麦冬 10g 川芎 10g 太子参 10g 金银花 15g 桃仁 10g 首乌 10g 玄参 10g 柏子仁 10g

水煎服 7 剂，每剂煎 2 次，每日服 2 次。

二诊 1991 年 11 月 16 日

舌质略秽，脉形较前为和。

处方

一诊处方去菊花、瓜蒌加入夏枯草 10g、女贞子 10g。

水煎服 10~15 剂，每剂煎 2 次，每日服 2 次。

三诊 1992 年 1 月 21 日

处方

生地 15g 郁金 10g 丹参 10g 枳壳 10g 麦冬 10g 川芎 10g 太子参 10g 桃仁 10g 首乌 10g 玄参 10g 柏子仁 10g 石菖蒲 10g 珍珠粉（冲）1 支

水煎服 10 剂，每剂煎 2 次，每日服 2 次。

四诊 1992 年 3 月 3 日

处方

三诊处方加莲子心 3g。

水煎服 20 剂，每剂煎 2 次，每日服 2 次。

五诊 1992 年 4 月 29 日

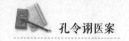

处方

三诊处方去柏子仁加入竹叶 3g、炒枣仁 15g。

水煎服 12 剂，每剂煎 2 次，每日服 2 次。

秦某　男　成人　1992 年 1 月 15 日

舌绛苔干厚，脉细滑。失眠，以安定维持，头昏，晚难入睡。

处方

生石膏（先煎）50g　肥知母 15g　生枳实 15g　厚朴 15g　黄芩 15g　川连 10g　焦三仙各 30g　泽泻 15g　清半夏 15g　茯苓 15g　蒲公英 30g　吴茱萸（单包）10g

水煎服 5 剂，每剂煎 2 次，每日服 2 次。

二诊　1992 年 1 月 15 日

失眠，舌绛，脉细数而滑。

处方

生地 30g　黄连 10g　朱砂（分冲）1g　郁金 15g　石菖蒲 10g　茯苓 15g　炒枣仁 30g　栀子 10g　琥珀粉（冲）2g

水煎服 5~10 剂，每剂煎 2 次，每日服 2 次。

黄某　男　45 岁　1991 年 11 月 28 日

舌红苔白，脉寸数。失眠。

处方

黄连 10g　生地 30g　郁金 15g　当归 15g　半夏 15g　石菖蒲 15g　莲子 15g　夜交藤 30g　珍珠母（先煎）50g　夏枯草 15g　女贞子 15g　旱莲草 15g　藿香 15g　栀子 10g　白僵蚕 10g　菊花 15g

水煎服 5~10 剂，每剂煎 2 次，每日服 2 次。

雍某　女　26 岁　1991 年 12 月 4 日

舌尖赤、苔腻，脉滑右尺细弦。腰酸。

处方

桑白皮 10g　桑寄生 10g　川牛膝 10g　炒杜仲 10g　全当归 15g　清半夏 10g　萆薢 15g　川连 10g　乌药 10g　佩兰叶 10g　白僵蚕 10g　砂仁（后下）5g　夜交藤 30g

水煎服 5 剂，每剂煎 2 次，每日服 2 次。

二诊　1991 年 12 月 13 日

舌尖赤白黄腻，脉滑。

处方

一诊处方去全当归、桑白皮、白僵蚕、砂仁、夜交藤，加防己 10g、葛根 15g、焦三仙各 30g、盐知柏各 10g。

水煎服 7 剂，每剂煎 2 次，每日服 2 次。

三诊　1991 年 12 月 21 日

湿热减而未除，夜间多梦，舌红苔厚腻。

处方

川牛膝 10g　炒杜仲 10g　清半夏 15g　萆薢 15g　川连 10g　乌药 10g　佩兰 10g　防己 10g　葛根 15g　焦三仙各 30g　盐知柏各 10g　前胡 10g　赤白芍各 10g

水煎服 7 剂，每剂煎 2 次，每日服 2 次。

四诊　1990 年 12 月 27 日

处方

厚朴 10g　清半夏 10g　白茯苓 15g　藿梗 15g　青陈皮各 10g　焦神曲 10g　炒稻麦芽各 10g　莲子 15g　制香附 10g　川芎 5g　郁金 10g　川连 5g　滑石（包煎）10g　白僵蚕 10g　竹叶 10g　茅根 15g

水煎服 4 剂，每剂煎 2 次，每日服 2 次。

五诊　1992 年 1 月 4 日

舌红苔黄，畏风，腰腿酸，右寸关滑盛。

处方

桑寄生 10g　全当归 15g　桃仁 10g　土茯苓 25g　怀牛膝 15g　赤白芍各 10g　苍术 10g　乌药 10g　炒杜仲 10g　川芎 10g　萆薢 15g　制香附 10g　夜交藤 30g　砂仁（后下）5g　龙胆草 10g

水煎服 7 剂，每剂煎 2 次，每日服 2 次。

六诊　1992 年 1 月 14 日

处方

桑寄生 10g　全当归 15g　桃仁 10g　防风 10g　川牛膝 15g　秦艽 10g　苍术 10g　砂仁（后下）5g　炒杜仲 10g　盐黄柏 10g　萆薢 15g　龙胆草 5g　夜交藤 30g　白鲜皮 10g　白芍 10g　延胡索 10g

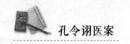
水煎服 7 剂，每剂煎 2 次，每日服 2 次。

七诊 1992 年 1 月 21 日

舌象好转。

处方

六诊处方去桑寄生、川牛膝、夜交藤、白鲜皮加入炒枣仁 20g。

水煎服 7 剂，每剂煎 2 次，每日服 2 次。

张某 男 成人 1991 年 11 月 29 日

处方

苍耳子 10g 白芷 5g 薄荷（后下）5g 桔梗 5g 枳壳 10g 赤芍 10g 辛夷（包煎）10g 石菖蒲 10g 郁金 10g

水煎服 7 剂，每剂煎 2 次，每日服 2 次。

吴某 男 成人 1991 年 9 月 19 日

失眠。

处方

旋覆花（包煎）10g 郁金 10g 枳实 10g 夜交藤 30g 萆薢 15g 枳壳 10g 石菖蒲 15g 炒枣仁 15g 白扁豆 10g 远志 10g 荷叶 10g 茯苓 25g 栀子 10g 莲子心 5g

水煎服 7 剂，每剂煎 2 次，每日服 2 次。

吴某 男 成人 1993 年 5 月 28 日

眠差，口疮，脉细中带弦，肝心郁滞化热，法当清疏。

处方

旋覆花（包煎）15g 郁金 15g 黄芩 10g 淡竹叶 15g 莲子心 10g 麦冬 10g 全瓜蒌 15g 生白芍 15g 薄荷（后下）10g 石菖蒲 10g 炙远志 15g 茯苓 25g 知柏各 5g 珍珠粉（冲）0.6g

水煎服 3 剂，每剂煎 2 次，每日服 2 次。

陈某 女 成人 1991 年 10 月 24 日

处方

郁金 15g 川连 15g 萆薢 15g 砂仁（后下）5g 石菖蒲 15g 佩兰 10g 琥珀粉（冲）2g 莲子 25g 清半夏 10g 女贞子 15g 合欢花 25g 荷叶 10g

水煎服 7 剂，每剂煎 2 次，每日服 2 次。

二诊 1991 年 10 月 31 日

失眠服药维持，心动过缓，患有慢性胃肠炎。

处方

一诊处方去砂仁、佩兰、合欢花，加入藿香 15g、柏子仁 15g、珍珠母 30g、夏枯草 10g。

水煎服 7 剂，每剂煎 2 次，每日服 2 次。

藤某 男 成人 1992 年 3 月 10 日

处方

生龙骨（先煎）10g 木瓜 10g 赤芍 10g 郁金 10g 生牡蛎（先煎）25g 牛膝 10g 川芎 5g 枳壳 10g 生白芍 10g 枸杞子 15g 丹参 10g 荷叶 10g 石菖蒲 10g 焦栀子 10g 制首乌 10g

水煎服 5 ~ 10 剂，每剂煎 2 次，每日服 2 次。

藤某 男 64 岁 1992 年 3 月 10 日

舌苔厚，脉弦滑而数。

处方

生海蛤（先煎）30g 青黛（包煎）10g 炙桑皮 10g 半枝莲 15g 清半夏 15g 黄芩 10g 生石膏（先煎）30g 夏枯草 15g 陈皮 10g 杏仁 10g 郁金 10g 佩兰 10g 天竺黄 10g 浙贝母 10g 赤芍 10g

水煎服 5 剂，每剂煎 2 次，每日服 2 次。

李某 女 25 岁 1992 年 3 月 12 日

处方

生白芍 10g 怀牛膝 10g 全当归 10g 莲房 10g 白菊花 10g 木瓜 10g 萆薢 15g 乌药 10g 珍珠母（先煎）25g 白茯苓 10g 青竹茹 10g 橘核 10g 柴胡 5g 山萸肉 5g 焦栀子 10g

水煎服 5 剂，每剂煎 2 次，每日服 2 次。

二诊 1992 年 3 月 20 日

处方

生白芍 10g 怀牛膝 10g 全当归 10g 白菊花 10g 萆薢 15g 珍珠母（先煎）25g 白茯苓 10g 柴胡 5g 山萸肉 5g 丹参 10g 炒枣仁 10g 制首乌 10g 车前子（包煎）10g

水煎服 5 剂，每剂煎 2 次，每日服 2 次。

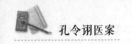

三诊 1992 年 4 月 7 日

处方

二诊处方去炙首乌加桑寄生 10g、枸杞子 15g、泽泻 10g、生石决明（先煎）30g、炒苍术 10g、丹皮 10g。

水煎服 3 剂，每剂煎 2 次，每日服 2 次。

四诊 1992 年 7 月 18 日

处方

桑寄生 15g　夏枯草 10g　莲房 15g　滑石（包煎）10g　乌药 10g　延胡索 10g　薏苡仁 15g　藿香 10g　川牛膝 10g　焦山楂 10g　枳壳 10g　丹皮 10g

水煎服 4 剂，每剂煎 2 次，每日服 2 次。

五诊 1992 年 8 月 25 日

失眠，头疼，养血柔肝。

处方

当归 15g　白芍 10g　首乌 10g　女贞子 10g　乌药 10g　苏梗 10g　陈皮 10g　莲子心 10g　菊花 15g　藕节 10g　杜仲 10g　漏芦 10g　炒枣仁 15g　合欢花 15g　炒稻麦芽各 15g

水煎服 6 剂，每剂煎 2 次，每日服 2 次。

六诊 1993 年 2 月 10 日

处方

清半夏 15g　白茯苓 15g　青竹茹 15g　炒枳壳 10g　全当归 10g　老苏梗 10g　陈皮 10g　砂仁（后下）5g　炒枣仁 15g　玉竹 10g　丹参 10g

水煎服 3 剂，每剂煎 2 次，每日服 2 次。

郭某　男　28 岁　1992 年 3 月 31 日

舌红苔腻脉细滑。

处方

石菖蒲 10g　郁金 10g　佩兰 10g　陈皮 10g　清半夏 15g　生枳实 10g　茯苓 15g　竹茹 15g　炒枣仁 15g　草薢 15g　黄连 10g　砂仁（后下）5g

水煎服 5 剂，每剂煎 2 次，每日服 2 次。

龚某　男　38 岁　1992 年 5 月 18 日

眠不实，舌苔根厚质红，脉滑弦。

处方

枳实 10g　青竹茹 15g　陈皮 10g　清半夏 15g　川连 5g　石菖蒲 10g　云苓块 15g　炒枣仁 15g　焦栀子 10g　远志 10g　荷叶 10g

水煎服 5 剂，每剂煎 2 次，每日服 2 次。

李某　女　成人　1992 年 7 月 11 日

纳差，眠少，面黯。舌红脉细，右软左弦。

处方

生地 25g　土茯苓 25g　当归 15g　炙鸡内金 15g　玄参 15g　白茅根 15g　乌药 10g　白鲜皮 10g　紫花地丁 15g　蝉蜕 15g　甘草 5g　夜交藤 30g　焦栀子 10g　赤芍 10g　地肤子 10g　蛇床子 10g　珍珠粉（冲）1.5g　滑石（包煎）10g

水煎服 6 剂，每剂煎 2 次，每日服 2 次。

二诊　1992 年 7 月 25 日

眠差，面黯，月事欠佳，舌红脉细软。

处方

一诊处方去白茅根、珍珠粉加入琥珀粉（冲）1.5g。

水煎服 12 剂，每剂煎 2 次，每日服 2 次。

刘某　女　37 岁　1992 年 9 月 25 日

眠差，腹胀，舌红而净，脉左寸右关盛。

处方

黄连 5g　党参 10g　清半夏 10g　山药 15g　荷叶 10g　莲子心 10g　玉竹 10g　陈皮 10g　沙参 10g　砂仁（后下）5g　石菖蒲 10g　炒枣仁 15g　生地 15g

水煎服 3~6 剂，每剂煎 2 次，每日服 2 次。

何某　女　46 岁　1992 年 9 月 25 日

脉沉细无力，目干涩，眠差，头痛，舌体瘦苔薄腻。治以滋肝养阴宁神通络。

处方

生地 25g　生杭白芍 10g　山萸肉 10g　白菊花 10g　川牛膝 10g　草薢 15g　炒杜仲 5g　西洋参（另煎）2g　炙首乌 10g　白僵蚕 10g　清半夏 15g　桑寄生 10g　焦三仙各 30g　盐知柏各 5g　珍珠粉（冲）1 支　琥珀粉（冲）2g　川芎 5g

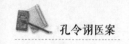

水煎服 5～10 剂，每剂煎 2 次，每日服 2 次。

陈某　男　成人　1992 年 11 月 23 日

处方

旋覆花（包煎）15g　代赭石（先煎）15g　清半夏 15g　炒枳壳 15g　青竹茹 15g　陈皮 10g　白茯苓 5g　石菖蒲 10g　川连 10g　炒枣仁 15g　苏梗 15g　黄芩 10g　柴胡 5g

水煎服 3 剂，每剂煎 2 次，每日服 2 次。

二诊　1992 年 11 月 30 日

处方

一诊处方去黄芩加入生地 25g、丹皮 10g、珍珠粉（冲）2 支。

水煎服 5 剂，每剂煎 2 次，每日服 2 次。

三诊　1992 年 12 月 7 日

处方

生龙骨（先煎）15g　生牡蛎（先煎）30g　旋覆花（包煎）15g　代赭石（先煎）15g　清半夏 15g　炒枳壳 15g　青竹茹 15g　陈皮 10g　白茯苓 25g　石菖蒲 10g　川连 10g　炒枣仁 15g

牛黄清心丸 2 粒

水煎服 5 剂，每剂煎 2 次，每日服 2 次。

高某　女　37 岁　1993 年 1 月 20 日

肝盛土弱，脉左弦，舌苔黄厚。

处方

旋覆花（包煎）15g　郁金 15g　砂仁（后下）5g　代赭石（先煎）10g　清半夏 15g　陈皮 10g　川连 10g　生白芍 10g　萆薢 15g　厚朴 10g　黄芩 10g　秦艽 10g　白茯苓 30g　藿梗 10g　全当归 10g　丹参 10g

水煎服 3 剂，每剂煎 2 次，每日服 2 次。

二诊　1993 年 2 月 10 日

处方

生地 30g　白芍 10g　枸杞子 15g　茯苓 25g　玉竹 10g　焦三仙各 30g　砂仁（后下）5g　当归 15g　枳壳 10g　苏梗 10g　黄精 10g　菊花 15g　金银花 10g　莲房 10g　珍珠粉（冲）2 支

水煎服 3～6 剂，每剂煎 2 次，每日服 2 次。

三诊　1993 年 3 月 6 日

心肾不交。

处方

芡实 10g　女贞子 10g　旱莲草 15g　黄连 10g　肉桂 3g　莲子心 10g　竹叶 10g　郁金 10g　石菖蒲 10g　珍珠粉（分冲）0.6g　琥珀粉（晚冲）1.5g　茯苓 30g

水煎服 5 剂，每剂煎 2 次，每日服 2 次。

王某　男　成人　1993 年 2 月 27 日

夜寐时醒，左寸略盛，关上沉，尺细。舌苔白，胃纳略增。

处方

生牡蛎（先煎）30g　炙鳖甲（先煎）10g　赤白芍各 10g　夏枯草 10g　桃杏仁各 10g　泽兰叶 10g　郁金 10g　枳壳 10g　炒枣仁 15g　山萸肉 10g　制首乌 10g　黄精 15g　白茯苓 30g　太子参 15g　焦三仙各 30g　生地 30g　莲子心 5g

水煎服 7 ~ 14 剂，每剂煎 2 次，每日服 2 次。

张某　男　成人　1993 年 4 月 14 日

舌略红，苔厚，脉左关细弦。

处方

生牡蛎（先煎）30g　盐知柏各 10g　炒薏苡仁 15g　清半夏 15g　炒枳壳 10g　莱菔子 10g　青竹茹 15g　柏子仁 15g　石菖蒲 10g　草薢 15g　夏枯草 10g　麦门冬 10g　生地 30g　太子参 15g　石斛 10g

水煎服 7 剂，每剂煎 2 次，每日服 2 次。

孙某　男　成人　1993 年 2 月 17 日

处方

菊花 15g　莲子心 10g　白芍 15g　栀子 10g　郁金 15g　柴胡 10g　枳实 15g　甘草 5g　茯苓 25g　陈皮 10g　生地 30g　竹叶 10g

水煎服 3 剂，每剂煎 2 次，每日服 2 次。

张某　男　38 岁　1993 年 2 月 17 日

舌苔黄腻，心烦，失眠。

处方

枳实 15g　竹茹 15g　清半夏 15g　茯苓 30g　陈皮 10g　炒枣仁 25g　黄连

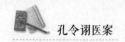
10g 藿香 15g 焦三仙各 45g 黄芩 15g 砂仁（后下）5g

水煎服 3 ~ 5 剂，每剂煎 2 次，每日服 2 次。

王某 男 成人 1993 年 3 月 22 日

舌尖赤，脉细。

处方

莲子心 10g 淡竹叶 10g 白菊花 10g 麦门冬 10g 白茯苓 15g 柏子仁 15g 白蒺藜 10g 太子参 10g 佩兰 10g 砂仁（后下）5g 荷叶 10g

水煎服 5 剂，每剂煎 2 次，每日服 2 次。

刘某 男 21 岁 1990 年 11 月 22 日

失眠，两颊红赤，舌苔黄厚，脉滑，舌尖红。

处方

枳实 15g 青竹茹 25g 陈皮 10g 清半夏 15g 石菖蒲 15g 川连 10g 佩兰叶 15g 郁金 15g 白茯苓 25g 白扁豆 15g 白蔻仁 10g 连翘 20g 滑石（包煎）15g 竹叶 15g 栀子 15g

二诊 1990 年 11 月 29 日

处方

川连 10g 炒栀子 15g 青竹茹 15g 枳实 15g 陈皮 15g 清半夏 15g 白茯苓 15g 白扁豆 15g 炒薏苡仁 15g 莲子心 10g 淡竹叶 10g 五味子 5g

水煎服 7 剂，每剂煎 2 次，每日服 2 次。

三诊 1991 年 5 月 16 日

面部浮肿消失，时有心悸，脉结代。舌上少津，苔薄黄略腻。

处方

生龙骨（先煎）20g 石菖蒲 15g 鸡血藤 30g 黑玄参 15g 生地 30g 天麦冬各 10g 桃杏仁各 10g 丝瓜络 15g 滑石（包煎）10g 白扁豆 10g

水煎服 7 剂，每剂煎 2 次，每日服 2 次。

第三章　脑系病证

第一节　头　痛

王某　男　23 岁 1991 年 9 月 14 日

偏头痛。

处方

珍珠母（先煎）30g　旋覆花（包煎）15g　木瓜 10g　夜交藤 30g　清半夏 10g　明天麻（研冲）3g　白僵蚕 10g　红花 10g　夏枯草 10g　杭菊花 15g　白蒺藜 15g　川芎 15g

水煎服 5 剂，每剂煎 2 次，每日服 2 次。

申某　男　62 岁　1991 年 5 月 3 日

苔化未净，脉尚滑数。偏头痛。

处方

黄芩 10g　白僵蚕 15g　栀子 10g　菊花 15g　辛夷（包煎）10g　白扁豆 15g　川芎 10g　清半夏 10g　柴胡 10g　佩兰叶 10g　羌活 10g　石菖蒲 15g　茯苓 15g　生石膏（先煎）30g　白蔻 10g

水煎服 5 剂，每剂煎 2 次，每日服 2 次。

二诊　1991 年 4 月 22 日

舌苔腻，脉滑数，偶头疼。

处方

一诊处方去石菖蒲、白蔻，加甘草 10g、薄荷（后下）5g、炒薏苡仁 15g。

水煎服 3～5 剂，每剂煎 2 次，每日服 2 次。

三诊　1991 年 5 月 9 日

右侧偏头痛，呈阵发性跳痛，舌质黯红，少苔。

处方

生石膏（先煎）30g　柴胡 10g　川芎 15g　红花 10g　白蒺藜 15g　白僵蚕

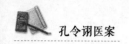

15g　白菊花 15g　枳壳 10g　玉竹 15g　荷叶 15g　牛蒡子 15g

水煎服 7 剂，每剂煎 2 次，每日服 2 次。

四诊　1991 年 5 月 7 日

处方

黄芩 15g　炒栀子 15g　柴胡 15g　辛夷（包煎）15g　白菊花 15g　川芎 15g　郁金 15g　白僵蚕 15g　全蝎（冲）1.5g　蝉蜕 15g　细辛 3g　板蓝根 15g　枳壳 15g　茯苓 15g

水煎服 7 剂，每剂煎 2 次，每日服 2 次。

五诊　1991 年 5 月 24 日

处方

四诊处方去黄芩、郁金、枳壳、板蓝根，加红花 15g、黄精 15g、琥珀粉（冲）1.5g。

水煎服 7 剂，每剂煎 2 次，每日服 2 次。

王某　男　23 岁　1991 年 9 月 14 日

偏头痛。

处方

珍珠母（先煎）30g　旋覆花（包煎）15g　木瓜 10g　夜交藤 30g　清半夏 10g　明天麻（研冲）3g　白僵蚕 10g　红花 10g　夏枯草 10g　杭菊花 15g　白蒺藜 15g　川芎 15g

水煎服 5 剂，每剂煎 2 次，每日服 2 次。

白某　女　41 岁　1991 年 10 月 24 日

头疼易怒，苔厚。

处方

旋覆花（包煎）15g　牛膝 10g　佩兰 10g　当归 15g　陈皮 10g　代赭石（先煎）15g　杜仲 10g　郁金 15g　知柏各 10g　蒺藜 10g　清半夏 15g　荷叶 10g　柴胡 10g　砂仁（后下）3g　枣仁 15g

水煎服 7 剂，每剂煎 2 次，每日服 2 次。

王某　女　21 岁　1991 年 1 月 29 日

右侧头疼，无规律，突发，经休息或服镇痛药有缓解。既往右腰腿痛史。舌苔白稍厚。当清痰热兼予舒肝。

处方

柴胡 10g　郁金 15g　菊花 15g　枳壳 10g　川芎 10g　蝉蜕 10g　白僵蚕
10g　夏枯草 10g　竹茹 10g　清半夏 10g　天麻 10g　砂仁（后下）3g　黄芩
10g　荷叶 10g

水煎服 7 剂，每剂煎 2 次，每日服 2 次。

二诊　1991 年 1 月 31 日

头疼发作 1 次，眩晕重，声哑，时作恶心。

处方

一诊处方去枳壳、黄芩、荷叶加栀子 10g、青果 10g。

水煎服 7 剂，每剂煎 2 次，每日服 2 次。

王某　男　50 岁　1991 年 1 月 24 日

右侧头痛，右侧肢体欠灵活，诊脉沉，而关稍盛。舌象白而稍盛。清肝益
心气。

处方

黄芩 10g　柴胡 10g　旋覆花（包煎）15g　代赭石（先煎）15g　桑枝 10g
桑寄生 15g　莲子心 10g　丝瓜络 15g　川芎 10g　粉葛根 15g　地龙 15g　生黄
芪 15g

水煎服 7 剂，每剂煎 2 次，每日服 2 次。

二诊　1991 年 1 月 31 日

右侧肢体、头部酸重年余。肩背部缓解。

处方

一诊处方去黄芩、桑寄生、莲子心，加青风藤 10g、土鳖虫 5g、天麻 10g。

水煎服 7 剂，每剂煎 2 次，每日服 2 次。

赵某　女　33 岁　1990 年 11 月 29 日

偏头痛，发作时呕吐，畏风，劳累时加重。两脉沉细，舌质红，苔滑。拟
从肝胃论治。

处方

生石决明（先煎）30g　生白芍 20g　菊花 15g　炒枳壳 10g　土炒白术 15g
荷叶 10g　清半夏 15g　陈皮 10g　青竹茹 15g　白蒺藜 15g　桂枝 10g　柴胡
10g 甘草 5g　夜交藤 30g

水煎服 7 剂，每剂煎 2 次，每日服 2 次。

乔某　女　47 岁　1991 年 4 月 18 日

头疼 4 年，周身腰腹头疼，舌上苔有剥脱，质黯红。交通心肾，兼清肝为法。

处方

女贞子 10g　旱莲草 15g　枸杞子 15g　炒栀子 10g　菟丝子 10g　五味子 3g 夜交藤 25g　丹参 15g　川芎 10g　菊花 15g　柴胡 10g　龙胆草 10g　白蒺藜 15g

水煎服 7 剂，每剂煎 2 次，每日服 2 次。

叶某　男　68 岁　1991 年 4 月 18 日

偏头痛，以右侧为甚 30 余年，每两年发作 1 次，痛剧时有恶心，每次发作时，须服心得安缓解，痛时两目胀痛。

处方

生石膏（先煎）30g　柴胡 10g　白菊花 15g　蔓荆子 15g　清半夏 15g　红花 15g　白僵蚕 10g　全蝎 3g　羌活 10g　大黄 5g　枳壳 10g　川楝子 5g　橘核 15g　焦白术 10g　天麻 10g

水煎服 7 剂，每剂煎 2 次，每日服 2 次。

二诊　1991 年 5 月 9 日

近日出现颠顶痛，两眉棱骨痛。

处方

一诊处方去柴胡、川楝子、蔓荆子，加入白扁豆 10g、辛夷（包煎）15g、藁本 15g、川芎 15g。

水煎服 7 剂，每剂煎 2 次，每日服 2 次。

三诊　1991 年 4 月 25 日

服上药后，头疼稍减轻，1 周仅发作 1 次，服止痛片 1 片，脉好。

处方

一诊处方去川楝子加入白扁豆 10g。

水煎服 7 剂，每剂煎 2 次，每日服 2 次。

王某　男　成人　1991 年 9 月 5 日

头部时有脉动感，苔黄腻，脉滑数，拟以芳化湿浊。

处方

佩兰 10g　陈皮 10g　石菖蒲 10g　荷叶 10g　连翘 15g　郁金 15g　生龙齿（先煎）15g　茯苓 15g　炒枣仁 15g　枳壳 10g　莲子心 10g　生黄芪 15g　盐知

柏各 5g　葛根 10g　蔓荆子 10g

水煎服 7 剂，每剂煎 2 次，每日服 2 次。

李某　男　38 岁　1992 年 3 月 30 日

头胀痛，失眠 1 月，右关盛。外感后，相火上亢，当以清泻。

处方

旋覆花（包煎）15g　白菊花 15g　柴胡 10g　辛夷（包煎）15g　代赭石（先煎）10g　盐知柏各 10g　郁金 10g　牛蒡子 15g　生牡蛎（先煎）30g　川牛膝 10g　荷叶 10g　佩兰 10g　竹叶 10g　滑石（包煎）10g　炒枣仁 15g

水煎服 3～5 剂，每剂煎 2 次，每日服 2 次。

张某　男　45 岁　1993 年 3 月 9 日

头疼在两侧及后颈部。脉左关沉而软，肝血不足。

处方

生地 30g　白芍 15g　菊花 15g　川芎 10g　首乌 15g　白僵蚕 10g　枸杞子 15g　蒺藜 15g　黄芩 10g　当归 15g　柴胡 10g　藁本 10g　珍珠粉（冲）2 支

水煎服 7 剂，每剂煎 2 次，每日服 2 次。

李某　男　47 岁　1993 年 3 月 9 日

偏头痛，肝热上冲。

处方

黄芩 10g　芦荟 5g　辛夷（包煎）10g　菊花 15g　石斛 15g　白僵蚕 10g　蒺藜 15g　薄荷（后下）5g　佩兰 10g　枳壳 10g　鸡内金 15g　荷叶 10g　羚羊粉（冲）0.3g

水煎服 5～10 剂，每剂煎 2 次，每日服 2 次。

第二节　眩　　晕

李某　女　成人　1991 年 3 月 4 日

阴虚阳盛。

处方

生牡蛎（先煎）30g　夏枯草 10g　桃仁 10g　郁金 10g　枸杞子 15g　菊花 15g　生地 10g　川牛膝 10g　白茯苓 15g　粉丹皮 10g　荷叶 10g　黑栀子 10g

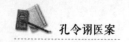

青竹茹 10g　炒枣仁 10g　砂仁（后下）3g

水煎服 5 剂，每剂煎 2 次，每日服 2 次。

叶某　男　69 岁　1991 年 5 月 23 日

处方

佩兰 15g　滑石（包煎）15g　清半夏 10g　茯苓 15g　红花 10g　白僵蚕 10g　全蝎（冲）3g　天麻 10g　白扁豆 10g　辛夷（包煎）15g　藁本 15g　川芎 15g　荷叶 15g　生石膏（先煎）30g　菊花 15g

水煎服 7 剂，每剂煎 2 次，每日服 2 次。

赵某　女　成人　1990 年 5 月 5 日

经常有昏晕不清，严重则月余不起，视物花，脉沉而滑，舌上苔滑，湿郁为患，清窍络阻。拟化湿行气而利津窍。

处方

炒苍术 10g　蔓荆子 10g　白扁豆 10g　柴胡 5g　炒赤芍 10g　桃杏仁各 10g　川芎 5g　红花 10g　清半夏 10g　萆薢 10g　石菖蒲 10g　大枣 10g　沉香面（冲）1g

水煎服 3 剂，每剂煎 2 次，每日服 2 次。

高某　男　成人　1990 年 5 月 5 日

病逾百日，时作头晕，恶心呕吐，晨重，活动后重，经 CT 等未见异常。脉滑数有力，舌苔略腻质稍红。肝家痰热上犯清明，先以清平降逆为法。

处方

旋覆花（包煎）15g　代赭石（先煎）10g　生石决明（先煎）30g　杭菊花 10g　青竹茹 25g　清半夏 10g　枳实 10g　陈皮 10g　白茯苓 15g　佩兰叶 10g　穭豆衣 15g　怀牛膝 15g　郁金 10g　炒栀子 10g　羚羊粉（分冲）0.6g

水煎服 3 剂，每剂煎 2 次，每日服 2 次。

宋某　女　20 岁　1990 年 5 月 5 日

处方

旋覆花 15g　代赭石（先煎）15g　杭菊花 10g　松黄芩 10g　萆薢 15g　法半夏 15g　白僵蚕 15g　柴胡 10g　藿梗 15g　青竹茹 25g　辛夷（包煎）15g　川芎 10g　党参 15g　丹参 15g　蔓荆子 15g　琥珀粉（冲）2g

水煎服 7 剂，每剂煎 2 次，每日服 2 次。

宋某 女 25 岁 1990 年 5 月 26 日

症减，头部胀，醒后难于入眠，舌尖红赤。

处方

川连 10g 淡竹叶 10g 莲子心 10g 炒枳壳 15g 青竹茹 15g 陈皮 10g 清半夏 10g 白茯苓 15g 藁本 10g 炒枣仁 15g 生石决明（先煎）50g 玄参 15g 天麦冬各 10g 上辰砂（冲）1.5g 夜交藤 30g 黄精 15g

水煎服 5 剂，每剂煎 2 次，每日服 2 次。

魏某 女 成人 1990 年 6 月 7 日

两目干涩，头晕加重，口渴，大便时干，舌苔黄，舌质红。

处方

生石决明（先煎）50g 生赭石 25g 杭菊花 15g 黄芩 10g 白僵蚕 10g 柴胡 10g 川芎 10g 牛膝 15g 栀子 15g 淡竹叶 10g 白蒺藜 15g 葛根 15g 防己 10g 牛蒡子 15g

水煎服 7 剂，每剂煎 2 次，每日服 2 次。

二诊 1990 年 6 月 17 日。

头晕，耳鸣时作如蝉鸣，睡眠欠佳，梦多，时有恶心。

处方

生石决明（先煎）50g 珍珠粉（冲）2 瓶 生白芍 20g 枸杞子 15g 川连 10g 木瓜 10g 炒栀子 10g 杭菊花 15g 白蒺藜 15g 赤芍 10g 夜明砂（包煎）15g 柴胡 10g 夜交藤 30g 粉丹皮 10g

水煎服 7 剂，每剂煎 2 次，每日服 2 次。

史某 男 成人 1991 年 6 月 28 日

处方

旋覆花（包煎）10g 生地 30g 萆薢 15g 肉桂 3g 代赭石（先煎）10g 白茯苓 15g 石菖蒲 15g 乌药 10g 清半夏 10g 盐知柏各 10g 郁金 10g 黄连 5g 砂仁（后下）3g 泽泻 15g 琥珀粉（冲）1.5g 珍珠粉（冲）1 支 局方至宝丹（和入）1 粒 生龙齿（先煎）10g 炒稻麦芽各 15g 竹沥水（冲）30ml 川芎 5g

水煎服 7 剂，每剂煎 2 次，每日服 2 次。

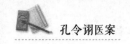

刘某　男　60 岁　1991 年 8 月 3 日

处方

生牡蛎（先煎）30g　炒栀子 15g　菊花 15g　厚朴 10g　生龙齿（先煎）10g　玉竹 15g　荷叶 10g　制大黄 10g　白茯苓 15g　草决明 15g　陈皮 10g　炒枣仁 15g　竹叶 10g　丹参 10g　延胡索 10g

水煎服 3 剂，每剂煎 2 次，每日服 2 次。

王某　女　27 岁　1990 年 8 月 30 日

头眩乏力 1 年余，多梦，失眠，胸闷，舌尖红赤。

处方

竹叶 10g　莲子心 10g　炒栀子 10g　柴胡 10g　枳壳 10g　郁金 10g　夜交藤 30g　炒枣仁 15g　炒稻麦芽各 15g

水煎服 3 剂，每剂煎 2 次，每日服 2 次。

谷某　女　45 岁　1990 年 7 月 24 日

肝家之郁生热，上冲则头昏目胀，横逆则脘闷不舒，诊脉细弦而滑，舌苔白厚，质稍赤。当清肝家和胃气。

处方

黄芩 10g　生白芍 20g　杭菊花 15g　白蒺藜 15g　苏梗 10g　川楝子（打）5g　乌药 10g　炒枳壳 10g　荷叶 10g　炒白术 5g　白扁豆 10g　薄荷（后下）5g　滑石 10g　生甘草 5g　朱砂（分冲）2g

水煎服 3 剂，每剂煎 2 次，每日服 2 次。

7 月 28 日左少腹上冲之气机窜动，舌红苔腻，脉滑弦。

二诊　1990 年 9 月 13 日

胃脘部胀痛，有饥饿感，食后缓解，每嗜食生冷之物出现恶心。

处方

柴胡 10g　炒枳壳 10g　老苏梗 10　陈皮 10g　荷叶 10g　薄荷（后下）10g　莲子 15g　怀山药 15g　焦山楂 10g　土炒白术 15g　炒稻麦芽各 15g　川连 10g　白芍 15g　淡吴茱萸 5g　车前子（包煎）10g

水煎服 7 剂，每剂煎 2 次，每日服 2 次。

三诊　1990 年 9 月 29 日

处方

焦山栀 10g　淡豆豉 15g　怀山药 30g　玉竹 15g　炒枳壳 10g　醋柴胡 10g

肥知母 15g　白蔻仁 10g　清半夏 10g　苏梗 10g　淡竹叶 10g　炒稻麦芽各 10g　莲子 15g

水煎服 7 剂，每剂煎 2 次，每日服 2 次。

四诊　1991 年 10 月 30 日

处方

金银花 25g　当归 15g　赤芍 10g　生甘草 10g　紫花地丁 25g　玄参 15g　川芎 10g　桃仁 15g　竹叶 15g　荷叶 10g　连翘 15g　白僵蚕 15g　芦根 15g　茯苓 15g　砂仁（后下）5g

水煎服 10 剂，每剂煎 2 次，每日服 2 次。

五诊　1991 年 11 月 22 日

处方

黄连 10g　枳实 10g　竹茹 15g　陈皮 10g　半夏 15g　茯苓 25g　白僵蚕 10g　川芎 10g　桑寄生 10g　苏梗 15g　当归 15g　荷叶 10g　川断 15g　珍珠母（先煎）30g　佩兰 10g

水煎服 7 剂，每剂煎 2 次，每日服 2 次。

六诊　1992 年 2 月 15 日

处方

炒枣仁 15g　青竹茹 15g　石菖蒲 10g　丹参 10g　白茯苓 15g　清半夏 10g　草薢 15g　全当归 15g　炒枳壳 10g　陈皮 10g　炒薏苡仁 15g　枸杞子 15g　郁金 10g　潞党参 10g　砂仁（后下）5g　珍珠粉（冲）2 支

水煎服 5 剂，每剂煎 2 次，每日服 2 次。

七诊　1992 年 10 月 10 日

处方

党参 10g　太子参 25g　土炒白术 15g　茯苓 15g　当归 15g　炙黄芪 10g　炒枣仁 20g　半夏 15g　熟地 15g　砂仁（后下）5g　枸杞子 15g　川断 10g　焦栀子 15g　柏子仁 15g　焦三仙各 30g　合欢花 15g　莲子心 10g　炙甘草 3g

水煎服 5 剂，每剂煎 2 次，每日服 2 次。

八诊　1993 年 4 月 19 日

处方

竹叶 10g　麦冬 15g　清半夏 15g　黄芩 10g　菊花 15g　太子参 15g　枸杞子 15g　丹参 10g　焦三仙各 30g　龙骨（先煎）10g　杏仁 15g　全瓜蒌 15g

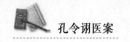

水煎服 5 剂，每剂煎 2 次，每日服 2 次。

宋某　女　成人　1990 年 7 月 12 日

头昏，巅顶不适，时有耳鸣，胃脘不适，舌苔略腻，诊脉左关细弦。治当从肝脾。

处方

生牡蛎（先煎）25g　生石决明（先煎）30g　生白芍 20g　清半夏 15g 夏枯草 10g　土炒白术 15g　明天麻 10g　钩藤（后下）10g　川芎 10g　白僵蚕 10g　橹豆衣 15g　萆薢 15g　砂仁（后下）5g　石菖蒲 10g　炒栀子 10g

水煎服 5 剂，每剂煎 2 次，每日服 2 次。

肖某　男　成人　1991 年 4 月 4 日

眩晕。

处方

清半夏 15g　明天麻 10g　炒白术 15g　白茯苓 20g　陈皮 10g　炒枳壳 15g 郁金 15g　泽泻 15g　青竹茹 25g　太子参 10g　藿梗 15g　夜交藤 30g　川芎 10g　砂仁 5g

水煎服 5 剂，每剂煎 2 次，每日服 2 次。

孔某　女　44 岁　1991 年 8 月 5 日

眩晕证，痰湿型。

处方

旋覆花（包煎）10g　云茯苓 15g　白蒺藜 10g　炒薏苡仁 15g　清半夏 10g 菊花 15g　桃杏仁各 10g　炒苍术 10g　代赭石（先煎）10g　夏枯草 10g　川芎 10g　西洋参（另煎）1.5g　陈皮 10g　郁金 10g　泽泻 10g　金银花 15g

水煎服 15～30 剂，每剂煎 2 次，每日服 2 次。

安某　女　成人　1991 年 9 月 26 日

处方

生地 30g　白芍 20g　山萸肉 10g　珍珠母（先煎）30g　菊花 15g　牛膝 10g　茯苓 15g　夏枯草 10g　浙贝母 10g　桑寄生 10g　川楝子 10g　清半夏 10g 黄芩 10g　瓜蒌 25g　麦门冬 15g

水煎服 5 剂，每剂煎 2 次，每日服 2 次。

高某 女 54 岁 1991 年 10 月 10 日

处方

生地 30g 玄参 20g 麦冬 10g 竹叶 10g 滑石（包煎）10g 牛膝 10g 知母 10g 地骨皮 10g 薏苡仁 15g 草薢 15g 忍冬藤 20g 夜交藤 20g 清半夏 10g 天麻 10g 土茯苓 20g 郁金 10g 玳瑁（先煎）10g 泽泻 10g 砂仁（后下）5g

水煎服 5~10 剂，每剂煎 2 次，每日服 2 次。

吕某 女 62 岁 1991 年 10 月 10 日

处方

桑寄生 10g 菊花 15g 白僵蚕 10g 半夏 10g 枳壳 15g 白芍 15g 黄芩 10g 钩藤（后下）15g 茯苓 15g 陈皮 10g 砂仁（后下）5g 荷叶 10g

水煎服 10 剂，每剂煎 2 次，每日服 2 次。

林某 男 72 岁 1991 年 1 月 10 日

处方

炒栀子 10g 菊花 15g 白僵蚕 15g 盐知柏各 10g 黑玄参 15g 太子参 15g 白茯苓 15g 白蒺藜 15g 粉葛根 10g 蔓荆子 15g 炒苍术 10g 清半夏 10g 竹沥水 1 瓶

水煎服 7 剂，每剂煎 2 次，每日服 2 次。

二诊 1991 年 1 月 31 日

晕渐止，口干，胸闷，左脉细弦，舌苔薄黄。

处方

一诊处方去白蒺藜、竹沥水，加入瓜蒌 30g、白芍 15g、石斛 15g、枳壳 10g。

水煎服 4 剂，每剂煎 2 次，每日服 2 次。

三诊 1991 年 1 月 31 日

近日家中变故，头晕纳呆，舌体胖大，苔厚，脉左偏盛。郁火内结，当清解。

处方

旋覆花（包煎）10g 代赭石（先煎）10g 炒栀子 5g 龙胆草 3g 石菖蒲 10g 郁金 10g 乌药 10g 大腹皮 10g 炒苍术 10g 焦三仙各 30g

水煎服 4 剂，每剂煎 2 次，每日服 2 次。

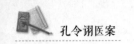

四诊 1991 年 7 月 4 日

傍晚时头晕，胃纳略增，仍不思饮食。

处方

三诊处方加入白蒺藜 15g、白豆蔻 10g。

水煎服 4 剂，每剂煎 2 次，每日服 2 次。

五诊 1991 年 8 月 22 日

眩晕减轻，耳鸣时发作，脉弦，舌体大，从清化湿热着手。

处方

旋覆花（包煎）15g　代赭石（先煎）10g　清半夏 15g　云苓 15g　陈皮 10g　龙胆草 5g　全当归 15g　枸杞子 25g　白术 10g　蝉蜕 10g　白扁豆 10g　焦三仙各 30g　荷叶 10g

水煎服 7 剂，每剂煎 2 次，每日服 2 次。

六诊 1991 年 11 月 13 日

处方

炒栀子 10g　菊花 15g　白僵蚕 15g　盐知柏各 10g　黑玄参 15g　太子参 15g　白茯苓 15g　白蒺藜 15g　粉葛根 10g　蔓荆子 15g

水煎服 4 剂，每剂煎 2 次，每日服 2 次。

孟某　女　26 岁　1991 年 10 月 8 日

处方

珍珠母（先煎）30g　清半夏 10g　郁金 10g　玉竹 15g　生白芍 15g　麦门冬 15g　炒枳壳 10g　萆薢 20g　夏枯草 10g　川连 10g　陈皮 10g　生地 15g　莲子 15g　炒稻麦芽各 15g　葛根 10g

水煎服 3 剂，每剂煎 2 次，每日服 2 次。

应某　女　成人　1991 年 9 月 7 日

处方

生牡蛎（先煎）30g　枸杞子 15g　桑叶 10g　生石膏（先煎）30g　代赭石（先煎）15g　白菊花 15g　炒苍耳子 10g　红花 10g　生地 30g　怀山药 30g　白僵蚕 15g　炒枳壳 10g　天麦冬各 10g　黄芩 10g　茅芦根各 15g

水煎服 7 剂，每剂煎 2 次，每日服 2 次。

二诊 1991 年 10 月 10 日

处方

牛膝 15g　炒杜仲 10g　生牡蛎（先煎）20g　代赭石（先煎）15g　生地 30g　天麦冬各 10g　枸杞子 15g　白菊花 15g　怀山药 30g　黄芩 10g　炒苍耳 10g　白僵蚕 15g　红花 10g　炒枳壳 10g

水煎服 7 剂，每剂煎 2 次，每日服 2 次。

三诊　1991 年 11 月 7 日

牙痛，舌净，脉细。

处方

生石膏（先煎）30g　知母 10g　石斛 15g　菊花 10g　代赭石（先煎）15g　半夏 10g　白芷 10g　金银花 15g　桑寄生 10g　天花粉 10g　蒺藜 15g　僵蚕 15g　柴胡 10g

水煎服 7 剂，每剂煎 2 次，每日服 2 次。

宋某　女　29 岁　1991 年 10 月 22 日

肝阳头痛。

处方

代赭石（先煎）15g　柴胡 10g　当归 15g　白僵蚕 15g　夏枯草 10g　黄芩 10g　川芎 10g　粉丹皮 15g　清半夏 10g　菊花 15g　赤芍 15g　生地 30g　萆薢 15g　旋覆花（包煎）10g　珍珠粉（冲）2 支

水煎服 5 剂，每剂煎 2 次，每日服 2 次。

范某　女　69 岁　1991 年 11 月 1 日

眩晕，舌绛，脉沉左关盛。

处方

制首乌 10g　黄精 10g　茯苓 15g　菊花 15g　川芎 10g　石菖蒲 10g　枸杞子 25g　山药 15g　泽泻 15g　丹皮 10g　生熟地各 15g　山萸肉 10g　天麻 10g　杜仲 10g　半夏 10g　炙鸡内金 15g　焦山楂 10g

水煎服 7 剂，每剂煎 2 次，每日服 2 次。

马某　女　34 岁　1990 年 11 月 16 日

神经性眩晕。

处方

太子参 10g　石斛 15g　清半夏 15g　炒白术 10g　明天麻 15g　麦门冬 15g　五味子 3g　夜交藤 30g　青竹茹 15g　粉葛根 10g　蔓荆子 10g　盐知柏各 5g

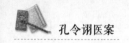

水煎服 5 剂，每剂煎 2 次，每日服 2 次。

李某 男 58 岁 1990 年 7 月 12 日

头晕，乏力半年余，不能饮食，睡眠欠佳，两眼酸重，舌质淡，舌苔厚腻而略黄，脉滑。拟化湿。

处方

莲子 15g 生白芍 15g 砂仁（后下）5g 炙鸡内金 10g 土炒白术 15g 干荷叶 15g 全当归 10g 藿香 10g 杭菊花 15g 生牡蛎（先煎）30g 补骨脂 10g 沙苑子 15g 萆薢 15g 淡竹叶 15g 黄精 10g 制首乌 10g

水煎服 7 剂，每剂煎 2 次，每日服 2 次。

王某 男 28 岁 1991 年 11 月 15 日

眩晕，苔白滑，脉滑左尺细。

处方

旋覆花（包煎）15g 菊花 15g 萆薢 15g 苍术 10g 天麻 10g 代赭石（先煎）15g 黄芩 10g 白僵蚕 10g 白扁豆 10g 砂仁（后下）5g 清半夏 10g 枸杞子 15g 枳壳 10g 荷叶 10g 远志 10g

水煎服 5 剂，每剂煎 2 次，每日服 2 次。

二诊 1991 年 12 月 9 日

处方

桃仁 10g 白蔻 10g 苍术 10g 龙胆草 3g 泽兰 10g 半夏 10g 厚朴 10g 焦三仙各 30g 郁金 15g 荷叶 10g 陈皮 10g 玉竹 10g 葛根 10g

水煎服 3 剂，每剂煎 2 次，每日服 2 次。

韦某 女 58 岁 1991 年 11 月 30 日

处方

旋覆花（包煎）15g 萆薢 15g 全当归 15g 枸杞子 15g 代赭石（先煎）15g 土茯苓 30g 赤小豆 15g 黄精 15g 清半夏 10g 怀牛膝 10g 连翘 15g 汉防己 10g 夏枯草 10g 泽泻 10g 炒薏苡仁 20g 白菊花 15g

水煎服 7 剂，每剂煎 2 次，每日服 2 次。

金某 女 38 岁 1991 年 12 月 5 日

眩晕。舌红苔厚，脉滑数大。

处方

炒枳实 10g 青竹茹 15g 清半夏 15g 陈皮 10g 白茯苓 15g 明天麻 5g

川连 10g　炒杜仲 10g　羚羊粉（冲）1 支　炒枣仁 15g　石菖蒲 10g　川芎 10g

水煎服 5 剂，每剂煎 2 次，每日服 2 次。

肖某　女　31 岁　1991 年 3 月 20 日

处方

生牡蛎（先煎）30g　赤芍 10g　夏枯草 10g　川楝子 10g　海藻 10g　炙乳没各 10g　郁金 10g　乌药 10g　丹参 15g　制香附 10g　知柏各 5g　天花粉 10g

水煎服 5 剂，每剂煎 2 次，每日服 2 次。

周某　男　24 岁　1991 年 9 月 12 日

眩晕。

处方

清半夏 15g　炒白术 20g　天麻 10g　川芎 15g　白僵蚕 15g　菊花 15g　红花 10g　郁金 15g　石菖蒲 15g　陈皮 10g　茯苓 15g　炒枣仁 15g

水煎服 7 剂，每剂煎 2 次，每日服 2 次。

二诊　1991 年 10 月 17 日

咽部异物感，睡眠差。仍从调和肝脾着手。

处方

清半夏 10g　旋覆花（包煎）15g　太子参 10g　焦白术 15g　荷叶 10g　砂仁（后下）5g　茯苓 15g　陈皮 10g　连翘 15g　白扁豆 10g　甘草 5g　滑石（包煎）10g　竹叶 10g　佩兰 10g

水煎服 7 剂，每剂煎 2 次，每日服 2 次。

王某　女　44 岁　1992 年 4 月 20 日

处方

旋覆花（包煎）10g　清半夏 10g　炒薏苡仁 10g　砂仁（后下）5g　菊花 10g　枸杞子 15g　生白芍 10g　云茯苓 15g　生牡蛎（先煎）30g　夏枯草 10g　焦山楂 10g　紫花地丁 15g

水煎服 5～10 剂，每剂煎 2 次，每日服 2 次。

方某　女　成人　1992 年 5 月 6 日

处方

生牡蛎（先煎）25g　赤芍 10g　夏枯草 10g　陈皮 5g　清半夏 10g　茯苓 10g　炒枳壳 10g　薏苡仁 15g　川连 5g　佩兰 5g　炒枣仁 10g　砂仁（后下）

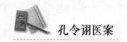

3g　青蒿 10g　荷叶 5g　延胡索 5g

水煎服 5 剂，每剂煎 2 次，每日服 2 次。

张某　男　21 岁　1992 年 9 月 29 日

舌红苔厚，脉弦数有力。

处方

珍珠母（先煎）50g　生白芍 15g　菊花 15g　郁金 10g　石菖蒲 10g　莲子心 10g　白茯苓 15g　生地 30g　草决明 15g　川芎 5g　清半夏 15g　枳壳 15g　磁石（先煎）25g　夏枯草 10g　黄芩 10g　陈皮 10g

吴茱萸 5　黄连 10　单包，煮水泡足。

水煎服 5 剂，每剂煎 2 次，每日服 2 次。

二诊　1992 年 10 月 9 日

肝热渐减，心火未除。

处方

一诊处方去莲子心、白茯苓、草决明、磁石，加焦栀子 15g、木通 10g。

吴茱萸 5g、黄连 10g，另包。

水煎服 7 剂，每剂煎 2 次，每日服 2 次。

包某　女　成人　1992 年 10 月 21 日

肝脉弦，舌质绛黯。

处方

生石决明（先煎）30g　白菊花 15g　红花 10g　天冬 10g　全当归 15g　白芍 15g　枳壳 15g　焦三仙各 30g　芦荟 5g　生地 30g　荷叶 5g　珍珠粉（冲）1 支　蚕沙（包煎）15g　郁金 15g

水煎服 5 剂，每剂煎 2 次，每日服 2 次。

二诊　1992 年 11 月 6 日

肝脉炽盛，质绛略干。

处方

草决明 20g　白菊花 15g　红花 10g　枳壳 15g　代赭石（先煎）15g　生白芍 15g　知母 10g　天冬 10g　石斛 15g　生地 30g　玄参 10g　羚羊粉（冲）1 支　乌药 10g

水煎服 5 剂，每剂煎 2 次，每日服 2 次。

三诊　1993 年 3 月 16 日

右关弦滑，左关渐和。

处方

黄芩 15g　清半夏 15g　茯苓 25g　菊花 15g　枳实 15g　知母 15g　生石膏（先煎）30g　竹茹 15g　藿梗 15g　黄连 10g　槟榔片 10g　蒲公英 25g　紫花地丁 15g　焦山楂 15g

水煎服 7 剂，每剂煎 2 次，每日服 2 次。

高某　女　成人　1993 年 3 月 8 日

舌尖赤少苔，中后部薄稍腻，脉左关弦。阴液不足，肝风挟痰。

处方

生地 30g　天冬 15g　石斛 15g　玳瑁（先煎）10g　郁金 15g　川芎 10g　石菖蒲 10g　羚羊粉（冲）0.3g　桑寄生 10g　菊花 15g　防风 10g　西洋参（另煎）1.5g　竹沥水（兑入）1 瓶　白僵蚕 10g

水煎服 10 剂，每剂煎 2 次，每日服 2 次。

二诊　1993 年 3 月 23 日

四肢重浊，语言謇涩，困倦嗜睡。寒湿困脾，肝阳上逆。

处方

藿梗 15g　清半夏 15g　炒薏苡仁 30g　白扁豆 10g　陈皮 10g　白茯苓 30g　菖蒲 10g　炙远志 10g　黄芩 15g　菊花 15g　羚羊粉（冲）2 支　夏枯草 10g　红花 15g　当归 15g　佩兰 10g　栀子 15g

水煎服 7 剂，每剂煎 2 次，每日服 2 次。

宋某　男　成人　1993 年 4 月 14 日

处方

生地 50g　麦冬 10g　石斛 15g　赤芍 10g　夏枯草 10g　莲子心 10g　金银花 15g　紫花地丁 15g　甘草 5g　荷叶 10g　焦山楂 10g　桃仁 15g　太子参 15g

水煎服 5～10 剂，每剂煎 2 次，每日服 2 次。

张某　女　72 岁　1992 年 10 月 3 日

处方

生石膏（先煎）25g　生地 30g　小蓟 30g　车前子（包煎）10g　生赭石（先煎）15g　木通 10g　枳壳 15g　石韦 10g　白菊花 15g　竹叶 10g　栀子 10g　珍珠粉（冲）2 支

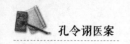
水煎服 5 剂，每剂煎 2 次，每日服 2 次。

王某 男 46 岁 1991 年 12 月 29 日

舌红苔白腻，肝脉稍盛。

处方

生牡蛎（先煎）30g 地骨皮 15g 菊花 15g 盐知柏各 10g 珍珠母（先煎）0.5g 清半夏 15g 珍珠母 10g 芦荟 10g 滑石（包煎）15g 夏枯草 15g 盐橘核 10g 薏苡仁 15g 白茯苓 15g 丹参 10g 炙乳没各 5g

水煎服 7 剂，每剂煎 2 次，每日服 2 次。

二诊 1992 年 1 月 4 日

肝脉较前好转。

处方

一诊处方去盐知柏、珍珠母，加入陈皮 10g、苍术 10g、牛膝 10g、杜仲 10g。

水煎服 5 剂，每剂煎 2 次，每日服 2 次。

三诊 1992 年 1 月 10 日

肝脉渐平，再予和调。

处方

一诊处方去白菊花、滑石（包煎）、盐橘核加入红花 10g、当归 15g、陈皮 10g、苍术 10g、牛膝 10g、杜仲 10g。

水煎服 3 剂，每剂煎 2 次，每日服 2 次。

乌某 男 54 岁 1993 年 3 月 22 日

眩晕，舌苔黄腻少津。

处方

旋覆花（包煎）15g 白茯苓 30g 佩兰 10g 大腹皮 10g 代赭石（先煎）10g 川连 10g 佛手 10g 石斛 15g 清半夏 15g 白蔻 10g 白蒺藜 10g 夏枯草 10g 生地 30g

水煎服 5 ~ 10 剂，每剂煎 2 次，每日服 2 次。

许某 男 成人 1993 年 3 月 9 日

发作性昏厥呕逆，脉弦滑，舌苔薄腻淡红。肝风挟痰上逆。

处方

旋覆花（包煎）15g 代赭石（先煎）20g 清半夏 15g 炒枳壳 15g 白

菊花 15g　夏枯草 10g　青竹茹 15g　陈皮 10g　白茯苓 30g　黄芩 15g　白僵蚕 10g　羚羊粉（分冲）0.6g

水煎服 7～14 剂，每剂煎 2 次，每日服 2 次。

宋某　女　成人　1993 年 2 月 12 日

处方

生石决明（先煎）30g　生牡蛎（先煎）30g　生白芍 15g　白菊花 15g 草决明 15g　郁金 15g　生地 30g　山萸肉 10g　盐知柏各 10g　白茯苓 25g　黄芩 10g　芦荟 10g　龙胆草 10g

水煎服 10 剂，每剂煎 2 次，每日服 2 次。

第三节　中　　风

李某　男　68 岁　1993 年 3 月 29 日

中风后，右手不利，言语不清，神志清醒，舌黯苔白，脉两关弦滑。辨证 肝风挟痰，阻于经络，治以化痰息风通络。

处方

陈皮 10g　清半夏 15g　白茯苓 30g　桑枝 15g　明天麻 15g　红花 15g　炒 杜仲 10g　草决明 25g　竹沥水（冲入）1 瓶　石菖蒲 15g　郁金 15g　莲子心 10g　苏合香丸 1 粒

水煎服 3 剂，每剂煎 2 次，每日服 2 次。

二诊　1993 年 4 月 1 日

舌苔厚，脉左关弦。

处方

枳实 10g　青竹茹 10g　清半夏 15g　陈皮 10g　石菖蒲 10g　郁金 10g　黄 芩 10g　红花 15g　明天麻 10g　威灵仙 10g　桑枝 10g　秦艽 10g　川芎 10g 佩兰 10g　莲子心 5g　知母 15g　局方至宝丹（后入）1 粒　羚羊粉 0.6g

水煎服 5 剂，每剂煎 2 次，每日服 2 次。

三诊　1993 年 4 月 6 日

舌红苔厚，大便秘结。

处方

枳实 15g　槟榔片 15g　清半夏 15g　石菖蒲 10g　桑枝 10g　红花 15g　威

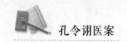

灵仙15g　伸筋草15g　黄芩15g　知母15g　玄参30g　莲子心10g　全蝎1.5g　羚羊粉（冲）2支　局方至宝丹（加入）1粒

水煎服6剂，每剂煎2次，每日服2次。

四诊　1993年4月12日

处方

桑皮10g　桂枝10g　秦艽10g　防风10g　红花15g　当归15g　首乌15g　生地50g　清半夏15g　天竺黄15g　竹茹15g　陈皮10g　焦三仙各45g　莱菔子15g　白术30g　全蝎1.5g　羚羊粉（冲）0.6g　局方至宝丹1粒　竹沥水100ml

水煎服6剂，每剂煎2次，每日服2次。

瑞某　男　成人　1990年12月14日

处方

生石膏（先煎）30g　生石决明（先煎）30g　菊花15g　藁本15g　桑寄生15g　白茯苓15g　黄芩10g　钩藤（后下）15g　青竹茹15　肥知母10g　白僵蚕10g　川芎10g　郁金10g　砂仁（后下）5g　夏枯草15g　羚羊粉（冲）0.5g　琥珀粉（冲）1g

水煎服7剂，每剂煎2次，每日服2次。

二诊　1990年12月21日

高血压。血压右侧148/99mmHg，左侧113/92mmHg。

处方

一诊处方去竹茹、郁金。

水煎服7剂，每剂煎2次，每日服2次。

三诊　1990年12月28日

血压右侧134/94mmHg，左侧136/92mmHg。

处方

生石决明（先煎）30g　羚羊粉（冲）0.6g　菊花15g　白茯苓15g　黄芩10g　钩藤（后下）15g　川牛膝15g　木瓜10g　川芎10g　砂仁（后下）5g　夏枯草15g　泽兰叶10g　白芍15g　郁金10g

水煎服7剂，每剂煎2次，每日服2次。

四诊　1991年1月4日

血压右侧128/82mmHg，左侧134/84mmHg，心率81次/分。

处方

生石决明（先煎）30g　羚羊粉（冲）0.6g　菊花15g　白茯苓15g　黄芩10g　钩藤（后下）15g　川牛膝15g　木瓜10g　川芎10g　砂仁（后下）5g　夏枯草15g　泽兰叶10g　白芍15g　郁金10g　藁本10g　防风10g

水煎服7剂，每剂煎2次，每日服2次。

五诊　1991年1月11日

血压右侧124/90mmHg，左侧142/101mmHg，心率75次/分。

处方

生石膏（先煎）30g　怀牛膝15g　菊花15g　白茯苓15g　生牡蛎（先煎）30g　夏枯草15g　肥知母10g　郁金10g　枯黄芩10g　钩藤（后下）15g　柏子仁10g　石菖蒲10g　藁本10g　辛夷（包煎）10g　白僵蚕10g　川芎10g

水煎服7剂，每剂煎2次，每日服2次。

六诊　1991年1月18日

血压右侧146/87mmHg，左侧134/85mmHg，心率81次/分。咽痛，头昏，太阳穴痛，脉两关弦。

处方

桑叶10g　白僵蚕10g　茅芦根各10g　藁本15g　蝉蜕15g　板蓝根10g　生石膏（先煎）30g　柴胡10g　葛根15g　黑玄参10g　夏枯草10g　白芷10g　菊花15g　生地10g　川芎10g　天麻10g　法半夏10g　焦三仙各30g　黄芩10g　莲子心5g

水煎服7剂，每剂煎2次，每日服2次。

七诊　1991年1月26日

血压右侧128/76mmHg，左侧110/70mmHg，头晕，两胁胀，脉时盛。

处方

生石膏（先煎）30g　柴胡10g　莲子心5g　藁本15g　白芷10g　天麻10g　夏枯草10g　川芎10g　黄芩10g　板蓝根10g　焦三仙各30g　蝉蜕15g　葛根15g　菊花15g　清半夏10g

水煎服7剂，每剂煎2次，每日服2次。

八诊　1991年2月2日

血压右侧136/96mmHg，左侧134/94mmHg，外感，干咳。

处方

桑叶10g　蝉蜕15g　杏仁15g　瓜蒌15g　金银花15g　板蓝根15g　石斛

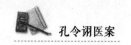

15g 芦根 10g 清半夏 10g 生甘草 3g 菊花 15g 钩藤（后下）15g 藁本 15g 辛夷（包煎）15g 石膏（先煎）30g 薄荷（后下）5g 黄芩 10g 炒苍耳 10g 白僵蚕 10g

水煎服 7 剂，每剂煎 2 次，每日服 2 次。

九诊 1991 年 2 月 9 日

高血压，血压右侧 118/70mmHg，左侧 128/78mmHg。

处方

黄芩 10g 炒苍耳 10g 蝉蜕 10g 瓜蒌 15g 金银花 15g 白僵蚕 10g 板蓝根 15g 清半夏 10g 菊花 15g 钩藤（后下）15g 辛夷（包煎）15g 藁本 15g 生甘草 3g 生石膏（先煎）30g 焦三仙各 30g

水煎服 7 剂，每剂煎 2 次，每日服 2 次。

十诊 1991 年 2 月 23 日

头晕，血压右侧 122/76mmHg，左侧 125/77mmHg。

处方

生石决明（先煎）30g 黄芩 10g 菊花 15g 龙胆草 10g 生地 15g 花粉 10g 麦门冬 10g 板蓝根 10g 白芍 15g 葛根 15g 藁本 15g 丹参 15g 川芎 10g 炒枣仁 15g 鸡内金 15g

水煎服 7 剂，每剂煎 2 次，每日服 2 次。

十一诊 1991 年 3 月 2 日

高血压。舌苔腻，脉滑数带弦。

处方

藿香 15g 白扁豆 10g 滑石（包煎）15g 枯黄芩 15g 炒薏苡仁 15g 清半夏 10g 厚朴 10g 夏枯草 15g 焦三仙各 45g 陈皮 10g 炒苍术 10g 藁本 10g 辛夷（包煎）10g 炒枣仁 15g 川芎 10g 菊花 15g 代赭石（先煎）15g 龙胆草 10g

水煎服 7 剂，每剂煎 2 次，每日服 2 次。

十二诊 1991 年 3 月 9 日

高血压。

处方

藿香 15g 荷叶 10g 砂仁（后下）5g 滑石 15g 旋覆花（包煎）15g 清半夏 15g 夏枯草 15g 菊花 15g 川芎 10g 白僵蚕 10g 葛根 15g 龙胆草

10g 厚朴 15g 焦三仙各 30g 陈皮 10g 黄芩 10g

水煎服 7 剂，每剂煎 2 次，每日服 2 次。

十三诊 1991 年 3 月 9 日

高血压。血压 120/80mmHg。

处方

十二诊处方加入蝉蜕 10g、桑叶 10g。

水煎服 7 剂，每剂煎 2 次，每日服 2 次。

十四诊 1991 年 3 月 16 日

高血压。

处方

十二诊处方去滑石、旋覆花，加入蝉蜕 10g、桑叶 10g。

水煎服 7 剂，每剂煎 2 次，每日服 2 次。

十五诊 1991 年 7 月 6 日

高血压，肝阳上盛。

处方

生石决明（先煎）30g 生地 30g 萆薢 15g 枯黄芩 10g 生石膏（先煎）30g 麦门冬 15g 菊花 15g 藁本 10g 青竹茹 15g 金银花 15g 炒薏苡仁 15g 白僵蚕 10g 盐知柏各 10g 炒枣仁 15g 夏枯草 15g 竹叶 10g

水煎服 7 剂，每剂煎 2 次，每日服 2 次。

十六诊 1991 年 7 月 12 日

高血压，血压 140/98mmHg。

处方

十五诊处方去炒枣仁加入黄芩 10g。

水煎服 7 剂，每剂煎 2 次，每日服 2 次。

十七诊 1991 年 7 月 20 日

舌苔白腻，暑湿内盛。

处方

佩兰 15g 薄荷（后下）5g 菊花 20g 黄芩 10g 清半夏 15g 滑石（包煎）15g 连翘 15g 荷叶 10g 甘草 3g 前胡 10g 金银花 15g 芦根 10g 牛蒡子 10g 藿香 10g 藁本 10g 竹叶 10g 杏仁 10g 白僵蚕 10g 砂仁（后下）5g 龙胆草 5g

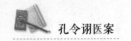

水煎服 5 剂，每剂煎 2 次，每日服 2 次。

十八诊　1991 年 7 月 27 日

高血压，暑热外感。

处方

佩兰 15g　杏仁 15g　荷叶 10g　藁本 10g　藿香 10g　连翘 15g　黄芩 10g　龙胆草 5g　滑石（包煎）15g　菊花 20g　砂仁（后下）10g　前胡 10g　金银花 15g　清半夏 10g　白芍 15g　辛夷（包煎）10g　薏苡仁 15g　大腹皮 10g

水煎服 5 剂，每剂煎 2 次，每日服 2 次。

十九诊　1991 年 8 月 3 日

处方

十八诊处方去前胡、藁本、龙胆草。

水煎服 7 剂，每剂煎 2 次，每日服 2 次。

二十诊　1991 年 8 月 10 日

高血压，血压 156/106mmHg。

处方

生石膏（先煎）30g　夏枯草 10g　藿香 15g　连翘 15g　白菊花 15g　清半夏 10g　滑石（包煎）15g　砂仁（后下）5g　怀牛膝 10g　生白芍 15g　淡竹叶 15g　延胡索 10g　焦三仙各 30g　珍珠粉（冲）2 瓶　黄芩 10g

水煎服 7 剂，每剂煎 2 次，每日服 2 次。

二十一诊　1991 年 8 月 17 日

口苦，眠差，头疼，食欲可。脉沉弦。为湿热中阻，拟安神。

处方

生石膏（先煎）30g　佩兰 10g　清半夏 10g　苍术 10g　淡竹叶 10g　滑石（包煎）10g　黄连 10g　柴胡 10g　连翘 15g　白蔻 10g　薏苡仁 15g　玄参 10g　荷叶 10g　草薢 15g　盐黄柏 10g　橘核 10g　延胡索 10g　鸡内金 10g

水煎服 7 剂，每剂煎 2 次，每日服 2 次。

二十二诊　1991 年 9 月 28 日

处方

金银花 15g　白僵蚕 10g　厚朴 10g　陈皮 10g　茯苓 25g　黄芩 10g　清半夏 10g　滑石（包煎）10g　菊花 20g　枣仁 15g　桑叶 15g　白扁豆 10g　竹叶 10g　枳壳 10g　焦三仙各 45g　牛黄清心丸（和入）1 丸

水煎服 7 剂，每剂煎 2 次，每日服 2 次。

二十三诊　1991 年 10 月 5 日

处方

佩兰 10g　菊花 15g　夏枯草 10g　炒枳壳 10g　陈皮 10g　黄芩 15g　清半夏 10g　天麦冬各 10g　砂仁（后下）5g　荷叶 10g　白茯苓 15g　藁本 10g　鸡内金 10g　苏梗 10g　西洋参（另煎）2g　钩藤（后下）10g　丹参 10g　羚羊粉（冲）0.3g　珍珠粉（冲）1 支　川芎 10g　白僵蚕 10g

水煎服 7 剂，每剂煎 2 次，每日服 2 次。

二十四诊　1991 年 10 月 19 日

高血压。

处方

二十三诊处方去炒枳壳、砂仁、荷叶、钩藤。

水煎服 7 剂，每剂煎 2 次，每日服 2 次。

二十五诊　1991 年 11 月 11 日

处方

生石膏（先煎）30g　清半夏 15g　竹叶 10g　甘草 5g　知母 10g　西洋参（另煎）2g　芦根 10g　佩兰 10g　黄芩 10g　麦门冬 15g　菊花 15g　焦三仙各 30g　桃杏仁各 10g　浙贝母 10g　桑白皮 10g　地骨皮 10g

水煎服 5 剂，每剂煎 2 次，每日服 2 次。

二十六诊　1991 年 11 月 16 日

处方

生牡蛎（先煎）30g　桑叶 15g　瓜蒌 25g　青黛（包煎）10g　白菊花 15g　杏仁 15g　芦根 15g　桑寄生 10g　白僵蚕 10g　川贝母（冲）10g　金银花 15g　杜仲 10g　黄芩 10g　荷叶 10g　炒稻麦芽各 15g

水煎服 7 剂，每剂煎 2 次，每日服 2 次。

二十七诊　1991 年 11 月 23 日

处方

西洋参（另煎）2g　淡竹叶 10g　生地 30g　天花粉 10g　生石膏（先煎）30g　清半夏 10g　麦门冬 10g　金银花 15g　萆薢 20g　夏枯草 15g　炒枣仁 25g　珍珠母（先煎）30g

水煎服 7 剂，每剂煎 2 次，每日服 2 次。

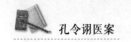

二十八诊 1991 年 11 月 30 日

处方

桑叶 10g　菊花 15g　麦冬 10g　杏仁 10g　川贝母（冲）5g　半夏 10g　黄精 15g　钩藤（后下）10g　瓜蒌皮 10g　砂仁（后下）5g　炒枣仁 15g　西洋参（另煎）2g　金银花 15g

水煎服 7 剂，每剂煎 2 次，每日服 2 次。

二十九诊 1992 年 1 月 16 日

耳鸣目胀，腹酸重，易急，倦怠半年，肝经湿热为主，予清化。

处方

炙磁石（先煎）15g　旋覆花（包煎）15g　白菊花 15g　萆薢 15g　龙胆草 15g　车前子（包煎）15g　赤芍 15g　茯苓 30g　桑寄生 15g　川牛膝 15g　草决明 30g　白僵蚕 15g　白蒺藜 15g　生石决（先煎）50g　羚羊粉（冲）2 支

水煎服 5 剂，每剂煎 2 次，每日服 2 次。

三十诊 1992 年 2 月 15 日

失眠，便秘，腹痛，舌上苔厚。血压 136/96mmHg，脉右尺盛。

处方

知母 10g　钩藤（后下）10g　白芍 10g　夏枯草 10g　盐黄柏 10g　枳壳 10g　延胡索 10g　草决明 25g　菊花 15g　蝉蜕 10g　厚朴 10g　羚羊粉（冲）1 支　鸡内金 15g　炒枣仁 20g

水煎服 7 剂，每剂煎 2 次，每日服 2 次。

三十一诊 1992 年 2 月 21 日

处方

生牡蛎（先煎）30g　清半夏 10g　砂仁（后下）5g　藁本 10g　炒枳实 10g　陈皮 10g　玉竹 15g　川芎 10g　青竹茹 10g　藿香梗 10g　菊花 10g　白芍 10g　炒枣仁 20g　柴胡 10g　羚羊粉（冲）1 支

水煎服 7 剂，每剂煎 2 次，每日服 2 次。

三十二诊 1992 年 2 月 24 日

高血压。

处方

生牡蛎（先煎）30g　钩藤（后下）15g　白芍 10g　夏枯草 10g　地骨皮

10g　枳壳 10g　厚朴 10g　草决明 25g　菊花 15g　蝉蜕 10g　漏芦 10g　羚羊粉（冲）1 支　鸡内金 15g　炒枣仁 20g

水煎服 7 剂，每剂煎 2 次，每日服 2 次。

三十三诊　1992 年 3 月 7 日

处方

生牡蛎（先煎）30g　清半夏 10g　砂仁（后下）5g　藁本 10g　炒枳实 10g　陈皮 10g　玉竹 15g　川芎 10g　青竹茹 10g　大腹皮 10g　菊花 10g　羌活 10g　炒枣仁 10g　柴胡 10g　羚羊粉（冲）1 支

水煎服 7 剂，每剂煎 2 次，每日服 2 次。

三十四诊　1992 年 6 月 6 日

处方

生地 30g　菊花 10g　五味子 10g　牛膝 10g　荷叶 10g　杏仁 10g　黄芩 10g　枳壳 10g　茯苓 10g　远志 10g　羚羊粉（冲）1 支　珍珠粉（冲）1 支

水煎服 7 剂，每剂煎 2 次，每日服 2 次。

三十五诊　1992 年 8 月 2 日

高血压，血压 130/96mmHg。

处方

桑寄生 10g　杭菊花 15g　珍珠母（先煎）30g　夜交藤 30g　怀牛膝 15g　盐知柏各 10g　酒白芍 15g　西洋参（另煎）2g　炒杜仲 10g　夏枯草 15g　萆薢 15g　泽泻 15g　莲子心 5g　焦山楂 15g　羚羊粉（冲）1 支

水煎服 7 剂，每剂煎 2 次，每日服 2 次。

三十六诊　1992 年 8 月 15 日

高血压，血压 138/98mmHg。

处方

桑寄生 10g　杭菊花 15g　生牡蛎（先煎）30g　夜交藤 30g　怀牛膝 15g　盐知柏各 10g　酒杭芍 15g　西洋参（另煎）2g　炒杜仲 10g　夏枯草 15g　萆薢 15g　泽泻 15g　莲子心 3g　焦山楂 15g　羚羊粉（冲）1 支

水煎服 3 剂，每剂煎 2 次，每日服 2 次。

三十七诊　1993 年 1 月 21 日

症减未清。

处方

旋覆花（包煎）15g　白菊花 15g　龙胆草 15g　赤芍 15g　泽泻 15g　桑寄

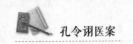

生 15g　川牛膝 15g　草决明 20g　白僵蚕 15g　生石决明（先煎）50g　土茯苓 30g　木瓜 10g　防己 10g　石斛 15g　羚羊粉（冲）2 支　川芎 10g　藁本 15g

水煎服 5 剂，每剂煎 2 次，每日服 2 次。

三十八诊　1993 年 1 月 27 日

咽痛重，阳明脉盛。

处方

生石膏（先煎）30g　淡竹叶 15g　茅芦根各 10g　白僵蚕 10g　蝉蜕 15g　连翘 15g　紫花地丁 15g　金银花 15g　生甘草 5g　生地 30g　玄参 15g　山豆根 10g　焦三仙各 30g

水煎服 3 剂，每剂煎 2 次，每日服 2 次。

三十九诊　1993 年 3 月 13 日

处方

大腹皮 15g　枳实 10g　清半夏 15g　陈皮 10g　白茯苓 30g　郁金 10g　泽泻 15g　焦山楂 15g　红花 10g　炙鸡内金 15g　草决明 15g　菊花 15g　黄芩 15g　荷叶 10g

水煎服 7 剂，每剂煎 2 次，每日服 2 次。

四十诊　1993 年 3 月 20 日

舌净，脉关上弦滑，偏头痛，倦怠。

处方

生地 30g　白芍 10g　菊花 15g　夏枯草 10g　川芎 10g　白僵蚕 10g　枸杞子 15g　牛膝 10g　藁本 10g　荷叶 10g　黄芩 15g　槟榔片 15g　草决明 15g　焦山楂 10g　全蝎 3g

水煎服 7 剂，每剂煎 2 次，每日服 2 次。

四十一诊　1993 年 6 月 19 日

胃脘痛，易汗。治以清暑平肝。

处方

藿梗 15g　陈皮 10g　苏梗 10g　白茯苓 30g　清半夏 15g　厚朴 10g　炒苍术 10g　大腹皮 10g　砂仁（后下）5g　生白芍 15g　炒黄芩 10g　夏枯草 10g　延胡索 10g

水煎服 3 剂，每剂煎 2 次，每日服 2 次。

四十二诊　1993 年 6 月 22 日

处方

桑寄生 15g　川牛膝 15g　夏枯草 15g　炒杜仲 15g　藁本 15g　枳壳 15g　厚朴 15g　炒苍术 15g　陈皮 10g　白茯苓 30g　菊花 15g　藿香 15g　荷叶 15g　山药 15g

水煎服 3 剂，每剂煎 2 次，每日服 2 次。

李某　男　成人　1990 年 11 月 26 日

处方

生石膏（先煎）30g　柴胡 10g　漏芦 10g　蒲公英 25g　炒枳壳 10g　紫花地丁 20g　金银花 15g　白芷 10g　生甘草 10g　赤芍 15g　浙贝母 10g　花粉 10g　炙乳没各 10g　甲珠 10g

水煎服 3 剂，每剂煎 2 次，每日服 2 次。

生鹿角　研粉外敷。

如意金黄散　5 袋外用。

二诊　1990 年 11 月 30 日

处方

柴胡 10g　蒲公英 25g　紫花地丁 25g　金银花 25g　白芷 10g　浙贝母 10g　炙乳没各 10g　漏芦 15g　枳壳 10g　生石膏（先煎）30g　天花粉 15g　当归 15g　生甘草 10g　赤芍 15g　夏枯草 15g

水煎服 3 剂，每剂煎 2 次，每日服 2 次。

三诊　1990 年 11 月 22 日

头晕头痛，舌苔薄黄，口苦，舌尖红赤。治以清心肝为主。

处方

生石膏（先煎）30g　黄芩 10g　菊花 15g　生牡蛎（先煎）30g　赤芍 10g　夏枯草 10g　生地 15g　茅根 15g　蒺藜 15g　炒枳壳 15g　瓜蒌 30g　清半夏 15g　藕节 10g　琥珀粉（冲）2g

水煎服 7 剂，每剂煎 2 次，每日服 2 次。

四诊　1990 年 11 月 29 日

胸闷，头晕好转，仍以上方化裁。

处方

三诊处方加入柴胡 10g。

水煎服 7 剂，每剂煎 2 次，每日服 2 次。

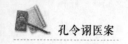

五诊　1991 年 1 月 24 日

处方

生牡蛎（先煎）30g　夏枯草 15g　代赭石（先煎）15g　桑枝 10g　陈皮 10g　清半夏 15g　炒枳壳 10g　竹茹 15g　川连 10g　菊花 15g　石菖蒲 10g　川芎 10g　柏子仁 15g　远志 10g　磁石 10g　桃仁 10g

水煎服 6 剂，每剂煎 2 次，每日服 2 次。

六诊　1991 年 1 月 28 日

处方

生石决明（先煎）30g　杭菊花 15g　代赭石（先煎）10g　旋覆花（包煎）15g　钩藤（后下）15g　白茯苓 15g　清半夏 15g　陈皮 10g　白僵蚕 10g　川芎 10g　全瓜蒌 25g　天花粉 10g

水煎服 7 剂，每剂煎 2 次，每日服 2 次。

七诊　1991 年 3 月 18 日

处方

藿梗 15g　佩兰叶 10g　竹沥水 1 瓶　炒枳壳 15g　清半夏 15g　陈皮 10g　川连 10g　萆薢 15g　菊花 15g　代赭石（先煎）15g　羚羊粉（冲）1 支　白僵蚕 10g　川芎 5g

水煎服 5 剂，每剂煎 2 次，每日服 2 次。

八诊　1991 年 3 月 21 日

处方

生石决明（先煎）30g　杭菊花 15g　代赭石（先煎）10g　旋覆花（包煎）15g　钩藤（后下）15g　白茯苓 15g　竹沥水 1 瓶　清半夏 10g　陈皮 10g　白僵蚕 10g　川芎 10g　羚羊粉 1 支

水煎服 7 剂，每剂煎 2 次，每日服 2 次。

九诊　1991 年 4 月 4 日

处方

生石决明（先煎）30g　菊花 15g　钩藤（后下）15g　炒杜仲 5g　怀牛膝 15g　白僵蚕 15g　川芎 10g　川楝子 5g　清半夏 10g　猪苓 10g　炒栀子 10g　辛夷（包煎）10g　蝉蜕 15g

水煎服 7 剂，每剂煎 2 次，每日服 2 次。

十诊　1991 年 4 月 11 日

脉象略呈细弦，舌上苔干，略黄腻。

处方

生石决明（先煎）30g　菊花 15g　钩藤（后下）15g　炒杜仲 5g　川牛膝 15g　白僵蚕 15g　川芎 10g　川楝子 5g　清半夏 10g　白茯苓 10g　炒栀子 10g　辛夷（包煎）10g　蝉蜕 15g　佩兰 10g　羚羊粉 1 支　竹沥水 1 瓶

水煎服 7 剂，每剂煎 2 次，每日服 2 次。

十一诊　1991 年 4 月 18 日

处方

十诊处方去蝉蜕、白茯苓、川楝子加入白芍 15g、柴胡 10g。

水煎服 7 剂，每剂煎 2 次，每日服 2 次。

十二诊　1991 年 4 月 25 日

舌苔渐化，脉柔和。

处方

生石决明（先煎）30g　生牡蛎（先煎）30g　桑寄生 10g　钩藤（后下）15g　白菊花 15g　怀牛膝 10g　炒杜仲 10g　清半夏 10g　白茯苓 15g　陈皮 10g　荷叶 10g　辛夷（包煎）10g　川芎 10g　黄芩 10g

水煎服 7 剂，每剂煎 2 次，每日服 2 次。

十三诊　1991 年 9 月 19 日

舌苔略黄腻，舌质略红。

处方

佩兰 10g　连翘 15g　生龙牡各 15g　陈皮 10g　清半夏 10g　茯苓 15g　炒枣仁 15g　砂仁（后下）5g　生地 15g　菊花 15g　金银花 25g　枸杞子 15g　荷叶 10g　柴胡 10g　茵陈 15g

水煎服 7 剂，每剂煎 2 次，每日服 2 次。

十四诊　1991 年 11 月 7 日

舌上苔尚黄腻，脉弦滑小数，从清热着手。

处方

青蒿 10g　黄芩 15g　枳实 15g　竹茹 15g　半夏 15g　陈皮 15g　郁金 15g　茯苓 25g　佩兰 10g　荷叶 10g　滑石（先煎）10g　板蓝根 10g　柴胡 10g　龙胆草 10g

水煎服 7 剂，每剂煎 2 次，每日服 2 次。

吕某　男　70 岁　1990 年 9 月 20 日

二次中风后，行动不良，便泄欲急，喜怒失于节制，头晕舌滑，脉右关滑

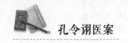

盛，左沉内伏。苔化，平瘀息风。

处方

生石决明（先煎）30g　白僵蚕 10g　杭菊花 15g　石菖蒲 10g　郁金 10g　清半夏 15g　陈皮 10g　炒苍术 15g　威灵仙 10g　秦艽 15g　泽泻 15g　砂仁（后下）5g　钩藤 10g　川芎 10g

水煎服 7 剂，每剂煎 2 次，每日服 2 次。

李某　男　57 岁　1991 年 6 月 6 日

宿疾高血压，胃脘部不适，如饥感，舌苔白腻，舌胖大，舌质黯，脉滑。

处方

佩兰 15g　滑石 10g　桑枝 10g　红花 10g　白扁豆 10g　丹参 15g　薏苡仁 15g　苍术 15g　泽泻 10g　陈皮 10g　川芎 10g　枳壳 10g　莲子 15g

水煎服 7 剂，每剂煎 2 次，每日服 2 次。

二诊　1991 年 6 月 19 日

胸闷如饥感，舌黯苔滑，邪阻络瘀。

处方

一诊处方加入荷叶 10g、茯苓皮 15g。

水煎服 7 剂，每剂煎 2 次，每日服 2 次。

三诊　1991 年 6 月 27 日

舌黯苔滑，脉沉而弦。

处方

一诊处方加入石菖蒲 10g、党参 10g。

水煎服 7 剂，每剂煎 2 次，每日服 2 次。

四诊　1991 年 7 月 4 日

脉沉，舌体胖大。

处方

党参 15g　莲子 15g　白术 10g　枳壳 10g　砂仁（后下）5g　炒枣仁 15g　藿香 15g　陈皮 10g　清半夏 10g　厚朴 10g　荷叶 10g　桃仁 10g　红花 5g

水煎服 7 剂，每剂煎 2 次，每日服 2 次。

五诊　1991 年 7 月 18 日

处方

四诊处方加入佛手 10g、怀山药 30g、扁豆 10g。

水煎服 7 剂，每剂煎 2 次，每日服 2 次。

孔某 女 成人 1991 年 3 月 21 日

处方

黄芩 10g 板蓝根 15g 白扁豆 10g 钩藤（后下）15g 杭菊花 15g 土茯苓 20g 龙胆草 10g 茯苓皮 15g 金银花 15g 葛根 15g 蝉蜕 15g 白僵蚕 10g 白芷 10g

水煎服 10 剂，每剂煎 2 次，每日服 2 次。

吕某 女 60 岁 1990 年 5 月 10 日

1990 年 5 月 8 日测血压 120/80mmHg，脉弦滑而数，舌苔厚稍黄。

处方

生石决明（先煎）30g 生白芍 20g 木瓜 10g 怀牛膝 15g 桑寄生 15g 川芎 10g 桃杏仁各 10g 丝瓜络 15g 清半夏 10g 焦白术 15g 滑石（包煎）15g 茯苓皮 15g 陈皮 10g 黄芩 10g 草薢 15g 山萸肉 15g 焦山楂 10g

水煎服 7 剂，每剂煎 2 次，每日服 2 次。

二诊 1990 年 5 月 17 日

血压 120/80mmHg，舌苔渐化，脉仍弦细滑数，杂象已减。

处方

同一诊处方。

水煎服 7 剂，每剂煎 2 次，每日服 2 次。

三诊 1990 年 5 月 24 日

处方

生石决明（先煎）30g 生赭石（先煎）15g 青竹茹 15g 木瓜 10g 怀牛膝 10g 桑寄生 15g 双钩藤（后下）10g 白茯苓 15g 清半夏 10g 杭菊花 15g 桃杏仁各 10g 全当归 15g 川芎 10g 焦山楂 10g

水煎服 7 剂，每剂煎 2 次，每日服 2 次。

四诊 1990 年 5 月 31 日

处方

三诊处方加入玉竹 10g、黄芩 10g。

水煎服 7 剂，每剂煎 2 次，每日服 2 次。

五诊 1990 年 6 月 7 日

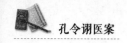

处方

生石决明（先煎）30g　生赭石（先煎）15g　钩藤（后下）15g　白僵蚕10g　川芎10g　黄芩10g　菊花15g　龙胆草10g　白蒺藜10g　柴胡10g　甘草5g　金银花20g　牛膝15g　枳壳15g

水煎服7剂，每剂煎2次，每日服2次。

六诊　1990年6月28日

两颊微肿，牵及两耳疼痛。舌质黯，两脉滑数。（此病例有特点）

处方

黄芩10g　枳实10g　柴胡10g　龙胆草5g　金银花15g　浙贝母10g　萆薢15g　清半夏15g　蒲公英25g　枯草15g　菊花15g　白僵蚕15g　生石膏（先煎）30g　白芷20g

水煎服7剂，每剂煎2次，每日服2次。

七诊　1990年7月5日

处方

六诊处方去浙贝母加入陈皮10g。

水煎服7剂，每剂煎2次，每日服2次。

八诊　1990年7月12日

血压150/80mmHg，便次增多，近日降压药减为2片/日。

处方

六诊处方去蒲公英、浙贝母，加入白芍20g、陈皮10g、川芎10g、肥知母10g、五味子3g、夏枯草15g。

水煎服7剂，每剂煎2次，每日服2次。

九诊　1990年7月19日

处方

枳实10g　清半夏15g　黄连10g　茯苓10g　藿香15g　滑石（包煎）15g　萆薢15g　赤石脂15g　菊花15g　桑寄生15g　生石膏（先煎）30g　钩藤（后下）15g　炒枣仁15g　萱草10g

水煎服7剂，每剂煎2次，每日服2次。

十诊　1990年7月26日

血压140/80mmHg。

处方

九诊处方去赤石脂加入炒稻麦芽各15g。

水煎服7剂，每剂煎2次，每日服2次。

十一诊 1990年8月2日

中风后遗症。

处方

九诊处方去赤石脂加入炒稻麦芽各15g、牛膝15g、白芍15g。

水煎服7剂，每剂煎2次，每日服2次。

十二诊 1990年8月13日

血压165/90mmHg，大便1日2次，略有干咳。

处方

桑寄生15g 钩藤（后下）15g 川牛膝15g 夏枯草10g 菊花15g 天麻15g 桃杏仁各10g 夜交藤30g 炒麦稻芽各15g 大腹皮10g 木瓜10g 黄芩10g 荷叶15g

水煎服7剂，每剂煎2次，每日服2次。

十三诊 1990年8月23日

处方

枳实10g 清半夏15g 黄连10g 茯苓15g 草薢15g 菊花15g 桑寄生15g 生石膏（先煎）30g 钩藤（后下）15g 炒枣仁15g 炒稻麦芽各15g 夜交藤15g

水煎服7剂，每剂煎2次，每日服2次。

十四诊 1990年8月30日

血压160/90mmHg，舌苔稍厚，脉仍弦。

处方

枳实10g 清半夏15g 黄连10g 茯苓15g 菊花15g 桑寄生15g 生石膏（先煎）30g 萱草10g 生牡蛎（先煎）30g 焦山楂15g 夏枯草15g 旋覆花（包煎）15g 代赭石（先煎）15g

水煎服7剂，每剂煎2次，每日服2次。

十五诊 1990年10月4日

血压又趋平稳，血压160/90mmHg，脉弦滑之象尤著，舌苔厚。

处方

黄芩10g 地骨皮10g 桃杏仁各10g 白僵蚕10g 菊花15g 清半夏10g 夏枯草15g 石斛15g 莱菔子15g 麦门冬15g 白芍20g 川牛膝15g 炒杜

145

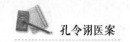
仲 10g　钩藤（后下）15g　焦山楂 10g　泽泻 10g

水煎服 7 剂，每剂煎 2 次，每日服 2 次。

十六诊　1990 年 10 月 11 日

血压 120/80mmHg，右脉稍盛，面孔较佳，舌苔略厚。

处方

黄芩 10g　地骨皮 10g　桃杏仁各 10g　菊花 20g　清半夏 10g　夏枯草 15g　石斛 15g　莱菔子 15g　麦门冬 15g　白芍 20g　川牛膝 15g　炒杜仲 15g　钩藤（后下）15g　焦山楂 10g　泽泻 10g　白僵蚕 10g

水煎服 7 剂，每剂煎 2 次，每日服 2 次。

十七诊　1990 年 10 月 25 日

处方

黄芩 10g　钩藤（后下）15g　菊花 15g　白僵蚕 10g　白芍 15g　生地 15g　桑寄生 15g　茯苓 20g　竹茹 20g　代赭石（先煎）15g　清半夏 15g　桑枝 15g　秦艽 10g　威灵仙 15g

水煎服 7 剂，每剂煎 2 次，每日服 2 次。

十八诊　1990 年 11 月 1 日

血压 170/100mmHg，舌苔稍薄黄。

处方

生石决明（先煎）50g　珍珠母（先煎）30g　钩藤（后下）15g　代赭石（先煎）15g　清半夏 15g　菊花 10g　黄芩 10g　川牛膝 15g　滑石（包煎）10g　地龙 10g　鸡内金 10g　焦山楂 15g　蝉蜕 15g　旋覆花（包煎）15g

水煎服 7 剂，每剂煎 2 次，每日服 2 次。

十九诊　1990 年 11 月 8 日

舌苔厚，血压平稳，腰痛已缓解，少眠，但自感佳，脉象左侧尚属弦盛。

处方

生石决明（先煎）50g　珍珠母（先煎）30g　钩藤（后下）15g　代赭石（先煎）15g　旋覆花（包煎）15g　清半夏 15g　菊花 15g　黄芩 10g　川牛膝 15g　滑石（包煎）10g　地龙 10g　鸡内金 10g　焦山楂 15g　蝉蜕 15g　生白芍 20g　木瓜 10g

水煎服 7 剂，每剂煎 2 次，每日服 2 次。

二十诊　1990 年 11 月 15 日

外感好转，咽痛声哑，脉弦，时发热，无身痛，上焦风热之邪，当从清疏。

处方

桑叶 10g　薄荷（后下）5g　菊花 15g　连翘 15g　芦根 15g　竹叶 15g　甘草 3g　佩兰 15g　钩藤（后下）15g　蝉蜕 15g　前胡 10g　生地 15g　麦冬 15g　白僵蚕 10g

水煎服 7 剂，每剂煎 2 次，每日服 2 次。

二十一诊　1990 年 11 月 22 日

两寸及关脉滑而弦，舌苔薄黄。拟清心肝两经。

处方

黄芩 10g　白芍 15g　菊花 15g　钩藤（后下）15g　竹叶 15g　灯芯草 2g　半夏 10g　藿香 15g　白扁豆 10g　砂仁（后下）3g　栀子 10g　夏枯草 15g　石决明（先煎）30g

水煎服 7 剂，每剂煎 2 次，每日服 2 次。

二十二诊　1990 年 11 月 29 日

血压 140/90mmHg。脉滑弦略细，关盛尚好。加重柔肝。

处方

黄芩 10g　白芍 25g　菊花 15g　钩藤（后下）15g　夏枯草 15g　石决明（先煎）30g　竹叶 15g　灯芯草 2g　半夏 10g　藿香 15g　白扁豆 10g　砂仁（后下）3g　栀子 10g

水煎服 7 剂，每剂煎 2 次，每日服 2 次。

二十三诊　1990 年 12 月 6 日

血压 160/90mmHg。

处方

二十二诊处方去砂仁加白蔻 10g、炒稻麦芽各 15g、炒杏仁 10g。

水煎服 7 剂，每剂煎 2 次，每日服 2 次。

二十四诊　1990 年 12 月 13 日

舌苔薄黄质滑，脉沉细，关略弦，血压 140/95mmHg。

处方

生石决明（先煎）30g　生牡蛎（先煎）30g　菊花 15g　夏枯草 15g　桑寄生 15g　淡竹叶 15g　清半夏 15g　藿香 15g　钩藤（后下）15g　夜交藤 30g　焦三仙各 30g　五味子 3g

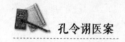

水煎服 7 剂，每剂煎 2 次，每日服 2 次。

二十五诊 1990 年 12 月 20 日

两关脉盛，舌苔薄黄，血压 120/80mmHg。

处方

二十四诊处方加入生白芍 15g、玉竹 10g。

水煎服 7 剂，每剂煎 2 次，每日服 2 次。

二十六诊 1990 年 12 月 27 日

血压平稳。

处方

二十四诊处方加入黄芩 10g。

水煎服 14 剂，每剂煎 2 次，每日服 2 次。

二十七诊 1991 年 1 月 10 日

处方

二十四诊处方加入黄芩 10g、牛膝 15g、炒苍术 10g。

水煎服 14 剂，每剂煎 2 次，每日服 2 次。

二十八诊 1991 年 1 月 24 日

舌苔薄黄，脉弦而左关盛，牙痛。

处方

生石决明（先煎）30g　代赭石（先煎）15g　生牡蛎（先煎）30g　夏枯草 15g　黄芩 15g　辛夷（包煎）10g　菊花 10g　白芷 10g　金银花 15g　清半夏 10g　赤芍 15g　炙乳没各 10g　花粉 15g

水煎服 7 剂，每剂煎 2 次，每日服 2 次。

二十九诊 1991 年 1 月 31 日

舌苔黄腻，脉弦滑关盛。两清肝胃。

处方

生石决明（先煎）30g　珍珠母（先煎）15g　炙鳖甲（先煎）10g　肥知母 10g　菊花 15g　钩藤（后下）15g　生石膏（先煎）15g　金银花 15g　葛根 10g　龙胆草 5g

水煎服 7 剂，每剂煎 2 次，每日服 2 次。

三十诊 1991 年 3 月 7 日

血压 135/90mmHg，诸症渐缓解，舌苔薄黄。

处方

珍珠母（先煎）30g 代赭石（先煎）15g 夏枯草10g 菊花10g 茯苓皮10g 钩藤（后下）15g 炒栀子10g 肥知母10g 炒稻麦芽各10g 龙胆草5g 葛根10g 白僵蚕10g 紫花地丁15g 木瓜10g

水煎服7剂，每剂煎2次，每日服2次。

三十一诊 1991年3月21日

处方

炒栀子10g 生白芍15g 生牡蛎（先煎）30g 郁金10g 菊花10g 夏枯草10g 炒枳壳10g 焦三仙各30g 泽泻15g 白茯苓15g 青竹茹15g 金银花15g 葛根15g 白僵蚕10g

水煎服7剂，每剂煎2次，每日服2次。

三十二诊 1991年4月4日

处方

炒栀子10g 生白芍15g 生牡蛎（先煎）30g 郁金10g 菊花10g 夏枯草10g 炒枳壳10g 焦三仙各30g 泽泻15g 白茯苓15g 青竹茹15g 金银花15g 葛根15g 白僵蚕10g 炒薏苡仁15g

水煎服7剂，每剂煎2次，每日服2次。

三十三诊 1991年4月11日

自觉右腿剧痛，活动受限，脉弦细，血压平稳。风袭络脉，拟疏风通络以舒节。

处方

桑枝10g 木瓜15g 草薢15g 桑寄生15g 秦艽15g 羌活15g 牛膝15g 地龙10g 夏枯草10g 旋覆花（包煎）15g 杜仲10g 葛根10g 焦三仙各30g 苏合香丸2粒

水煎服7剂，每剂煎2次，每日服2次。

三十四诊 1991年4月25日

处方

三十三诊处方去苏合香丸加入茯苓20g、泽泻10g。

水煎服7剂，每剂煎2次，每日服2次。

三十五诊 1991年5月9日

近2周便次增多，舌苔薄黄，略腻，脉弦滑。

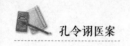
处方

霍香 15g　清半夏 10g　佩兰 10g　白蔻 10g　焦白术 15g　陈皮 10g　白芍 15g　泽泻 10g　龙胆草 5g　炒稻麦芽各 10g　合欢皮 10g　茯苓皮 15g

水煎服 7 剂，每剂煎 2 次，每日服 2 次。

三十六诊　1991 年 5 月 23 日

处方

三十五诊处方加入莲子 10g。

水煎服 7 剂，每剂煎 2 次，每日服 2 次。

三十七诊　1991 年 6 月 6 日

处方

三十五诊处方加入菊花 15g、钩藤（后下）15g、莲子 10g。

水煎服 7 剂，每剂煎 2 次，每日服 2 次。

三十八诊　1991 年 6 月 23 日

处方

生石决明（先煎）30g　旋覆花（包煎）15g　代赭石（先煎）10g　桑寄生 10g　桑枝 10g　丝瓜络 15g　秦艽 10g　全蝎 5g　菊花 15g　茯苓 15g　石斛 15g　清半夏 10g　桃仁 10g　石菖蒲 10g　山萸肉 5g　龙胆草 3g　生白芍 15g　木瓜 10g

水煎服 14 剂，每剂煎 2 次，每日服 2 次。

三十九诊　1991 年 11 月 7 日

脉细略右弦，舌上苔白，稍干。

处方

桑寄生 10g　菊花 15g　白僵蚕 10g　半夏 10g　枳壳 15g　白芍 15g　黄芩 10g　钩藤（后下）15g　茯苓 10g　陈皮 10g　玉竹 15g　山药 15g

水煎服 14 剂，每剂煎 2 次，每日服 2 次。

四十诊　1991 年 11 月 21 日

处方

桑寄生 10g　菊花 15g　杜仲 10g　牛膝 10g　僵蚕 10g　川芎 10g　茯苓 15g　白芍 15g　生地黄 15g　半夏 15g　黄芩 10g　枳壳 10g　玉竹 10g　山药 25g　砂仁（后下）5g

水煎服 14 剂，每剂煎 2 次，每日服 2 次。

四十二诊　1991 年 12 月 5 日

处方

同四十一诊处方。

水煎服 14 剂，每剂煎 2 次，每日服 2 次。

四十三诊　1992 年 1 月 9 日

近日睡眠较差，头右侧轻痛。

处方

四十二诊处方去白芍、玉竹、加入丹参 10g、当归 10g。

水煎服 14 剂，每剂煎 2 次，每日服 2 次。

穆某　男　50 岁　1990 年 10 月 1 日

舌苔白滑，脉左关尚盛，头昏，耳鸣改善。

处方

柴胡 10g　菊花 15g　白僵蚕 10g　黄芩 10g　炒苍耳 10g　蝉蜕 15g　白扁豆 10g　滑石 10g　生薏苡仁 30g　生石膏（先煎）30g　淡竹叶 10g　生甘草 5g　薄荷（后下）5g

水煎服 7 剂，每剂煎 2 次，每日服 2 次。

二诊　1990 年 10 月 25 日

耳鸣减轻，口苦，口干渴，嗜睡，阴气湿阻，均从上方化裁，去苍术、荷叶，加玉竹、桃仁、黄连。

处方

生石决明（先煎）30g　珍珠母（先煎）30g　生白芍 15g　清半夏 15g　木瓜 10g　炒苍耳 10g　菊花 15g　川牛膝 15g　炒薏苡仁 15g　盐知柏各 10g　晚蚕沙 15g　玉竹 15g　桃仁 15g　黄连 5g

水煎服 7 剂，每剂煎 2 次，每日服 2 次。

三诊　1990 年 11 月 8 日

身体自觉轻松，耳鸣仍著，头昏胸闷，舌苔白，舌质深。再从清肝化湿。

处方

黄芩 10g　柴胡 10g　清半夏 10g　菊花 15g　蝉蜕 15g　白扁豆 15g　滑石（包煎）15g　生薏苡仁 30g　郁金 15g　枳壳 10g　知母 10g　生石膏（先煎）30g　怀牛膝 15g　炒杜仲 10g　淡竹叶 15g　川芎 10g

水煎服 7 剂，每剂煎 2 次，每日服 2 次。

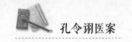

四诊 1990 年 11 月 15 日

处方

三诊处方去柴胡、生薏苡仁、蝉蜕，加入生赭石 15g、钩藤（后下）15g、夏枯草 15g。

水煎服 7 剂，每剂煎 2 次，每日服 2 次。

五诊 1990 年 11 月 22 日

舌赤，口干，口苦，舌苔薄，脉沉。肝阳易盛，仍以调肝凉肝调之。

处方

黄芩 10g　代赭石（先煎）15g　菊花 15g　半夏 15g　牛膝 10g　枯草 15g　钩藤（后下）15g　生石膏（先煎）30g　荷叶 10g　杜仲 10g　知母 10g　茯苓 15g　蒺藜 15g　石决明（先煎）30g

水煎服 7 剂，每剂煎 2 次，每日服 2 次。

六诊 1990 年 11 月 29 日

舌苔白厚，质略红，脉弦。拟从清热，再拟清理。

处方

川连 10g　枳实 10g　竹茹 15g　瓜蒌 30g　清半夏 15g　郁金 10g　陈皮 10g　荷叶 10g　砂仁（后下）5g　丹皮 10g　柴胡 10g　菊花 15g　苍耳子 15g　代赭石（先煎）15g　生石决明（先煎）30g　夏枯草 15g

水煎服 7 剂，每剂煎 2 次，每日服 2 次。

七诊 1990 年 12 月 6 日

血压突降，血压 130/80mmHg，头眩身疲，嗜睡，卧位为适，舌上少苔，脉沉。

处方

川连 10g　枳实 10g　竹茹 15g　瓜蒌 30g　清半夏 15g　郁金 10g　陈皮 10g　荷叶 10g　砂仁（后下）5g　丹皮 10g　柴胡 10g　菊花 15g　苍耳子 15g　代赭石（先煎）15g　生石决明（先煎）30g　夏枯草 15g　丹参 15g　党参 15g　五味子 10g

水煎服 7 剂，每剂煎 2 次，每日服 2 次。

八诊 1990 年 12 月 13 日

略有头疼，脉沉，声洪，阳动之象。

处方

生珍珠母（先煎）50g　生赭石（先煎）20g　夏枯草 15g　菊花 15g　枳

实 15g　清半夏 15g　全瓜蒌 30g　桂枝 5g　白僵蚕 10g　五味子 3g　焦山楂 15g　钩藤（后下）15g

水煎服 7 剂，每剂煎 2 次，每日服 2 次。

九诊　1990 年 12 月 20 日

血压 160/110mmHg，略有咽痛，头昏，脉沉，声稍重。

处方

八诊处方去五味子，加入桑叶 15g、桑寄生 15g、薄荷（后下）10g、茅芦根各 10g。

水煎服 7 剂，每剂煎 2 次，每日服 2 次。

刘某　女　成人　1991 年 9 月 11 日

高血压病，血压 120/90mmHg，头晕，脉细滑。

处方

枸杞子 12g　菊花 9g　生地 12g　黄精 12g　川芎 9g　炒决明子 30g　生杜仲 12g　桑寄生 30g　天麻 12g　车前草 30g　栀子 12g　牛膝 12g

水煎服 7 剂，每剂煎 2 次，每日服 2 次。

葛某　男　49 岁　1992 年 1 月 10 日

高血压。头昏不清，寐差，易怒，脉左弦滑，舌红苔腻。

处方

生石决明（先煎）30g　钩藤（后下）10g　茯苓 25g　石菖蒲 10g　生赭石 20g　桑寄生 10g　赤芍 10g　郁金 10g　清半夏 15g　菊花 15g　佩兰 10g　羚羊粉（冲）1 支　滑石（包煎）10g　黄芩 10g　白豆蔻 10g

水煎服 3～6 剂，每剂煎 2 次，每日服 2 次。

二诊　1992 年 1 月 20 日

高血压病。服药后，心悸，头目昏重渐去，舌上苔薄，脉右关盛显弦滑。

处方

一诊处方去郁金、滑石、白豆蔻加柏子仁 10g、女贞子 10g、陈皮 10g。

水煎服 3～6 剂，每剂煎 2 次，每日服 2 次。

三诊　1992 年 1 月 27 日

头晕，口苦，午后重，高血压病。脉两寸滑大而数。舌红苔腻。

处方

生龙骨（先煎）15g　桑寄生 10g　茯苓 25g　黄连 10g　生栀子 15g　菊花

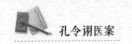

15g　赤芍 10g　炒枣仁 25g　清半夏 15g　莲子 15g　佩兰 10g　莲子 15g　石菖蒲 10g

水煎服 10 剂，每剂煎 2 次，每日服 2 次。

四诊　1992 年 3 月 2 日

血压 120/90mmHg，脉左关细弦带劲，寸稍盛。

处方

生龙骨（先煎）15g　牛膝 10g　茯苓 25g　黄芩 10g　生栀子 15g　白芍 10g　枸杞子 15g　炒枣仁 15g　清半夏 15g　杜仲 5g　佩兰 10g　丹参 10g　石菖蒲 10g　远志 10g　山药 15g

水煎服 10 剂，每剂煎 2 次，每日服 2 次。

五诊　1992 年 3 月 27 日

心悸，胸闷，舌红苔薄，脉细弦。

处方

生石决明（先煎）30g　黄芩 10g　萆薢 15g　瓜蒌 15g　山萸肉 10g　珍珠母（先煎）30g　牛膝 10g　泽泻 15g　半夏 10g　红花 10g　生白芍 10g　杜仲 10g　茯苓 15g　桃仁 10g　柏子仁 15g　琥珀粉（冲）2g

水煎服 10 剂，每剂煎 2 次，每日服 2 次。

张某　女　65 岁　1991 年 7 月 31 日

高血压，高血脂，泌尿系统感染。

处方

生石决明（先煎）30g　桑寄生 10g　云苓皮 10g　川牛膝 10g　旋覆花（包煎）15g　白菊花 15g　泽泻 15g　车前子（包煎）10g　代赭石（先煎）10g　生杭芍 15g　生地 30g　琥珀粉（冲）2g　清半夏 10g　盐知柏各 10g　粉丹皮 10g　羚羊粉（冲）1 支

水煎服 5 剂，每剂煎 2 次，每日服 2 次。

尹某　女　64 岁　1991 年 9 月 10 日

高血压、冠心病、糖尿病、胆石症。

处方

生石膏（先煎）30g　清半夏 15g　枳壳 15g　菊花 15g　萆薢 15g　全瓜蒌 25g　鸡内金 15g　牛膝 15g　佩兰 15g　川连 10g　麦冬 15g　生地 30g　黄芩 10g　川芎 10g　白僵蚕 10g

水煎服 7 剂，每剂煎 2 次，每日服 2 次。

于某 女 45 岁 1991 年 10 月 8 日

高血压病。

处方

生石决明（先煎）30g 清半夏 15g 白扁豆 10g 茯苓 15g 白菊花 15g
郁金 15g 黄芩 10g 佩兰 15g 夏枯草 10g 石菖蒲 10g 天麦冬各 10g 桑寄生 10g 川牛膝 10g 荷叶 10g 砂仁（后下）5g

水煎服 7~14 剂，每剂煎 2 次，每日服 2 次。

孔某 女 59 岁 1991 年 10 月 22 日

高血压病。

处方

桑叶 10g 菊花 15g 牛膝 10g 黄芩 15g 丹参 15g 枳壳 10g 荷叶 10g
陈皮 10g 茯苓 15g 浙贝母 15g 竹叶 10g 麦冬 15g 半夏 15g 瓜蒌 25g
夏枯草 10g

水煎服 10 剂，每剂煎 2 次，每日服 2 次。

二诊 1992 年 12 月 5 日

高血压病。

处方

桑枝 15g 桑寄生 15g 川牛膝 15g 秦艽 15g 防风 15g 葛根 15g 茯苓 15g 清半夏 15g 枳壳 15g 白芍 15g 菊花 15g 夏枯草 15g 焦三仙各 30g
西洋参（另煎）2g

水煎服 14 剂，每剂煎 2 次，每日服 2 次。

朱某 男 59 岁 1991 年 12 月 13 日

高血压、动脉硬化。舌红苔薄黄，中裂，脉细左关弦。

处方

桑寄生 10g 白菊花 15g 黄芩 10g 焦山楂 15g 川牛膝 15g 清半夏 15g
生地黄 25g 萆薢 15g 车前子（包煎）10g 夏枯草 15g 炒杜仲 10g 羚羊粉（冲）1 支 白芍 15g 荷叶 10g

水煎服 5~10 剂，每剂煎 2 次，每日服 2 次。

张某 女 43 岁 1991 年 12 月 12 日

高血压 20 余年，舒张压高，主动脉硬化，头胀痛，胸闷，舌苔黄腻，脉

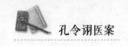

弦滑。

处方

黄芩 10g　菊花 15g　夏枯草 15g　泽泻 15g　当归 15g　佩兰 15g　滑石（包煎）15g　陈皮 10g　茯苓 15g　竹茹 15g　荷叶 15g　羚羊粉（冲）1 支

水煎服 7 剂，每剂煎 2 次，每日服 2 次。

二诊　1991 年 12 月 26 日

眩晕减轻。

处方

一诊处方加入红花 10g、白僵蚕 10g。

水煎服 14 剂，每剂煎 2 次，每日服 2 次。

贾某　女　1992 年 3 月 27 日

高血压，脉左寸沉。

处方

生石决明（先煎）30g　夏枯草 10g　天麦冬各 10g　地骨皮 10g　珍珠母（先煎）30g　竹叶 10g　桃杏仁各 10g　焦三仙各 30g　龙胆草 5g　清半夏 10g　白菊花 10g　焦山楂 10g　白芍 10g　炒枣仁 15g

水煎服 5 剂，每剂煎 2 次，每日服 2 次。

燕某　女　44 岁　1992 年 4 月 20 日

高血压眩晕，腹胀，午前著。

处方

桑寄生 10g　怀牛膝 10g　车前子（包煎）10g　生白芍 10g　夏枯草 10g　炒杜仲 10g　茯苓皮 10g　泽泻 10g　白菊花 10g　白僵蚕 10g　白蒺藜 10g　焦山楂 10g　黄芩 10g　滑石（包煎）10g

水煎服 5 剂，每剂煎 2 次，每日服 2 次。

支某　男　67 岁　1992 年 9 月 28 日

心悸，高血压，冠心病。

处方

黄连 10g　清半夏 15g　桂枝 10g　瓜蒌 25g　郁金 10g　陈皮 15g　枳壳 15g　桃仁 15g　藿香 15g　黄芩 10g　西洋参（另煎）2g　炒苍术（冲）2 支　琥珀粉（冲）2g

水煎服 10 剂，每剂煎 2 次，每日服 2 次。

张某　女　52 岁　1993 年 5 月 14 日

右侧面颊时有浮肿，血压高，行路时偶有步履不稳，舌中苔剥质红，脉左细右盛，肝阴不足，从清化柔肝舒络为法。

处方

旋覆花（包煎）15g　代赭石（先煎）15g　生白芍 15g　白菊花 15g　白茯苓 30g　生地 30g　桑寄生 15g　黄芩 10g　炒杜仲 10g　防己 10g　泽泻 15g　红花 15g　蝉蜕 10g　生黄芪 10g

水煎服 5 剂，每剂煎 2 次，每日服 2 次。

王某　女　40 岁　1992 年 7 月 23 日

高血压，眼底出血，子宫肌瘤，脉沉关细尺弱。

处方

生牡蛎（先煎）30g　夏枯草 15g　赤芍 10g　白菊花 15g　怀牛膝 15g　盐橘核 10g　丹皮 10g　乌药 10g　女贞子 10g　旱莲草 20g　萝藦 10g　炙乳没各 5g　焦山楂 10g　决明子 15g　生地 25g　石菖蒲 10g

水煎服 10 剂，每剂煎 2 次，每日服 2 次。

刘某　男　57 岁　1991 年 8 月 23 日

形体略丰，嗜酒少量，数月前突发本症，已往锦州医院 CT 证实脑梗死，左半身活动不利，诊治后可拄拐杖行走，既往无高血压史，寝纳二便正常，舌苔略厚，稍红，脉弦滑。中风，痰热积渐而成，再从开窍化痰通络化栓以调理之。

处方

桑枝 10g　威灵仙 15g　菊花 15g　红花 10g　草薢 15g　秦艽 15g　川牛膝 15g　竹茹 15g　葛根 15g　焦三仙各 30g　土鳖虫 15g　透骨草 10g　半夏 10g　天麻 10g　滑石（包煎）15g　桂枝 10g　珍珠母（先煎）30g　荷叶 10g　水蛭 10g　苏合香丸（和入）1 粒　牛黄清心丸（和入）1 粒

水煎服 10～20 剂，每剂煎 2 次，每日服 2 次。

二诊　1991 男 8 月 29 日

中风后，左侧肢体活动减弱。先以左小腿和左下臂为著，舌苔黄厚，脉大。

处方

桑枝 15g　秦艽 15g　生鳖甲（先煎）15g　土鳖虫 15g　川牛膝 15g　鸡血

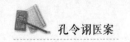

藤 30g　威灵仙 25g　清半夏 15g　透骨草 15g　盐黄柏 10g　生石膏（先煎）30g　滑石（包煎）10g　炒薏苡仁 25g　红花 10g　水蛭 10g　川芎 10g

水煎服 7 剂，每剂煎 2 次，每日服 2 次。

三诊　1991 年 9 月 5 日

舌上苔黄腻，质绛，左肢仍有肿胀无痛感，脉滑数。

处方

一诊处方去生鳖甲加入生山甲（先煎）15g、生牡蛎（先煎）30g、地龙 15g　大黄 10g、佩兰 10g、透骨草 15g

水煎服 7 剂，每剂煎 2 次，每日服 2 次。

毛某　男　81 岁　1991 年 11 月 23 日

中风后遗症。

处方

桑寄生 9g　杜仲 9g　牛膝 15g　木瓜 15g　当归 15g　天麻 9g　秦艽 15g　地龙 9　肉苁蓉 15g　知母 9g　乌药 9g　鸡内金 9g　钩藤（后下）9g　枸杞子 30g　枣仁 15g　菖蒲 4g　黄芪 15g　红花 9g

水煎服 15～20 剂，每剂煎 2 次，每日服 2 次。

二诊　1991 年 12 月 21 日

中风后。

处方

炒杜仲 10g　石菖蒲 10g　炒白术 10g　五灵脂 10g　清半夏 10g　郁金 10g　白茯苓 15g　桃杏仁各 10g　生白芍 10g　全当归 10g　伸筋草 10g　秦艽 10g　木瓜 10g　炙黄芪 30g　怀牛膝 10g　焦三仙各 30g

配用脑血康口服液 2 支

水煎服 10 剂，每剂煎 2 次，每日服 2 次。

孔某　女　50 岁　1991 年 11 月 15 日

处方

旋覆花（包煎）10g　黄芩 10g　陈皮 10g　桑寄生 10g　延胡索 10g　代赭石（先煎）10g　竹茹 15g　龙胆草 5g　杜仲 10g　枳实 10g　清半夏 10g　乌药 10g　荷叶 10g　牛膝 10g　白鲜皮 15g　知母 10g　当归 15g

水煎服 10 剂，每剂煎 2 次，每日服 2 次。

二诊　1991 年 11 月 25 日

中风先兆。

处方

黄芩 10g　菊花 15g　清半夏 15g　茯苓 15g　陈皮 10g　薏苡仁 15g　赤芍 10g　生白芍 15g　当归 15g　木瓜 10g　川芎 15g　白僵蚕 10g　泽泻 15g　天麻 10g　辛夷（包煎）10g　杏仁 15g　牛膝 15g　羚羊粉（后入）1.5g　珍珠粉（后入）3g

2 剂，前十七味药研为细粉，过 120 目筛，与后二粉混合，每服 2g，每日 2 次，蜂蜜 1 勺送服。

三诊　1992 年 3 月 23 日

处方

桑枝 10g　萆薢 15g　佩兰 10g　陈皮 10g　半夏 15g　荷叶 10g　砂仁（后下）5g　黄芩 15g　防己 10g　木瓜 10g　牛膝 15g　桃仁 15g　当归 15g　乌药 10g　知柏各 5g

水煎服 10 剂，每剂煎 2 次，每日服 2 次。

四诊　1992 年 5 月 12 日

处方

生牡蛎（先煎）30g　厚朴 10g　地骨皮 10g　肉苁蓉 10g　藿香 10g　茯苓 15g　白术 5g　盐知柏各 5g　当归 10g　清半夏 10g　砂仁（后下）3g　鸡内金 10g　萆薢 15g　申姜 10g　枸杞子 10g　丹参 10g　延胡索 5g

水煎服 10 剂，每剂煎 2 次，每日服 2 次。

五诊　1992 年 10 月 9 日

舌苔白滑，舌淡。

处方

桑寄生 10g　萆薢 15g　老苏梗 15g　川连 10g　草决明 30g　木瓜 10g　乌药 10g　清半夏 10g　炙鸡内金 15g　太子参 10g　防风 10g　秦艽 10g　生地 15g　白芷 10g　黄芩 10g

水煎服 10 剂，每剂煎 2 次，每日服 2 次。

六诊　1992 年 12 月 2 日

骨质增生。

处方

桑枝 10g　桑寄生 10g　萆薢 15g　秦艽 15g　土茯苓 30g　防风 15g　葛根

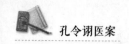

15g　炒苍术 15g　盐知柏各 10g　桃仁 15g　红花 10g　土鳖虫 10g　生山药 30g　延胡索 15g　白芍 15g　乌药 10g

水煎服 10 剂，每剂煎 2 次，每日服 2 次。

七诊　1993 年 2 月 20 日

牙疼，腹胀。肺肝脉盛。

处方

生石膏（先煎）25g　清半夏 15g　生地榆 20g　西洋参（另煎）3g　粉葛根 10g　白茯苓 25g　炙鸡内金 15g　全当归 15g　萆薢 15g　砂仁（后下）5g　焦三仙各 30g　紫花地丁 15g　香白芷 10g　玉竹 15g　补骨脂 15g　鸡血藤 25g　藿香 10g　荷叶 10g　菊花 10g　单包

水煎服 10 剂，每剂煎 2 次，每日服 2 次。

曹某　男　60 岁　1991 年 3 月 23 日

脑梗死后遗症。血压波动，咳减，余略同。

处方

生石决明（先煎）30g　珍珠母（先煎）30g　生白芍 15g　川芎 10g　菊花 15g　桑寄生 10g　清半夏 10g　钩藤（后下）15g　厚朴 10g　桃杏仁各 10g　石菖蒲 10g　红花 10g　郁金 10g　炒栀子 10g　威灵仙 15g　秦艽 10g

水煎服 5 剂，每剂煎 2 次，每日服 2 次。

二诊　1991 年 3 月 20 日

脑梗死后遗症。舌强，流涎，易呛，多痰咳，舌苔白厚稍腻，脉弦劲。

处方

一诊处方去威灵仙、秦艽，加入茯苓皮 15g、白僵蚕 10g。

水煎服 5 剂，每剂煎 2 次，每日服 2 次。

三诊　1991 年 3 月 28 日

处方

桑枝 10g　秦艽 10g　威灵仙 15g　石菖蒲 10g　川芎 10g　红花 10g　桑寄生 10g　菊花 15g　茯苓 15g　枳壳 10g　清半夏 15g　代赭石（先煎）15g　全蝎（冲）2g　水蛭（冲）3g　鸡血藤 15g

水煎服 7 剂，每剂煎 2 次，每日服 2 次。

姜某　男　60 岁　1993 年 1 月 9 日

中风。舌绛黯苔白，脉左弦。

处方

桑枝 10g　清半夏 15g　石菖蒲 15g　莲子心 10g　郁金 15g　乌药 10g　炒枳壳 15g　秦艽 15g　萆薢 15g　炒杜仲 10g　川牛膝 10g　茯苓 30g　地龙 15g　白芍 15g　木瓜 10g　防风 15g　黄连 10g　天麻 10g　苏合香丸 1 粒（冲入）

水煎服 3 剂，每剂煎 2 次，每日服 2 次。

二诊　1993 年 1 月 13 日

舌绛尖赤苔白，脉弦略和。腿脚觉重，言语如常。

处方

生石决明（先煎）30g　桑枝 15g　络石藤 15g　莲子心 10g　焦栀子 10g　石菖蒲 10g　郁金 15g　炒枳壳 15g　佩兰 10g　清半夏 15g　青竹茹 25g　陈皮 10g　茯苓 30g　天麻 10g　生地黄 30g　防风 15g　川芎 15g　牛膝 15g　苏合香丸（冲入）1 粒　牛黄清心丸（冲入）1 粒

水煎服 4 剂，每剂煎 2 次，每日服 2 次。

三诊　1993 年 1 月 16 日

右手无力，舌淡绛色苔腻，芳化未净。

处方

二诊处方加入丹参 15g、桃仁 15g、鸡血藤 30g。

水煎服 2 剂，每剂煎 2 次，每日服 2 次。

四诊　1993 年 1 月 18 日

处方

二诊处方加入丹参 15g、桃仁 15g、鸡血藤 30g、白芍 15g、木瓜 10g、地龙 10g、杜仲 10g。

水煎服 4 剂，每剂煎 2 次，每日服 2 次。

第四节　癫　狂

王某　男　28 岁　1991 年 5 月 30 日

精神分裂症，精神不能集中，多言，语言持续，舌苔黄厚，脉滑数。

处方

生枳实 15g　青竹茹 20g　石菖蒲 10g　郁金 15g　清半夏 15g　陈皮 10g　川连 15g　藿梗 15g　白豆蔻 10g　白菊花 15g　胆南星 10g　白茯苓 15g　炒枣

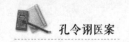

仁 15g　琥珀粉（冲）2g

水煎服 6 剂，每剂煎 2 次，每日服 2 次。

局方至宝丹 3 粒

二诊　1991 年 9 月 12 日

舌苔厚腻，脉弦滑数。纳可，睡眠差，全身疲乏感。

处方

枳实 15g　竹茹 15g　陈皮 10g　清半夏 15g　茯苓 15g　胆南星 10g　远志 15g　石菖蒲 15g　郁金 15g　佩兰 10g　川芎 15g　红花 10g

水煎服 7 剂，每剂煎 2 次，每日服 2 次。

三诊　1991 年 9 月 19 日

舌苔薄腻，脉滑，近日眠差，入睡困难。

处方

二诊处方去佩兰、胆南星加远志 15g、天竺黄 10g、天麻 10g、炒枣仁 15g 丹参 15g。

水煎服 7 剂，每剂煎 2 次，每日服 2 次。

第五节　痫　　病

史某　女　34 岁　1991 年 6 月 19 日

癫痫证。惊恐引发，伤及心肾。

处方

大生地 30g　白茯苓 15g　萆薢 15g　炒栀子 10g　怀牛膝 15g　粉丹皮 15g 石菖蒲 15g　珍珠粉（分冲）1 支　盐知柏各 10g　泽泻 15g　郁金 10g　琥珀粉（分冲）1.5g　局方至宝丹（和入）1 粒

水煎服 7 剂，每剂煎 2 次，每日服 2 次。

二诊　1991 年 7 月 4 日

处方

旋覆花（包）15g　清半夏 10g　郁金 10g　川芎 5g　代赭石 10g　竹沥水（先入）30ml　炒栀子 15g　远志 10g　龙齿（先下）10g　茯神 20g　草决明 15g　炒枣仁 25g　玳瑁（先下）10g　石菖蒲 15g　乌药 10g　局方至宝丹（和入）1 粒　柏子仁 15g　茯苓 50g　败龟板（先下）15g

水煎服 7 剂，每剂煎 2 次，每日服 2 次。

三诊　1991 年 7 月 8 日

处方

旋覆花（包）15g　大生地 30g　石菖蒲 15g　肉桂 3g　代赭石（先煎）10g　白茯苓 15g　川郁金 10g　乌药 10g　生龙齿（先煎）10g　泽泻 15g　琥珀粉（冲）1.5g　黄连 5g　清半夏 10g　炒稻麦芽各 15g　珍珠粉（冲）1 支　川芎 5g　竹沥水（冲）30ml　局方至宝丹（和入）1 粒

水煎服 7 剂，每剂煎 2 次，每日服 2 次。

四诊　1991 年 7 月 16 日

癫痫。搏气入心，风痰未净。

处方

旋覆花（包）15g　清半夏 10g　石菖蒲 15g　乌药 10g　代赭石 10g　竹沥水（冲入）30ml　郁金 10g　川芎 5g　龙齿（先煎）10g　茯神 20g　琥珀粉（冲）1.5g　远志 10g　玳瑁（先煎）10g　防风 10g　珍珠粉（冲）1 瓶　炒枣仁 25g　局方至宝丹（和入）1 粒　炒栀子 15g　草决明 15g

水煎服 7 剂，每剂煎 2 次，每日服 2 次。

五诊　1991 年 7 月 20 日

处方

青萝卜子 100g　核桃仁 50g　蜂蜜 1 斤

炒研碎，和入蜜，每次 1 勺，日 2 次。

六诊　1991 年 7 月 31 日

处方

旋覆花 15g　清半夏 15g　川郁金 15g　川芎 10g　代赭石 20g　石菖蒲 15g　炒栀子 15g　炒枣仁 25g　败龟板（先下）15g　茯苓 50g　草决明 15g　柏子仁 15g　玳瑁（先下）10g　局方至宝丹（和入）1 粒

水煎服 7 剂，每剂煎 2 次，每日服 2 次。

七诊　1991 年 8 月 9 日

处方

珍珠母（先煎）30g　茯苓 50g　夏枯草 10g　炒枣仁 25g　胆南星 10g　郁金 15g　竹叶 10g　百合 30g　清半夏 15g　枳实 10g　连翘 15g　炒麦芽 15g　石菖蒲 15g　白术 25g　川芎 10g　苏合香丸（和入）1 粒

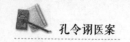

水煎服 7 剂，每剂煎 2 次，每日服 2 次。

八诊 1991 年 8 月 20 日

处方

珍珠母（先下）30g　石菖蒲 10g　红花 10g　鹿角胶（烊冲）10g　青礞石（先煎）15g　夏枯草 10g　枳实 15g　焦三仙各 30g　胆南星 10g　黄芩 15g　炒枣仁 25g　荷叶 10g　清半夏 15g　姜黄 10g　炒麦芽 15g　制大黄 10g　苏合香丸 1 粒

水煎服 7 剂，每剂煎 2 次，每日服 2 次。

九诊 1991 年 8 月 30 日

处方

同八诊处方。

水煎服 7 剂，每剂煎 2 次，每日服 2 次。

十诊 1991 年 9 月 5 日

处方

生龙齿（先下）15g　石菖蒲 10g　红花 10g　鹿角胶（冲）10g　胆南星 10g　黄芩 15g　枳实 15g　焦三仙各 30g　清半夏 15g　姜黄 10g　炒枣仁 25g　炙大黄 10g　莲子心 10g　天麻 5g　苏合香丸（和入）1 粒

水煎服 7 剂，每剂煎 2 次，每日服 2 次。

十一诊 1991 年 9 月 17 日

处方

生龙齿（先下）15g　石菖蒲 10g　枳实 15g　炒枣仁 25g　胆南星 10g　黄芩 15g　陈皮 10g　鹿角胶（冲）10g　清半夏 15g　天麻 5g　防风 10g　红花 10g　茯苓 30g　红花 10g　全蝎 3g　竹沥水（先入）50ml　局方至宝丹（和入）半丸　牛黄清心丸（和入）半丸

水煎服 7 剂，每剂煎 2 次，每日服 2 次。

十二诊 1991 年 9 月 23 日

处方

生龙齿（先煎）15g　茯苓 15g　枳实 10g　菊花 15g　炙鳖甲（先煎）15g　清半夏 15g　浙贝母 10g　钩藤（后下）10g　生牡蛎（先煎）30g　石菖蒲 10g　生地黄 30g　丹参 10g　灵磁石（先煎）30g　炙远志 10g　玄参 10g　琥珀粉（冲）2g　珍珠粉（冲）0.6g　羚羊粉（冲）0.3g

水煎服 3 剂，每剂煎 2 次，每日服 2 次。

十三诊 1991 年 9 月 27 日

处方

生龙齿（先煎）15g 清半夏 15g 生地 30g 丹参 15g 炙鳖甲（先煎）15g 石菖蒲 15g 玄参 15g 琥珀粉（冲）3g 败龟板（先煎）10g 炙远志 10g 菊花 15g 珍珠粉（冲）2 瓶 茯苓 15g 天竺黄 15g 钩藤（后下）15g 羚羊粉（冲）1 支 磁石（先煎）25g

生铁黄煎水煮药。

水煎服 7 剂，每剂煎 2 次，每日服 2 次。

十四诊 1991 年 10 月 4 日

处方

炙鳖甲（先煎）15g 清半夏 15g 天竺黄 15g 丹参 15g 磁石（先煎）25g 石菖蒲 15g 菊花 15g 琥珀粉（冲）3g 茯苓 15g 炙远志 10g 钩藤（后下）15g 珍珠粉（冲）2 支 莲子 25g 黄连 10g 草决明 20g

水煎服 7 剂，每剂煎 2 次，每日服 2 次。

十五诊 1991 年 10 月 11 日

处方

炙鳖甲（先煎）15g 清半夏 15g 天竺黄 15g 丹参 15g 磁石（先煎）25g 石菖蒲 15g 菊花 15g 琥珀粉（冲）3g 茯苓 15g 炙远志 10g 钩藤（后下）15g 珍珠粉（冲）2 支 莲子 25g 黄连 10g 草决明 20g

水煎服 7 剂，每剂煎 2 次，每日服 2 次。

十六诊 1991 年 10 月 18 日

处方

炙鳖甲（先煎）15g 清半夏 15g 天竺黄 15g 丹参 15g 磁石（先煎）25g 石菖蒲 15g 菊花 15g 当归 15g 茯苓 15g 炙远志 10g 钩藤（后下）15g 栀子 15g 莲子 15g 麦芽 25g 百合 25g 琥珀粉（冲）3g 珍珠粉（冲）2 支 代赭石（先煎）15g 土茯苓 25g

水煎服 7 剂，每剂煎 2 次，每日服 2 次。

十七诊 1991 年 10 月 25 日

处方

磁石（先煎）25g 石菖蒲 15g 百合 25g 栀子 15g 代赭石（先煎）15g

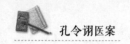

炙远志 10g　麦芽 25g　土茯苓 25g　茯苓 15g　天竺黄 15g　当归 20g　琥珀粉（冲）3g　清半夏 15g　菊花 15g　珍珠粉（冲）2 支　焦山楂 15g　女贞子 15g 枸杞子 30g　丹参 20g　淡吴茱萸（包）15g

水煎服 7 剂，每剂煎 2 次，每日服 2 次。

十八诊　1991 年 11 月 1 日

处方

枸杞子 30g　女贞子 15g　当归 20g　丹参 20g　茯苓 15g　清半夏 15g　石 菖蒲 15g　远志 10g　菊花 15g　天竺黄 15g　栀子 15g　焦山楂 15g　淡吴茱萸（包）15g　珍珠粉（冲）2 支　琥珀粉（冲）3g

水煎服 7 剂，每剂煎 2 次，每日服 2 次。

十九诊　1991 年 11 月 8 日

处方

枳实 10g　陈皮 10g　枣仁 15g　芦根 15g　女贞子 10g　枣仁 15g　茯苓 25g　石菖蒲 15g　肉桂 3g　珍珠粉（冲）2 支　半夏 15g　黄连 10g　荷叶 10g 枸杞子 30g　琥珀粉（冲）3g

水煎服 7 剂，每剂煎 2 次，每日服 2 次。

二十诊　1991 年 11 月 15 日

处方

枳实 10g　陈皮 10g　枣仁 15g　白鲜皮 10g　当归 10g　竹茹 15g　茯苓 25g　石菖蒲 15g　肉桂 3g　珍珠粉（冲）2 支　半夏 15g　黄连 10g　益智仁 10g　枸杞子 30g　琥珀粉（冲）3g　藕节 15g

水煎服 7 剂，每剂煎 2 次，每日服 2 次。

二十一诊　1991 年 11 月 22 日

处方

枳实 10g　陈皮 10g　竹茹 15g　白鲜皮 10g　当归 10g　茯苓 25g　石菖蒲 15g　肉桂 3g　珍珠粉（冲）2 支　半夏 15g　黄连 10g　益智仁 10g　枸杞子 30g　琥珀粉（冲）3g　藕节 15g　红花 10g　川断 10g　乌药 10g　益母草 25g

水煎服 7 剂，每剂煎 2 次，每日服 2 次。

二十二诊　1991 年 11 月 29 日

处方

枳实 10g　陈皮 10g　枣仁 15g　当归 15g　川断 15g　竹茹 15g　茯苓 25g

红花 15g　乌药 10g　半夏 15g　黄连 10g　薏苡仁 15g　益母草 25g　珍珠粉（冲）2 支

水煎服 7 剂，每剂煎 2 次，每日服 2 次。

二十三诊　1991 年 12 月 2 日

处方

天麻（研冲）2g　钩藤（后下）10g　郁金 15g　栀子 15g　僵蚕 10g　全虫 3g　半夏 15g　瓜蒌 30g　石菖蒲 10g　远志 10g　石斛 10g　麦冬 10g　女贞子 10g　旱莲草 15g　珍珠粉（冲）2 支　琥珀粉（冲）2g

水煎服 7 剂，每剂煎 2 次，每日服 2 次。

二十四诊　1991 年 12 月 6 日

月事已行，怔忡作 1 次，舌红苔厚腻，脉细滑。

处方

枳实 10g　陈皮 10g　石菖蒲 25g　枣仁 15g　佩兰 10g　焦三仙各 30g　半夏 15g　黄连 10g　薏苡仁 15g　橘核 15g　珍珠粉（冲）2 支　琥珀粉（冲）2g

水煎服 7 剂，每剂煎 2 次，每日服 2 次。

二十五诊　1991 年 12 月 9 日

月信行后，症有加。舌上苔白稍腻，脉滑细带弦。

处方

杏仁 10g　竹叶 10g　桑枝 10g　葛根 10g　百合 30g　薏苡仁 30g　滑石（包煎）10g　桂枝 10g　茯苓 15g　莲子 15g　白蔻 10g　连翘 15g　桑寄生 15g　荆芥 10g　丹参 15g　乌药 10g　白芍 10g　夏枯草 10g

水煎服 3 剂，每剂煎 2 次，每日服 2 次。

二十六诊　1991 年 12 月 13 日

调经后痛剧，改服上方后，昨日痛稍减，但心中时感迷糊，面部疹再显。

处方

桑叶 10g　半夏 10g　砂仁（后下）5g　银花 15g　葛根 10g　辛夷（包煎）10g　藿香 15g　白扁豆 10g　龙胆草 5g　郁金 10g　白芷 10g　荷叶 10g　枳壳 10g　黄芩 10g　蔓荆子 10g

水煎服 7 剂，每剂煎 2 次，每日服 2 次。

二十七诊　1991 年 12 月 18 日

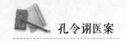

处方

枳壳 10g　半夏 10g　珍珠母（先下）50g　夏枯草 10g　藿香 15g　茯苓 15g　陈皮 10g　泽泻 10g　竹茹 15g　郁金 15g　萱草 10g　茅根 10g　荷叶 10g　石菖蒲 10g　胆草 5g

水煎服 3 剂，每剂煎 2 次，每日服 2 次。

二十八诊　1991 年 12 月 30 日

发作未止，心烦，眠不实，夜间易汗，舌苔薄白，脉略细，稍弦滑。

处方

黄芪 15g　天麻（研冲）3g　首乌 10g　当归 10g　石菖蒲 10g　黄柏 10g　白僵蚕 10g　丹参 15g　半夏 15g　夏枯草 10g　防风 10g　钩藤（后下）10g　黄精 10g　郁金 10g　小川连 10g　珍珠粉（冲）2 支

水煎服 7 剂，每剂煎 2 次，每日服 2 次。

二十九诊　1992 年 1 月 6 日

发作 1 次，眠差。

处方

黄芪 15g　首乌 15g　石菖蒲 10g　小川连 10g　黄柏 10g　丹参 15g　郁金 10g　珍珠粉（冲）2 支　天麻 3g　当归 10g　葛根 10g　琥珀粉（冲）2g　僵蚕 10g　半夏 15g　蔓荆子 10g　竹沥水（兑入）1 瓶　吴茱萸（包）15g

水煎服 7 剂，每剂煎 2 次，每日服 2 次。

三十诊　1992 年 1 月 13 日

处方

黄芩 15g　首乌 10g　石菖蒲 10g　小川连 10g　黄柏 10g　丹参 15g　郁金 10g　珍珠粉（冲）2g　半夏 15g　蔓荆子 10g　女贞子 10g　防风 10g　炒枣仁 15g　琥珀粉（冲）2g　竹沥水（兑入）1 瓶　白芍 10g　旋覆花（包）15g

水煎服 7 剂，每剂煎 2 次，每日服 2 次。

三十一诊　1992 年 1 月 20 日

处方

黄芪 15g　首乌 15g　白芍 10g　旋覆花（包）15g　黄柏 10g　丹参 15g　郁金 10g　半夏 15g　蔓荆子 10g　女贞子 10g　防风 10g　炒枣仁 15g　琥珀粉（冲）2g　珍珠粉（冲）2 支

水煎服 7 剂，每剂煎 2 次，每日服 2 次。

三十二诊　1992 年 2 月 9 日

舌苔薄，脉左关略盛。木气盛，宜因势导引。

处方

煨木香（后下）10g　佩兰 10g　黄芩 10g　桑寄生 10g　制香附 10g　半夏 10g　当归 15g　阿胶珠 10g　老苏梗 10g　陈皮 10g　荷叶 10g　制首乌 10g　白豆蔻 10g　杜仲 10g　石菖蒲 10g　黄连 10g　吴茱萸（单包）15g

水煎服 7 剂，每剂煎 2 次，每日服 2 次。

三十三诊　1992 年 2 月 13 日

处方

生石决明（先下）30g　旋覆花（包煎）15g　枳实 10g　黄连 10g　生牡蛎（先下）30g　清半夏 15g　陈皮 10g　钩藤（后下）10g　生代赭石（先煎）15g　青竹茹 15g　茯苓 10g　白僵蚕 10g　菊花 10g　漏芦 15g　远志 10g　珍珠粉（冲）2 支

水煎服 7 剂，每剂煎 2 次，每日服 2 次。

三十四诊　1992 年 2 月 21 日

脉弦滑。

处方

灵磁石（先下）30g　清半夏 10g　炒枳壳 10g　小川连 10g　生龙骨（先煎）15g　广陈皮 10g　炒枣仁 20g　白僵蚕 10g　败龟板（先煎）15g　青竹茹 15g　石菖蒲 10g　夏枯草 10g　漏芦 10g　白芍 15g　羚羊粉（冲）2 支　琥珀粉（冲）2g　吴茱萸（包）10g　地骨皮 10g

水煎服 7 剂，每剂煎 2 次，每日服 2 次。

三十五诊　1992 年 2 月 27 日

本周有小厥作，焦躁，入夜较好。舌苔稍白，脉尚滑实。

处方

黄芪 15g　首乌 15g　白芍 10g　旋覆花（包）15g　佩兰 10g　黄柏 10g　丹参 15g　郁金 10g　半夏 15g　连翘 15g　蔓荆子 10g　防风 10g　炒枣仁 15g　白豆蔻 10g　珍珠粉（冲）2 支　琥珀粉（冲）2g　吴茱萸（单包）15g

水煎服 10 剂，每剂煎 2 次，每日服 2 次。

三十六诊　1992 年 2 月 28 日

舌苔白质绛，脉关上弦滑而细。

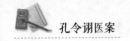

处方

灵磁石（先煎）30g　清半夏10g　炒枳壳10g　小川连10g　生龙骨（先煎）15g　陈皮10g　炒枣仁20g　白僵蚕10g　败龟板（先煎）15g　青竹茹15g　石菖蒲15g　地骨皮10g　漏芦10g　白芍15g　羚羊粉（冲）2支　琥珀粉（冲）2g　吴茱萸（包）10g

水煎服7剂，每剂煎2次，每日服2次。

三十七诊　1992年3月6日

舌苔白满，质略绛，脉细小数。

处方

生龙骨（先煎）10g　白薇10g　炒薏苡仁15g　夜交藤30g　炒枣仁15g　当归10g　陈皮10g　山萸肉10g　白茯苓10g　枳实10g　炙远志10g　珍珠粉（冲）2支　石菖蒲10g　半夏10g　生白芍15g　蝉蜕15g　女贞子（包）10g　黄柏（包）10g

水煎服7剂，每剂煎2次，每日服2次。

三十八诊　1992年3月13日

夜眠易醒，手凉，左胸痛。

处方

生龙骨（先下）10g　夜交藤30g　炒枣仁15g　当归10g　陈皮10g　山萸肉10g　枳实10g　炙远志10g　石菖蒲10g　半夏10g　生白芍15g　蝉蜕15g　丹参10g　炒稻麦芽各10g　柴胡5g　女贞子（包）10g　黄柏（包）10g　珍珠粉（冲）2支

水煎服7剂，每剂煎2次，每日服2次。

三十九诊　1992年3月21日

处方

三十八诊处方去蝉蜕、丹参，加木瓜10g。

水煎服7剂，每剂煎2次，每日服2次。

四十诊　1992年4月6日

今日发作抽搐，吐涎，肢凉。颇似癫痫证，痰厥，治痰为本。

处方

陈皮10g　半夏15g　茯苓10g　远志10g　郁金15g　石菖蒲10g　黄连10g　瓜蒌25g　川贝母10g　天竺黄10g　胆南星10g　白僵蚕10g　全蝎（冲）

1.5g　枳实 10g　竹茹 15g　珍珠粉（冲）2 支

吴茱萸　黄连　二味各 10g，单包，泡足。

水煎服 7 剂，每剂煎 2 次，每日服 2 次。

四十一诊　1992 年 4 月 13 日

舌红苔白，脉滑细。上午头昏重，言謇，时有如梦状。

处方

陈皮 10g　半夏 10g　茯苓 15g　首乌 10g　郁金 15g　黄连 10g　苏子 10g
天竺黄 10g　白僵蚕 10g　炒枣仁 15g　枳实 10g　竹茹 5g　防风 15g　珍珠粉
（冲）2 瓶

肉桂 3g　黄连 6g　泡足，每晚用。

水煎服 7 剂，每剂煎 2 次，每日服 2 次。

四十二诊　1992 年 4 月 20 日

舌红苔黄，脉实。经至则癫痫发作次数增多。

处方

陈皮 10g　半夏 15g　茯苓 15g　首乌 10g　郁金 15g　黄连 10g　白僵蚕
10g　炒枣仁 15g　枳实 10g　防风 15g　当归 10g　白芍 10g　枸杞子 10g　牡丹
皮 10g　珍珠粉（冲）2 瓶

水煎服 5 剂，每剂煎 2 次，每日服 2 次。

肉桂 3g　黄连 6g　单包，每晚泡足。

四十三诊　1992 年 4 月 24 日

昨夜癫痫发作 1 次。

处方

陈皮 10g　半夏 15g　茯苓 15g　首乌 10g　郁金 15g　黄连 10g　僵蚕 10g
炒枣仁 15g　枳实 10g　防风 15g　当归 10g　白芍 10g　枸杞子 10g　牡丹皮
10g　地丁 10g　珍珠粉（冲）2 瓶

肉桂 3g　黄连 6g　单包泡足。

水煎服 10 剂，每剂煎 2 次，每日服 2 次。

四十四诊　1992 年 5 月 6 日

处方

陈皮 10g　半夏 15g　茯苓 15g　首乌 10g　生石决明（先煎）30g　黄连
10g　白僵蚕 10g　炒枣仁 15g　枳实 10g　代赭石（先煎）10g　当归 10g　白

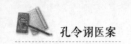

芍 10g　枸杞子 10g　丹皮 10g　地丁 10g　珍珠粉（冲）2 支

女贞子 10g　旱莲草 10g　单包

水煎服 7 剂，每剂煎 2 次，每日服 2 次。

四十五诊　1992 年 5 月 15 日

处方

陈皮 10g　半夏 15g　黄连 10g　僵蚕 10g　炒枣仁 15g　枳实 10g　当归 10g　丹皮 10g　紫花地丁 10g　川芎 5g　土炒白术 10g　焦山楂 10g　防风 10g　白鲜皮 10g　珍珠粉（冲）2 支

黄连 5g　吴茱萸 3g　单包

水煎服 3 剂，每剂煎 2 次，每日服 2 次。

四十六诊　1992 年 5 月 22 日

处方

陈皮 10g　半夏 10g　黄连 5g　僵蚕 10g　炒枣仁 15g　枳实 10g　当归 10g 丹皮 10g　首乌 10g　白鲜皮 10g　炒白术 10g　山萸肉 10g　珍珠粉（冲）2 支 琥珀粉（冲）2g

黄连 5g　吴茱萸 3g　单包

水煎服 3～6 剂，每剂煎 2 次，每日服 2 次。

四十七诊　1992 年 5 月 29 日

近 1 周头不适，有癫痫频作小发。脉左寸滑盛。清心为主。

处方

生石膏（先下）30g　防风 10g　栀子 10g　连翘 15g　川芎 5g　生地 15g 木通 10g　竹叶 10g　甘草 5g　赤白芍各 10g　滑石（包）10g　小蓟 25g　枳壳 10g　珍珠粉（冲）2 支　琥珀粉（冲）2g

水煎服 7 剂，每剂煎 2 次，每日服 2 次。

王某　男　29 岁　1991 年 4 月 25 日

癫痫发作无时，发作欲呕，欲仆，后如常，苔厚腻，脉右关弦滑而细。

处方

广藿香 15g　佩兰 10g　柴胡 10g　清半夏 15g　川连 10g　生姜 1 片　黄芩 10g　苍术 10g　陈皮 10g　白蔻 10g　郁金 15g　荷叶 15g

水煎服 7 剂，每剂煎 2 次，每日服 2 次。

二诊　1991 年 5 月 9 日

舌苔尚厚，质黯。

处方

一诊处方去生姜 1 片，加入川芎 10g、栀子 10g、红花 10g。

水煎服 14 剂，每剂煎 2 次，每日服 2 次。

第六节 耳 鸣

吕某 男 成人 1991 年 10 月 24 日

耳鸣。

处方

石决明（先煎）30g 茯苓 20g 清半夏 10g 代赭石（先煎）15g 白芍

15g 黄芩 10g 杜仲 10g 菊花 10g 牛膝 10g 葛根 10g 香橼 10g 山萸肉

10g 萆薢 20g 藁本 10g 辛夷（包煎）10g

水煎服 7 剂，每剂煎 2 次，每日服 2 次。

二诊 1991 年 11 月 7 日

寸脉弦，心火较盛。从心肝两脏入手，清心安神。

处方

生龙骨（先煎）10g 菊花 15g 半夏 15g 薄荷（后下）10g 生牡蛎

（先煎）30g 黄芩 10g 蝉蜕 10g 远志 10g 生白芍 15g 莲子 15g 夜交藤

30g 鸡内金 15g 砂仁（后下）3g

水煎服 7 剂，每剂煎 2 次，每日服 2 次。

三诊 1991 年 11 月 17 日

肝肾两虚，拟从清肝、平肝、柔肝着手。

处方

石决明（先煎）30g 茯苓 20g 牛膝 10g 清半夏 10g 代赭石（先煎）

15g 白芍 15g 萆薢 20g 黄芩 10g 菊花 10g 木瓜 10g 荷叶 10g 葛根 10g

藁本 10g 杜仲 10g 香橼 10g

水煎服 7 剂，每剂煎 2 次，每日服 2 次。

四诊 1991 年 11 月 26 日

耳鸣未止。

处方

生龙骨（先煎）10g 菊花 15g 半夏 15g 薄荷（后下）10g 生牡蛎

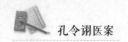

（先煎）30g　黄芩 10g　蝉蜕 10g　远志 10g　生白芍 15g　莲子 15g　夜交藤 30g　鸡内金 15g　灵磁石（先煎）15g　夏枯草 10g　砂仁（后下）3g

水煎服 7 剂，每剂煎 2 次，每日服 2 次。

五诊　1991 年 11 月 28 日

便溏不成形，左右关脉盛，故加黄连，即清热，同时又兼止呕。

处方

生龙骨（先煎）10g　生牡蛎（先煎）30g　生白芍 15g　菊花 15g　黄芩 10g　莲子 15g　半夏 15g　蝉蜕 10g　夜交藤 30g　薄荷（后下）10g　远志 10g　鸡内金 15g　黄连 5g

水煎服 7 剂，每剂煎 2 次，每日服 2 次。

六诊　1991 年 12 月 26 日

处方

珍珠粉（冲）1 支　琥珀粉（冲）2g　羚羊粉（冲）1 支　薄荷（后下）5g　菊花 10g　金银花 10g

水煎服 10 剂，每剂煎 2 次，每日服 2 次。

王某　男　56 岁　1990 年 5 月 24 日

耳鸣半年，医治无效，右耳较重，左耳如蝉，两脉弦滑而数。治以清肝利湿。

处方

黄芩 10g　枳壳 10g　蝉蜕 15g　菊花 15g　白蒺藜 15g　柴胡 10g　苏梗 10g　清半夏 10g　陈皮 10g　滑石（包煎）10g　怀牛膝 10g　盐知柏各 5g　甘草 5g　磁朱丸（服）10g

水煎服 7 剂，每剂煎 2 次，每日服 2 次。

二诊　1990 年 5 月 31 日

4 剂后诸症减轻，脉仍弦滑，服药后耳鸣大减，原方加减。

处方

一诊处方加入代赭石（先煎）15g、旋覆花（包煎）10g。

水煎服 7 剂，每剂煎 2 次，每日服 2 次。

三诊　1990 年 6 月 7 日

近两日出现反复，仍有耳鸣，头晕减轻，两脉弦滑，舌质黯，尖红。

处方

一诊处方加入代赭石（先煎）15g、旋覆花（包煎）10g、焦栀子 10g、白僵蚕 10g、川芎 10g、青竹茹 15g、蔓荆子 15g。

水煎服 7 剂，每剂煎 2 次，每日服 2 次。

四诊 1990 年 6 月 28 日

耳鸣好转，静时仍有耳鸣，舌苔厚黄，脉象渐和，加平肝之品。

处方

柴胡 10g　枳实 10g　苏梗 10g　陈皮 10g　黄芩 10g　五味子 6g　磁石（先煎）15g　朱砂（分冲）2g　川芎 10g　白蒺藜 15g　炙鳖甲（先煎）10g　红花 10g　辛夷（包煎）10g　炒苍耳 15g

水煎服 7 剂，每剂煎 2 次，每日服 2 次。

五诊 1990 年 7 月 5 日

处方

柴胡 10g　辛夷（包煎）10g　炒苍耳 15g　黄芩 10g　鹅不食草 15g　川芎 10g　薄荷（后下）5g　枳壳 10g　磁石（先煎）15g　龙胆草 10g　珍珠母（先煎）50g　五味子 6g　藿香 15g　陈皮 10g　甘草 10g　白芍 2g

水煎服 7 剂，每剂煎 2 次，每日服 2 次。

六诊 1990 年 7 月 12 日

耳鸣减轻，舌干，口苦。

处方

五诊处方加入黄连 5g、川楝子（打）5g

水煎服 7 剂，每剂煎 2 次，每日服 2 次。

七诊 1990 年 7 月 19 日

处方

莲子心 10g　金银花 15g　生石决明（先煎）50g　珍珠母（先煎）50g　炒苍耳 10g　辛夷（包煎）15g　陈皮 10g　甘草 10g　鹅不食草 15g　白僵蚕 15g　川芎 10g　竹叶 10g　滑石（包煎）15g　五味子 5g

水煎服 7 剂，每剂煎 2 次，每日服 2 次。

八诊 1990 年 7 月 26 日

左耳蝉鸣已消失五六日，右耳耳鸣亦减，脉略滑，舌尖红，仍以上方拟清化。

处方

七诊处方加入黄芩 10g、生石膏（先煎）30g。

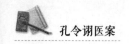

水煎服 7 剂，每剂煎 2 次，每日服 2 次。

九诊 1990 年 8 月 2 日

脉稍弦，舌尖赤，因食辛辣，右耳鸣。

处方

生石膏（先煎）30g　炒苍耳 10g　黄芩 10g　知母 10g　生石决明（先煎）30g　生牡蛎（先煎）30g　杭菊花 15g　白僵蚕 10g　辛夷（包煎）10g　滑石（包煎）10g　生甘草 5g　丹皮 10g

水煎服 7 剂，每剂煎 2 次，每日服 2 次。

十诊 1990 年 11 月 22 日

右寸浮左关稍盛，舌尖红。

处方

生石决明（先煎）50g　代赭石（先煎）15g　甘菊花 15g　夏枯草 15g　炒苍耳 15g　白蒺藜 15g　白僵蚕 10g　龙胆草 10g　车前子 10g　柴胡 10g　生石膏（先煎）30g　清半夏 15g　川芎 5g　桑叶 10g　黄芩 10g　蝉蜕 10g

水煎服 7 剂，每剂煎 2 次，每日服 2 次。

十一诊 1990 年 11 月 28 日

处方

桑叶 15g　蝉蜕 15g　青连翘 15g　甘菊花 15g　炒苍耳 15g　白僵蚕 10g　大青叶 20g　生甘草 10g　桃杏仁各 10g　薄荷（后下）10g　金银花 20g　夏枯草 15g　白芷 10g　灯芯 3g　丹参 10g

水煎服 7 剂，每剂煎 2 次，每日服 2 次。

十二诊 1990 年 12 月 13 日

脂肪肝、白内障、青光眼。咽痛，近日眠差，稍有耳鸣，舌尖赤，两寸浮大，外为风热外袭。

处方

桑叶 15g　蝉蜕 15g　青连翘 15g　甘菊花 15g　炒苍耳 15g　白僵蚕 10g　大青叶 20g　生甘草 10g　桃杏仁各 10g　薄荷（后下）10g　金银花 20g　夏枯草 15g

水煎服 7 剂，每剂煎 2 次，每日服 2 次。

十三诊 1990 年 12 月 20 日

耳鸣已减，仍发作几次，舌质赤，苔薄黄，脉弦滑。

处方

同十二诊处方。

水煎服 7 剂，每剂煎 2 次，每日服 2 次。

十四诊　1991 年 1 月 3 日

处方

十二诊处方加入灯芯 3g、丹参 10g、钩藤（后下）10g。

水煎服 7 剂，每剂煎 2 次，每日服 2 次。

王某　男　54 岁　1990 年 10 月 25 日

服上 2 剂后大减，现有反复，舌边赤，咽痛。肾火上炎，心邪不降，拟以降龙雷制火而清心邪。

处方

盐知柏各 15g　川连 10g　上官桂 3g　黑玄参 10g　生地 15g　败龟板（先煎）15g　鹿角胶（冲）5g　莲子心 10g　青黛（包煎）10g　滑石（包煎）10g　竹茹 15g　枳实 15g　生甘草 10g　淡吴茱萸（包煎）10g

水煎服 7 剂，每剂煎 2 次，每日服 2 次。

二诊　1990 年 11 月 1 日

两寸及右关并盛，右尺已渐沉，口疮减轻，早晚耳鸣觉可。上焦火盛，拟从清降。

处方

生石膏（先煎）30g　炒栀子 15g　白僵蚕 10g　淡竹叶 10g　蝉蜕 15g　金银花 15g　炒苍耳 10g　黄芩 10g　白茯苓 15g　生地 15g　知母 10g　青黛（包煎）10g　滑石（包煎）15g

水煎服 7 剂，每剂煎 2 次，每日服 2 次。

三诊　1990 年 11 月 8 日

耳鸣近无进展，口疮渐向愈，右胸时有阵发性刺痛，脉寸稍盛。

处方

二诊处方加入川芎 10g、郁金 10g

水煎服 7 剂，每剂煎 2 次，每日服 2 次。

四诊　1990 年 11 月 15 日

耳鸣，愈静则愈甚，愈燥则愈烈，舌根部尚有轻痛。拟以苦辛通降法。

川连 10g　藿香 15g　白蔻仁 10g　川楝子 10g　盐橘核 15g　代赭石（先

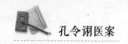
煎）15g　旋覆花（包煎）15g　板蓝根15g　黄芩10g　炒苍耳10g　荷叶10g　陈皮10g　钩藤（后下）15g　菊花15g　薄荷（后下）5g

五诊　1990年11月22日

舌苔薄黄，右寸关盛。

处方

四诊处方去板蓝根、藿香、盐橘核，加入全瓜蒌25g、石斛15g、郁金15g

水煎服7剂，每剂煎2次，每日服2次。

六诊　1990年11月29日

耳鸣时重时减，舌痛尚在，面干。

处方

全瓜蒌30g　生赭石（先煎）15g　枯黄芩10g　菊花15g　女贞子15g　芡实15g　花粉10g　知母10g　柴胡10g　辛夷（包煎）15g　薄荷（后下）5g　钩藤（后下）15g　炒苍耳15g

水煎服10剂，每剂煎2次，每日服2次。

七诊　1990年12月6日

耳鸣平稳略降，精神较好，舌根苔减。

处方

六诊处方加入玉竹10g。

水煎服7剂，每剂煎2次，每日服2次。

八诊　1990年12月13日

舌质略红，苔厚，时或疼痛，脉浮而软。

处方

六诊处方加入生地20g、白茅根15g、白僵蚕15g、板蓝根15g、川芎10g、黄精15g、葛根15g。

水煎服7剂，每剂煎2次，每日服2次。

九诊　1991年1月3日

处方

生地15g　玉竹15g　玄参15g　菊花15g　茯苓15g　黄精15g　柏子仁15g　麦芽15g　川芎10g　荷叶10g　款冬花10g

水煎服7剂，每剂煎2次，每日服2次。

十诊　1991年1月10日

舌上前半光，咳痰较好转，夜寐较易醒，诊脉细弦，清湿祛饮续进。

处方

生地 15g 玉竹 15g 玄参 15g 菊花 15g 茯苓 15g 黄精 15g 柏子仁 15g 麦芽 15g 川芎 10g 僵蚕 10g 荷叶 10g 款冬花 15g 夜交藤 30g 石斛 15g 清半夏 10g

水煎服 7 剂，每剂煎 2 次，每日服 2 次。

十一诊 1991 年 1 月 17 日

舌尖及两侧尚有轻痛，下肢时热，脉细。

处方

十诊处方加入板蓝根 10g、忍冬藤 25g、盐知柏各 5g。

水煎服 7 剂，每剂煎 2 次，每日 2 次。

十二诊 1991 年 1 月 24 日

口咽干燥，下肢热盛，入夜时失眠，舌上前半苔光，脉细。

处方

生地 15g 玉竹 15g 玄参 15g 菊花 15g 茯苓 15g 黄精 15g 柏子仁 15g 麦芽 15g 川芎 10g 僵蚕 10g 荷叶 10g 制首乌 10g 金银花 10g 炒枣仁 10g 盐知柏各 5g

水煎服 7 剂，每剂煎 2 次，每日服 2 次。

十三诊 1991 年 1 月 31 日

处方

十二诊处方加入枳壳 10g。

水煎服 7 剂，每剂煎 2 次，每日服 2 次。

十四诊 1991 年 3 月 21 日

近日耳鸣觉重，如蝉鸣，手部症状有减，须从清滋和化。

处方

炒苍术 10g 黑玄参 10g 赤芍 10g 红花 10g 白鲜皮 10g 盐知柏各 10g 珍珠母（先煎）30g 川楝子 5g 茯苓皮 10g 大腹皮 10g 滑石（包煎）10g 夜交藤 30g 荷叶 10g 枳壳 10g

水煎服 7 剂，每剂煎 2 次，每日服 2 次。

十五诊 1991 年 3 月 28 日

处方

十四诊处方加入白蔻 10g、白芍 10g。

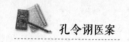

水煎服7剂，每剂煎2次，每日服2次。

十六诊 1991年4月25日

耳鸣。肝脉略减，舌上苔稍厚，质淡红。

处方

旋覆花（包煎）15g　代赭石（先煎）10g　白菊花15g　清半夏10g　龙胆草5g　薄荷（后下）10g　炒苍耳10g　白僵蚕10g　辛夷（包煎）10g　黄芩10g　当归10g　枸杞子10g　川芎10g

水煎服5～10剂，每剂煎2次，每日服2次。

张某　女　28岁　1992年1月7日

耳鸣，肝脉盛，舌苔略厚。

处方

珍珠母（先煎）30g　清半夏15g　辛夷（包煎）10g　白芍10g　灵磁石（先煎）15g　菊花15g　荷叶10g　龙胆草5g　辰砂（分冲）1g　白僵蚕10g　苍耳子（炒）10g　柴胡3g

水煎服5剂，每剂煎2次，每日服2次。

吕某　男　58岁　1991年10月31日

耳鸣时作时止，后背受凉，脉右仍弦数。

处方

石决明（先煎）30g　茯苓20g　萆薢20g　香橼10g　代赭石（先煎）15g　白芍25g　黄芩10g　辛夷（包煎）10g　菊花10g　牛膝10g　杜仲10g　白僵蚕10g　炒苍耳10g　补骨脂15g　山萸肉10g

水煎服7剂，每剂煎2次，每日服2次。

王某　女　17岁　1992年5月6日

重听，舌尖赤。

处方

旋覆花（包煎）15g　清半夏10g　芦根10g　辛夷（包煎）10g　蝉蜕10g　黄芩10g　藿香10g　枳壳10g　苍术10g　陈皮10g　白芍10g　柴胡5g　川芎5g　白僵蚕10g　炒苍耳子5g

水煎服5～15剂，每剂煎2次，每日服2次。

范某　男　34岁　1992年7月25日

耳鸣，失眠，脘胀，脉细弦有力。

处方

旋覆花（包煎）25g　清半夏 15g　白蒺藜 15g　白芍 15g　生代赭石（先煎）25g　陈皮 10g　菊花 15g　夏枯草 10g　珍珠母（先煎）30g　枳实 10g　黄芩 10g　荷叶 10g　蝉蜕 20g　薄荷（后下）5g　砂仁（后下）5g

水煎服 3 剂，每剂煎 2 次，每日服 2 次。

张某　女　24 岁　1993 年 6 月 14 日

耳鸣，脉细弦，眩晕上脑部。养血柔肝，息风以止之。

处方

全当归 15g　生杭芍 10g　生熟地各 15g　川芎 10g　制首乌 10g　天麻 10g　漏芦 15g　郁金 10g　蝉蜕 20g　菊花 15g　清半夏 15g　砂仁（后下）5g　柏子仁 15g

水煎服 3 剂，每剂煎 2 次，每日服 2 次。

第四章　脾胃系病证

第一节　胃　痛

谷某　女　45 岁　1990 年 9 月 13 日

胃脘部胀痛，有饥饿感，食后缓解，每嗜食生冷之物出现恶心。

处方

柴胡 10g　炒枳壳 10g　老苏梗 10　陈皮 10g　荷叶 10g　薄荷（后下）10g　莲子 15g　怀山药 15g　焦山楂 10g　炒白术 15g　炒稻麦芽各 15g　川连 10g　白芍 15g　淡吴茱萸 5g　车前子（包煎）10g

水煎服 7 剂，每剂煎 2 次，每日服 2 次。

二诊　1990 年 9 月 29 日

处方

焦山栀 10g　淡豆豉 15g　怀山药 30g　玉竹 15g　炒枳壳 10g　醋柴胡 10g　肥知母 15g　白蔻仁 10g　清半夏 10g　老苏梗 10g　淡竹叶 10g　炒稻麦芽各 10g　莲子 15g

水煎服 7 剂，每剂煎 2 次，每日服 2 次。

三诊　1991 年 10 月 23 日

处方

金银花 25g　夏枯草 10g　郁金 10g　炒麦芽 25g　玄参 15g　清半夏 10g　橘核 10g　紫花地丁 25g　当归 15g　白僵蚕 10g　柴胡 10g　百合 25g

水煎服 5 剂，每剂煎 2 次，每日服 2 次。

四诊　1991 年 12 月 6 日

处方

桂枝 10g　炙甘草 10g　桃仁 15g　生地 30g　郁金 15g　石菖蒲 10g　黄连 10g　橘核 10g　生牡蛎（先煎）30g　当归 15g　丹参 10g　枳壳 10g　半夏 10g　炒枣仁 15g　砂仁（后下）5g　荷叶 10g

水煎服 7 剂，每剂煎 2 次，每日服 2 次。

五诊 1992 年 3 月 25 日

处方

萆薢 15g　白茯苓 15g　砂仁（后下）5g　白扁豆 10g　桃仁 10g　香薷 10g 厚朴 10g　黄连 5g　车前子（包煎）10g　丹参 10g　当归 10g　柴胡 5g　清半 夏 10g　柏子仁 10g　远志 10g

水煎服 5 剂，每剂煎 2 次，每日服 2 次。

六诊 1993 年 2 月 8 日

肝盛。

处方

生牡蛎（先煎）30g　生白芍 10g　荷叶 10g　黄连 10g　旋覆花（包煎） 15g　陈皮 10g　砂仁（后下）5g　枸杞子 15g　清半夏 10g　白茯苓 15g　乌药 5g　杏仁 15g　枳壳 10g　竹茹 15g　苏梗 10g

水煎服 5 剂，每剂煎 2 次，每日服 2 次。

张某　男　38 岁　1990 年 12 月 28 日

胃脘痛。

处方

旋覆花（包煎）15g　乌药 15g　大腹皮 10g　郁金 10g　干苏叶 10g　山药 20g　陈皮 10g　白蔻 10g　延胡索 15g　川楝子（打）5g　地榆炭 10g　茯苓 15g　薄荷（后下）5g　生白芍 15g　代赭石（先煎）10g

水煎服 5 剂，每剂煎 2 次，每日服 2 次。

马某　男　28 岁　1991 年 1 月 1 日

舌红苔少，脉濡。

太子参 15g　炒白术 15g　茯苓皮 10g　藿香 10g　清半夏 10g　砂仁（后 下）5g　泽泻 10g　炒谷麦芽各 15g　莲子 15g　炒薏苡仁 15g　陈皮 10g　荷叶 10g　旋覆花（包煎）15g　玉竹 10g　生白芍 15g　龙胆草 3g

水煎服 8 剂，每剂煎 2 次，每日服 2 次。

二诊 1991 年 1 月 18 日

舌红少津，脉弦细，肝胃不和。

旋覆花（包煎）10g　柴胡 5g　炒枳壳 10g　陈皮 10g　清半夏 10g　玉竹 15g　乌药 10g　莲子 15g　北沙参 15g　白芍 15g　川连 5g　焦山楂 10g　生甘

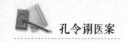

草 5g　荷叶 10g

水煎服 5 剂，每剂煎 2 次，每日服 2 次。

田某　女　52 岁　1990 年 12 月 25 日

处方

生石膏（后下）30g　黄芩 10g　粉丹皮 10g　白茅根 15g　肥知母 10g　石斛 15g　生白芍 15g　菊花 15g　夏枯草 15g　枳壳 10g　郁金 15g　夜交藤 30g　萆薢 15g　甘草 5g

水煎服 3 剂，每剂煎 2 次，每日服 2 次。

二诊　1991 年 1 月 10 日

口苦，咽干，胃脘不适。

处方

生石膏（后下）30g　黄芩 10g　牡丹皮 10g　白茅根 15g　肥知母 10g　生白芍 15g　菊花 15g　枳壳 10g　郁金 15g　夜交藤 30g　萆薢 15g　甘草 5g　白蔻 10g　决明子 15g

水煎服 7 剂，每剂煎 2 次，每日服 2 次。

朱某　男　53 岁　1991 年 1 月 10 日

2 年来情绪易怒，胃脘胀，纳食不佳，时作胃痛。昨日痰多黏盛，右关节痛。肝阳邪。拟以消化宁神入手。

处方

生牡蛎（先煎）30g　生白芍 20g　生赭石 15g　旋覆花（包煎）15g　夏枯草 10g　郁金 10g　菊花 10g　夜交藤 25g　乌药 10g　炒枳壳 10g　白蔻 10g　荷叶 10g　柏子仁 10g

水煎服 6 剂，每剂煎 2 次，每日服 2 次。

朱某　女　53 岁　1990 年 1 月 24 日

时有反酸，左关盛，右寸稍浮。肝阳犯土，胃失和降，拟从调肝和中入手。

处方

生牡蛎（先煎）30g　生赭石（先煎）15g　旋覆花（包煎）15g　夏枯草 10g　郁金 10g　菊花 10g　乌药 10g　炒枳壳 10g　白蔻 10g　荷叶 10g　柏子仁 10g　薄荷（后下）5g　蝉蜕 10g　芦根 15g　金银花 10g　清半夏 10g

水煎服 6 剂，每剂煎 2 次，每日服 2 次。

二诊 1990 年 1 月 30 日

脉两关仍弦，舌苔略带黄滑。仍以调肝肾为佳。

处方

生牡蛎（先煎）30g 生赭石（先煎）15g 旋覆花（包煎）15g 炒稻麦芽各 15g 柏子仁 10g 干荷叶 10g 厚朴 10g 清半夏 10g 陈皮 10g 乌药 10g 川楝子 10g 延胡索 10g 制首乌 10g 大腹皮 10g 黄连 10g

水煎服 7 剂，每剂煎 2 次，每日服 2 次。

王某 女 43 岁 1991 年 1 月 24 日

胃疾多年，心下酸胀，纳食则剧，舌苔白厚，脉沉细而数。

处方

旋覆花（包煎）10g 代赭石（先煎）10g 清半夏 10g 郁金 10g 盐橘核 10g 薄荷（后下）5g 白蔻 5g 怀山药 15g 玉竹 10g 川连 5g 龙胆草 3g 焦山楂 10g 枳实 5g 大腹皮 10g 制首乌 5g

水煎服 7 剂，每剂煎 2 次，每日服 2 次。

二诊 1991 年 1 月 31 日

嗜食进，胃有轻痛后缓，纳呆稍有减，舌净，脉沉而软滑。仍以扶土调木入手。

处方

旋覆花（包煎）20g 清半夏 10g 郁金 10g 盐橘核 10g 薄荷（后下）5g 白蔻 5g 怀山药 15g 玉竹 10g 川连 5g 龙胆草 3g 焦山楂 10g 大腹皮 10g 石斛 15g 白扁豆 10g 乌药 10g 菊花 10g

水煎服 7 剂，每剂煎 2 次，每日服 2 次。

周某 女 25 岁 1989 年 12 月 20 日

肝胃不和，胃失和降，食有不慎则反酸而出，舌苔白，脉左关弦右关滑。仍以调肝和胃降逆。

处方

陈皮 15g 青竹茹 25g 清半夏 15g 旋覆花（包煎）20g 厚朴 15g 炒薏苡仁 25g 茯苓皮 15g 老苏梗 15g 川连 10g

水煎服 7 剂，每剂煎 2 次，每日服 2 次。

王某 女 成人 1990 年 11 月 29 日

胃脘部不适，舌尖赤，苔白。

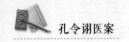

处方

陈皮 10g　清半夏 10g　砂仁（后下）3g　荷叶 10g　白扁豆 10g　薄荷（后下）5g　藿香 15g　栀子 10g　炒稻麦芽各 15g　莲子 15g　五味子 3g　白蔻仁 5g　玉竹 15g

水煎服 7 剂，每剂煎 2 次，每日服 2 次。

黄某　女　25 岁　1991 年 1 月 10 日

脘痛宿疾，近日怒而发，舌象淡黯，苔厚，脉沉而软，偏疾弦，阳气不畅，故阳而为行则，当以调肝和中，兼以治。

处方

柴胡 10g　乌药 10g　制香附 10g　桃仁 10g　郁金 10g　白芍 15g　高良姜 10g　炒苏子 10g　甘草 5g　焦山楂 10g　荷叶 10g　延胡索 10g

水煎服 7 剂，每剂煎 2 次，每日服 2 次。

杨某　男　40 岁　1991 年 4 月 11 日

胃疾多年，近来加剧，舌苔厚腻，舌尖红，脉沉而滑。气滞于中，痰瘀化热，气阳不行，先行苦辛立法，后仍以健脾和胃养中。

处方

旋覆花（包煎）15g　清半夏 15g　川连 15g　炒苍术 15g　厚朴 10g　藿梗 15g　炒薏苡仁 15g　炙鸡内金 15g　川楝子 10g　延胡索 10g　红花 10g　砂仁（后下）5g

水煎服 7 剂，每剂煎 2 次，每日服 2 次。

二诊　1991 年 4 月 18 日

胃痛胀，饭后加剧，3 日后减缓，便日 2 次，舌白苔尚厚腻，淡黄，脉象略好。

处方

一诊处方加入神曲 10g、泽泻 15g。

水煎服 7 剂，每剂煎 2 次，每日服 2 次。

三诊　1991 年 4 月 25 日

舌苔厚腻而黄，舌质红，腹痛已减，脉滑濡。

处方

一诊处方加入佩兰 10g、大腹皮 10g、神曲 10g、泽泻 15g

水煎服 7 剂，每剂煎 2 次，每日服 2 次。

四诊 1991 年 5 月 9 日

痛近日减轻，舌苔仍腻。

处方

藿香 15g 佩兰 10g 清半夏 15g 陈皮 15g 炒薏苡仁 20g 厚朴 10g 槟榔片 10g 神曲 15g 炒苍术 20g 延胡索 10g 枳实 10g 黄连 10g 红花 10g 土鳖虫 10g

水煎服 7 剂，每剂煎 2 次，每日服 2 次。

余某 女 成人 1991 年 5 月 9 日

胃痛多年，畏寒，不能饮冷，舌苔白腻，舌质黯红，两胁下胀满。

处方

旋覆花（包煎）15g 清半夏 10g 白扁豆 10g 陈皮 10g 煨木香（后下）5g 莲子 15g 炒薏苡仁 15g 藿香 15g 泽泻 15g 乌药 10g 干百合 30g 丹参 15g 砂仁（后下）5g 琥珀粉（冲）5g

水煎服 7 剂，每剂煎 2 次，每日服 2 次。

胡某 女 30 岁 1991 年 4 月 11 日

停药后，又有反复，诸症又起，舌苔仍厚。

处方

川连 10g 生枳实 10g 青竹茹 15g 清半夏 10g 陈皮 10g 白茯苓 15g 川芎 10g 葛根 10g 菊花 15g 炒稻麦芽各 15g 龙胆草 3g 萆薢 15g 淡竹叶 10g 石斛 10g

水煎服 7 剂，每剂煎 2 次，每日服 2 次。

二诊 1991 年 5 月 9 日

自觉胃脘灼热，左前胸后背酸痛，精神较前好转，近日，脉稍弱，舌尖红。

处方

川连 10g 生枳实 10g 青竹茹 15g 清半夏 10g 陈皮 10g 白茯苓 15g 全当归 15g 白芍 15g 首乌 10g 葛根 10g 瓜蒌 15g 桂枝 3g

水煎服 7 剂，每剂煎 2 次，每日服 2 次。

三诊 1991 年 5 月 16 日

口干，苔薄黄。

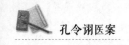

处方

金银花15g　当归15g　竹茹15g　玉竹15g　瓜蒌15g　枳实10g　川芎10g　菊花15g　白芍15g　茯苓15g　柴胡10g　炒枣仁15g

水煎服7剂，每剂煎2次，每日服2次。

四诊　1991年5月19日

腹胀气滞，左肩乳及右胁作痛，易怒，眼时花，舌尖红，苔白腻，清心调肝行气。

处方

炒栀子10g　淡竹叶15g　白豆蔻10g　薄荷（后下）10g　乌药10g　延胡索10g　粉葛根15g　盐橘核10g　川连10g　连翘15g　佩兰叶10g　焦三仙各30g　郁金15g

水煎服7剂，每剂煎2次，每日服2次。

五诊　1991年5月30日

左乳下及肩背酸痛，舌尖赤，脉弦。疏肝养血。

处方

粉丹皮15g　炒栀子15g　柴胡15g　赤白芍各10g　茯苓15g　薄荷（后下）10g　全当归15g　漏芦15g　泽兰15g　黄连10g　炒枣仁15g　焦三仙各15g

水煎服7剂，每剂煎2次，每日服2次。

汪某　女　24岁　1991年6月3日

可疑慢性胃炎。肝胃不和，左关弦。

处方

旋覆花（包煎）10g　厚朴10g　吴茱萸3g　川楝子5g　代赭石（先煎）10g　陈皮10g　柴胡5g　焦三仙各30g　清半夏10g　乌药5g　荷叶10g　炒苍术10g　川连5g　延胡索10g

水煎服5剂，每剂煎2次，每日服2次。

张某　男　28岁　1991年6月3日

胃神经官能症。

处方

砂仁（后下）5g　白豆蔻10g　白扁豆10g　清半夏10g　厚朴10g　白茯苓15g　苏梗10g　陈皮10g　生白芍15g

水煎服 5 剂，每剂煎 2 次，每日服 2 次。

闫某　女　成人　1991 年 6 月 6 日

胃脘闷胀，食后不舒，舌苔白厚，略滑，脉左弦滑，拟降逆行气为主。

处方

清半夏 15g　白茯苓 15g　玄参 15g　黄芩 10g　黄连 10g　甘草 5g　柴胡 10g　郁金 15g　苏梗 15g

水煎服 7 剂，每剂煎 2 次，每日服 2 次。

郭某　男　成人　1991 年 6 月 15 日

萎缩性胃炎，胃下垂。体瘦神疲，动则费力。渴饮脘胀，水入则吐，舌苔黄腻少津，脉象沉细而略显不调。气阴大亏，气结不行。拟从增液收复龙意，调理。

处方

生地 30g　黑玄参 20g　肥知母 10g　西洋参（另煎）3g　制锦纹 10g　枳实 10g　清半夏 10g　淡竹叶 10g　生石膏（先煎）25g　麦门冬 10g　生姜汁（先入）1 勺　泽泻 15g

水煎服 2 剂，每剂煎 2 次，每日服 2 次。

胡某　男　成人　1991 年 6 月 27 日

近日胃脘胀痛，连及两胁，时有口苦，舌苔厚黄，舌略红。

处方

柴胡 10g　黄芩 10g　太子参 10g　清半夏 15g　炒苍术 10g　厚朴 10g　当归 10g　茯苓 15g　白蔻 10g　橘核 10g　丹参 15g

水煎服 7 剂，每剂煎 2 次，每日服 2 次。

二诊　1991 年 10 月 24 日

处方

枳壳 10g　炒白术 10g　荷叶 10g　清半夏 10g　茯苓 15g　陈皮 10g　远志 10g　旋覆花 15g　代赭石（先煎）10g　莲子 10g　佩兰 10g　延胡索 10g

水煎服 7 剂，每剂煎 2 次，每日服 2 次。

王某　男　成人　1990 年 5 月 10 日

腹胀，呃逆，纳差，心前胸闷楚不畅，郁闷易怒，舌黯而苔白，脉沉细。予行气化瘀，解郁散结。

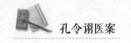

处方

乌药 10g　大腹皮 10g　丹参 15g　沉香面（冲）1g　柴胡 5g　苏梗 10g　炒枳壳 10g　清半夏 10g　焦三楂 15g　川芎 5g　陈皮 10g　全当归 10g　白扁豆 10g　生白芍 15g　琥珀粉（冲）1.5g

水煎服 7 剂，每剂煎 2 次，每日服 2 次。

栾某　女　64 岁　1990 年 6 月 7 日

处方

生熟地各 30g　砂仁（后下）5g　山萸肉 10g　藿石斛 15g　麦门冬 10g　白僵蚕 10g　远志 10g　肉苁蓉 15g　全蝎（冲）2g　炙马兜铃 10g　川贝母（冲）3g　桃杏仁各 10g　川芎 10g

水煎服 7 剂，每剂煎 2 次，每日服 2 次。

于某　女　29 岁　1990 年 9 月 13 日

痤疮时发时止，近日食后胃脘胀痛，每次行经后左下腹痛剧，舌质黯。血分热郁较重，经行不畅，凉血和胃以调。

处方

枳实 10g　炒苍术 10g　干荷叶 10g　夏枯草 15g　乌药 15g　郁金 15g　清半夏 15g　白茅根 15g　粉丹皮 10g　白鲜皮 15g　杭菊花 15g　川芎 10g　盐橘核 15g

水煎服 7 剂，每剂煎 2 次，每日服 2 次。

张某　男　成人　1990 年 7 月 10 日

处方

炒苍术 15g　厚朴 10g　陈皮 10g　苏梗 10g　清半夏 15g　藿梗 10g　白扁豆 10g　莱菔子 15g　乌药 10g　砂仁（后下）5g　干荷叶 10g　干百合 15g

水煎服 5 剂，每剂煎 2 次，每日服 2 次。

安某　男　57 岁　1990 年 8 月 16 日

舌苔中剥，脉右寸关弦滑。胃阴不足，肝郁不利，再予益胃疏肝以护中气。

处方

玉竹 10g　生山药 15g　太子参 10g　生白芍 20g　郁金 10g　苏梗 15g　盐橘核 15g　乌药 10g　大腹皮 10g　沉香面（冲）1g　制香附 10g　神曲 10g

水煎服 7 剂，每剂煎 2 次，每日服 2 次。

二诊　1990 年 8 月 23 日

腹胀半年，前服多种胃药，未效。近日微感恶心，打嗝。脾胃不和，拟疏肝和胃。

处方

郁金 15g　枳壳 10g　清半夏 10g　竹茹 15g　陈皮 10g　黄连 10g　藿香 15g　荷叶 10g　薄荷（后下）5g　厚朴 10g　旋覆花（包煎）15g　代赭石（先煎）10g

水煎服 7 剂，每剂煎 2 次，每日服 2 次。

三诊　1990 年 8 月 30 日

服药后诸症同前，舌苔略黄，脉弦。气滞不降，同时须加重疏降之功。

处方

二诊处方去荷叶，加沉香面（冲）1g、琥珀面（冲）2g、乌药 15g、炙鸡内金 15g。

水煎服 7 剂，每剂煎 2 次，每日服 2 次。

四诊　1990 年 9 月 13 日

处方

旋覆花（包煎）15g　代赭石（先煎）15g　延胡索 15g　制香附 15g　乌药 15g　川楝子 10g　盐橘核 15g　肉豆蔻 10g　白蔻仁 10g　玉竹 15g　石斛 15g　麦门冬 15g　焦山楂 25g　珍珠粉（冲）2g　清半夏 10g　莱菔子 10g

水煎服 7 剂，每剂煎 2 次，每日服 2 次。

五诊　1990 年 9 月 20 日

脉弦滑而带数，舌中少苔，口干。气尚来能畅，胃阴亦复不足，须调胃生津。

处方

旋覆花（包煎）15g　代赭石（先煎）15g　延胡索 15g　制香附 15g　乌药 15g　川楝子 10g　盐橘核 15g　肉豆蔻 10g　白蔻仁 10g　玉竹 15g　石斛 15g　麦门冬 15g　焦山楂 25g　珍珠粉（冲）2g　柴胡 10g　山药 20g

水煎服 7 剂，每剂煎 2 次，每日服 2 次。

文某　男　52 岁　1990 年 10 月 11 日

慢性萎缩性胃炎。呃逆，纳后时感烧心，便溏。肝胃不和，气逆于中。

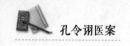

处方

党参 20g　炙黄芪 20g　炒白术 10g　云茯苓 10g　陈皮 10g　半夏 10g　枳壳 10g　砂仁（后下）6g　炒鸡内金 10g　神曲 10g　龙胆草 3g　葛根 10g　薄荷（后下）5g　乌药 10g

水煎服 7 剂，每剂煎 2 次，每日服 2 次。

雅某　女　成人 1991 年 2 月 23 日

肝气犯脾，脘胁腹胀。

处方

生石膏（先煎）30g　柴胡 10g　炒枳壳 15g　苏梗子各 10g　陈皮 10g　清半夏 10g　郁金 15g　厚朴 10g　延胡索 10g　川楝子 10g　炒栀子 15g　炒枣仁 10g　炒稻麦芽各 10g　大腹皮 10g　薄荷（后下）10g

水煎服 7 剂，每剂煎 2 次，每日服 2 次。

二诊　1991 年 3 月 2 日

胀减而未除。口干，喜饮水。

处方

生石膏（先煎）30g　川连 10g　清半夏 10g　焦三仙各 30g　煨木香（后下）10g　乌药 10g　白茯苓 15g　金银花 15g　薄荷（后下）10g　厚朴 10g　盐知柏各 5g　藿香 15g　白扁豆 10g

水煎服 7 剂，每剂煎 2 次，每日服 2 次。

三诊　1991 年 3 月 9 日

肝脾不和，左关盛于右。

处方

柴胡 10g　枳壳 10g　苏梗 10g　陈皮 10g　清半夏 10g　乌药 10g　旋覆花（包煎）15g　代赭石（先煎）10g　焦三仙各 45g　藿香 15g　玉竹 15g　黄连 10g　苍术 10g　木香（后下）5g　沉香（后下）3g　川楝子（打）5g

水煎服 7 剂，每剂煎 2 次，每日服 2 次。

四诊　1991 年 3 月 16 日

处方

柴胡 10g　枳壳 10g　苏梗 10g　陈皮 10g　清半夏 10g　乌药 10g　代赭石（先煎）10g　焦三仙各 45g　藿香 15g　黄连 10g　苍术 10g　川楝子（打）5g　红花 10g　诃子 5g

水煎服 7 剂，每剂煎 2 次，每日服 2 次。

李某　女　52 岁　1991 年 3 月 14 日

烧心，午后腹胀，脉呈弦。再从调理肝脾，化痰安神为主。

处方

生石决明（先煎）30g　菊花 10g　生白芍 15g　旋覆花（包煎）10g　清半夏 10g　白茯苓 15g　盐知柏各 10g　川牛膝 10g　炒薏苡仁 15g　夜交藤 25g　夏枯草 10g　乌药 10g　炒苍术 10g　莱菔子 10g　柏子仁 10g　白扁豆 10g

水煎服 5 剂，每剂煎 2 次，每日服 2 次。

郭某　女　33 岁　1991 年 4 月 3 日

胃脘痛，左关细弦。

处方

藿香 15g　清半夏 10g　白蔻 10g　杭白芍 15g　郁金 10g　全当归 10g　枳壳 10g　白茯苓 15g　干百合 15g　丹参 15g　乌药 10g　延胡索 10g　川楝子（打）10g　川连 10g　荷叶 15g　珍珠母（先煎）30g

水煎服 5~7 剂，每剂煎 2 次，每日服 2 次。

二诊 1991 年 4 月 19 日

胃脘痛。治以扶土抑木。

处方

藿香 15g　清半夏 10g　白蔻 10g　杭白芍 15g　郁金 10g　全当归 10g　枳壳 10g　白茯苓 15g　干百合 15g　丹参 15g　乌药 10g　延胡索 10g　川楝子（打）5g　川连 10g　山药 15g　珍珠母（先煎）30g

水煎服 5 剂，每剂煎 2 次，每日服 2 次。

陈某　女　21 岁　1991 年 4 月 23 日

胃及十二指肠球部炎症。

处方

炒苍术 10g　厚朴 10g　陈皮 10g　郁金 15g　乌药 10g　薄荷（后下）10g　白蔻 10g　生白芍 20g　川连 15g　白扁豆 10g　莲子 15g　延胡索 10g

水煎服 3~5 剂，每剂煎 2 次，每日服 2 次。

朱某　女　36 岁　1991 年 5 月 10 日

便频，脘腹痛作，进食后稍缓解，舌苔根厚，脉细。

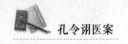
处方

旋覆花（包煎）15g　代赭石（先煎）15g　炒苍术 15g　清半夏 10g　厚朴 10g　白茯苓 25g　莲子 30g　乌药 10g　盐橘核 10g　肉豆蔻 10g　生白芍 20g　炙甘草 10g　吴茱萸 3g　桃仁泥 10g

水煎服 5 剂，每剂煎 2 次，每日服 2 次。

刘某　男　35 岁　1991 年 5 月 28 日

胃炎，舌淡白，脉左细弦右软。

处方

旋覆花（包煎）15g　代赭石（先煎）10g　清半夏 15g　白茯苓 15g　厚朴 15g　陈皮 10g　乌药 10g　晚蚕沙（包煎）20g　炒苍术 10g　盐橘核 10g　怀山药 30g　藿香 15g　白豆蔻 10g　炙鸡内金 15g　龙胆草 5g　枳实 10g　荷叶 10g

水煎服 10～15 剂，每剂煎 2 次，每日服 2 次。

黄某　女　21 岁　1991 年 7 月 27 日

胃炎，脾胃弱。

处方

党参 10g　苍术 10g　枳壳 10g　莲子 15g　茯苓 15g　半夏 10g　焦山楂 15g　山药 15g　砂仁（后下）5g　陈皮 10g　荷叶 10g　白扁豆 10g　玉竹 10g　金银花 10g

水煎服 7 剂，每剂煎 2 次，每日服 2 次。

二诊　1991 年 8 月 3 日

处方

党参 10g　苍术 10g　枳壳 10g　莲子 15g　茯苓 15g　半夏 10g　焦山楂 15g　山药 15g　砂仁（后下）5g　陈皮 10g　荷叶 10g　白扁豆 10g　玉竹 10g　金银花 10g

水煎服 4 剂，每剂煎 2 次，每日服 2 次。

三诊　1993 年 1 月 16 日

喜睡，胃纳略呆，舌尖红，苔白略腻，脉细滑。

处方

菊花 10g　薄荷（后下）5g　砂仁（后下）5g　西洋参（另煎）3g　草薢 15g　金银花 15g

水煎服 3 剂，每剂煎 2 次，每日服 2 次。

四诊 1993 年 1 月 21 日

心经热，肾阴虚。

处方

金银花 15g　莲子心 10g　山萸肉 10g　枸杞子 15g　西洋参（另煎）3g　焦山楂 10g　甘草 5g

水煎服 3 剂，每剂煎 2 次，每日服 2 次。

五诊 1993 年 3 月 13 日

处方

莲子心 10g　白菊花 15g　淡竹叶 10g　蝉蜕 10g　麦门冬 15g　砂仁（后下）5g　藿梗 15g　厚朴 10g　白茯苓 15g　辛夷（包煎）10g　当归 15g　山药 30g　荷叶 10g

水煎服 6 剂，每剂煎 2 次，每日服 2 次。

六诊 1993 年 6 月 19 日

处方

制首乌 10g　全当归 15g　桑寄生 10g　真阿胶（烊冲）5g　生白芍 15g　桃杏仁各 10g　川芎 5g　炙甘草 5g　莲房炭 10g　丹参 15g　盐黄柏 10g　乌药 10g　秦艽 15g　砂仁（后下）5g　熟地 15g

水煎服 3 剂，每剂煎 2 次，每日服 2 次。

七诊 1993 年 6 月 22 日

脉左弦，舌苔厚尖赤，头部有不适，右侧痛。

处方

桑椹 15g　夜交藤 30g　川芎 10g　白菊花 10g　生白芍 10g　当归 15g　白僵蚕 10g　柴胡 10g　桃仁 15g　阿胶（烊冲）5g　杜仲炭 10g　乌药 10g　荷叶 10g　地骨皮 10g

水煎服 3 剂，每剂煎 2 次，每日服 2 次。

吕某 男 22 岁 1992 年 1 月 18 日

胃炎，胃脘痛。舌红苔厚，脉右关纤细。

处方

旋覆花（包煎）15g　生白芍 10g　陈皮 10g　香附 10g　清半夏 15g　炒苍术 10g　苏梗 10g　枳壳 10g　代赭石（先煎）10g　厚朴 10g　延胡索 10g　柴

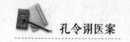

胡 10g　砂仁（后下）5g　龙胆草 5g　薄荷（后下）5g

水煎服 5 剂，每剂煎 2 次，每日服 2 次。

周某　女　成人　1992 年 1 月 1 日

处方

旋覆花（包煎）10g　党参 10g　陈皮 10g　砂仁（后下）5g　代赭石（先煎）10g　白术 10g　半夏 15g　佛手 10g　生牡蛎（先煎）30g　浙贝母 10g　茯苓 15g　琥珀粉（冲）1g

水煎服 7 剂，每剂煎 2 次，每日服 2 次。

二诊　1992 年 1 月 3 日

胃脘胀，舌绛苔薄，上方出入。

处方

淡吴茱萸 3g　延胡索 10g　陈皮 10g　砂仁（后下）5g　川连 5g　炒苍术 10g　半夏 10g　桃仁 10g　生白芍 10g　厚朴 10g　茯苓 15g　薄荷（后下）5g　柴胡 5g　苏梗 10g

水煎服 3 剂，每剂煎 2 次，每日服 2 次。

三诊　1992 年 1 月 10 日

肝郁脾虚。

处方

旋覆花（包煎）15g　党参 10g　陈皮 10g　砂仁（后下）5g　代赭石（先煎）10g　白术 10g　半夏 10g　桃仁 10g　生牡蛎（先煎）30g　浙贝母 10g　茯苓 15g　薄荷（后下）10g　延胡索 10g　厚朴 10g

水煎服 5 剂，每剂煎 2 次，每日服 2 次。

四诊　1992 年 1 月 20 日

肝脉渐去，右关尚盛。

处方

三诊处方去延胡索、厚朴，加玉竹 10g、肥知母 5g、枸杞子 15g、白芍 10g、炒枣仁 10g。

水煎服 7 剂，每剂煎 2 次，每日服 2 次。

五诊　1992 年 1 月 25 日

舌无苔，脉缓和。

处方

三诊处方去延胡索、厚朴，加玉竹 10g、白芍 10g、知母 5g、炒枣仁 20g、枸杞子 15g。

水煎服 5 剂，每剂煎 2 次，每日服 2 次。

六诊　1992 年 3 月 7 日

处方

旋覆花（包煎）10g　白芍 5g　砂仁（后下）5g　薄荷（后下）5g　清半夏 10g　枸杞子 15g　白术 10g　龙胆草 5g　陈皮 5g　首乌 10g　鸡内金 10g　郁金 10g　生牡蛎（先煎）15g　苏子 10g　黑芝麻 10g

水煎服 5 剂，每剂煎 2 次，每日服 2 次。

七诊　1992 年 5 月 19 日

处方

白芍 6g　生牡蛎（先煎）30g　桃仁 6g　炙鸡内金 9g　金银花 9g　夏枯草 6g　山药 25g　炒枣仁 9g　紫花地丁 9g　泽兰叶 6g　砂仁（后下）3g　地骨皮 6g　茅根 9g　山萸肉 6g　焦三仙各 30g

水煎服 5 剂，每剂煎 2 次，每日服 2 次。

八诊　1993 年 3 月 15 日

舌净无苔，脉细弦，足膝软酸胀，腹胀食后甚。治以柔养肝胃。

处方

生白芍 10g　全当归 10g　生地 30g　白菊花 15g　枸杞子 15g　炒杜仲 10g　木瓜 10g　焦三仙各 30g　玉竹 10g　石斛 15g　太子参 10g　金银花 15g　苏梗 10g　郁金 10g

水煎服 5 剂，每剂煎 2 次，每日服 2 次。

九诊　1993 年 3 月 24 日

舌绛脉右盛左细，食后腹胀，肉食尤著。

处方

八诊处方去炒杜仲、木瓜，加炙鸡内金 15g、炒白术 15g、白茯苓 30g、乌药 5g、薄荷（后下）10g、炒枣仁 15g。

水煎服 5 剂，每剂煎 2 次，每日服 2 次。

十诊　1993 年 3 月 29 日

脉较前和。

处方

生白芍 10g　全当归 10g　生地 30g　白菊花 15g　枸杞子 15g　焦三仙各

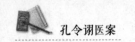

30g　炙鸡内金15g　炒白术15g　太子参10g　白茯苓30g　苏梗10g　郁金10g　薄荷（后下）10g　炒枣仁15g　金银花15g

水煎服5剂，每剂煎2次，每日服2次。

十一诊　1993年6月18日

胃脘痛，食后觉，脉两关弦。

处方

枸杞子25g　桑椹15g　生白芍10g　白茯苓15g　怀山药30g　首乌10g　砂仁（后下）5g　莪术3g　鸡内金15g　青竹茹15g　黄连5g　丹参10g

水煎服3剂，每剂煎2次，每日服2次。

十二诊　1993年6月23日

处方

生地黄30g　玉竹15g　竹茹15g　沙参15g　白芍10g　桑椹15g　牛膝10g　枳壳10g　山药30g　荷叶10g　金银花15g　制首乌10g　炒稻麦芽各15g　桃仁15g

水煎服5剂，每剂煎2次，每日服2次。

十三诊　1993年6月29日

处方

去沙参、荷叶、制首乌，加清半夏10g、夜交藤30g、合欢花15g。

水煎服3剂，每剂煎2次，每日服2次。

十四诊　1993年7月5日

脉左沉无力，舌净。

处方

生地15g　沙参15g　麦冬10g　菊花15g　枸杞子15g　山萸肉10g　栀子10g　当归10g　白芍10g　炒麦芽15g　枳壳10g　桑椹15g　茯苓30g　泽泻15g　夜交藤30g

水煎服5剂，每剂煎2次，每日服2次。

赵某　女　69岁　1991年7月16日

胃炎。腹胀，脉弦滑略细。

处方

旋覆花（包煎）15g　盐橘核10g　荷叶10g　苍术10g　代赭石（先煎）10g　炒枳壳10g　滑石（包煎）15g　陈皮10g　生石决明（先煎）25g　老苏

198

梗 10g　茯苓 15g　延胡索 10g　川楝子（打）5g　清半夏 15g　薄荷（后下）
10g　枣仁 15g

水煎服 3～6 剂，每剂煎 2 次，每日服 2 次。

王某　女　19 岁　1991 年 8 月 6 日

萎黄病待查。恶心，时吐，纳尚可。舌苔厚。脉细弦，左关稍差。

处方

旋覆花（包煎）15g　炒苍术 10g　大腹皮 10g　羊藿叶 15g　清半夏 10g
厚朴 10g　盐橘核 10g　山萸肉 10g　代赭石（先煎）10g　砂仁（后下）5g
紫河车 10g　怀牛膝 10g　全当归 15g　炙鸡内金 15g　秦艽 10g　鹿角霜 15g
焦三仙各 30g　生白芍 20g　红花 10g

水煎服 7 剂，每剂煎 2 次，每日服 2 次。

二诊　1991 年 8 月 19 日

处方

旋覆花（包煎）15g　炒苍术 10g　大腹皮 10g　羊藿叶 15g　清半夏 10g
厚朴 10g　盐橘核 10g　山萸肉 10g　代赭石（先煎）10g　砂仁（后下）5g
秦艽 10g　怀牛膝 10g　全当归 15g　焦三仙各 30g　生白芍 20g　鹿角霜 15g
红花 10g

水煎服 7 剂，每剂煎 2 次，每日服 2 次。

三诊　1991 年 8 月 24 日

处方

旋覆花（包煎）15g　炒苍术 10g　大腹皮 10g　羊藿叶 15g　清半夏 10g
厚朴 10g　盐橘核 10g　山萸肉 10g　代赭石（先煎）10g　砂仁（后下）5g
秦艽 10g　怀牛膝 10g　全当归 15g　焦三仙各 30g　白芍 20g　鹿角片 10g　盐
知柏各 5g　合欢花 15g　川芎 10g　红花 10g

以上 4 剂，共研细面蜜丸，每粒 10g，每次服 1 丸，每日服 2 次。

陆某　男　成人　1991 年 8 月 29 日

胃脘痛，便或溏或难，舌上苔白而满，脉沉而实。拟建中化湿为法。

处方

太子参 15g　云苓 15g　炒白术 15g　莲子 15g　清半夏 10g　陈皮 10g　砂
仁（后下）5g　白豆蔻 10g　藿香 10g　荷叶 10g　延胡索 10g　肉豆蔻 5g

水煎服 7 剂，每剂煎 2 次，每日服 2 次。

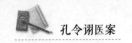

李某　女　53岁　1991年7月18日

气短，乏力，胃脘不适，食甜冷食后吐酸，舌苔白满，舌质黯，困倦。内外湿困。

处方

佩兰10g　滑石（包煎）10g　竹叶10g　扁豆10g　荷叶10g　川连5g　半夏10g　陈皮10g　砂仁（后下）5g　枳壳10g　焦三仙各10g　茯苓15g　龙胆草3g

水煎服7剂，每剂煎2次，每日服2次。

徐某　女　37岁　1991年10月4日

肝胃气滞，日久络瘀。

处方

旋覆花（包煎）15g　清半夏15g　郁金15g　陈皮10g　九香虫5g　代赭石（先煎）15g　乌药10g　延胡索10g　泽兰15g　炙鸡内金15g　青竹茹15g　盐橘核10g　佩兰15g　土鳖虫10g　川楝子10g　龙胆草10g　玉竹15g

水煎服7剂，每剂煎2次，每日服2次。

二诊　1991年10月11日

病久络瘀。

处方

旋覆花（包煎）15g　清半夏15g　郁金15g　九香虫5g　代赭石（先煎）15g　乌药10g　延胡索10g　炙鸡内金15g　青竹茹15g　盐橘核10g　红花10g　玉竹15g　黄连15g　肉豆蔻5g　泽兰15g　麦冬15g　吴茱萸3g　川楝子5g

水煎服7剂，每剂煎2次，每日服2次。

三诊　1991年10月18日

处方

旋覆花（包煎）15g　生石膏（先煎）30g　郁金15g　红花10g　代赭石（先煎）15g　黄芩15g　佩兰15g　土鳖虫10g　青竹茹15g　枳实15g　延胡索10g　薄荷（后下）10g　清半夏15g　槟榔片10g

水煎服7剂，每剂煎2次，每日服2次。

四诊　1991年10月24日

舌红苔黄，腹胀胸闷，有时气逆作呕，心窝部疼痛拒按。热实证，从清通为法。

处方

生枳实 15g　焦榔片 15g　青竹茹 25g　清半夏 25g　葶苈子 15g　炙鳖甲（先煎）15g　藿香 15g　莪术 15g　三棱 10g　紫花地丁 25g　瓜蒌 25g　栀子 15g　朱砂（分冲）2g　鸡内金 10g

水煎服 7 剂，每剂煎 2 次，每日服 2 次。

五诊　1991 年 10 月 30 日

胃炎，焦虑症。

处方

乌药 10g　当归 15g　沉香面（冲）1g　槟榔片 10g　金银花 25g　玄参 25g　玉竹 15g　佩兰 15g　旋覆花（包煎）15g　莪术 10g　黄连 10g　白芍 25g　竹茹 25g　半夏 15g　代赭石（先煎）20g　九香虫 10g

水煎服 7 剂，每剂煎 2 次，每日服 2 次。

六诊　1991 年 11 月 7 日

处方

金银花 15g　蒲公英 30g　葛根 15g　柴胡 15g　茯苓 15g　枳壳 15g　竹茹 15g　杏仁 10g　浙贝母 15g　薄荷（后下）10g　蝉蜕 15g　莪术 15g　黄芩 10g　半夏 15g

水煎服 7 剂，每剂煎 2 次，每日服 2 次。

七诊　1991 年 11 月 13 日

处方

生牡蛎（先煎）30g　姜黄 10g　栀子 10g　淡豆豉 15g　蒲公英 30g　葛根 15g　柴胡 15g　茯苓 15g　枳壳 15g　竹茹 15g　浙贝母 15g　薄荷（后下）10g　莪术 15g　黄芩 10g　半夏 15g

水煎服 7 剂，每剂煎 2 次，每日服 2 次。

八诊　1991 年 11 月 20 日

处方

生牡蛎（先煎）30g　生白芍 20g　黄芩 10g　柴胡 10g　半夏 15g　枳实 15g　竹茹 15g　蒲公英 50g　浙贝母 15g　葛根 10g　紫花地丁 25g　吴茱萸 5g　黄连 10g　苏子 10g　麦冬 10g　花粉 10g

水煎服 7 剂，每剂煎 2 次，每日服 2 次。

谢某　男　36 岁　1991 年 10 月 22 日

胃脘痛。

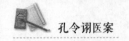

处方

焦白术 15g 煨木香（后下）10g 龙胆草 5g 苏梗 15g 白扁豆 10g 郁金 15g 陈皮 15g 白芍 20g 白茯苓 15g 延胡索 10g 柴胡 10g 砂仁（后下）5g 半夏 10g 鸡内金 15g 川楝子 5g

水煎服 3 剂，每剂煎 2 次，每日服 2 次。

冯某 男 63 岁 1991 年 3 月 7 日

舌苔薄黄而腻，脉沉细弱，头晕胀，胃脘入夜时胀痛，目涩。

处方

枸杞子 15g 山萸肉 5g 菊花 15g 炒枳壳 10g 炒苍术 10g 荷叶 10g 川楝子 10g 延胡索 10g 苏梗 15g 陈皮 10g 党参 10g 山药 15g 大腹皮 10g 炙鸡内金 15g

水煎服 5 剂，每剂煎 2 次，每日服 2 次。

房某 男 29 岁 1991 年 3 月 13 日

胃脘痛。

处方

川连 10g 清半夏 10g 生枳实 10g 生姜 3 片 太子参 10g 丹参 15g 乌药 10g 砂仁（后下）5g 生白芍 15g 延胡索 10g 川楝子（打）5g 甘草 5g 桃仁 15g 生石膏（先煎）30g 旋覆花（包煎）10g 代赭石（先煎）10g 龙胆草 5g 玉竹 10g 百合 10g

水煎服 5 剂，每剂煎 2 次，每日服 2 次。

二诊 1991 年 3 月 20 日

胃脘痛。

处方

川连 10g 清半夏 10g 生枳实 10g 太子参 10g 丹参 15g 乌药 10g 砂仁（后下）5g 生白芍 15g 延胡索 10g 川楝子（打）5g 甘草 5g 桃仁 15g 生石膏（先煎）30g 龙胆草 5g 玉竹 10g 百合 10g

水煎服 5 剂，每剂煎 2 次，每日服 2 次。

袁某 女 成人 1991 年 10 月 17 日

胃下垂，苔厚而干，胃炎。便干，小便频涩。

处方

当归 25g 知母 20g 枳实 15g 生地 20g 白扁豆 15g 白芍 15g 元参

20g　鸡内金 20g　苍术 15g　荷叶 15g　延胡索 10g　桃仁 15g　苏子 15g

水煎服 5 剂，每剂煎 2 次，每日服 2 次。

崔某　男　41 岁　1991 年 10 月 28 日

胃脘痛。

处方

陈皮 15g　厚朴 15g　黄连 15g　枳实 15g　延胡索 10g　半夏 15g　木香
（后下）10g　白蔻 15g　生姜 1 片　川楝子 10g　苍术 15g　砂仁（后下）5g
佩兰 15g　荷叶 10g　鸡内金 15g

水煎服 3～5 剂，每剂煎 2 次，每日服 2 次。

寇某　男　33 岁　1991 年 11 月 22 日

消化道溃疡。舌质绛，苔厚，便稀，脉细弦。

处方

旋覆花（包煎）15g　白芍 20g　乌药 10g　白术 15g　清半夏 10g　橘核
10g　山药 30g　砂仁（后下）5g　川连 10g　延胡索 10g　枳实 10g　党参 15g
藿香 15g　白扁豆 10g

水煎服 5 剂，每剂煎 2 次，每日服 2 次。

高某　男　27 岁　1991 年 11 月 29 日

胃病。舌苔白腻质绛，脉细滑。

处方

藿香 15g　半夏 15g　砂仁（后下）5g　陈皮 10g　茯苓 15g　苍术 15g　厚
朴 10g　泽泻 10g　葛根 10g　龙胆草 5g　荷叶 10g　焦三仙各 30g　山药 25g

水煎服 10 剂，每剂煎 2 次，每日服 2 次。

刘某　男　24 岁　1991 年 12 月 9 日

胃脘痛。舌苔白质淡。

处方

藿香 15g　半夏 15g　白扁豆 10g　生姜 1 片　肉豆蔻 10g　延胡索 15g　乌
药 10g　荷叶 10g　白芍 25g　莲子 15g　蒲公英 25g　甘草 10g

水煎服 3 剂，每剂煎 2 次，每日服 2 次。

姜某　女　成人　1991 年 12 月 18 日

消化道炎症。舌苔黄厚，脉滑。脘胁右侧痛。湿热内蕴。

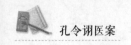

处方

黄芩 10g　枳实 10g　竹茹 15g　半夏 15g　旋覆花（包煎）15g　代赭石（先煎）15g　陈皮 10g　茯苓 15g　鸡内金 15g　乌药 10g　郁金 15g　荷叶 10g　延胡索 10g　丹参 10g

水煎服 5 剂，每剂煎 2 次，每日服 2 次。

高某　男　25 岁　1991 年 12 月 26 日

胃脘胀闷，嗜睡，及失听，脉细滑，舌苔黄腻。

处方

佩兰 10g　陈皮 10g　石菖蒲 10g　远志 10g　茯苓 15g　半夏 15g　黄连 10g　枳壳 10g　焦三仙各 30g　荷叶 10g　滑石（包煎）10g　竹叶 10g

水煎服 7 剂，每剂煎 2 次，每日服 2 次。

二诊　1992 年 1 月 9 日

处方

佩兰 15g　陈皮 10g　砂仁（后下）5g　枳壳 10g　大腹皮 15g　石菖蒲 15g　夜交藤 30g　焦三仙各 30g　淡竹叶 10g　玉竹 10g　滑石（包煎）10g　西洋参（单包）2g

水煎服 7 剂，每剂煎 2 次，每日服 2 次。

冯某　男　成人　1991 年 12 月 19 日

慢性胃炎，脘腹时胀，纳食欠佳，食则呃逆，右脉滑大。

处方

旋覆花（包煎）15g　陈皮 10g　苍术 20g　延胡索 10g　清半夏 15g　云苓 15g　扁豆 10g　白芍 15g　乌药 10g　砂仁（后下）5g　川楝子 5g　竹茹 15g　川连 10g　荷叶 10g　丹参 10g

水煎服 7 剂，每剂煎 2 次，每日服 2 次。

付某　男　38 岁　1992 年 3 月 19 日

处方

旋覆花（包煎）15g　代赭石（先煎）15g　清半夏 15g　郁金 15g　桃杏仁各 10g　泽兰 10g　乌药 10g　苏子 10g　黄连 5g　吴茱萸（包煎）10g　延胡索 5g　白芍 5g　瓜蒌 30g　丹皮 10g　白术 10g

水煎服 7 剂，每剂煎 2 次，每日服 2 次。

杨某　男　29 岁　1992 年 3 月 19 日

胃脘痛。

处方

枳实 10g　竹茹 15g　陈皮 10g　半夏 10g　茯苓 15g　菊花 10g　黄连 5g
黄芩 10g　荷叶 10g　草薢 15g　藿香 10g　砂仁（后下）5g　葛根 10g　泽泻
10g　龙胆草 5g

水煎服 7 剂，每剂煎 2 次，每日服 2 次。

赵某　男　成人　1992 年 2 月 10 日

消化道溃疡。

处方

川连 10g　厚朴 10g　玉竹 15g　焦栀子 10g　清半夏 10g　茯苓 15g　扁豆
10g　西洋参（另煎）1.5g　藿梗 15g　砂仁（后下）5g　荷叶 10g　佩兰 10g

水煎服 3~7 剂，每剂煎 2 次，每日服 2 次。

加鸡内金 10g、沙参 15g、白芍 10g。

二诊　1992 年 2 月 17 日

消化道溃疡。

处方

川连 10g　厚朴 10g　玉竹 10g　焦栀子 10g　清半夏 10g　茯苓 15g　沙参
15g　西洋参（另煎）1.5g　藿梗 10g　鸡内金 10g　荷叶 10g　佩兰 10g　白
芍 10g

水煎服 7 剂，每剂煎 2 次，每日服 2 次。

三诊　1992 年 2 月 25 日

消化道溃疡。

处方

炒枳壳 15g　川连 10g　鸡内金 15g　沙参 15g　川贝母（冲）10g　炒白术
15g　清半夏 10g　扁豆 10g　玉竹 15g　丹皮 10g　荷叶 10g　藿梗 10g　焦三仙
各 30g　山药 15g　珍珠粉 3g

3 付，共研细面，过 120 目筛，与珍珠粉混匀，炼蜜为丸，5g 重，每日服
1 丸，每日服 2 次

洪某　女　29 岁　1992 年 8 月 3 日

心胃火盛，法宜两清。

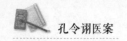
处方

黄连 10g　黄芩 10g　清半夏 10g　竹叶 10g　芦根 10g　肥知母 15g　甘草 5g　滑石（包煎）10g　生石膏（先煎）30g　石菖蒲 10g　丹参 10g

水煎服 5 剂，每剂煎 2 次，每日服 2 次。

李某　男　38 岁　1992 年 8 月 15 日

处方

旋覆花（包煎）15g　代赭石（先煎）20g　清半夏 15g　青子芩 10g　炒苍术 15g　厚朴 10g　生枳实 10g　苏子 15g　薄荷（后下）10g　白扁豆 10g　滑石（包煎）15g　草决明 25g

水煎服 5 剂，每剂煎 2 次，每日服 2 次。

麦某　男　41 岁　1993 年 1 月 18 日

胃溃疡，肝胃不和。

处方

黄芩 10g　柴胡 10g　清半夏 15g　厚朴 10g　炒苍术 10g　陈皮 10g　薄荷（后下）5g　旋覆花（包煎）15g　炙鸡内金 15g　珍珠粉（冲）2 支　黄连 10g　白芍 10g　藿梗 10g

水煎服 3 剂，每剂煎 2 次，每日服 2 次。

王某　男　26 岁　1993 年 5 月 5 日

胃脘痛于近午时，舌上苔白，脉小滑。

处方

炒苍术 15g　莲子 15g　陈皮 10g　厚朴 10g　延胡索 10g　生白芍 15g　生山药 30g　丹参 10g　乌药 10g　荷叶 10g　鸡内金 15g　百合 15g　川楝子（打）5g

水煎服 3~6 剂，每剂煎 2 次，每日服 2 次。

盖某　女　成人　1993 年 5 月 8 日

胃脘不适，舌净无苔，左关细沉而弦，右关沉中显实。

处方

香砂养胃丸　2 盒　每次服 3g　每日服 2 次。

加味逍遥丸　2 盒　每次服 3g　每日服 2 次。

佛手 5g、生姜 1 片，泡水服药。

王某　女　37 岁　1993 年 6 月 29 日

胃脘压痛，喜睡，约 10 日发作 1 次，曾用理气健胃消导等效而不持久，舌红苔白，脉细。化湿清热为主。

处方

旋覆花（包煎）15g　清半夏 15g　白茯苓 30g　炒苍术 15g　厚朴 10g　陈皮 10g　藿梗 10g　川连 10g　炒麦芽 25g　青竹茹 15g　滑石（包煎）15g　延胡索 10g　白扁豆 10g　泽泻 15g　山药 15g　龙胆草 5g

水煎服 5 剂，每剂煎 2 次，每日服 2 次。

杨某　女　40 岁 1991 年 10 月 30 日

上脘灼痛堵闷，舌质略红苔白厚。

处方

黄连 10g　清半夏 15g　茯苓 15g　生姜 1 片　苍术 15g　厚朴 15g　陈皮 10g　当归 15g　乌药 10g　延胡索 10g　沉香面（冲）1g　黄芩 5g

水煎服 3 ~ 6 剂，每剂煎 2 次，每日服 2 次。

二诊　1991 年 11 月 13 日

胃炎。

处方

黄连 15g　半夏 15g　苍术 15g　厚朴 15g　陈皮 10g　当归 15g　乌药 10g　延胡索 10g　沉香面（冲）1g　黄芩 15g　旋覆花（包煎）15g　蒲公英 30g　知母 10g　莱菔子 15g　薄荷（后下）10g　葛根 10g

水煎服 6 剂，每剂煎 2 次，每日服 2 次。

三诊　1991 年 11 月 20 日

舌红，苔薄略腻，食后腹胀感。胃炎，减而未除，胃纳尚差。

处方

旋覆花（包煎）15g　清半夏 15g　竹茹 15g　枳实 15g　龙胆草 5g　炒苍术 10g　厚朴 10g　黄连 10g　炙鸡内金 15g　生牡蛎（先煎）30g　知母 10g　薄荷（后下）10g　白蔻 10g　葛根 10g

水煎服 6 剂，每剂煎 2 次，每日服 2 次。

四诊　1991 年 11 月 26 日

肠鸣，舌红苔薄腻，余症渐去。从上方出入。

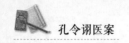

处方

旋覆花（包煎）15g　清半夏15g　竹茹15g　枳实15g　龙胆草5g　炒苍术10g　厚朴10g　黄连10g　炙鸡内金15g　生牡蛎（先煎）30g　知母10g　薄荷（后下）10g　白蔻10g　藿香10g　肉豆蔻5g

水煎服7剂，每剂煎2次，每日服2次。

五诊　1991年12月2日

处方

厚朴10g　黄连5g　蒲公英15g　当归10g　清半夏10g　白芍15g　紫花地丁15g　薄荷（后下）5g　茯苓15g　郁金10g　麦冬10g　芦根10g

水煎服7剂，每剂煎2次，每日服2次。

六诊　1991年12月10日

肝胃不和，脉左关盛，入晚脘胀。

处方

旋覆花（包煎）15g　白芍15g　苍术10g　当归10g　代赭石（先煎）15g　黄芩10g　厚朴10g　赤芍10g　清半夏10g　柴胡10g　陈皮10g　薄荷（后下）10g　桃仁10g　夏枯草10g

水煎服7剂，每剂煎2次，每日服2次。

秦某　女　成人　1991年9月19日

慢性浅表性胃炎。

处方

旋覆花（包煎）15g　黄连10g　白扁豆15g　砂仁（后下）5g　代赭石（先煎）15g　厚朴10g　鸡内金15g　玉竹15g　清半夏10g　苍术10g　草薢15g　荷叶15g　枳壳15g　延胡索10g

水煎服7剂，每剂煎2次，每日服2次。

闫某　女　成人　1993年5月8日

咽燥不适，吞酸胀气，时有汗，诊脉左关细弦，余沉数，右关寸滑大。舌上苔厚。中气失和，上焦蕴热，肝家失养，宜柔肝清肺和中。

处方

生地30g　制首乌10g　白芍15g　黄芩10g　连翘15g　黄连10g　清半夏15g　茯苓30g　苏梗10g　佩兰10g　陈皮10g　桃仁10g　荷叶10g　儿茶10g　蒲公英15g

水煎服 3 剂，每剂煎 2 次，每日服 2 次。

二诊 1993 年 6 月 8 日

舌苔薄白而腻，脉右盛于左，寸关大。诸症于停药后有复著之势。

处方

藿梗 10g 清半夏 15g 白茯苓 30g 枳实 5g 陈皮 10g 青竹茹 15g 石菖蒲 10g 郁金 10g 川连 10g 滑石（包煎）10g 竹叶 10g 青黛（包煎）5g 瓜蒌 10g 浙贝母 15g 石韦 15g 虎杖 15g 琥珀（冲）3g 地骨皮 10g

水煎服 10 剂，每剂煎 2 次，每日服 2 次。

靖某 男 48 岁 1991 年 7 月 1 日

土虚木乘，舌苔黄厚而干。

处方

旋覆花（包煎）15g 龙胆草 3g 川楝子（打）5g 炒稻麦芽各 15g 代赭石（先煎）10g 莲子 10g 玉竹 10g 荷叶 15g 清半夏 10g 乌药 10g 炙鸡内金 10g 菊花 15g 陈皮 10g 延胡索 5g 苏梗 10g 黄连 5g

水煎服 5 剂，每剂煎 2 次，每日服 2 次。

寇某 男 成人 1991 年 12 月 16 日

胃脘痛，舌苔白，质深黯。

处方

藿香 15g 茯苓 10g 厚朴 10g 黄连 10g 藕节 10g 半夏 15g 砂仁（后下）5g 乌药 15g 泽泻 15g 莲子 15g 木香（后下）5g 陈皮 15g 延胡索 15g 白芍 20g

水煎服 5 剂，每剂煎 2 次，每日服 2 次。

二诊 1991 年 12 月 20 日

舌红苔腻，脘胁作痛。

处方

藿梗 15g 半夏 10g 白芍 15g 砂仁（后下）5g 佩兰 10g 厚朴 10g 陈皮 10g 荷叶 10g 滑石（包煎）10g 郁金 15g 黄连 10g 芦根 10g 苍术 10g 枳实 10g 金银花 15g 薄荷（后下）10g

水煎服 5 剂，每剂煎 2 次，每日服 2 次。

冯某 女 75 岁 1991 年 3 月 23 日

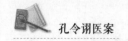

处方

西洋参（另煎）2g　全当归 15g　红花 15g　焦白术 25g　乌药 10g　草果 10g　大腹皮 10g　肉苁蓉 15g　栀子 10g

水煎服 3 剂，每剂煎 2 次，每日服 2 次。

王某　男　22 岁　1991 年 4 月 4 日

处方

川连 10g　炒苍术 15g　厚朴 15g　陈皮 15g　清半夏 15g　炒枳实 15g　砂仁 5g　淡竹叶 15g　莱菔子 15g　荷叶 10g

水煎服 3 剂，每剂煎 2 次，每日服 2 次。

王某　女　成人　1991 年 1 月 9 日

处方

生地 25g　元参 15g　麦冬 10g　枳实 10g　苏梗 15g　竹茹 15g　白芍 15g　延胡索 10g　荷叶 10g　金银花 15g　龙胆草 5g　薏苡仁 15g　草薢 15g　滑石（包煎）10g　橘核 10g　鸡内金 10g

水煎服 7 剂，每剂煎 2 次，每日服 2 次。

蔡某　男　32 岁　1991 年 2 月 5 日

舌红苔薄黄，上方出入。

处方

旋覆花（包煎）15g　清半夏 15g　陈皮 10g　炒枳实 10g　乌药 10g　延胡索 15g　生白芍 25g　老苏梗 15g　生牡蛎 25g　川楝子 5g　郁金 10g　炒稻麦芽各 15g　莲子 15g　川连 5g

水煎服 5 剂，每剂煎 2 次，每日服 2 次。

郝某　女　19 岁　1991 年 1 月 30 日

处方

黄芩 10g　生地榆 15g　合欢皮 15g　炒薏苡仁 15g　知母 15g　大腹皮 10g　五灵脂 15g　清半夏 10g　金银花 15g　粉丹皮 10g　乌药 10g　煨木香（后下）10g　青皮 10g　炙鸡内金 15g　茯苓皮 10g　桃杏仁各 10g

水煎服 5 剂，每剂煎 2 次，每日服 2 次。

凌某　男　23 岁　1991 年 6 月 10 日

处方

茯苓 15g　滑石 15g　生姜 2 片　陈皮 10g　泽泻 15g　砂仁（后下）5g

猪苓 15g　麦芽 15g　白术 10g　清半夏 15g　荷叶 10g

水煎服 3~5 剂，每剂煎 2 次，每日服 2 次。

陈某　男　63 岁　1991 年 7 月 22 日
处方

旋覆花（包煎）15g　清半夏 15g　陈皮 10g　云茯苓 15g　焦白术 15g　砂仁（后下）5g　郁金 10g　炒枳壳 10g　制首乌 10g　黄精 15g　紫河车 10g　川贝母（冲）10g

水煎服 5 剂，每剂煎 2 次，每日服 2 次。

申某　女　18 岁　1991 年 7 月 31 日
中虚挟湿。
处方

太子参 10g　淡竹叶 10g　荷叶 10g　萆薢 15g　云苓皮 15g　莲子 15g　陈皮 10g　大腹皮 10g　滑石（包煎）15g　玉竹 10g　白蔻 10g　盐知柏各 5g　川牛膝 10g　焦三仙各 10g

水煎服 5 剂，每剂煎 2 次，每日服 2 次。

黄某　男　42 岁　1991 年 8 月 3 日
处方

厚朴 15g　煨木香（后下）5g　白扁豆 15g　党参 10g　陈皮 10g　肉豆蔻 10g　薄荷（后下）5g　茯苓 15g　炒苍术 15g　清半夏 10g　全当归 10g　砂仁（后下）5g

水煎服 5 剂，每剂煎 2 次，每日服 2 次。

赵某　女　42 岁　1991 年 8 月 22 日
阳明脉大，舌苔白腻。诊肝胃不和，治从行气化湿。
处方

菊花 10g　白芍 15g　枸杞子 25g　代赭石（先煎）15g　清半夏 10g　山药 15g　生石膏（先煎）30g　荷叶 10g　蔓荆子 10g　葛根 10g　黄柏 5g　郁金 10g　枳壳 10g　琥珀粉（冲）2g　珍珠母（先煎）30g

水煎服 7 剂，每剂煎 2 次，每日服 2 次。

田某　女　28 岁　1991 年 8 月 31 日
处方

麦芽 100g　鸡内金 15g　鹿角（研水）50g

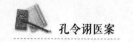
前二味药，水煎服 3 剂，每剂煎 2 次，每日服 2 次。

张某　男　2 岁　1991 年 9 月 11 日

处方

陈皮 5g　竹茹 10g　清半夏 10g　木香 5g　砂仁 3g　炙鸡内金 10g　乌药 10g　延胡索 10g　炙大黄 5g　黄连 5g

水煎服 2 剂，每剂煎 2 次，每日服 2 次。

闫某　女　54 岁　1991 年 4 月 28 日

纳呆，动则心悸，左寸与右关脉盛。当从心胃两经调理。

处方

川连 10g　清半夏 10g　白茯苓 15g　厚朴 10g　川芎 10g　栀子 10g　炒苍术 10g　陈皮 10g　炙鸡内金 15g　炒枣仁 15g　砂仁（后下）5g　荷叶 10g

水煎服 7 剂，每剂煎 2 次，每日服 2 次。

二诊　1991 年 8 月 25 日

处方

川连 10g　清半夏 10g　白茯苓 15g　厚朴 10g　川芎 10g　栀子 10g　炒苍术 10g　陈皮 10g　炙鸡内金 15g　炒枣仁 15g　砂仁（后下）5g　荷叶 10g　黑玄参 10g　生地 25g　丹参 15g

水煎服 7 剂，每剂煎 2 次，每日服 2 次。

三诊　1991 年 9 月 19 日

食后脘腹胀闷，十二指肠溃疡，微咳，咽红。

处方

桑叶 15g　连翘 15g　蝉蜕 15g　芦根 15g　前胡 10g　枳壳 10g　苏梗 15g　旋覆花（包煎）15g　清半夏 10g　大腹皮 10g　知柏各 5g　荷叶 10g　炒稻麦芽各 15g

水煎服 7 剂，每剂煎 2 次，每日服 2 次。

四诊　1991 年 11 月 21 日

舌苔厚黄，湿浊甚重，耳鸣头眩，肝热上扰。当从清化调理。

处方

藿香 15g　厚朴 15g　陈皮 10g　黄芩 15g　半夏 15g　菊花 15g　天麻 10g　白蔻 10g　龙胆草 10g　荷叶 10g　蝉蜕 15g

水煎服 7 剂，每剂煎 2 次，每日服 2 次。

盛某 女 成人 1991 年 4 月 18 日

食欲不振，泄泻 3 年，每年冬春加剧，近日又发作，食后呃逆，身体欠佳，舌苔稍腻，质黯，脉左关弦盛。拟从调肝入手。

处方

旋覆花（包煎）15g 代赭石（先煎）15g 清半夏 15g 藿香 15g 厚朴 15g 炒苍术 15g 陈皮 10g 桃杏仁各 10g 砂仁（后下）5g 龙胆草 5g 白扁豆 10g 乌药 10g 淡豆豉 10g 萆薢 15g 合欢花 15g

水煎服 7 剂，每剂煎 2 次，每日服 2 次。

纪某 女 56 岁 1989 年 10 月 26 日

处方

川连 10g 清半夏 15g 白茯苓 15g 桑叶 15g 汉防己 10g 郁金 15g 白僵蚕 15g 青竹茹 30g 柴胡 10g 羌活 10g 连翘 20g 忍冬藤 30g 生甘草 10g 鲜石斛 20g

水煎服 2 剂，每剂煎 2 次，每日服 2 次。

二诊 1989 年 11 月 2 日

处方

桑寄生 15g 川牛膝 15g 盐知柏各 10g 藿石斛 15g 枸杞子 20g 桃仁 15g 忍冬藤 30g 粉丹皮 10g 全当归 10g 汉防己 10g 连翘 20g 萆薢 20g 生甘草 10g

水煎服 6 剂，每剂煎 2 次，每日服 2 次。

潘某 女 28 岁 1990 年 12 月 3 日

纳呆，舌体胖，有齿痕，脉沉细稍滑。拟和胃为主。

处方

藿梗 15g 白扁豆 10g 厚朴 10g 清半夏 10g 茯苓皮 15g 白蔻 10g 玉竹 15g 莲子 15g 粉葛根 5g 龙胆草 5g 肥知母 15g 泽泻 10g

水煎服 3 剂，每剂煎 2 次，每日服 2 次。

二诊 1990 年 12 月 6 日

右寸浮滑，信水将至，夜寐不安，舌净尖赤，再从前方加减。

处方

藿梗 15g 白扁豆 10g 厚朴 10g 清半夏 10g 茯苓皮 15g 白蔻 10g 玉竹 15g 莲子 15g 粉葛根 5g 龙胆草 5g 泽泻 10g 丹参 15g 青竹茹 15g

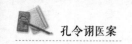

夜交藤 30g　川牛膝 15g

水煎服 3 剂，每剂煎 2 次，每日服 2 次。

孙某　女　成人　1991 年 9 月 26 日

腹胀，时有疼痛，舌苔厚腻，脉弦滑。

处方

黄芩 10g　黄连 10g　清半夏 15g　茯苓 25g　柴胡 10g　枳实 15g　佩兰 15g　薄荷（后下）10g　大腹皮 10g　乌药 10g　丹参 15g　炙鸡内金 15g

水煎服 7 剂，每剂煎 2 次，每日服 2 次。

二诊　1991 年 10 月 24 日

处方

柴胡 15g　枳壳 15g　苏梗 15g　陈皮 5g　半夏 15g　佛手 10g　黄芩 15g　川楝子 10g　薄荷（后下）10g　乌药 10g　白扁豆 10g　莱菔子 15g　沉香面（冲）1.5g　瓜蒌 30g

水煎服 7 剂，每剂煎 2 次，每日服 2 次。

三诊　1991 年 12 月 19 日

处方

柴胡 10g　枳实 10g　苏梗 10g　陈皮 10g　半夏 10g　茯苓 15g　苍术 10g　荷叶 10g　厚朴 10g　橘核 10g　砂仁（后下）5g　佩兰 10g　龙胆草 5g

水煎服 7 剂，每剂煎 2 次，每日服 2 次。

王某　男　成人　1992 年 1 月 9 日

处方

百合 30g　山药 30g　麦芽 25g　陈皮 10g　佩兰 10g　龙胆草 5g　枳壳 10g　柏子仁 15g　泽泻 15g　佛手 15g　鸡内金 15g　炙甘草 10g

水煎服 14 剂，每剂煎 2 次，每日服 2 次。

徐某　男　成人　1992 年 1 月 24 日

气滞。

处方

炙桑皮 15g　旋覆花（包煎）15g　漏芦 15g　藕节 15g　乌药 10g　清半夏 10g　益母草 15g　生蒲黄（包煎）10g　制香附 15g　延胡索 10g　生地榆 15g　五灵脂 10g　陈皮 15g　枳壳 10g

水煎服 3~5 剂，每剂煎 2 次，每日服 2 次。

二诊 1992 年 2 月 28 日

处方

盐橘核 10g 清半夏 10g 陈皮 10g 焦栀子 10g 川楝子（打）3g 茯苓皮 10g 荷叶 10g 全当归 10g 乌药 10g 延胡索 10g 滑石（包煎）10g 粉丹皮 10g 炒薏苡仁 15g 白芍 10g 藕节 10g

水煎服 3~5 剂，每剂煎 2 次，每日服 2 次。

于某 男 36 岁 1992 年 2 月 24 日

肝郁脾虚。

处方

旋覆花（包煎）15g 苏梗 10g 焦栀子 10g 柴胡 5g 代赭石（先煎）10g 陈皮 10g 白茯苓 15g 枳壳 10g 清半夏 10g 白豆蔻 10g 全当归 15g 薄荷（后下）5g 西洋参（另煎）1.5g 桃仁 10g 珍珠粉（冲）2 支

水煎服 7 剂，每剂煎 2 次，每日服 2 次。

王某 男 27 岁 1992 年 3 月 4 日

处方

太子参 10g 茯苓 15g 白芍 15g 荷叶 10g 清半夏 10g 白术 10g 枸杞子 15g 龙胆草 5g 陈皮 10g 砂仁（后下）5g 薄荷（后下）5g 山药 15g

水煎服 5 剂，每剂煎 2 次，每日服 2 次。

徐某 男 成人 1992 年 3 月 5 日

舌苔中褐，脉左关盛于右。

处方

黄芩 10g 黄连 10g 半夏 15g 生姜 1 片 苍术 10g 厚朴 10g 陈皮 10g 藿香 15g 砂仁（后下）5g 牡蛎（先煎）50g 白芍 15g 荷叶 10g

水煎服 5 剂，每剂煎 2 次，每日服 2 次。

服药后，舌苔如旧，脉左关弦，加鸡内金 10g、延胡索 10g。

二诊 1992 年 3 月 14 日

效而未竭，守法继服。

处方

一诊处方加入鸡内金 10g、延胡索 10g。

水煎服 10 剂，每剂煎 2 次，每日服 2 次。

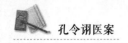

三诊 1992年4月14日

口渴未除，脉弦滑未净，口略苦，胃纳不开。

处方

一诊处方加入焦三仙各45g、玉竹15g、葛根5g

水煎服10剂，每剂煎2次，每日服2次。

赵某 女 28岁 1992年3月19日

舌瘦苔薄腻，脉细而软。

处方

党参10g　清半夏10g　炒苍术10g　藿香10g　炙黄芪10g　陈皮10g　萆薢15g　白鲜皮10g　全当归10g　云茯苓15g　盐黄柏10g　砂仁（后下）5g　生杭芍10g　川牛膝10g　滑石（包煎）10g

水煎服5～10剂，每剂煎2次，每日服2次。

姚某 女 24岁 1992年3月24日

舌净，黯，脉左尺弱，右关稍滑。气阴虚，脾肾弱，法宜补益。

处方

党参10g　太子参10g　麦门冬10g　竹叶10g　茯苓15g　砂仁（后下）5g　炒白术10g　芦根10g　黄精10g　制首乌10g　全当归10g　谷芽10g　珍珠粉（冲）1支

水煎服5剂，每剂煎2次，每日服2次。

马某 男 60岁 1992年3月27日

舌质红绛苔薄，脉左关盛，右关细。

处方

旋覆花（包煎）10g　生海蛤（先煎）30g　炙桑皮10g　白鲜皮10g　代赭石（先煎）10g　青黛（包煎）10g　赤芍10g　蛇床子10g　清半夏10g　黄芩10g　蝉蜕10g　盐黄柏10g　杏仁10g　芦根10g　滑石（包煎）10g　地龙10g　川芎5g

水煎服5剂，每剂煎2次，每日服2次。

范某 女 40岁 1992年3月27日

脘腹胀痞，入夜加重，便不爽，卧后易汗。

处方

藿香15g　厚朴10g　半夏15g　陈皮10g　苏梗10g　薄荷（后下）10g

黄芩 10g　黄连 10g　砂仁（后下）5g　生姜 1 片　茯苓 15g　木香 3g　生牡蛎（先煎）30g

水煎服 5 剂，每剂煎 2 次，每日服 2 次。

张某　男　63 岁　1992 年 4 月 6 日
脉细，舌质黯苔薄略白。
处方

党参 10g　白术 15g　茯苓 10g　半夏 10g　砂仁（后下）5g　佩兰 10g　陈皮 10g　荷叶 10g　盐黄柏 10g　牛膝 10g　生地 30g　当归 10g　枸杞子 30g　薏苡仁 25g　草薢 15g　桑寄生 10g　车前子（包煎）10g

吴茱萸 15　黄连 5　单包
水煎服 7 剂，每剂煎 2 次，每日服 2 次。

王某　女　31 岁　1992 年 5 月 3 日
舌苔薄脉滑小数。
处方

太子参 10g　土炒白术 10g　生山药 25g　荷叶 10g　清半夏 10g　延胡索 10g　陈皮 10g　云苓 10g　砂仁（后下）5g　玉竹 10g　生牡蛎（先煎）30g　黄连 5g　苏梗 10g　白芍 10g　丹参 10g

水煎服 5 剂，每剂煎 2 次，每日服 2 次。

王某　男　成人　1992 年 8 月 4 日
处方

炒枳壳 10g　大腹皮 10g　砂仁（后下）5g　白芍 10g　煨木香（后下）5g　肥知母 10g　大瓜蒌 15g　甘草 5g

水煎服 3 剂，每剂煎 2 次，每日服 2 次。

周某　男　25 岁　1992 年 10 月 30 日
处方

金银花 15g　野菊花 15g　炙乳没各 10g　蝉蜕 15g　甘草 10g　白茅根 15g　炙鳖甲（先煎）10g　丹皮 10g　赤芍 10g　紫花地丁 10g　夏枯草 10g

水煎服 5 剂，每剂煎 2 次，每日服 2 次。
二诊 1992 年 11 月 3 日
处方

藿梗 10g　清半夏 15g　土炒白术 10g　乌药 10g　莲子 15g　车前子（包

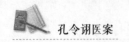

煎）15g　川连 10g　太子参 15g　白茯苓 15g　陈皮 10g　山药 15g　厚朴 10g
木香（后下）5g

水煎服 3~6 剂，每剂煎 2 次，每日服 2 次。

吴某　男　28 岁　1993 年 3 月 1 日

舌绛苔厚，色黄，右关弦滑。化浊和中。

处方

蝉蜕 15g　薄荷（后下）10g　莲子 15g　焦三仙各 30g　白豆蔻 10g　炒薏
苡仁 25g　荷叶 10g　炒苍术 10g　合欢皮 15g　炒黄柏 15g　藿梗 10g　金银花
15g　白茯苓 30g　炙鸡内金 20g　石斛 15g　炒杜仲 10g

水煎服 7 剂，每剂煎 2 次，每日服 2 次。

二诊　1993 年 3 月 8 日

处方

炒苍术 15g　炙鸡内金 15g　陈皮 10g　焦三仙各 30g　炒薏苡仁 15g　藿梗
15g　莲子 15g　合欢皮 15g　川连 15g　车前子（包煎）10g　薄荷（后下）
15g　砂仁（后下）5g　蝉蜕 15g　石斛 15g

水煎服 7 剂，每剂煎 2 次，每日服 2 次。

三诊　1993 年 3 月 15 日

处方

白芍 10g　黄芩 5g　阿胶珠 10g　延胡索 10g　蒲公英 15g　炒苍术 15g　炙
鸡内金 15g　陈皮 10g　焦三仙各 30g　炒薏苡仁 15g　藿梗 15g　莲子 15g　合
欢皮 15g　川连 15g　石斛 15g

水煎服 7 剂，每剂煎 2 次，每日服 2 次。

四诊　1993 年 3 月 22 日

处方

三诊处方去白芍、黄芩、阿胶珠加入太子参 15g、玉竹 15g、花粉 10g、佛
手 10g。

水煎服 7 剂，每剂煎 2 次，每日服 2 次。

五诊　1993 年 3 月 29 日

处方

炒白术 15g　厚朴 10g　茯苓 30g　猪苓 15g　泽泻 10g　白芍 10g　延胡索
10g　乌药 10g　橘核 10g　秦皮 10g　黄连 10g　椿根皮 10g　莲子 15g

水煎服 7 剂，每剂煎 2 次，每日服 2 次。

赵某　女　成人　1993 年 5 月 21 日

小腹胀不适，脉滑弦，清理调气。

处方

全当归 15g　乌药 10g　盐黄柏 15g　橘核 15g　制香附 15g　丹参 15g　萆薢 25g　茯苓 30g　益智仁 10g

水煎服 3 剂，每剂煎 2 次，每日服 2 次。

王某　男　26 岁　1993 年 5 月 5 日

舌苔白略满，尖赤，胃家失和。

处方

藿梗 10g　厚朴 10g　清半夏 15g　白茯苓 30g　砂仁（后下）5g　炒苍术 10g　青陈皮各 10g　太子参 15g　焦三仙各 30g　白茅根 20g　蒲公英 25g　荷叶 10g　珍珠粉（冲）2 支

水煎服 5 剂，每剂煎 2 次，每日服 2 次。

二诊　1993 年 5 月 12 日

饭后腹胀，入晚肠鸣，舌上少量黄苔。和中化浊理气。

处方

藿梗 10g　厚朴 10g　清半夏 15g　白茯苓 30g　砂仁（后下）5g　炒苍术 10g　青陈皮各 10g　太子参 15g　焦三仙各 30g　龙胆草 5g　蒲公英 25g　荷叶 10g　薄荷（后下）10g　珍珠粉（冲）2 支

水煎服 7 剂，每剂煎 2 次，每日服 2 次。

吴某　男　成人　1992 年 1 月 5 日

处方

太子参 25g　藿香 10g　土炒白术 15g　厚朴 10g　茯苓 30g　猪苓 15g　泽泻 10g　白芍 10g　延胡索 10g　乌药 10g　橘核 10g　秦皮 10g　黄连 10g　椿根皮 10g　莲子 15g

水煎服 7 剂，每剂煎 2 次，每日服 2 次。

二诊　1993 年 2 月 22 日

舌绛苔褐而少津，脉细。

处方

杏仁 10g　炒薏苡仁 25g　白豆蔻 10g　荷叶 10g　炒苍术 10g　合欢皮 15g

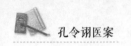

椿根皮 10g　炒黄柏 10g　藿梗 10g　金银花 20g　生地 30g　白茯苓 30g　炙鸡内金 20g　石斛 15g　枸杞子 25g

水煎服 7 剂，每剂煎 2 次，每日服 2 次。

三诊　1993 年 4 月 13 日

处方

藿梗 15g　莱菔子 15g　苏梗 10g　焦三仙各 30g　秦皮 10g　黄柏 10g　椿根皮 10g　白芍 10g　乌药 10g　丹参 10g　延胡索 10g　太子参 30g　合欢皮 15g　泽泻 15g

水煎服 7 剂，每剂煎 2 次，每日服 2 次。

四诊　1993 年 4 月 19 日

处方

藿梗 15g　莱菔子 15g　苏梗 15g　焦三仙各 30g　秦皮 10g　黄柏 10g　椿根皮 10g　白芍 10g　乌药 10g　太子参 30g　合欢皮 15g　泽泻 15g　玉竹 10g　山药 15g

水煎服 7 剂，每剂煎 2 次，每日服 2 次。

五诊　1993 年 5 月 3 日

脾运而弱。食韭作吐，舌苔化而未净，质薄，脉滑，中稍细弦。

处方

藿梗 15g　莱菔子 15g　苏梗 10g　焦三仙各 30g　秦皮 10g　黄柏 10g　椿根皮 10g　白芍 10g　乌药 10g　太子参 30g　合欢皮 15g　泽泻 15g　焦白术 10g　莲子 15g　芡实 10g

水煎服 7 剂，每剂煎 2 次，每日服 2 次。

谷某　男　成人　1993 年 6 月 26 日

服后症减，舌质略红，苔稍白。

处方

苍术 15g　厚朴 15g　陈皮 10g　茯苓 30g　猪苓 15g　白术 15g　泽泻 15g　桂枝 10g　黄连 10g　滑石（包煎）10g　车前子（包煎）10g　焦麦芽 15g

水煎服 5 剂，每剂煎 2 次，每日服 2 次。

王某　男　43 岁　1991 年 4 月 18 日

处方

焦白术 15g　莲子肉 15g　清半夏 15g　藿香 15g　厚朴 10g　白茯苓 25g

猪苓 10g　砂仁（后下）5g　粉葛根 10g　生白芍 15g　红花 10g　乌药 10g　焦三仙各 30g　旋覆花（包煎）15g　珍珠母（先煎）30g

水煎服 7 剂，每剂煎 2 次，每日服 2 次。

王某　女　47 岁　1993 年 2 月 20 日

处方

生地 30g　当归 25g　玄参 20g　知母 15g　白芍 15g　枳实 15g　鸡内金 15g　茯苓 30g　陈皮 10g　乌药 10g　杜仲 10g　藿香 15g　焦三仙各 45g　葛根 10g　藁本 15g

水煎服 10 剂，每剂煎 2 次，每日服 2 次。

马某　女　39 岁　1990 年 8 月 22 日

处方

乌药 10g　大腹皮 10g　清半夏 10g　厚朴 10g　枳实 10g　白茯苓 15g　延胡索 10g　炒赤芍 10g　川连 5g　沉香面（冲）1g

水煎服 3 剂，每剂煎 2 次，每日服 2 次。

冯某　女　52 岁　1990 年 11 月 22 日

处方

生石膏（先煎）30g　清半夏 10g　川连 10g　白茯苓 15g　淡竹叶 10g　藿香 15g　炒薏苡仁 15g　厚朴 10g　炙大黄 5g　栀子 10g　赤芍 10g　丹参 15g　草薢 15g

水煎服 7 剂，每剂煎 2 次，每日服 2 次。

曹某　女　37 岁　1991 年 6 月 3 日

处方

陈皮 10g　炒薏苡仁 25g　藿梗 15g　清半夏 15g　白扁豆 10g　旋覆花（包煎）15g　茯苓 20g　炒枳壳 15g　厚朴 10g　砂仁（后下）5g　甘草 5g

水煎服 7 剂，每剂煎 2 次，每日服 2 次。

张某　男　成人　1991 年 8 月 22 日

处方

佩兰 10g　苍术 10g　滑石（包煎）10g　荷叶 10g　黄芪 15g　乌药 10g　桂枝 5g　全蝎（冲）1.5g　红花 5g　补骨脂 10g　秦艽 10g　羊藿叶 10g　金银花 10g　石楠藤 10g　山药 20g　砂仁（后下）3g

221

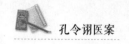

水煎服 7 剂，每剂煎 2 次，每日服 2 次。

李某　男　36 岁　1991 年 9 月 5 日

湿热中阻，拟从化湿热。

处方

炒苍术 15g　佩兰 10g　陈皮 10g　滑石（包煎）15g　竹叶 15g　白扁豆 10g　连翘 20g　川连 10g　厚朴 10g　荷叶 10g　焦三仙各 30g　白蔻 10g

水煎服 7 剂，每剂煎 2 次，每日服 2 次。

牛某　男　45 岁　1991 年 9 月 25 日

舌苔中褐滑，脉弦数而滑，左盛。

处方

旋覆花（包煎）15g　郁金 10g　龙胆草 10g　莲子 15g　清半夏 15g　生白芍 10g　焦白术 15g　炙鸡内金 10g　茯苓皮 15g　炒薏苡仁 20g　砂仁（后下）5g　怀牛膝 10g　滑石（包煎）10g　琥珀粉（冲）2g　草薢 15g

水煎服 10～15 剂，每剂煎 2 次，每日服 2 次。

董某　女　成人　1991 年 9 月 28 日

处方

西洋参（另煎）2g　太子参 10g　淡竹叶 10g　滑石（包煎）10g　玉竹 10g　炙鸡内金 10g　生甘草 3g　炒枳壳 10g　半边莲 15g

水煎服 2 剂，每剂煎 2 次，每日服 2 次。

朱某　男　成人　1991 年 12 月 18 日

处方

炒薏苡仁 15g　白扁豆 10g　滑石（包煎）10g　清半夏 15g　茵陈 25g　金银花 15g　龙胆草 5g　砂仁（后下）5g　枳壳 10g　玉竹 10g　荷叶 10g　紫花地丁 25g　紫草 10g　珍珠粉（冲）2 支　琥珀粉（冲）2g

水煎服 5 剂，每剂煎 2 次，每日服 2 次。

二诊　1991 年 12 月 26 日

处方

炒薏苡仁 15g　白扁豆 10g　滑石（包煎）10g　清半夏 15g　茵陈 25g　金银花 15g　砂仁（后下）5g　枳壳 10g　玉竹 10g　紫花地丁 25g　紫草 10g　珍珠粉（冲）2 支　琥珀粉（冲）3g　薄荷（后下）5g　大腹皮 10g

水煎服 14 剂，每剂煎 2 次，每日服 2 次。

许某　女　20 岁　1991 年 3 月 15 日

处方

炒栀子 15g　清半夏 15g　白茯苓 15g　厚朴 10g　乌药 10g　郁金 10g　竹沥水 1 瓶　炒枳壳 15g　炒枣仁 15g　草决明 30g　蝉蜕 15g　石菖蒲 10g

水煎服 5 剂，每剂煎 2 次，每日服 2 次。

周某　男　18 岁　1991 年 6 月 25 日

肝脾湿热。

处方

旋覆花（包煎）15g　佩兰 10g　炒苍术 10g　黄连 10g　代赭石（先煎）10g　白蔻 10g　厚朴 10g　荷叶 10g　清半夏 10g　滑石（包煎）10g　陈皮 10g　焦三仙各 45g　萱草 15g　竹茹 15g　珍珠粉（分冲）1 支

水煎服 3~5 剂，每剂煎 2 次，每日服 2 次。

蔚某　男　50 岁　1991 年 9 月 27 日

处方

炒苍术 15g　厚朴 10g　陈皮 10g　茯苓皮 15g　泽泻 15g　桂枝 10g　砂仁 5g　旋覆花（包煎）15g　椿皮 10g　清半夏 15g　干姜 10g　黄连 10g　大枣 10g

水煎服 7 剂，每剂煎 2 次，每日服 2 次。

刘某　男　成人　1991 年 12 月 5 日

处方

佩兰 10g　半夏 15g　龙胆草 10g　红花 10g　滑石 10g　厚朴 15g　栀子 10g　车前子（包煎）10g　白扁豆 10g　茯苓 15g　当归 20g　藕节 15g　茜草 15g　大黄 10g

水煎服 10 剂，每剂煎 2 次，每日服 2 次。

周某　男　18 岁　1992 年 1 月 24 日

处方

旋覆花（包煎）15g　栀子 10g　滑石（包煎）10g　荷叶 10g　清半夏 10g　茵陈 15g　茯苓 15g　枳壳 10g　白扁豆 10g　黄芩 10g　草薢 15g　车前子（包煎）10g　紫花地丁 25g　佩兰 10g　砂仁（后下）5g

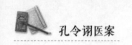
水煎服 7 剂，每剂煎 2 次，每日服 2 次。

二诊 1992 年 1 月 31 日

处方

旋覆花（包煎）15g　栀子 10g　滑石（包煎）10g　荷叶 10g　清半夏 10g　茵陈 15g　茯苓 15g　枳壳 10g　薏苡仁 10g　黄芩 10g　泽泻 10g　车前子（包煎）10g　紫花地丁 25g　佩兰 10g　砂仁（后下）5g

水煎服 7 剂，每剂煎 2 次，每日服 2 次。

三诊 1992 年 2 月 11 日

处方

清半夏 10g　茵陈 15g　茯苓 15g　枳壳 10g　薏苡仁 10g　黄芩 10g　泽泻 10g　车前子（包煎）10g　紫花地丁 25g　佩兰 10g　砂仁（后下）5g　柴胡 10g　薄荷（后下）5g　当归 10g

水煎服 7 剂，每剂煎 2 次，每日服 2 次。

四诊 1992 年 2 月 18 日

处方

清半夏 10g　茵陈 15g　茯苓 15g　枳壳 10g　薏苡仁 10g　黄芩 10g　泽泻 10g　紫花地丁 25g　佩兰 10g　砂仁（后下）5g　栀子 10g　滑石（包煎）10g　萆薢 15g　蚕沙（包煎）10g

水煎服 7 剂，每剂煎 2 次，每日服 2 次。

五诊 1992 年 2 月 25 日

处方

清半夏 10g　茵陈 15g　紫花地丁 15g　砂仁（后下）5g　焦栀子 10g　泽泻 10g　枳壳 10g　柴胡 10g　炙大黄 10g　茯苓 15g　佩兰 10g　蚕沙（包煎）15g　薏苡仁 15g

水煎服 7 剂，每剂煎 2 次，每日服 2 次。

六诊 1992 年 3 月 3 日

处方

清半夏 10g　茵陈 15g　紫花地丁 15g　砂仁（后下）5g　焦栀子 10g　泽泻 10g　枳壳 10g　柴胡 10g　制大黄 10g　茯苓 15g　佩兰 10g　蚕沙（包煎）15g　薏苡仁 15g

水煎服 7 剂，每剂煎 2 次，每日服 2 次。

陶某　女　52 岁　1992 年 3 月 27 日

脉弦滑。肝脾湿热。

处方

焦栀子 10g　茯苓 15g　白扁豆 10g　夏枯草 10g　车前子（包煎）10g　荷叶 10g　黄芩 10g　生牡蛎（先煎）25g　滑石（包煎）10g　砂仁（后下）3g　枳壳 10g　泽泻 10g　白芍 10g　玉竹 10g　焦山楂 10g

水煎服 5 剂，每剂煎 2 次，每日服 2 次。

李某　女　40 岁　1991 年 4 月 25 日

处方

萆薢 20g　白茯苓 30g　泽泻 15g　炒薏米仁 25g　桑寄生 15g　盐知柏各 10g　川牛膝 15g　滑石（包煎）15g　全当归 15g　龙胆草 10g　茜草 15g　藿香 15g　生地 15g　益母草 20g　乌药 10g

水煎服 7 剂，每剂煎 2 次，每日服 2 次。

二诊　1991 年 9 月 20 日

处方

盐知柏各 10g　萆薢 10g　当归 15g　白扁豆 10g　盐橘核 15g　茯苓 30g　生石膏（先煎）30g　生地榆 15g　车前子（包煎）15g　泽泻 15g　滑石 15g　红花 15g　茜草 15g　丹参 15g　大黄 10g

水煎服 5 剂，每剂煎 2 次，每日服 2 次。

三诊　1992 年 6 月 23 日

处方

萆薢 15g　炒薏苡仁 15g　清半夏 15g　陈皮 10g　盐知柏各 10g　白扁豆 10g　淡竹叶 10g　漏芦 15g　滑石（包煎）10g　冬葵子 15g　木通 10g　红花 10g　桃仁 10g　牛膝 10g　延胡索 10g

水煎服 5 剂，每剂煎 2 次，每日服 2 次。

刘某　男　成人　1992 年 7 月 7 日

处方

太子参 10g　滑石（包煎）15g　陈皮 10g　猪苓 15g　炒苍术 10g　车前子（包煎）10g　大腹皮 15g　茵陈 15g　茯苓皮 10g　椿根皮 10g　泽泻 10g　白蔻 10g　桂枝 10g

水煎服 3~6 剂，每剂煎 2 次，每日服 2 次。

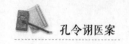

李某 女 30岁 1992年10月4日

症减，舌苔渐化。前方不变。

处方

莲子心10g 淡竹叶10g 生石膏（先煎）25g 郁金10g 石菖蒲10g 金银花15g 焦三仙各45g 桑寄生10g 佩兰10g 土茯苓30g 砂仁（后下）5g 西洋参（另煎）30g 白扁豆10g 厚朴10g 龙胆草10g

水煎服10剂，每剂煎2次，每日服2次。

邹某 男 23岁 1992年10月30日

处方

青蒿15g 茵陈15g 白扁豆10g 黄芩10g 茯苓25g 清半夏15g 陈皮10g 青皮10g 佩兰10g 荷叶10g 生地15g 枸杞子15g 苦参10g 地肤子15g

水煎服5剂，每剂煎2次，每日服2次。

二诊 1992年12月12日

乙型肝炎。

处方

生石膏（先煎）30g 白芷10g 蚕沙（包煎）15g 青蒿15g 茵陈15g 白扁豆10g 黄芩10g 茯苓25g 清半夏15g 陈皮10g 滑石（包煎）10g 生地30g 枸杞子15g

水煎服7~14剂，每剂煎2次，每日服2次。

三诊 1993年2月10日

处方

生地30g 玄参15g 荷叶10g 紫花地丁20g 儿茶10g 茵陈25g 薏苡仁25g 郁金15g 板蓝根15g 蚕沙（包煎）15g 炙鸡内金15g 焦三仙各30g 柴胡10g

水煎服14剂，每剂煎2次，每日服2次。

李某 男 成人 1992年11月23日

处方

生石膏（先煎）40g 炒栀子15g 冬瓜仁30g 芦根15g 生薏苡仁30g 全瓜蒌30g 茯苓15g 猪苓10g 泽泻10g 车前子（包煎）15g 元参10g 大腹皮15g 瞿麦10g 萹蓄10g 青竹茹15g 炙甘草5g 炒白术10g 麦门

冬 12g

水煎服 10 剂，每剂煎 2 次，每日服 2 次。

赵某　男　成人　1992 年 12 月 7 日

处方

炙桑皮 15g　陈皮 10g　清半夏 15g　白茯苓 30g　炒苍术 15g　防风 10g
生地 30g　萆薢 15g　荷叶 10g　炒薏苡仁 30g　冬葵子 15g　车前子（包
煎）10g

水煎服 5 剂，每剂煎 2 次，每日服 2 次。

于某　女　47 岁　1993 年 1 月 9 日

肝经郁热，脾虚挟湿。

处方

旋覆花（包煎）15g　清半夏 15g　夏枯草 10g　龙胆草 15g　陈皮 10g　郁金
10g　炒白术 10g　炙鸡内金 25g　嫩白薇 10g　白茯苓 15g　泽泻 15g　桃仁 10g　滑
石（包煎）10g　车前子（包煎）10g　菊花 15g　白芍 10g　丹参 15g　当归 15g

水煎服 5 ~ 10 剂，每剂煎 2 次，每日服 2 次。

孔某　男　成人　1993 年 1 月 11 日

处方

旋覆花（包煎）15g　白茯苓 25g　陈皮 10g　厚朴 5g　清半夏 15g　砂仁
（后下）5g　连翘 10g　莱菔子 10g　藿梗 10g　青竹茹 15g　炒苍术 10g　川连
5g　蝉蜕 10g　淡竹叶 10g　紫花地丁 15g　郁金 10g　荷叶 10g　薄荷（后
下）5g

水煎服 5 剂，每剂煎 2 次，每日服 2 次。

赵某　女　27 岁　1993 年 2 月 17 日

处方

萆薢 15g　炒薏苡仁 25g　乌药 10g　盐橘核 10g　生地 30g　紫花地丁 15g
桑寄生 10g　冬葵子 15g　土茯苓 30g　炒杜仲 10g　盐黄柏 10g　谷精草 30g
珍珠粉（冲）2 支　琥珀粉（冲）2g　当归 15g

水煎服 5 剂，每剂煎 2 次，每日服 2 次。

二诊　1993 年 2 月 22 日

处方

紫花地丁 15g　金银花 15g　赤小豆 30g　丹皮 10g　当归 15g　乌药 10g

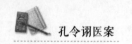

萆薢 15g　茯苓 30g　桃仁 15g　莲房 15g　石韦 15g　延胡索 10g　车前草 15g
马齿苋 30g　炒薏苡仁 30g

水煎服 7 剂，每剂煎 2 次，每日服 2 次。

三诊　1993 年 3 月 8 日

舌苔白满质略黯。

处方

炒苍术 10g　陈皮 10g　炒薏苡仁 15g　藿梗 15g　厚朴 10g　清半夏 15g
白茯苓 15g　砂仁（后下）5g　泽泻 15g　黄连 10g　石韦 15g　冬葵子 15g　桑
寄生 10g　蝉蜕 15g

水煎服 7 剂，每剂煎 2 次，每日服 2 次。

四诊　1993 年 3 月 15 日

处方

炙鸡内金 15g　石斛 15g　炒杜仲 10g　白鲜皮 10g　炒苍术 10g　陈皮 10g
炒薏苡仁 15g　藿梗 15g　厚朴 10g　清半夏 15g　白茯苓 15g　泽泻 15g　黄连
10g　石韦 15g　冬葵子 15g　桑寄生 10g

水煎服 7 剂，每剂煎 2 次，每日服 2 次。

五诊　1993 年 3 月 22 日

处方

玉竹 10g　佛手 10g　延胡索 5g　白芍 5g　炒苍术 10g　陈皮 10g　炒薏苡
仁 15g　炒杜仲 10g　藿梗 10g　清半夏 15g　白茯苓 15g　泽泻 15g　黄连 10g
冬葵子 15g　桑寄生 10g

水煎服 7 剂，每剂煎 2 次，每日服 2 次。

六诊　1993 年 3 月 29 日

处方

炒苍术 15g　白茯苓 15g　佛手 10g　夏枯草 10g　乌药 10g　全当归 15g
桑寄生 10g　冬葵子 15g　鸡内金 15g　炒薏苡仁 30g　炒杜仲 10g　砂仁（后
下）5g　莲房 15g　萆薢 15g　赤芍 10g　菊花 10g　珍珠粉（冲）2 支

水煎服 7 剂，每剂煎 2 次，每日服 2 次。

七诊　1993 年 4 月 5 日

处方

炒苍术 15g　桑寄生 10g　莲房 15g　车前子（包煎）10g　黄柏 10g　滑石

（包煎）15g 当归 15g 佛手 15g 川断 15g 牛膝 10g 萆薢 15g 乌药 10g 丹参 15g 冬葵子 15g

水煎服 7 剂，每剂煎 2 次，每日服 2 次。

八诊 1993 年 4 月 12 日

处方

柴胡 5g 枳壳 10g 苏梗 10g 桃仁 10g 滑石（包煎）10g 莱菔子 10g 桑寄生 10g 牛膝 10g 枸杞子 15g 当归 10g 盐黄柏 10g 茯苓 15g 珍珠粉（冲）0.3g

水煎服 7 剂，每剂煎 2 次，每日服 2 次。

九诊 1993 年 4 月 18 日

舌苔根部白厚。

处方

生牡蛎（先煎）30g 赤芍 10g 夏枯草 10g 郁金 15g 清半夏 15g 茯苓 30g 桑寄生 10g 盐黄柏 10g 枸杞子 15g 砂仁（后下）5g 冬葵子 10g 珍珠粉（冲）2 支

水煎服 7 剂，每剂煎 2 次，每日服 2 次。

十诊 1993 年 5 月 3 日

月信将至，腰酸乳腺疼痛，尿频，便溏，舌苔厚半腻，脉小数，清和肝脾，兼滋肾家。

处方

焦栀子 10g 全当归 15g 焦白术 10g 焦三仙各 30g 郁金 10g 制香附 10g 萆薢 15g 白茯苓 15g 泽泻 10g 生地 15g 佛手 10g 盐知柏各 10g 珍珠粉（冲）2 支

水煎服 7 剂，每剂煎 2 次，每日服 2 次。

张某 男 成人 1993 年 4 月 24 日

处方

旋覆花（包煎）15g 代赭石（先煎）15g 清半夏 15g 黄芩 10g 知柏各 10g 远志 10g 郁金 15g 青皮 10g 石菖蒲 10g 萆薢 15g 茯苓 30g 荷叶 10g 佩兰 10g

水煎服 7 剂，每剂煎 2 次，每日服 2 次。

白某 男 36 岁 1993 年 4 月 14 日

舌质绛红，舌苔淡黄而腻，诊脉滑。

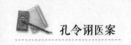

处方

茵陈30g　焦栀子15g　茯苓15g　滑石（包煎）15g　枳壳15g　清半夏 15g　泽泻15g　苍术10g　柴胡10g　炒薏苡仁30g　荷叶10g　焦三仙各30g 藿梗10g　连翘15g　菊花15g

水煎服7剂，每剂煎2次，每日服2次。

余某　女　成人　1993年4月6日

处方

焦栀子15g　茵陈30g　竹叶10g　佩兰10g　清半夏15g　陈皮10g　郁金 15g　砂仁（后下）5g　莲子心10g　黄芩10g　紫花地丁15g　红花10g　葛根 15g　防风15g

水煎服7剂，每剂煎2次，每日服2次。

藏某　男　14岁　1993年2月10日

处方

茵陈25g　青蒿15g　黄芩10g　薏苡仁25g　生地25g　茅根15g　白芍 10g　防风10g　夏枯草10g　紫花地丁20g　枳壳10g　金银花15g　焦三仙各 30g　柴胡10g　竹叶10g

水煎服5剂，每剂煎2次，每日服2次。

周某　女　成人　1992年1月12日

脉结沉不清，舌苔胖。胸闷，晨起进食后胃痛。

处方

旋覆花（包煎）15g　全瓜蒌15g　石菖蒲10g　蒲公英25g　清半夏15g 川连5g　茯苓皮10g　乌药10g　炒枳壳10g　郁金10g　滑石（包煎）10g　延 胡索10g　荷叶10g　生牡蛎（先煎）30g　川芎5g

水煎服3～5剂，每剂煎2次，每日服2次。

二诊　1992年1月22日

眠差，胸闷尚未全解。舌苔白，脉沉实，弦意渐去。

处方

旋覆花（包煎）15g　全瓜蒌15g　石菖蒲10g　丹参10g　清半夏15g　川 连5g　茯苓皮10g　川芎10g　炒枳壳10g　郁金10g　炒枣仁15g　乌药10g 太子参10g　生牡蛎（先煎）30g

水煎服10～15剂，每剂煎2次，每日服2次。

柳某 女 57 岁 1991 年 6 月 13 日

易饥，食则腹胀而作泻，两胁痛，舌绛黯，苔白稍满。

处方

藿香 10g 陈皮 10g 清半夏 10g 黄连 10g 枳实 10g 白芍 15g 薏苡仁 15g 苍术 15g 泽泻 15g 桃仁 15g 枸杞子 15g 木瓜 10g

水煎服 7 剂，每剂煎 2 次，每日服 2 次。

二诊 1991 年 6 月 19 日

胃纳减少，脾运不足，肝郁脾虚。

处方

藿香 10g 白术 10g 陈皮 10g 清半夏 10g 莲子 10g 薏苡仁 15g 生牡蛎（先煎）20g 旋覆花（包煎）15g 白茯苓 30g 砂仁（后下）5g 草薢 15g 生白芍 20g

水煎服 7 剂，每剂煎 2 次，每日服 2 次。

三诊 1991 年 6 月 27 日

便稀，日行 1 次，舌质红，脉弦细滑。

处方

二诊处方加太子参 10g、玉竹 5g。

水煎服 7 剂，每剂煎 2 次，每日服 2 次。

四诊 1991 年 7 月 18 日

近日稍进油腻亦可，停上药后又复作。

处方

二诊处方加入炒稻麦芽各 10g、延胡索 5g、泽泻 15g、玉竹 5g。

水煎服 7 剂，每剂煎 2 次，每日服 2 次。

五诊 1991 年 8 月 2 日

近日能食，未发生腹痛，仍感腹胀。

处方

藿香 10g 苏梗 15g 荷叶 10g 玉竹 15g 生地 20g 沙参 15g 莲子 15g 炒苍术 15g 陈皮 10g 鸡内金 10g 清半夏 10g 焦山楂 15g 黄连 5g 白芍 20g 炒稻麦芽各 10g

水煎服 7 剂，每剂煎 2 次，每日服 2 次。

六诊 1991 年 9 月 5 日

舌苔黄厚而剥，近日又有反复，每食油则腹痛作泻。拟从清滋以调理之。

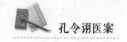

处方

佩兰15g　苏叶15g　陈皮15g　赤芍15g　荷叶10g　莲子15g　炒苍术15g　白扁豆10g　砂仁（后下）5g　鸡内金15g　焦山楂15g　清半夏15g　橘皮10g　马齿苋30g　延胡索10g

水煎服7剂，每剂煎2次，每日服2次。

七诊　1991年9月12日

稍食则胆区疼痛，时作泻，脉关弦细。

处方

佩兰15g　苏叶15g　陈皮15g　莲子15g　炒苍术15g　白扁豆10g　砂仁（后下）5g　鸡内金15g　清半夏15g　椿皮10g　马齿苋30g　延胡索10g　白术15g　白芍30g　茵陈25g

水煎服7剂，每剂煎2次，每日服2次。

八诊　1991年9月26日

从上方清化湿热，利胆治，效果佳，故从上方。苔化，禁食鸡肉、油腻食物。

处方

同七诊处方。

水煎服7剂，每剂煎2次，每日服2次。

九诊　1992年3月19日

因事劳累，肝火上炎，时有恶心。

处方

旋覆花（包煎）10g　清半夏15g　乌药10g　大腹皮10g　陈皮10g　砂仁（后下）5g　秦艽10g　防风10g　当归15g　桃仁10g　郁金10g　白芍10g　炒麦芽30g　柴胡5g　黄芩10g

水煎服7剂，每剂煎2次，每日服2次。

李某　男　成人　1991年6月11日

处方

藿香10g　白扁豆10g　滑石（包煎）10g　炒薏苡仁15g　连翘15g　清半夏10g　荷叶10g　川连5g　茯苓15g　晚蚕沙（包煎）15g　泽泻10g　板蓝根15g　茵陈25g　炒栀子10g　白蔻10g

水煎服7剂，每剂煎2次，每日服2次。

二诊　1991 年 8 月 29 日

大便正常，舌尖红。

处方

苍术 10g　厚朴 10g　陈皮 10g　佩兰 10g　滑石（包煎）10g　荷叶 10g　连翘 15g　乌药 10g　盐黄柏 10g　延胡索 10g　桑叶 15g　清半夏 15g　菊花 15g　前胡 15g　草决明 20g

水煎服 7 剂，每剂煎 2 次，每日服 2 次。

三诊　1991 年 9 月 5 日

慢性乙型肝炎。舌红苔薄黄。

处方

佩兰 10g　竹叶 10g　连翘 15g　滑石（包煎）10g　陈皮 10g　清半夏 10g　茯苓 15g　炒枣仁 15g　砂仁（后下）5g　生地 15g　菊花 15g　金银花 15g　枸杞子 15g　荷叶 10g

水煎服 7 剂，每剂煎 2 次，每日服 2 次。

四诊　1991 年 10 月 10 日

拟从调理肝脾入手。

处方

佩兰 15g　连翘 15g　竹叶 15g　黄芩 10g　菊花 15g　白芍 15g　荷叶 10g　枸杞子 15g　蚕沙（包煎）15g　蒺藜 15g　枳壳 15g　金银花 15g　板蓝根 10g　生地 10g

水煎服 7 剂，每剂煎 2 次，每日服 2 次。

孙某　女　58 岁　1991 年 9 月 19 日

脘腹胀闷，纳果，眠差，舌质黯，苔薄白，脉左关盛。

处方

炒苍术 15g　川芎 10g　制香附 15g　炒枳壳 15g　全当归 15g　郁金 10g　栀子 15g　砂仁（后下）5g　薄荷（后下）10g　清半夏 15g　陈皮 10g　荷叶 10g　白芍 15g　红花 10g

水煎服 7 剂，每剂煎 2 次，每日服 2 次。

二诊　1991 年 10 月 31 日

舌质黯，脉右关尚弦，腹胀痛，食欲不振。

处方

柴胡 15g　黄芩 10g　太子参 15g　半夏 15g　生姜片 3 片　苏梗 15g　苍术

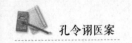
15g　厚朴 15g　陈皮 10g　当归 15g　延胡索 10g　川楝子 5g

水煎服 7 剂，每剂煎 2 次，每日服 2 次。

三诊　1991 年 11 月 7 日

处方

柴胡 10g　黄芩 10g　金银花 15g　杏仁 10g　瓜蒌 15g　荷叶 10g　知母 10g　当归 15g　莲子心 5g　石菖蒲 10g　荷叶 10g　生石膏（先煎）25g

水煎服 7 剂，每剂煎 2 次，每日服 2 次。

孙某　女　58 岁　1991 年 4 月 25 日

处方

旋覆花（包煎）15g　代赭石（先煎）15g　珍珠母（先煎）30g　枳实 10g　清半夏 10g　柴胡 10g　厚朴 15g　白蔻 10g　苏梗 15g　橘核 10g　丹参 15g　当归 25g

第二节　呕　　吐

王某　女　成人　1991 年 6 月 27 日

食后呕吐约半小时二三年，体轻，胃脘部未见明显压痛，舌苔薄白，脉弦滑。

处方

苍术 15g　厚朴 15g　陈皮 10g　柴胡 10g　半夏 15g　黄芩 15g　藿香 15g　莱菔子 15g　荷叶 10g　栀子 10g　生姜 2 片　竹叶 15g　滑石（包煎）15g

水煎服 7 剂，每剂煎 2 次，每日服 2 次。

马某　男　28 岁　1991 年 2 月 5 日

晨起食后轻呕，右下腹胀。

处方

太子参 15g　土炒白术 10g　茯苓皮 10g　藿香 10g　清半夏 10g　砂仁（后下）5g　炒稻麦芽各 15g　山药 15g　陈皮 10g　旋覆花（包煎）15g　玉竹 10g　龙胆草 3g　青竹茹 15g　炮姜 10g　柿蒂 10g　乌药 10g

水煎服 5 剂，每剂煎 2 次，每日服 2 次。

第三节　呃　逆

李某　女　29 岁　1991 年 11 月 8 日

舌苔中厚，质黄。脉细而数。呃逆。

处方

黄连 10g　清半夏 15g　生姜 1 片　百合 50g　乌药 15g　丹参 15g　金银花 15g　蒲公英 30g　紫花地丁 20g　白芍 15g　苍术 10g

水煎服 5 剂，每剂煎 2 次，每日服 2 次。

二诊　1991 年 11 月 19 日

舌苔略白渐腻，脉气较前和。呃逆，脘胀重。

处方

一诊处方去金银花加炒枣仁 15g。

水煎服 7 剂，每剂煎 2 次，每日服 2 次。

王某　男　成人　1991 年 11 月 21 日

近日少腹坠胀，舌苔略薄黄，舌质偏红，脉弦。

处方

金银花 25g　甘草 10g　橘核 15g　沉香面（冲）5g　玄参 25g　红花 10g　乌药 10g　生地 30g　当归 15g　炙乳没各 15g　夏枯草 10g　桑葚 30g

水煎服 7 剂，每剂煎 2 次，每日服 2 次。

李某　男　4 岁　1991 年 11 月 21 日

发育尚可，肠胃时不和，身体疲而躁动，脉细。

处方

苍术 10g　厚朴 10g　陈皮 5g　鸡内金 10g　黄连 5g　牡蛎 20g

水煎服 7 剂，每剂煎 2 次，每日服 2 次。

张某　女　成人　1991 年 11 月 19 日

舌略红，苔薄黄，胸部闷胀呃逆。

处方

旋覆花（包煎）15g　清半夏 15g　川连 10g　生姜 1 片　茯苓 15g　乌药 15g　百合 30g　丹参 15g　川楝子（打）10g　厚朴 10g　橘核 15g

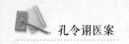

水煎服 5 剂，每剂煎 2 次，每日服 2 次。

二诊 1991 年 11 月 22 日

处方

一诊处方去川楝子加生姜 1 片。

水煎服 5 剂，每剂煎 2 次，每日服 2 次。

三诊 1991 年 11 月 25 日

处方

一诊处方去川楝子。

水煎服 7 剂，每剂煎 2 次，每日服 2 次。

第四节　泄　　泻

孙某　女　60 岁　1990 年 9 月 20 日

近日大便溏稀不调，口疮，腰痛无力，眠中梦多，舌苔薄，脉右寸盛。肺热盛下迫大肠，拟清肺为主。

处方

桑叶 10g　连翘 15g　蝉蜕 15g　桃杏仁各 10g　白茯苓 15g　黄芩 10g　法半夏 10g　荷叶梗各 10g　桑寄生 10g　滑石（包煎）10g　地骨皮 10g　白薇 10g　焦山楂 15g　白蔻仁 10g

水煎服 7 剂，每剂煎 2 次，每日服 2 次。

向某　女　28 岁　1990 年 9 月 30 日

4 年来，每于夏秋季腹泻数次，每次数日，服黄连素好转，痛而缓泻，平日食后不易消化，脘部不适，舌苔薄白，脉细而滑。始为 2 年前曾怀孕 2 次，于 50 日而滑胎。蕴脾湿，中土不健，先行化湿和中。

处方

炒苍术 10g　陈皮 10g　厚朴 10g　白扁豆 10g　茯苓皮 15g　乌药 10g　老苏梗 15g　清半夏 10g　干荷叶 10g　广藿根 10g　砂仁（后下）5g　全当归 10g

水煎服 7 剂，每剂煎 2 次，每日服 2 次。

二诊 1990 年 10 月 4 日

便日二行，口疮，舌尖红，苔厚，脉沉细而滑。拟从上方化湿。

处方

一诊处方去当归加入泽泻 10g、竹叶 10g、佩兰 10g。

水煎服 7 剂，每剂煎 2 次，每日服 2 次。

三诊 1990 年 11 月 8 日

处方

藿梗 15g 干荷叶 10g 厚朴 10g 砂仁（后下）3g 肥知母 10g 淡竹叶 15g 川连 10g 焦三仙各 30g 清半夏 10g 陈皮 10g 白茯苓 15g 粉丹皮 10g

水煎服 7 剂，每剂煎 2 次，每日服 2 次。

向某 女 成人 1991 年 4 月 11 日

胃纳不佳，口苦。

处方

女贞子 10g 旱莲草 15g 炒枣仁 20g 白茯苓 15g 菊花 15g 黄精 10g 川芎 5g 郁金 10g 石菖蒲 10g 生白芍 15g 泽泻 10g 砂仁（后下）5g 龙胆草 5g

水煎服 7 剂，每剂煎 2 次，每日服 2 次。

二诊 1991 年 6 月 6 日

进食后隐痛，腰酸神疲，脉沉滑，两关弦。行气和中，兼以补肾。

处方

黄芩 10g 苏梗 10g 荷叶 10g 砂仁（后下）5g 当归 10g 乌药 10g 香附 10g 寄生 10g 炒苍术 10g 厚朴 10g 陈皮 10g 黄连 5g 牛膝 10g 藿香 10g

水煎服 7 剂，每剂煎 2 次，每日服 2 次。

三诊 1991 年 7 月 4 日

过食则腹泻，舌质红，苔白，脉细。

处方

黄连 5g 苏梗 10g 荷叶 10g 陈皮 10g 砂仁（后下）5g 玉竹 10g 枳壳 10g 白扁豆 10g 麦冬 10g 甘草 3g 山萸肉 5g 藿香 10g

水煎服 7 剂，每剂煎 2 次，每日服 2 次。

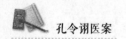

万某 女 26 岁 1991 年 8 月 19 日

处方

生牡蛎（先煎）30g 生山甲（先煎）15g 金银花 30g 延胡索 15g 赤芍 10g 浙贝母 20g 全当归 15g 漏芦 15g 夏枯草 15g 清半夏 15g 片姜黄 10g 柴胡 10g 丹皮 10g 白芷 10g 炙乳没各 10g

水煎服 5 剂，每剂煎 2 次，每日服 2 次。

刘某 女 70 岁 1991 年 8 月 30 日

脾虚湿重。

处方

太子参 15g 陈皮 10g 猪苓 15g 大腹皮 10g 云苓皮 15g 莲子 15g 滑石（包煎）10g 乌药 10g 炒白术 10g 炒薏苡仁 20g 桂枝 3g 泽泻 15g 草薢 15g 冬葵子 15g 炒稻麦芽各 10g

水煎服 7～14 剂，每剂煎 2 次，每日服 2 次。

杜某 男 39 岁 1991 年 11 月 16 日

泄泻，舌红苔厚而干。

处方

陈皮 15g 苍术 15g 佩兰 10g 白芍 25g 防风 15g 滑石（包煎）15g 荷叶 10g 甘草 10g 杜仲 10g 生黄芪 15g 黄连 10g 玉竹 10g 砂仁（后下）3g

水煎服 5～10 剂，每剂煎 2 次，每日服 2 次。

唐某 女 37 岁 1992 年 5 月 29 日

湿热。溏泻，口干苦，舌苔厚。

处方

佩兰 10g 香薷 10g 陈皮 10g 半夏 10g 黄连 10g 滑石（包煎）15g 黄芩 10g 竹茹 15g 车前子（包煎）10g 焦三仙各 30g 合欢皮 10g 玉竹 10g 马齿苋 30g

水煎服 3 剂，每剂煎 2 次，每日服 2 次。

王某 女 35 岁 1992 年 7 月 7 日

腹泻，寒湿伤及中阳。

处方

炒苍术 15g 陈皮 10g 砂仁（后下）5g 煨木香（后下）10g 清半夏

238

10g　生白芍 10g　莲子 15g　茯苓皮 10g　炙鸡内金 15g　藿香 10g　川连 10g
炙甘草 5g

水煎服 5 剂，每剂煎 2 次，每日服 2 次。

孙某　女　58 岁　1990 年 7 月 12 日

泻泄，每日 2～3 次，每日 5 时起，无腹痛。舌黯，苔白，舌体稍大，中湿。

处方

防风 10g　丹参 10g　稽豆衣 15g　乌药 10g　苏梗 10g　橘核 10g　清半夏
10g　陈皮 10g　茯苓皮 15g　莲子 10g　合欢花皮各 15g　泽泻 15g　赤石脂 15g
生白芍 25g　煨木香（后下）5g　山萸肉 10g

水煎服 7 剂，每剂煎 2 次，每日服 2 次。

二诊　1990 年 7 月 19 日

苔厚，稍腻。

处方

炒薏苡仁 30g　白蔻仁 10g　滑石（包煎）15g　淡竹叶 15g　清半夏 10g
陈皮 10g　茯苓皮 15g　炒苍术 15g　泽泻 15g　猪苓 15g　合欢皮 15g　车前子
（包煎）10g　砂仁（后下）5g　黄连 5g　藕节 10g　禹余粮 10g

水煎服 7 剂，每剂煎 2 次，每日服 2 次。

三诊　1990 年 7 月 26 日

因感冒，近 2 日加重，便次每日 2 次，不成形，泻后腿肿减轻，两脉滑细。

处方

广藿根 10g　薄荷（后下）5g　蝉蜕 15g　炒枳壳 10g　青竹茹 15g　陈皮
10g　清半夏 10g　干荷叶 10g　赤石脂 15g　泽泻 15g　砂仁（后下）5g　炒苍
术 10g　川连 5g　茯苓块 20g

水煎服 4 剂，每剂煎 2 次，每日服 2 次。

四诊　1990 年 8 月 2 日

处方

三诊处方去掉蝉蜕、泽泻、炒苍术，加防风 10g、地骨皮 10g、神曲 15g。

水煎服 4 剂，每剂煎 2 次，每日服 2 次。

五诊　1990 年 8 月 20 日

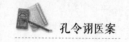
处方

连翘15g　黄芩5g　旋覆花（包煎）15g　生白芍20g　藿梗15g　竹茹15g
陈皮10g　炒薏苡仁20g　赤石脂15g　补骨脂10g　五味子3g　西洋参（另
煎）2g　藕节15g　浮小麦30g　地骨皮15g　砂仁（后下）5g

水煎服3剂，每剂煎2次，每日服2次。

六诊　1990年8月23日

处方

连翘15g　黄芩5g　旋覆花（包煎）15g　生白芍20g　藿梗15g　竹茹15g
陈皮10g　炒薏苡仁20g　赤石脂15g　补骨脂10g　五味子3g　西洋参（另
煎）2g　藕节15g　浮小麦30g　地骨皮15g　砂仁（后下）5g　丹参15g

水煎服4剂，每剂煎2次，每日服2次。

七诊　1990年8月30日

阴雨天气感不适，便日行2次，便时腹部微感不适，舌质黯，脉稍滑。

处方

旋覆花（包煎）15g　藿梗15g　法半夏15g　滑石（包煎）10g　茯苓皮
15g　炒薏苡仁15g　赤石脂15g　补骨脂15g　五味子3g　西洋参（另煎）2g
藕节15g　砂仁（后下）5g　地骨皮10g　生牡蛎（先煎）30g　土炒白术15g
诃子5g

水煎服7剂，每剂煎2次，每日服2次。

八诊　1991年9月27日

处方

当归10g　白芍10g　柴胡10g　苏梗15g　陈皮10g　薄荷（后下）5g　白
术15g　厚朴10g　玉竹10g　砂仁（后下）5g　麦冬10g　萆薢15g　茯苓15g

水煎服7剂，每剂煎2次，每日服2次。

第五节　痢　　疾

刘某　男　成人　1993年3月15日

便意频，气促，舌苔白腻质黯，脉数。

处方

佩兰10g　砂仁（后下）5g　白术15g　黄柏10g　白果10g　藿香10g　薏

苡仁 15g　木香（后下）5g　滑石（包煎）10g　葶苈子 10g　陈皮 10g　莲子 15g　荷叶 10g　车前子（包煎）10g　赤芍 10g　炒枣仁 15g　合欢花 10g

水煎服 6 剂，每剂煎 2 次，每日服 2 次。

周某　男　成人　1993 年 3 月 10 日

便急难控。气血失调。

处方

桃仁 10g　白术 15g　陈皮 10g　白扁豆 10g　当归 15g　茯苓 15g　炙桑皮 10g　升麻 5g　丹参 15g　砂仁（后下）5g　合欢皮 15g　藿梗 10g

水煎服 5 剂，每剂煎 2 次，每日服 2 次。

王某　女　成人　1991 年 8 月 22 日

气滞不行，湿热下注中焦，大便不爽，脉弦滑，舌苔厚腻。

处方

旋覆花 15g　代赭石（先煎）20g　法半夏 15g　苍白术各 15g　陈皮 10g　佩兰 15g　云苓 15g　枳壳 15g　竹叶 10g　白扁豆 10g　滑石（包煎）10g　苏子 15g　当归 15g

水煎服 7 剂，每剂煎 2 次，每日服 2 次。

二诊　1991 年 8 月 29 日

舌苔稍腻，大便溏，时常不爽，胃脘部条状硬块，脉弦细。

处方

佩兰 10g　藿香 15g　陈皮 10g　砂仁（后下）5g　连翘 15g　葛根 10g　白豆蔻 10g　龙胆草 5g　鸡内金 15g　山药 15g　枳实 10g　厚朴 10g

水煎服 7 剂，每剂煎 2 次，每日服 2 次。

三诊　1991 年 11 月 7 日

脘闷时痛，脉左关弦，肝气犯胃。

处方

黄连 10g　吴茱萸 5g　白芍 15g　枳实 15g　厚朴 15g　陈皮 10g　柴胡 10g　郁金 15g　草决明 30g　荷叶 10g　延胡索 10g

水煎服 7 剂，每剂煎 2 次，每日服 2 次。

四诊　1991 年 11 月 28 日

口中黏滞不爽，便意频不畅，脘下胀闷。

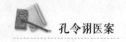
处方

黄连 10g 半夏 15g 茯苓 25g 蒲公英 30g 槟榔片 15g 薄荷（后下）10g 白扁豆 10g 大腹皮 15g 乌药 15g

水煎服 7 剂，每剂煎 2 次，每日服 2 次。

五诊 1991 年 12 月 5 日

便干不爽，舌中苔腻，脉弦滑，舌苔白，舌质红。

处方

枳实 10g 槟榔片 10g 白扁豆 10g 滑石（包煎）10g 乌药 10g 薄荷（后下）10g 蝉蜕 15g 桑枝 10g 金银花 15g 当归 10g 玄参 15g 神曲 15g

水煎服 7 剂，每剂煎 2 次，每日服 2 次。

六诊 1991 年 12 月 12 日

处方

金银花 25g 玄参 25g 当归 25g 甘草 10g 红花 10g 炙乳没各 15g 橘核 15g 乌药 10g 夏枯草 10g 沉香面（冲）1g 水蛭 10g 桃仁 10g 香附 10g 生黄芪 15g

水煎服 7 剂，每剂煎 2 次，每日服 2 次。

七诊 1991 年 12 月 26 日

处方

金银花 25g 玄参 25g 当归 25g 甘草 10g 红花 10g 炙乳没各 15g 橘核 15g 乌药 10g 夏枯草 10g 沉香面（冲）1g 水蛭 10g 肉桂 5g 川楝子 10g 草决明 15g

水煎服 14 剂，每剂煎 2 次，每日服 2 次。

八诊 1992 年 1 月 9 日

处方

七诊处方去川楝子、草决明加入延胡索 10g、焦山楂 15g。

水煎服 7 剂，每剂煎 2 次，每日服 2 次。

九诊 1992 年 1 月 16 日

处方

金银花 25g 玄参 25g 当归 25g 红花 10g 炙乳没各 15g 橘核 15g 乌药 10g 夏枯草 10g 砂仁（后下）5g 玉竹 15g 肉桂 5g 延胡索 10g

水煎服 7 剂，每剂煎 2 次，每日服 2 次。

第六节 腹 痛

郑某 女 45 岁 1990 年 7 月 12 日

湿热腹痛。湿邪内陷筋络，当春夏为邪袭，腰部酸楚，活动受限，畏寒喜温，舌苔体胖，脉滑细。拟从化湿行气，舒筋活络。

处方

桑枝 10g 桑寄生 10g 丝瓜络 10g 鸡血藤 15g 怀牛膝 10g 木瓜 10g 稽豆衣 10g 滑石（包煎）10g 土鳖虫 10g 萆薢 10g 土茯苓 25g 桃仁泥 10g 乌药 10g 焦山楂 10g 琥珀粉（冲）2g

水煎服 15 剂，每剂煎 2 次，每日服 2 次。

李某 女 成人 1991 年 4 月 5 日

处方

桑枝 10g 丝瓜络 15g 防己 10g 木瓜 10g 茯苓皮 15g 桃仁 15g 红花 10g 秦艽 10g 滑石（包煎）10g 土茯苓 25g 连翘 25g 白鲜皮 10g 炒苍术 15g 羌活 10g 蜂房 15g

水煎服 10 剂，每剂煎 2 次，每日服 2 次。

二诊 1991 年 5 月 9 日

腹痛。

处方

桑枝 10g 丝瓜络 15g 防己 10g 木瓜 10g 茯苓皮 15g 红花 10g 秦艽 10g 滑石（包煎）10g 土茯苓 25g 怀牛膝 15g 桂枝 10g 佩兰 10g 炒薏苡仁 20g

水煎服 10 剂，每剂煎 2 次，每日服 2 次。

孙某 女 60 岁 1991 年 4 月 4 日

近日腹痛，在协和医院住院，尿常规有红细胞。湿热下注。

处方

桑寄生 10g 秦艽 10g 地骨皮 10g 冬葵子 15g 滑石（包煎）15g 杜仲 10g 生地 15g 竹叶 10g 赤小豆 25g 当归 10g 小蓟 25g 荷叶 15g 萆薢 15g 乌药 10g 砂仁（后下）5g

水煎服 7 剂，每剂煎 2 次，每日服 2 次。

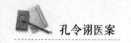
二诊 1991 年 9 月 18 日

处方

柴胡 10g　郁金 15g　薄荷（后下）5g　苍术 10g　厚朴 10g　陈皮 10g　白芍 20g　桑叶 10g　川贝母（冲）5g　黄连 10g　芦根 15g　金银花 15g　炒稻麦芽各 15g

水煎服 7 剂，每剂煎 2 次，每日服 2 次。

宋某　男　34 岁　1992 年 4 月 24 日

乏力，右腹动痛，食纳尚可。舌红而绛，脉稍软。

处方

生地 15g　麦门冬 10g　太子参 10g　生龙骨（先煎）10g　茯苓 10g　石菖蒲 10g　焦白术 10g　山药 15g　枣仁 15g　乌药 10g　陈皮 10g　西洋参（另煎）1.5g　知母 10g　延胡索 5g　白芍 10g

水煎服 5 剂，每剂煎 2 次，每日服 2 次。

王某　女　33 岁　1992 年 9 月 9 日

少腹痛。舌红略干，脉稍细弦。

处方

生牡蛎（先煎）30g　延胡索 10g　当归 15g　西洋参（另煎）1.5g　盐橘核 10g　酒杭芍 10g　莲房 15g　焦山楂 10g　夏枯草 10g　乌药 10g　莪术 10g　怀牛膝 10g　枸杞子 15g　炒杜仲 5g

水煎服 3 剂，每日煎 2 次，每日服 2 次。

二诊 1992 年 9 月 15 日

处方

一诊处方去莲房加桂枝 5g、黄连 5g。

水煎服 5 剂，每日煎 2 次，每日服 2 次。

第七节　便　秘

赵某　女　成人　1991 年 1 月 31 日

便闭，几天前胃脘痛（阵发）后出现便闭，服泻药后，少腹胀痛，牵及肛门，疼痛难忍。

处方

生地榆 15g　粉丹皮 10g　全瓜蒌 30g　郁李仁 10g　莲子心 10g　元明粉（冲）10g　草决明 20g　盐橘核 15g　乌药 10g　苏梗 10g　代赭石（先煎）15g　炒薏苡仁 15g　白扁豆 15g

水煎服 5 剂，每剂煎 2 次，每日服 2 次。

二诊　1991 年 2 月 8 日

处方

生石膏（先煎）30g　代赭石（先煎）15g　生地 10g　玄参 15g　生枳实 10g　厚朴 10g　知母 20g　瓜蒌 30g　草决明 25g　红花 15g　桃仁 15g　当归 25g　白扁豆 15g　白芍 15g　白僵蚕 15g　板蓝根 15g

水煎服 5 剂，每剂煎 2 次，每日服 2 次。

牛某　女　成人　1991 年 4 月 4 日

少腹胀，便秘，两脉弦滑。拟清肝疏肝。

处方

郁金 15g　盐橘核 15g　川楝子（打）5g　乌药 10g　煨木香 5g　盐黄柏 10g　白菊花 15g　炒草决明（先煎）20g　生地 20g　肥知母 10g　草薢 15g　龙胆草 5g　黑玄参 10g　草蔻 10g

水煎服 7 剂，每剂煎 2 次，每日服 2 次。

雅某　女　成人　1991 年 1 月 19 日

便秘，腹胀，舌红，稍干。

处方

生地 10g　玄参 15g　知母 20g　草决明 20g　清半夏 10g　茯苓 15g　鸡内金 10g　大腹皮 10g　薄荷（后下）10g　荷叶 10g　甘草 5g

水煎服 4 剂，每剂煎 2 次，每日服 2 次。

二诊　1991 年 1 月 26 日

腹胀，便秘，舌干，脉滑。

处方

生石膏 30g　生牡蛎 25g　川连 5g　清半夏 10g　生枳实 10g　厚朴 10g　草决明 15g　肥知母 10g　薄荷（后下）5g　白扁豆 10g　焦三仙各 30g　夜交藤 30g　乌药 10g　莲子心 10g　淡竹叶 10g　全瓜蒌 25g

水煎服 7 剂，每剂煎 2 次，每日服 2 次。

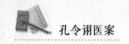

付某　女　70 岁　1990 年 11 月 22 日

每日晨起少腹自觉气逆上冲，至胃脘部，发作时，全身振颤，右下腹胀痛，有包块。每次持续 2～3 小时，肝气郁结，痰结。因气郁不畅，大便干结难下牵及后背疼痛。

处方

旋覆花（包煎）15g　代赭石（先煎）15g　清半夏 15g　白茯苓 25g　土炒白术 30g　嫩桂枝 10g　桃杏仁各 10g　生甘草 10g　瓜蒌仁 15g　生白芍 20g

水煎服 7 剂，每剂煎 2 次，每日服 2 次。

二诊　1990 年 12 月 6 日

服药后，症状较前缓解，气仍未通，舌苔白厚。

处方

旋覆花（包煎）15g　代赭石（先煎）15g　钩藤（后下）20　菊花 15g　清半夏 15g　土炒白术 30g　嫩桂枝 10g　桃杏仁各 10g　生甘草 10g　瓜蒌仁 15g　生白芍 20g　合欢皮 15g

水煎服 7 剂，每剂煎 2 次，每日服 2 次。

三诊　1990 年 12 月 20 日

处方

二诊处方加肉苁蓉 25g、草决明 25g、白扁豆 10g、生枳实 15g。

水煎服 7 剂，每剂煎 2 次，每日服 2 次。

牛某　女　成人　1991 年 3 月 28 日

左下腹胀痛，便秘，舌苔少，质红，脉调。

处方

黄芩 10g　黄连 10g　清半夏 15g　生姜 2 片　郁金 10g　乌药 10g　橘核 10g　知母 10g　延胡索 10g　玉竹 10g　甘草 10g　白芍 15g

水煎服 5 剂，每剂煎 2 次，每日服 2 次。

二诊　1991 年 4 月 18 日

处方

旋覆花（包煎）15g　清半夏 10g　郁金 15g　延胡索 10g　石斛 15g　玉竹 15g　川楝子（打）10g　莲子 15g　炒枳壳 10g　白茯苓 15g　炙鸡内金 15g　黄精 15g　夜交藤 30g　川连 10g

水煎服 14 剂，每剂煎 2 次，每日服 2 次。

冯某　女　75 岁　1990 年 11 月 14 日

津亏热结便秘。

处方

生地 10g　黑玄参 15g　肥知母 20g　白扁豆 15g　玉竹 15g　决明子 20g
生石膏（先煎）30g　生甘草 5g　大腹皮 10g

水煎服 5 剂，每剂煎 2 次，每日服 2 次。

便通，次频，时有下血，纳差，腹胀减轻前方加减。

二诊　1991 年 1 月 21 日

便日行 1～2 次，胃下坠，烧心。

处方

生赭石（先煎）15g　生地 15g　肥知母 20g　黑玄参 20g　草决明 25g　白
扁豆 10g　小蓟 30g　炒稻麦芽各 10g　西洋参（另煎）2g

水煎服 2 剂，每剂煎 2 次，每日服 2 次。

三诊　1991 年 1 月 29 日

老年便秘。

处方

生地 10g　枳实 10　玄参 15g　知母 20g　焦山楂 10g　草决明 15g　玉竹
10g　良姜 10g　砂仁（后下）5g　黄连 3g　吴茱萸 3g　清半夏 10g　牡蛎 15g

水煎服 5 剂，每剂煎 2 次，每日服 2 次。

四诊　1991 年 12 月 3 日

处方

生地 30g　木通 10g　竹叶 10g　甘草 5g　石韦 10g　瞿麦 10g　知柏各 10g
乌药 10g　芦根 10g　车前子（包煎）10g　当归 15g　马齿苋 30g

水煎服 3～5 剂，每剂煎 2 次，每日服 2 次。

宋某　女　50 岁　1993 年 10 月 17 日

液亏，便结，有湿阻。

处方

生地 30g　玄参 20g　知母 20g　当归 25g　茯苓 25g　草决明 25g　白扁豆
15g　荷叶 15g　桃仁 15g　乌药 10g

水煎服 7 剂，每剂煎 2 次，每日服 2 次。

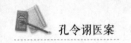

二诊 1991 年 12 月 24 日

便难。

处方

土炒白术 30g　全当归 30g　桃杏仁各 15g　肉苁蓉 20g　沉香面（冲）1g
白扁豆 15g　草决明 20g　生薏苡仁 20g　大腹皮 15g　薄荷（后下）5g　炒苏
子 20g

水煎服 7 剂，每剂煎 2 次，每日服 2 次。

梁某　男　30 岁　1993 年 6 月 1 日

处方

黑芝麻 250g　核桃仁 250g　川椒 15g　青盐 15g　桑椹 150g

共研细面，每次服 5g，每日服 3 次。

吴某　男　成人　1993 年 3 月 24 日

习惯性便秘。

处方

生地 50g　玄参 40g　知母 30g　当归 30g　红花 15g　芦荟 15g　生首乌
15g　生白芍 10g　薄荷（后下）15g　羚羊粉（冲）3g

上药 5 付，共研细面，炼蜜丸，丸重 10g，每次服 1 丸，每日服 2 次。

第八节　口　　酸

邱某　男　成人　1990 年 9 月 20 日

处方

珍珠母（先煎）50g　青黛（包煎）15g　黄芩 10g　菊花 15g　夏枯草 15g
生甘草 10g　炙乳没各 10g　竹叶 10g　白鲜皮 15g　白僵蚕 10g　白扁豆 10g
佩兰 10g　荷叶梗各 10g　炙草 5g

水煎服 4 剂，每剂煎 2 次，每日服 2 次。

二诊 1991 年 11 月 19 日

处方

黄芩 10g　生地 30g　玄参 15g　知母 20g　苍术 15g　厚朴 10g　陈皮 10g
荷叶 10g　川芎 10g　白僵蚕 10g　蒺藜 10g　薄荷（后下）10g

水煎服 5 剂，每剂煎 2 次，每日服 2 次。

三诊　1992 年 1 月 23 日

处方

旋覆花（包煎）10g　桃仁 10g　菊花 15g　夏枯草 10g　清半夏 10g　泽兰 10g　荷叶 10g　金银花 15g　生牡蛎（先煎）25g　郁金 10g　枳壳 10g　地骨皮 10g

水煎服 3 剂，每剂煎 2 次，每日服 2 次。

四诊　1992 年 8 月 14 日

中焦湿热上攻。

处方

生石膏（先煎）50g　知母 15g　炒苍术 15g　淡竹叶 10g　甘草 10g　滑石（包煎）10g　白芷 10g　紫花地丁 25g　葛根 10g　盐黄柏 10g　薏苡仁 25g　蚤休 10g

水煎服 3 剂，每剂煎 2 次，每日服 2 次。

五诊　1993 年 4 月 1 日

处方

藿香 10g　佩兰 10g　薏苡仁 15g　薄荷（后下）10g　砂仁（后下）5g　陈皮 10g　清半夏 15g　菊花 15g　白僵蚕 10g　蝉蜕 15g　黄芩 15g　紫花地丁 15g　芦根 15g　辛夷（包煎）10g　防风 10g

水煎服 3 剂，每剂煎 2 次，每日服 2 次。

邱某　男　26 岁 1992 年 10 月 10 日

心胃火盛。

处方

焦栀子 10g　珍珠母（先煎）30g　淡竹叶 10g　生地 25g　生甘草 10g　紫花地丁 15g　儿茶 15g　木通 10g　荷叶 10g　生石膏（先煎）30g　白鲜皮 15g　盐知柏各 5g

水煎服 3 剂，每剂煎 2 次，每日服 2 次。

李某　男　61 岁　1993 年 4 月 6 日

口苦腹胀，舌尖薄黄。

处方

柴胡 10g　黄芩 10g　薄荷（后下）10g　苏梗 10g　砂仁（后下）5g　莱菔子 10g　荷叶 10g　枳壳 10g　黄连 5g

水煎服 3 剂，每剂煎 2 次，每日服 2 次。

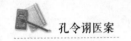

第九节 口 疮

刘某 男 70 岁 1991 年 5 月 9 日

1991 年 5 月 6 日，头部外用药膏后出现头疼，口唇周围起疮，房颤。

处方

生石膏（先煎）30g 板蓝根 15g 白僵蚕 15g 土茯苓 25g 白菊花 15g 佩兰 15g 川芎 15g 白扁豆 10g 丝瓜络 15g 鸡血藤 30g 枳壳 15g 清半夏 10g 连翘 20g 牛蒡子 15g 甘草 10g

水煎服 7 剂，每剂煎 2 次，每日服 2 次。

罗某 男 47 岁 1991 年 11 月 6 日

口疮，舌尖赤，清心。

处方

莲子心 10g 竹叶 10g 黄连 10g 天花粉 15g 栀子 15g 生地 30g 郁金 15g 枳壳 15g 浙贝母 15g 珍珠粉（冲）2 支 甘草 10g

水煎服 5 剂，每剂煎 2 次，每日服 2 次。

刘某 女 51 岁 1991 年 11 月 27 日

舌边尖红少苔。

处方

牛膝 15g 车前子（包煎）10g 杜仲 10g 生地 30g 茯苓 15g 泽泻 15g 丹皮 10g 山萸肉 10g 桂枝 10g 白术 15g 山药 30g 萆薢 25g 黄连 10g

水煎服 7 剂，每剂煎 2 次，每日服 2 次。

二诊 1992 年 4 月 7 日

舌红净，脉细弦。齿龈肿，口疮。

处方

珍珠母（先煎）30g 菊花 15g 花粉 15g 滑石（包煎）10g 生石膏（先煎）30g 黄芩 10g 栀子 10g 甘草 10g 代赭石（先煎）15g 青黛（包煎）10g 车前子（包煎）10g 生地 25g 夏枯草 10g 白僵蚕 10g 炒枣仁 15g

水煎服 6 剂，每剂煎 2 次，每日服 2 次。

三诊 1992 年 9 月 26 日

口腔扁平苔藓，舌黯红，剥苔，脉滑。

处方

生石膏（先煎）25g　淡竹叶 10g　白鲜皮 15g　蛇床子 10g　土茯苓 25g
苍白术各 10g　焦栀子 10g　炙桑皮 10g　蝉蜕 10g　红花 10g　荷叶 10g　紫花
地丁 10g　防风 10g　甘草 5g

水煎服 7 剂，每剂煎 2 次，每日服 2 次。

王某　女　成人　1993 年 4 月 5 日

脉左关弦劲，右寸实大，左寸弱。

处方

生龙骨（先煎）10g　代赭石（先煎）15g　旋覆花（包煎）15g　清半夏
15g　白茯苓 15g　炒枳实 10g　青竹茹 15g　陈皮 10g　石菖蒲 10g　郁金 10g
炒枣仁 15g　生白芍 10g　白菊花 15g　炙桑皮 10g　莲子心 10g

水煎服 5 剂，每剂煎 2 次，每日服 2 次。

二诊　1993 年 4 月 10 日

药后梦减眠好转，但心中悸，下肢乏力，肌肉颤抖，舌红。

处方

龙齿（先煎）30g　白芍 10g　枸杞子 25g　木瓜 10g　桑寄生 15g　牛膝
15g　炒枣仁 15g　茯苓 25g　黄芩 10g　郁金 10g　柏子仁 15g　黄精 15g　竹叶
15g　陈皮 10g　天竺黄 10g　珍珠粉（冲）0.6g

水煎服 6 剂，每剂煎 2 次，每日服 2 次。

三诊　1993 年 6 月 26 日

处方

生石膏（先煎）15g　竹叶 5g　花粉 10g　板蓝根 10g　金银花 10g　紫花
地丁 10g　白僵蚕 5g　薄荷（后下）5g　炒麦芽 15g　蝉蜕 5g　荷叶 10g

水煎服 3 剂，每剂煎 2 次，每日服 2 次。

四诊　1993 年 6 月 29 日

口疮，眩晕，脉关上弦左寸大，舌上苔薄质稍红，清心泻肝。

处方

生石膏（先煎）25g　白菊花 15g　莲子心 10g　郁金 15g　淡竹叶 10g　黄
芩 10g　全瓜蒌 15g　儿茶 10g　大青叶 10g　清半夏 15g　炒枳壳 15g　珍珠母
（先煎）30g　白芍 10g　夏枯草 10g

水煎服 5 剂，每剂煎 2 次，每日服 2 次。

第五章 肝胆系病证

第一节 胁 痛

胡某 女 成人 1990 年 11 月 17 日
处方
太子参 10g 麦门冬 10g 莲子 10g 白蔻仁 5g 金银花 10g 陈皮 5g
水煎服 10 剂，每剂煎 2 次，每日服 2 次。
二诊 1990 年 11 月 27 日
处方
菊花 15g 首乌藤 15g 桑寄生 15g 川楝子 5g 龙胆草 5g 生白芍 15g
薄荷（后下）5g 郁金 10g 生石决明（先煎）50g 砂仁（后下）3g 石斛
15g 生山药 15g
水煎服 5 剂，每剂煎 2 次，每日服 2 次。

王某 女 成人 1991 年 3 月 21 日
处方
生牡蛎（先煎）30g 川楝子（打）10g 乌药 10g 郁金 15g 清半夏 15g
夏枯草 15g 桃杏仁各 10g 鸡内金 15g 半枝莲 25g 草薢 15g 焦三仙各 30g
黄药子 10g 天花粉 10g
水煎服 7 剂，每剂煎 2 次，每日服 2 次。

李某 女 58 岁 1991 年 8 月 29 日
肝硬化。脉弦有力。
处方
枸杞子 10g 白芍 10g 木瓜 10g 牛膝 10g 桑寄生 10g 黄连 5g 荷叶
10g 鸡内金 10g 栀子 10g 砂仁（后下）3g 生地黄 10g 珍珠母（先煎）
30g 龙胆草 5g 柴胡 5g
水煎服 14 剂，每剂煎 2 次，每日服 2 次。

二诊　1991 年 9 月 7 日

脂肪肝、胆石症。

处方

佩兰 10g　枳实 10g　郁金 10g　砂仁（后下）5g　茵陈 25g　枯草 10g　生牡蛎（先煎）30g　鸡内金 15g　白芍 15g　莪术 10g　荷叶 10g　黄芩 10g　西洋参（另煎）3g　红花 10g

水煎服 14 剂，每剂煎 2 次，每日服 2 次。

谢某　女　26 岁　1991 年 9 月 3 日

湿热下注，心肾不交，先主以清化湿热。

处方

炒薏苡仁 30g　盐知柏各 10g　白鲜皮 15g　清半夏 15g　生枳实 10g　陈皮 10g　青竹茹 15g　云苓 25g　滑石（包煎）10g　焦白术 15g　龙胆草 10g　泽泻 15g　草薢 15g

水煎服 5 ~ 10 剂，每剂煎 2 次，每日服 2 次。

秦某　男　成人　1991 年 5 月 15 日

胆石症，胁痛口苦，乏力消瘦，时或便白黏，舌绛干，苔少，脉弦滑数。

处方

生牡蛎（先煎）30g　赤芍 10g　夏枯草 10g　郁金 15g　盐橘核 15g　桃仁 10g　玉竹 10g　西洋参（另煎）1.5g　清半夏 10g　川连 10g　滑石（包煎）10g　全瓜蒌 25g　炙鸡内金 15g　天花粉 10g　金钱草 30g　谷精草 30g　生枳实 10g　延胡索 10g　草决明 20g　珍珠粉（冲）1 瓶

水煎服 5 剂，每剂煎 2 次，每日服 2 次。

二诊　1991 年 5 月 29 日

胆石症。

处方

旋覆花（包煎）15g　代赭石（先煎）10g　生地 30g　粉丹皮 10g　金银花 15g　淡竹叶 15g　西洋参（另煎）3g　清半夏 10g　枳实 10g　金钱草 30g　炙鸡内金 20g　白茅根 20g　草决明 20g　盐橘核 15g　秦艽 15g

水煎服 7 剂，每剂煎 2 次，每日服 2 次。

三诊　1991 年 7 月 4 日

恶心渐止，背部减而未除，便日 2 ~ 3 次，略稀，舌稍红，苔厚白，脉右

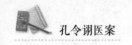

寸洪大。

处方

旋覆花（包煎）15g　代赭石（先煎）15g　生地30g　粉丹皮10g　金银花15g　西洋参（另煎）5g　清半夏15g　枳实10g　炙鸡内金20g　白茅根20g　盐橘核15g　草薢15g　桑叶15g　佩兰10g　滑石（包煎）10g

水煎服7剂，每剂煎2次，每日服2次。

四诊　1991年9月18日

处方

西洋参（另煎）3g　太子参10g　丹参10g　金银花20g　连翘20g　菊花15g　生石膏（先煎）30g　代赭石（先煎）15g　砂仁（后下）5g　金钱草30g　厚朴10g　炙鸡内金15g　柴胡10g　白芍25g

水煎服7剂，每剂煎2次，每日服2次。

五诊　1991年9月26日

处方

西洋参（另煎）5g　丹参10g　黑玄参15g　金银花20　连翘20g　杭菊花15g　砂仁（后下）5g　金钱草30g　厚朴10g　炙鸡内金15g　炙鳖甲（先煎）15g　桃仁10g　柴胡10g　丹皮10g

水煎服7剂，每剂煎2次，每日服2次。

六诊　1991年10月10日

处方

西洋参（另煎）3g　太子参10g　丹参10g　黑玄参15g　连翘20g　杭菊花15g　生石膏（先煎）30g　代赭石（先煎）15g　砂仁（后下）5g　金钱草30g　厚朴10g　炙鸡内金15g

水煎服7剂，每剂煎2次，每日服2次。

七诊　1991年10月17日

胆结石。苔白，舌淡红，仍从上方。

处方

西洋参（另煎）3g　太子参10g　丹参10g　黑玄参15g　金银花20　连翘20g　杭菊花15g　生石膏30g　代赭石（先煎）15g　砂仁（后下）5g　金钱草30g　厚朴10g　炙鸡内金15g　白扁豆10g　延胡索10g

水煎服20剂，每剂煎2次，每日服2次。

八诊　1992 年 1 月 15 日

处方

金银花 15g　郁金 15g　金钱草 30g　鸡内金 20g　延胡索 10g　川楝子（打）10g　丹参 10g　菊花 15g　枳壳 15g　夏枯草 10g　藿香 15g　半夏 10g　炙鸡内金 15g

水煎服 5 剂，每剂煎 2 次，每日服 2 次。

赵某　男　成人　1991 年 7 月 4 日

胆结石。舌苔渐化，胁痛减。

处方

佩兰 10g　佛手 15g　鸡内金 15g　砂仁（后下）5g　清半夏 15g　炒枳壳 10g　柴胡 10g　滑石（包煎）10g　茯苓 15g　金钱草 30g　冬葵子 15g　莲子 25g　枸杞子 25g　山萸肉 5g

水煎服 7 剂，每剂煎 2 次，每日服 2 次。

二诊　1991 年 9 月 18 日

处方

生牡蛎（先煎）30g　佩兰 10g　黄芩 10g　龙胆草 5g　盐橘核 15g　鸡内金 15g　半枝莲 15g　赤白芍各 15g　金钱草 30g　夏枯草 10g　炙鳖甲（先煎）15g　枳实 10g　陈皮 10g　青蒿 15g　白扁豆 10g

水煎服 7 剂，每剂煎 2 次，每日服 2 次。

三诊　1991 年 9 月 26 日

胆结石，舌苔渐化，舌质绛，脉沉，下肢乏力，苔白腻。

处方

佩兰 10g　鸡内金 15g　赤白芍各 15g　金钱草 30g　夏枯草 10g　黄芩 10g　龙胆草 5g　盐橘核 15g　炙鳖甲（先煎）15g　枳实 10g　陈皮 10g　青蒿 15g　白扁豆 10g　山萸肉 10g　炒枣仁 10g

水煎服 7 剂，每剂煎 2 次，每日服 2 次。

四诊　1991 年 10 月 4 日

处方

佩兰 10g　陈皮 10g　半夏 10g　鸡内金 15g　枳实 15g　黄芩 15g　滑石（包煎）15g　青蒿 15g　龙胆草 5g　橘核 15g　金钱草 30g　夏枯草 10g　白扁豆 10g　山萸肉 10g　赤白芍各 15g

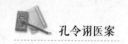

水煎服 7 剂，每剂煎 2 次，每日服 2 次。

五诊 1991 年 10 月 10 日

左侧胁痛，舌上苔腻。重查肝功能。

处方

四诊处方去滑石、青蒿加莪术 10g。

水煎服 7 剂，每剂煎 2 次，每日服 2 次。

六诊 1991 年 10 月 17 日

胆结石。舌红，脉弦滑。

处方

佩兰 10g　陈皮 10g　半夏 10g　鸡内金 15g　枳实 15g　黄芩 15g　龙胆草 5g　盐橘核 15g　金钱草 30g　夏枯草 10g　白扁豆 10g　山萸肉 10g　赤白芍各 15　槟榔片 15g

水煎服 7 剂，每剂煎 2 次，每日服 2 次。

七诊 1991 年 10 月 24 日

舌红苔黄，脉象弦滑。

处方

佩兰 10g　陈皮 10g　半夏 10g　鸡内金 15g　枳实 15g　黄芩 15g　龙胆草 5g　盐橘核 15g　夏枯草 10g　山萸肉 10g　赤白芍各 15g　金钱草 30g　玉竹 15g　焦三仙各 45g

水煎服 7 剂，每剂煎 2 次，每日服 2 次。

八诊 1991 年 10 月 31 日

处方

七诊处方去玉竹、焦三仙。

水煎服 20 剂，每剂煎 2 次，每日服 2 次。

九诊 1992 年 1 月 15 日

早期肝硬化，肝胆结石。

处方

佩兰 10g　陈皮 10g　砂仁（后下）5g　连翘 15g　竹叶 10g　滑石（包煎）10g　郁金 10g　枳壳 10g　鸡内金 15g　夏枯草 10g　茵陈 15g　金钱草 30g　枸杞子 25g　丹参 10g　牛膝 10g　木瓜 10g

水煎服 5 剂，每剂煎 2 次，每日服 2 次。

张某　男　30 岁　1991 年 10 月 10 日

处方

佩兰 10g　竹叶 10g　连翘 15g　滑石（包煎）10g　郁金 15g　白扁豆 10g 生地 30g　砂仁（后下）5g　菊花 15g　枸杞子 15g　茯苓 25g　清半夏 10g　金银花 10g　荷叶 10g　晚蚕沙（包煎）15g　板蓝根 15g　桃仁 10g

水煎服 7 剂，每剂煎 2 次，每日服 2 次。

林某　女　58 岁　1991 年 10 月 10 日

处方

黄芩 10g　黄连 10g　生姜 3 片　清半夏 15g　茯苓 25g　柴胡 10g　枳实 15g　薄荷（后下）10g　乌药 10g　丹参 15g　鸡内金 15g　栀子 10g　苏梗 10g 郁金 10g

水煎服 7 剂，每剂煎 2 次，每日服 2 次。

李某　男　成人　1991 年 9 月 26 日

舌苔厚，质绛，脉弦滑，咽痛而咳，有痰。

处方

佩兰 15g　陈皮 10g　连翘 15g　清半夏 15g　前胡 10g　桑叶 10g　枳壳 15g　金银花 15g　黄芩 10g　荷叶 10g　蒺藜 15g　蚕沙 15g　瓜蒌皮 15g　板蓝根 10g

水煎服 14 剂，每剂煎 2 次，每日服 2 次。

王某　女　成人　1989 年 8 月 22 日

大便不爽，脉弦滑，舌苔厚腻。气滞不行，湿热下注中焦。

处方

旋覆花 15g　代赭石（先煎）20g　法半夏 15g　苍白术各 15g　陈皮 10g 佩兰 15g　云苓 15g　枳壳 15g　竹叶 10g　白扁豆 10g　滑石（包煎）10g　苏子 15g　当归 15g

水煎服 7 剂，每剂煎 2 次，每日服 2 次。

二诊　1991 年 8 月 29 日

舌苔稍腻，大便溏，时常不爽，胃脘部条状硬块，脉弦细。

处方

佩兰 10g　藿香 15g　陈皮 10g　砂仁（后下）5g　连翘 15g　葛根 10g　白

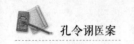

豆蔻 10g　龙胆草 5g　鸡内金 15g　山药 15g　枳实 10g　厚朴 10g

水煎服 7 剂，每剂煎 2 次，每日服 2 次。

三诊　1991 年 9 月 5 日

口臭解，便难尚难，腹中时感胁痛有块，症减病亦减，舌苔已化。再从上方变通。

处方

二诊处方加红花 10g、夏枯草 10g、莪术 10g。

水煎服 7 剂，每剂煎 2 次，每日服 2 次。

四诊　1991 年 9 月 19 日

便仍不畅，脘腹仍胀，脉沉。

处方

佩兰 10g　陈皮 10g　砂仁（后下）5g　连翘 15g　葛根 10g　白豆蔻 10g
龙胆草 5g　山药 25g　枳实 10g　厚朴 10g　薄荷（后下）10g　芦荟 10g

水煎服 7 剂，每剂煎 2 次，每日服 2 次。

五诊　1991 年 9 月 26 日

药后便稍畅，苔仍腻。仍从清化调理着手。

处方

炒苍术 25g　厚朴 15g　陈皮 15g　莱菔子 25g　枳实 15g　连翘 25g　红花 15g　当归 25g　芦荟 15g　薄荷（后下）10g

水煎服 14 剂，每剂煎 2 次，每日服 2 次。

六诊　1991 年 10 月 17 日

舌质红，苔薄白，脉弦滑，从上方，再加入降气疏肝之药。

处方

炒苍术 25g　厚朴 15g　陈皮 15g　连翘 25g　红花 15g　当归 25g　芦荟 15g　薄荷（后下）10g　竹茹 10g　青木香 10g　槟榔片 15g

水煎服 14 剂，每剂煎 2 次，每日服 2 次。

七诊　1991 年 10 月 24 日

处方

炒苍术 25g　玄参 25g　陈皮 15g　槟榔片 15g　红花 15g　当归 25g　白蔻 10g　竹茹 25g　知母 20g　枳实 15g　莱菔子 15g

水煎服 14 剂，每剂煎 2 次，每日服 2 次。

李某　男　成人　1991 年 10 月 17 日

GPT：238U/L，HbsAg：12.28。

处方

佩兰 15g　竹叶 15g　黄芩 10g　菊花 15g　白芍 15g　荷叶 10g　枸杞子 15g　蚕沙（包煎）15g　蒺藜 15g　枳壳 15g　金银花 15g　板蓝根 10g　大腹皮 10g　薄荷（后下）10g

水煎服 7 剂，每剂煎 2 次，每日服 2 次。

王某　男　32 岁　1991 年 10 月 6 日

周身乏困，夜寝不安，舌苔薄腻，脉象弦而有力。当先清调肝家。

处方

生石决明（先煎）30g　白菊花 15g　青竹茹 15g　夜交藤 30g　旋覆花（包煎）15g　桑寄生 10g　炒枳壳 10g　生白芍 20g　代赭石（先煎）15g　怀牛膝 10g　陈皮 10g　龙胆草 10g　清半夏 15g　萆薢 15g　川连 10g　焦三仙各 30g

水煎服 7 剂，每剂煎 2 次，每日服 2 次。

二诊　1991 年 10 月 17 日

周身困乏，内热炽盛，口臭，脉弦大数。

处方

一诊处方去生白芍、龙胆草，加草决明 15g、黄芩 15g、薄荷（后下）10g、郁金 10g。

水煎服 7 剂，每剂煎 2 次，每日服 2 次。

三诊　1991 年 10 月 24 日

旧有肝气郁结，结久为患，魂勿宁而失眠，神勿健而易忘，周身困乏，舌红苔薄，脉弦而数。

处方

生石决明（先煎）30g　旋覆花（包煎）15g　代赭石（先煎）15g　夏枯草 15g　黄芩 15g　菊花 15g　茯苓 15g　龙胆草 10g　郁金 10g　枳壳 15g　炒枣仁 15g　夜交藤 25g　天花粉 15g　玉竹 15g　焦三仙各 30g

水煎服 7 剂，每剂煎 2 次，每日服 2 次。

四诊　1991 年 10 月 31 日

舌苔白而满，质红，脉弦而数细，口中干而不苦，易醒，食欲不振。

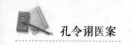

处方

生石决明（先煎）30g　黄芩15g　天花粉15g　旋覆花（包煎）15g　菊花15g　玉竹15g　代赭石（先煎）15g　炒枣仁25g　焦三仙各30g　夏枯草10g　夜交藤25g　瓜蒌15g　焦山楂15g　半夏15g

水煎服7剂，每剂煎2次，每日服2次。

五诊　1991年11月7日

腹部胀满，小腹尤重，舌质黯苔薄，脉沉略弦。

处方

生石决明（先煎）30g　黄芩15g　瓜蒌15g　旋覆花（包煎）15g　菊花15g　天花粉15g　焦山楂15g　代赭石（先煎）15g　炒枣仁25g　玉竹15g　半夏15g　夏枯草10g　夜交藤15g　焦三仙各30g　桃仁15g　当归15g

水煎服7剂，每剂煎2次，每日服2次。

六诊　1991年11月21日

腰部酸痛，小溲不净，舌上苔白而满，质偏黯，脉弦细。

处方

萆薢25g　石菖蒲10g　乌药10g　红花10g　冬葵子15g　滑石（包煎）15g　茯苓15g　盐知柏各10g　肉桂5g　半夏15g　夜交藤50g　白芍15g　杜仲10g　川牛膝10g　益智仁10g

水煎服7剂，每剂煎2次，每日服2次。

七诊　1991年11月28日

失眠。脉仍数，舌苔白腻。

处方

萆薢25g　石菖蒲10g　乌药10g　红花10g　冬葵子15g　茯苓15g　盐知柏各10g　肉桂5g　半夏15g　夜交藤50g　山药30g　杜仲10g　川牛膝10g　益智仁15g　龙胆草5g

水煎服7剂，每剂煎2次，每日服2次。

八诊　1991年12月5日

肢疲，腰酸，腿痛，脉弦，加金银花、百合。

处方

萆薢25g　石菖蒲10g　乌药10g　红花10g　冬葵子15g　茯苓15g　盐知柏各10g　肉桂5g　半夏15g　夜交藤50g　杜仲10g　川牛膝10g　益智仁15g

龙胆草 3g　金银花 15g　百合 30g

水煎服 7 剂，每剂煎 2 次，每日服 2 次。

九诊　1991 年 12 月 12 日

耳痒，腰酸减轻，因胃不适，失听。脉弦数，苔黄腻。

处方

龙胆草 5g　菊花 15g　柴胡 5g　泽泻 10g　茯苓 15g　川芎 10g　盐黄柏 10g　炒杜仲 10g　枳壳 10g　陈皮 10g　藿香 15g　荷叶 10g

水煎服 7 剂，每剂煎 2 次，每日服 2 次。

十诊　1991 年 12 月 19 日

心烦，眠差，舌苔厚腻，舌质红。

处方

百合 30g　山药 30g　莲子 15g　麦芽 25g　陈皮 10g　佩兰 10g　龙胆草 5g　柴胡 10g　枳壳 10g　柏子仁 15g　萱草 15g　泽泻 15g

水煎服 14 剂，每剂煎 2 次，每日服 2 次。

赵某　男　54 岁　1990 年 5 月 17 日

时感右胁不适，或有恶心。舌苔厚腻，脉象细弦。拟以疏降和中。

处方

柴胡 10g　枳壳 10g　苏梗 15g　陈皮 10g　清半夏 15g　白术 10g　藿香 10g　砂仁（后下）5g　薏苡仁 15g　旋覆花（包煎）15g　橘核 15g　荷叶 10g

水煎服 7 剂，每剂煎 2 次，每日服 2 次。

二诊　1990 年 5 月 24 日

肝气郁结，脉右弦。

处方

一诊处方加竹茹 15g、白芍 15g、琥珀粉（冲）2g、川楝子（打）5g。

水煎服 7 剂，每剂煎 2 次，每日服 2 次。

三诊　1990 年 5 月 31 日

右胁痛减轻，晨起时有恶心，脉濡滑。

处方

炒苍术 10g　厚朴 10g　陈皮 10g　清半夏 15g　柿蒂 10g　竹茹 15g　生姜 1 片　荷叶 10g　橘核 15g　乌药 10g　柴胡 10g　白芍 15g　琥珀粉（冲）2g　龙胆草 3g　天麻 10g

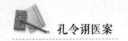

水煎服 7 剂，每剂煎 2 次，每日服 2 次。

四诊 1990 年 6 月 7 日

右胁疼痛减轻，仍有恶心，大便不畅，舌苔白滑。

处方

黄连 5g　生姜汁 1 勺　藿香 15g　厚朴 15g　清半夏 15g　竹茹 15g　郁金 15g　薏苡仁 20g　砂仁（后下）5g　龙胆草 5g　旋覆花（包煎）15g　柴胡 10g　苏子 10g　白扁豆 10g　枳实 10g

水煎服 7 剂，每剂煎 2 次，每日服 2 次。

五诊 1990 年 6 月 28 日

处方

藿香 15g　滑石（包煎）15g　茯苓 15g　荷叶 15g　生甘草 10g　朱砂（分冲）1.5g　法半夏 10g　木香（后下）5g　黄连 15g　白扁豆 10g　砂仁（后下）5g　泽泻 15g　草薢 15g

水煎服 3 剂，每剂煎 2 次，每日服 2 次。

六诊 1991 年 11 月 16 日

处方

旋覆花（包煎）15g　莲蕊 15g　五味子 5g　煅龙骨 10g　盐橘核 15g　芡实 15g　菟丝子 15g　刺猬皮 10g　怀牛膝 15g　沙苑子 15g　乌药 10g　怀山药 50g　补骨脂 15g　玉竹 10g　仙灵脾 15g　鹿角胶（冲）5g

水煎服 7 剂，每剂煎 2 次，每日服 2 次。

七诊 1991 年 12 月 19 日

处方

附片 10g　肉桂 10g　蛇床子 15g　菟丝子 15g　女贞子 10g　五味子 5g　莲蕊 10g　山药 50g　补骨脂 15g　玉竹 15g　鹿角胶（冲）10g　沙苑子 15g　蜂房 15g

水煎服 7 剂，每剂煎 2 次，每日服 2 次。

八诊 1992 年 5 月 12 日

处方

人参 3g　鹿茸 1g　枸杞子 9g　当归 9g　肉苁蓉 9g　紫河车 30g　莲蕊 9g　五味子 3g　龙骨 6g　海参 15g　天门冬 15g　附片 3g　盐知柏各 3g

2 剂，共研细面，炼蜜为丸，3g 重，每次服 1 丸，每日服 2 次。

王某 男 成人 1990 年 5 月 9 日

肝功不正常，舌苔黄厚，脉数滑。

处方

旋覆花（包煎）15g 炒栀子 15g 大腹皮 15g 茵陈蒿 30g 滑石（包煎）20g 清半夏 15g 生知柏各 10g 白茯苓 15g 板蓝根 15g 金银花 15g 焦三仙各 30g 桃仁 10g 泽兰叶 15g 柴胡 10g

水煎服 7 剂，每剂煎 2 次，每日服 2 次。

二诊 1990 年 5 月 16 日

肝功能异常。

处方

藿香 15g 清半夏 15g 青竹茹 20g 柴胡 10g 炒枳壳 15g 郁金 15g 板蓝根 15g 栀子 10g 白蔻 10g 滑石（包煎）10g 白茅根 15g 薄荷（后下）5g 焦三仙各 30g 茯苓皮 15g 荷叶 15g

水煎服 7 剂，每剂煎 2 次，每日服 2 次。

三诊 1991 年 6 月 16 日

处方

柴胡 10g 枳壳 15g 苏梗 15g 菊花 15g 白僵蚕 10g 茵陈 25g 郁金 15g 栀子 15g 金银花 15g 半夏 15g 竹茹 15g 焦三仙各 30g

水煎服 7 剂，每剂煎 2 次，每日服 2 次。

四诊 1991 年 7 月 6 日

处方

茵陈 25g 滑石（包煎）10g 郁金 15g 生石膏（先煎）30g 炙大黄 10g 清半夏 15g 荷叶 10g 板蓝根 15g 栀子 10g 茯苓 15g 金银花 15g 青竹茹 15g 柴胡 10g

水煎服 7 剂，每剂煎 2 次，每日服 2 次。

五诊 1991 年 7 月 20 日

处方

生石膏（先煎）30g 炙大黄 10g 滑石（包煎）15g 栀子 10g 炒苍术 10g 清半夏 10g 泽泻 10g 车前子（包煎）10g 川连 10g 郁金 15g 茵陈 30g 砂仁（后下）5g

水煎服 7 剂，每剂煎 2 次，每日服 2 次。

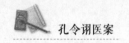

六诊 1991 年 8 月 3 日

处方

藿香 15g　炒薏苡仁 15g　泽泻 15g　板蓝根 15g　佩兰 10g　白扁豆 10g　郁金 15g　金银花 10g　竹叶 10g　滑石（包煎）15g　柴胡 10g　苍白术各 10g　杏仁 10g　白蔻 10g

水煎服 7 剂，每剂煎 2 次，每日服 2 次。

七诊 1992 年 3 月 30 日

处方

桑叶 10g　桃杏仁各 10g　黄芩 10g　天花粉 10g　茅芦根各 10g　薄荷（后下）5g　浙贝母 10g　地龙 10g　全瓜蒌 15g　地骨皮 10g　半夏 10g　生石膏（先煎）25g　竹沥水（兑入）1 瓶　葶苈子 5g　麦冬 10g

水煎服 3 剂，每剂煎 2 次，每日服 2 次。

张某　男　62 岁　1990 年 11 月 29 日

处方

炒栀子 10g　黑玄参 15g　柴胡 10g　白芍 15g　郁金 15g　荷叶 10g　夜交藤 30g　五味子 3g　金银花 15g　白僵蚕 10g　菊花 15g　桑寄生 15g

水煎服 7 剂，每剂煎 2 次，每日服 2 次。

二诊 1991 年 1 月 10 日

处方

生石膏（先煎）30g　草薢 15g　石菖蒲 10g　炒枳壳 10g　郁金 15g　乌药 10g　川楝子（打）10g　柴胡 10g　白芍 15g　清半夏 15g　桃仁 15g　制首乌 10g　莱菔子 15g　焦三仙各 30g

水煎服 7 剂，每剂煎 2 次，每日服 2 次。

三诊 1991 年 3 月 21 日

处方

炒栀子 15g　淡豆豉 15g　白茯苓 15g　生地 20g　木通 10g　生甘草 5g　淡竹叶 10g　小蓟 30g　清半夏 10g　厚朴 10g　焦山楂 10g　荷叶 10g

水煎服 7 剂，每剂煎 2 次，每日服 2 次。

孙某　女　45 岁　1991 年 4 月 18 日

两胁胀闷，纳果，脉弦滑。肝郁脾湿。

处方

旋覆花（包煎）15g　代赭石（先煎）15g　龙胆草5g　清半夏10g　白茯苓15g　藿香15g　厚朴10g　白菊花15g　郁金15g　乌药10g　焦三仙各30g　白蔻10g

水煎服7剂，每剂煎2次，每日服2次。

孟某　男　成人　1991年5月23日
肝硬化。

处方

生牡蛎（先煎）30g　夏枯草10g　炙鳖甲（先煎）15g　败龟板（先煎）15g　赤白芍各15g　旋覆花（包煎）15g　怀牛膝10g　滑石（包煎）15g　桑寄生10g　炒枣仁15g　清半夏10g　白豆蔻10g　白菊花15g　草薢15g　川连10g　炙鸡内金15g　炒薏苡仁25g　太子参10g

水煎服7剂，每剂煎2次，每日服2次。

二诊　1991年6月19日
肝硬化，脾大，WBC：$35 \times 10^9/\text{L}$。

处方

一诊处方加桃仁10g、制首乌10g。
水煎服7剂，每剂煎2次，每日服2次。

李某　女　61岁　1990年12月6日
肝硬化后期。

处方

生牡蛎（先煎）50g　炙鳖甲（先煎）15g　地骨皮10g　桃仁15g　红花10g　生枳实10g　清半夏15g　鸡内金15g　半枝莲30g　白茅根25g　金钱草30g　炙大黄5g　生白芍15g　生地20g　粉丹皮10g　白蔻10g　西洋参（另煎）2g

水煎服10剂，每剂煎2次，每日服2次。

史某　女　28岁　1990年12月17日
肝郁脾虚，劳则胁胀痛，微恶心，舌苔稍赤，脉实，左关弦。

处方

生石决明（先煎）30g　生牡蛎（先煎）30g　生白芍15g　制首乌10g　菊花15g　旋覆花（包煎）15g　陈皮10g　佩兰叶10g　泽兰叶10g　桃仁10g

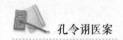

郁金 15g　老苏梗 10g　清半夏 10g　米泔水炒苍术 10g　茯苓皮 10g　珍珠粉（冲）2 支

水煎服 7 剂，每剂煎 2 次，每日服 2 次。

二诊　1991 年 1 月 3 日

近日邪袭，微感不适。先行清理肺胃。

处方

生石膏（先煎）20g　桑叶 10g　淡竹叶 10g　太子参 10g　北沙参 10g　菊花 15g　清半夏 10g　麦门冬 10g　清连翘 15g　石斛 15g　炒稻麦芽各 10g　蝉蜕 10g　地骨皮 10g　桃杏仁各 10g　茅芦根各 10g　生甘草 5g　前胡 10g　柴胡 5g　荷叶 10g

水煎服 3~5 剂，每剂煎 2 次，每日服 2 次。

李某　男　40 岁　1990 年 4 月 21 日

处方

青黛（包煎）10g　滑石（包煎）15g　炒枳壳 10g　淡竹叶 10g　茯苓 15g　清半夏 10g　陈皮 10g　枯黄芩 10g　青蒿 15g　绵茵陈 25g　川牛膝 10g　桃仁 10g　盐黄柏 10g　炒薏苡仁 15g　晚蚕沙（包煎）15g　郁金 10g　炒栀子 10g　砂仁（后下）3g　吴茱萸 3g　川连 5g

水煎服 7 剂，每剂煎 2 次，每日服 2 次。

二诊　1990 年 5 月 7 日

处方

一诊处方加白扁豆 10g、土茯苓 20g、生牡蛎（先煎）30g、生甘草 10g。

水煎服 7 剂，每剂煎 2 次，每日服 2 次。

三诊　1990 年 5 月 29 日

舌苔白滑，尖红，脉弦滑有力。

处方

青黛（包煎）10g　晚蚕沙（包煎）15g　滑石（包煎）15g　生甘草 10g　茯苓 15g　淡竹叶 10g　清半夏 15g　陈皮 10g　桃仁 10g　绵茵陈 25g　土茯苓 20g　白扁豆 10g　郁金 15g　吴茱萸 3g　川连 6g　砂仁（后下）3g　生牡蛎（先煎）30g　五味子 5g　全瓜蒌 30g　炙军 5g

水煎服 7 剂，每剂煎 2 次，每日服 2 次。

四诊　1990 年 7 月 30 日

舌苔白滑，脉滑有力。再以化湿和中。

处方

绵茵陈 25g　茯苓皮 10g　炒苍术 10g　白扁豆 10g　干荷叶 10g　陈皮 10g
清半夏 10g　焦栀子 10g　砂仁（后下）3g　枳实 10g　川连 5g　桃仁 10g

水煎服 7 剂，每剂煎 2 次，每日服 2 次。

五诊　1990 年 8 月 20 日

处方

枳实 10g　绵茵陈 25g　炒栀子 10g　炙大黄 5g　滑石（包煎）10g　晚蚕沙（包煎）15g　清半夏 15g　茯苓 15g　板蓝根 15g　金银花 20g　炒薏苡仁 15g　连翘 15g　焦三仙各 30g　白扁豆 10g　草薢 15g　荷叶 10g

水煎服 7 剂，每剂煎 2 次，每日服 2 次。

六诊　1990 年 9 月 11 日

处方

藿梗 15g　清半夏 10g　滑石（包煎）10g　绵茵陈 25g　白扁豆 10g　炒栀子 15g　板蓝根 15g　蚕沙（包煎）15g　淡竹叶 10g　炒枳壳 10g　郁金 10g　黄芩 10g　白茯苓 15g　青黛（包煎）10g　砂仁（后下）5g　薄荷（后下）5g

水煎服 7 剂，每剂煎 2 次，每日服 2 次。

七诊　1990 年 9 月 25 日

处方

绵茵陈 30g　炒栀子 10g　炙大黄 5g　滑石（包煎）15g　晚蚕沙（包煎）15g　清半夏 15g　茯苓 15g　板蓝根 15g　金银花 25g　炒薏苡仁 15g　佩兰 10g　草薢 15g　炙鸡内金 15g　淡竹叶 15g　黄芩 10g　白蔻仁 10g

水煎服 4 剂，每剂煎 2 次，每日服 2 次。

八诊　1990 年 11 月 13 日

舌尖赤，苔薄黄不滑，脉寸关盛。

处方

茵陈 30g　栀子 15g　制大黄 10g　黄芩 10g　薄荷（后下）5g　清半夏 10g　茅根 15g　板蓝根 15g　当归 10g　白扁豆 15g　金银花 25g　焦三仙各 30g　连心 10g　青黛（包煎）10g　枳壳 10g　滑石（包煎）10g　柴胡 10g　晚蚕沙（包煎）15g

水煎服 7 剂，每剂煎 2 次，每日服 2 次。

九诊　1990 年 12 月 29 日

脉左弦滑右滑，舌苔腻。有时腹部胀，下肢不适，眠可。

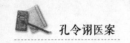

处方

八诊处方去当归、青黛。

水煎服 7 剂，每剂煎 2 次，每日服 2 次。

十诊 1991 年 1 月 3 日

处方

藿香 15g　佩兰叶 10g　炒薏苡仁 20g　白扁豆 10g　白蔻 10g　清半夏 10g　滑石（包煎）10g　木通 10g　淡竹叶 10g　厚朴 10g　焦三仙各 30g　杏仁 10g　连翘 20g

水煎服 7 剂，每剂煎 2 次，每日服 2 次。

十一诊 1991 年 2 月 12 日

舌苔薄白，脉左关尚滑大。

处方

藿香 15g　佩兰叶 10g　炒薏苡仁 20g　白蔻 10g　清半夏 15g　滑石（包煎）15g　木通 10g　厚朴 15g　焦三仙各 30g　连翘 20g　青蒿 15g　虎杖 15g　大腹皮 10g　郁金 15g

水煎服 7 剂，每剂煎 2 次，每日服 2 次。

十二诊 1991 年 3 月 12 日

慢性肝炎。肝脾湿热。

处方

十一诊处方去佩兰叶，加枳实 10g、蚕沙（包煎）15g、乌药 15g。

水煎服 7 剂，每剂煎 2 次，每日服 2 次。

潘某 女　40 岁　1992 年 1 月 22 日

舌红少苔，脉沉细，左关弦。胁痛心悸。

处方

生牡蛎（先煎）30g　白菊花 15g　郁金 10g　盐橘核 10g　生白芍 10g　夏枯草 10g　清半夏 10g　炒枣仁 15g　枸杞子 15g　怀牛膝 10g　莲子 15g　黄精 10g　盐知柏各 5g　白僵蚕 10g　川芎 5g

水煎服 5 剂，每剂煎 2 次，每日服 2 次。

张某 男　62 岁　1991 年 9 月 7 日

处方

旋覆花（包煎）15g　清半夏 10g　夏枯草 15g　白扁豆 10g　代赭石（先

煎）15g　杭菊花 15g　生牡蛎（先煎）30g　大腹皮 10g　黄芩 10g　生白芍 15g　枸杞子 15g　桃杏仁各 10g

水煎服 10 剂，每剂煎 2 次，每日服 2 次。

二诊　1991 年 10 月 9 日

处方

一诊处方加加延胡索 10g、盐橘核 10g、乌药 10g、当归 10g、炙鳖甲（先煎）10g。

水煎服 10 剂，每剂煎 2 次，每日服 2 次。

三诊　1991 年 12 月 21 日

舌苔薄白，质稍红。脉左关细弦，右关稍盛。

处方

黄芩 10g　枸杞子 15g　桑枝 10g　延胡索 10g　天麻 10g　菊花 15g　荷叶 10g　木瓜 10g　砂仁（后下）5g　龙胆草 5g　半夏 10g　生地 25g　苍术 10g　葛根 10g　乌药 10g

水煎服 7 剂，每剂煎 2 次，每日服 2 次。

张某　男　成人　1991 年 12 月 26 日

两胁疼痛，舌红苔厚腻，质红，左关脉大。再以清肝疏肝为主。

处方

旋覆花（包煎）15g　代赭石（先煎）15g　清半夏 15g　黄芩 10g　白芍 10g　龙胆草 5g　木瓜 10g　枳壳 10g　薄荷（后下）10g　郁金 10g　当归 15g　川芎 10g　香附 15g　佛手 10g　延胡索 10g

水煎服 7 剂，每剂煎 2 次，每日服 2 次。

王某　女　53 岁　1991 年 12 月 12 日

急则诸症加剧，近周病情加重，两脉弦劲，从调养肝血入手。

处方

白芍 25g　熟地 25g　枸杞子 15g　夏枯草 15g　女贞子 15g　柏子仁 15g　砂仁 5g　旱莲草 15g　红花 10g　川芎 10g　枳壳 10g　柴胡 5g　郁金 10g　苏子 10g　陈皮 10g

水煎服 7 剂，每剂煎 2 次，每日服 2 次。

范某　女　57 岁　1991 年 7 月 4 日

右侧胁痛，食后加重，叩诊无明显疼痛，舌苔薄黄，舌尖红，脉弦滑。

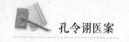

处方

旋覆花（包煎）15g　代赭石（先煎）10g　清半夏10g　生枳实10g　老苏梗15g　柴胡10g　郁金15g　白豆蔻10g　黄芩5g　黄连5g　太子参10g　竹叶10g　佩兰10g　滑石（包煎）10g

水煎服7剂，每剂煎2次，每日服2次。

二诊　1991年7月18日

处方

一诊处方去白豆蔻、竹叶，加玉竹15g、鸡内金15g、荷叶10g。

水煎服5剂，每剂煎2次，每日服2次。

于某　女　36岁　1992年3月19日

处方

旋覆花（包煎）10g　代赭石（先煎）10g　生牡蛎（先煎）30g　清半夏15g　夏枯草10g　赤白芍各10g　全当归10g　藿香15g　云苓皮10g　炒枣仁15g　路路通10g　炒薏苡仁20g　砂仁（后下）5g　鸡内金10g　藕节10g

水煎服7剂，每剂煎2次，每日服2次。

寇某　男　57岁　1992年3月19日

处方

生鳖甲（先煎）10g　败龟板（先煎）10g　清半夏10g　藿梗10g　炒薏苡仁15g　砂仁（后下）5g　芦根10g　枳实10g　厚朴10g　焦三仙各30g　金银花15g　夏枯草10g　西洋参（另煎）2g　丹参10g　萆薢15g

水煎服7剂，每剂煎2次，每日服2次。

肖某　男　成人　1992年1月16日

转氨酶已转正常，舌苔尚腻。

处方

炒薏苡仁15g　白扁豆10g　滑石10g　清半夏15g　茵陈25g　金银花20g　砂仁（后下）5g　枳壳10g　玉竹10g　紫花地丁25g　紫草10g　琥珀粉（冲）2g　薄荷（后下）10g　大腹皮10g　车前子（包煎）10g

水煎服14剂，每剂煎2次，每日服2次。

张某　男　42岁　1992年2月25日

慢性肝硬化。苔白，脉右关滑。

处方

藿香10g 陈皮5g 柴胡5g 鸡内金10g 夏枯草10g 黄芩10g 半夏10g 白芍10g 山药15g 炙鳖甲（先煎）10g 枳壳10g 瓜蒌15g 茅根10g 茯苓10g 炒枣仁10g 枸杞子10g 土炒白术10g

水煎服7~14剂，每剂煎2次，每日服2次。

二诊 1992年3月17日

服药佳，停药加重。舌苔根苔厚。

处方

一诊处方加桃仁10g、紫花地丁10g。

水煎服10~20剂，每剂煎2次，每日服2次。

三诊 1992年4月17日

处方

陈皮5g 鸡内金10g 黄芩10g 半夏10g 白芍5g 枳壳10g 桃仁10g 茯苓10g 炒枣仁10g 枸杞子10g 生牡蛎（先煎）15g 玉竹10g 焦三仙各30g 郁金10g 菊花10g

水煎服10剂，每剂煎2次，每日服2次。

王某 男 32岁 1992年3月25日

肝胆湿热。

处方

佩兰10g 陈皮10g 半夏10g 砂仁（后下）5g 金银花15g 桃仁10g 泽兰10g 延胡索10g 炒枣仁15g 郁金10g 瓜蒌15g 白芍10g 黄芩10g 荷叶10g 鸡内金15g 紫花地丁15g 蚕沙（包煎）10g

水煎服30剂，每剂煎2次，每日服2次。

郭某 男 59岁 1992年5月26日

左胁痛，左关弦右关滑大，左寸稍盛舌苔薄。调肝化湿和中。

处方

柴胡10g 枳壳10g 苏梗10g 滑石（包煎）10g 半夏10g 陈皮10g 郁金10g 佩兰10g 荷叶10g 川连5g 白芍10g 延胡索10g 砂仁（后下）5g

水煎服5剂，每剂煎2次，每日服2次。

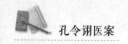

单某 男 成人 1992年7月8日

处方

炙鳖甲（先煎）15g 鸡内金15g 龙胆草5g 茵陈25g 地骨皮10g 生白芍10g 陈皮10g 栀子10g 夏枯草10g 清半夏10g 炒薏苡仁15g 大黄5g 桃杏仁各10g 泽兰10g 炒枣仁15g 西洋参（另煎）1.5g

水煎服7剂，每剂煎2次，每日服2次。

二诊 1992年7月17日

处方

一诊处方去龙胆草、鸡内金加佩兰10g、板蓝根15g、滑石（包煎）10g。

水煎服7剂，每剂煎2次，每日服2次。

张某 男 40岁 1992年7月21日

颈痛，肝经湿热上逆。

处方

旋覆花（包煎）15g 菊花15g 石菖蒲15g 龙胆草15g 生赭石（先煎）15g 夏枯草10g 茯苓皮15g 白僵蚕15g 清半夏15g 藿梗15g 滑石（包煎）15g 红花15g 防己10g 辛夷（包煎）10g 柴胡10g 苍术10g 羚羊粉（冲）1支

水煎服3~6剂，每剂煎2次，每日服2次。

李某 女 成人 1993年2月24日

处方

青蒿10g 黄芩10g 炙鳖甲（先煎）15g 青竹茹15g 清半夏15g 茯苓30g 炙鸡内金25g 郁金15g 炒枳壳15g 莪术10g 夏枯草10g 砂仁（后下）5g 西洋参（另煎）1.5g 谷精草30g 赤白芍各10g

水煎服3~6剂，每剂煎2次，每日服2次。

二诊 1993年3月3日

处方

一诊处方加茵陈15g、石斛15g。

水煎服3~6剂，每剂煎2次，每日服2次。

三诊 1993年4月14日

处方

黄芩10g 枳实10g 清半夏15g 竹茹15g 陈皮10g 白茯苓30g 鸡内

金 20g　薏苡仁 25g　夏枯草 15g　焦三仙各 30g　红花 15g　西洋参（另煎）1.5g　荷叶 10g　冬葵子 10g　枣仁 15g

水煎服 7 剂，每剂煎 2 次，每日服 2 次。

宋某　男　成人　1993 年 3 月 9 日

处方

炙鳖甲（先煎）15g　生地 50g　黑玄参 30g　肥知母 15g　炒白术 25g　枳实 10g　草决明 15g　延胡索 10g　全当归 25g　炙乳没各 10g　夏枯草 10g　炙鸡内金 15g　防风 10g　茯苓 30g

水煎服 10 剂，每剂煎 2 次，每日服 2 次。

李某　女　54 岁　1992 年 10 月 19 日

舌质红光，脉肺胃肝滑大。

处方

生牡蛎（先煎）30g　炙鳖甲（先煎）15g　西洋参（另煎）1.5g　赤芍 10g　夏枯草 10g　北沙参 15g　麦门冬 10g　生熟地各 15g　枸杞子 15g　全当归 10g　炙鸡内金 10g　川楝子（打）5g　红花 10g　桃仁 10g　砂仁（后下）5g　莲子 15g　炒枣仁 15g　木瓜 10g

水煎服 3～6 剂，每剂煎 2 次，每日服 2 次。

二诊　1992 年 10 月 22 日

舌质光。

处方

一诊处方加茴香 5g、太子参 15g、炙黄芪 15g。

水煎服 3～6 剂，每剂煎 2 次，每日服 2 次。

三诊　1992 年 10 月 26 日

舌尚有津，边稍秽。

处方

二诊处方加焦三仙各 30g、白扁豆 10g、白茯苓 30g。

水煎服 3～6 剂，每剂煎 2 次，每日服 2 次。

四诊　1992 年 10 月 29 日

舌色渐转，苔薄，脉寸关软。

处方

生牡蛎（先煎）30g　枸杞子 25g　当归 10g　茯苓 15g　炙鳖甲（先煎）

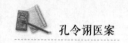

15g　生白芍 10g　桃仁 10g　焦三仙各 30g　西洋参（冲）1.5g　麦门冬 10g　泽兰 10g　太子参 15g　夜交藤 30g　夏枯草 10g　百合 15g　肉豆蔻 10g　黄连 5g　生石膏（先煎）25g

水煎服 6 剂，每剂煎 2 次，每日服 2 次。

李某　男　22 岁　1992 年 10 月 30 日
舌红苔白稍腻，予清化。

处方

佩兰 10g　陈皮 10g　荷叶 10g　白扁豆 10g　蚕沙（包煎）15g　干漆 10g　木瓜 10g　炒薏苡仁 15g　生地 25g　炒苍术 15g　黄连 15g　清半夏 15g　青蒿 15g　黄芩 10g　青金 15g　柴胡 5g　甘草 5g

水煎服 5～15 剂，每剂煎 2 次，每日服 2 次。

二诊　1993 年 2 月 24 日
舌红苔薄黄腻，右胁脘痛。

处方

茵陈 30g　紫花地丁 25g　佩兰 15g　鸡内金 15g　滑石（包煎）15g　栀子 15g　陈皮 15g　荷叶 15g　茯苓 30g　黄芩 15g　砂仁（后下）5g　枳实 10g　郁金 15g　蚕沙（包煎）15g　夏枯草 10g

水煎服 7～14 剂，每剂煎 2 次，每日服 2 次。

骆某　女　39 岁　1992 年 11 月 11 日
舌红脉稍数带弦，单项 GPT 高。

处方

黄芩 10g　滑石（包煎）10g　清半夏 15g　竹茹 15g　枳壳 10g　陈皮 10g　佩兰 10g　茵陈 15g　焦栀子 15g　荷叶 10g　甘草 5g

水煎服 7 剂，每剂煎 2 次，每日服 2 次。

张某　男　37 岁　1992 年 11 月 14 日
舌苔白腻置略红，脉弦，右胁不适，GPT 升高。

处方

茵陈 25g　炒薏苡仁 15g　焦栀子 15g　佩兰 10g　白扁豆 10g　白茯苓 25g　柴胡 10g　炒枳壳 10g　老苏梗 10g　荷叶 10g　清半夏 15g　陈皮 10g　郁金 10g

水煎服 5～10 剂，每剂煎 2 次，每日服 2 次。

齐某 男 成人 1993 年 6 月 4 日

舌红苔剥少津，脉细，左关小有缩小感。续行滋清化解。

处方

生牡蛎（先煎）30g 炙鳖甲（先煎）25g 夏枯草15g 地骨皮15g 天花粉15g 川贝母（冲）15g 炙乳没各10g 赤芍10g 土茯苓25g 粉丹皮10g 莪术10g 瓜蒌仁10g 生地30g 山萸肉15g 儿茶10g 蒲公英15g 盐菊花10g

水煎服10剂，每剂煎2次，每日服2次。

王某 男 58 岁 1993 年 5 月 5 日

舌质红，中有一条有光剥意，脉两关弦滑有力。肝家过盛，当予清调为主。

处方

旋覆花（包煎）15g 清半夏15g 代赭石（先煎）15g 白茯苓30g 夏枯草10g 赤白芍各10g 石斛10g 炒枳壳15g 桑寄生10g 生地30g 佩兰10g 川楝子（打）10g 延胡索10g 木瓜10g 珍珠粉（冲）2支

水煎服7剂，每剂煎2次，每日服2次。

李某 女 40 岁 1992 年 3 月 9 日

处方

黄芩10g 苍耳10g 鹅不食草15g 白僵蚕10g 川芎10g 白菊花15g 紫花地丁25g 薄荷（后下）10g 辛夷（包煎）15g 佩兰10g 萆薢15g 清半夏15g 甘草5g

水煎服3剂，每剂煎2次，每日服2次。

二诊 1993 年 4 月 13 日

肝胆湿热。

处方

陈皮10g 清半夏15g 白茯苓30g 炒枳壳10g 青竹茹15g 石菖蒲10g 炒枣仁15g 白菊花10g 川连10g 珍珠母（先煎）30g 夏枯草10g 合欢花15g

水煎服3剂，每剂煎2次，每日服2次。

李某 女 36 岁 1993 年 3 月 27 日

关节时肿，舌黯苔白滑，脉濡。

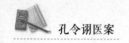

处方

炒薏苡仁 30g　炒苍术 15g　白扁豆 10g　陈皮 10g　藿梗 15g　砂仁（后下）5g　草薢 15g　白茯苓 30g　清半夏 15g　防风 15g　当归 15g　生黄芪 15g

水煎服 7 剂，每剂煎 2 次，每日服 2 次。

王某　男　成人　1993 年 3 月 27 日

时有胀气，舌苔稍白腻，脉左关略盛右寸关滑大。

处方

生牡蛎（先煎）30g　炙鳖甲（先煎）10g　白芍 10g　夏枯草 10g　桃仁 10g　泽兰叶 10g　郁金 10g　炒枣仁 15g　山萸肉 10g　炙首乌 10g　黄精 15g　白茯苓 30g　焦三仙各 30g　佛手 10g　薄荷（后下）10g　炒薏苡仁 30g

水煎服 7～14 剂，每剂煎 2 次，每日服 2 次。

庄某　女　58 岁　1991 年 1 月 24 日

硬化性胰腺炎。

处方

白参（先煎）3g　茯苓 15g　石斛 15g　白扁豆 10g　竹叶 10g　莲子 15g　黄连 10g　清半夏 10g　荷叶 10g　腹皮 10g　枯草 10g　珍珠粉（冲）2g　鸡内金 10g　焦山楂 10g　白蔻 10g

水煎服 5～10 剂，每剂煎 2 次，每日服 2 次。

白某　男　成人　1991 年 3 月 26 日

左后侧疼痛减轻。胰头炎症。

处方

全瓜蒌 25g　炒薏苡仁 25g　白扁豆 10g　生枳实 10g　乌药 10g　郁金 15g　半枝莲 15g　清半夏 15g　延胡索 10g　丹参 15g　川楝子（打）10g　炙鸡内金 15g　川连 10g　生牡蛎（先煎）30g

水煎服 7 剂，每剂煎 2 次，每日服 2 次。

张某　男　成人　1991 年 4 月 23 日

胰腺炎，湿郁气滞。

处方

藿香 15g　白扁豆 10g　清半夏 10g　炒苍术 15g　厚朴 10g　乌药 10g　白茯苓 20g　滑石（包煎）15g　砂仁（后下）5g　泽泻 10g　老苏梗 10g　旋覆

花（包煎）10g　盐知柏各 10g　炒枳壳 10g　荷叶 10g　延胡索 10g

水煎服 5 ~ 10 剂，每剂煎 2 次，每日服 2 次

刘某　女　57 岁　1989 年 10 月 26 日

右胁疼痛牵及后背痛七八年，在医院经 B 超诊断为胆囊炎，经多种治疗，时好时坏。近来发作频繁，昨晚发作，呃逆，不欲饮食，右胁疼痛加重。舌苔薄白，微腻，而脉弦滑。治以疏肝降逆，利湿。

处方

旋覆花（包煎）15g　代赭石（先煎）15g　郁金 15g　炒枳壳 15g　醋柴胡 15g　清半夏 15g　青子芩 15g　青竹茹 30g　生白芍 20g　白茯苓 15g　炙鸡内金 20g　生姜汁（后下）2 勺　粉葛根 15g

水煎服 7 剂，每剂煎 2 次，每日服 2 次。

第二节　胆　胀

谢某　女　63 岁　1992 年 1 月 11 日

肝内结石，不排除胆管炎。舌苔白满，中裂。脉细左弦。

处方

旋覆花（包煎）15g　郁金 10g　藿梗 15g　滑石（包煎）15g　代赭石（先煎）10g　鸡内金 20g　厚朴 10g　延胡索 10g　清半夏 10g　莪术 10g　茯苓 10g　乌药 10g　白扁豆 10g　桂枝 10g　黄连 10g

水煎服 3 剂，每剂煎 2 次，每日服 2 次。

胡某　男　50 岁　1991 年 4 月 11 日

胆结石，舌苔白腻，脉弦滑而数。拟从清化入手。

处方

旋覆花（包煎）15g　代赭石（先煎）15g　清半夏 15g　盐橘核 15g　川楝子（打）10g　郁金 15g　乌药 10g　枳实 15g　鸡内金 20g　金钱草 50g　延胡索 10g　泽泻 15g

水煎服 7 剂，每剂煎 2 次，每日服 2 次。

二诊　1991 年 4 月 18 日

处方

一诊处方加夏枯草 15g、草决明 20g、莪术 7.5g。

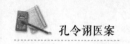

水煎服 7 剂，每剂煎 2 次，每日服 2 次。

三诊 1991 年 5 月 9 日

处方

同二诊处方。

水煎服 7 剂，每剂煎 2 次，每日服 2 次。

四诊 1991 年 5 月 16 日

处方

一诊处方加夏枯草 15g、草决明 20g、莪术 10g。

水煎服 7 剂，每剂煎 2 次，每日服 2 次。

胡某 男 50 岁 1991 年 5 月 30 日

处方

炙鸡内金 20g　莪术 10g　生枳实 15g　生白芍 20g　大黄 10g　延胡索 10g　金钱草 30g　盐橘核 15g　乌药 10g　生牡蛎（先煎）30g　泽泻 15g　红花 10g　石菖蒲 10g　郁金 15g

水煎服 7 剂，每剂煎 2 次，每日服 2 次。

二诊 1991 年 6 月 6 日

处方

二诊处方去大黄、石菖蒲，加桑白皮 10g、黄芩 10g、白扁豆 10g。

水煎服 7 剂，每剂煎 2 次，每日服 2 次。

三诊 1991 年 6 月 25 日

处方

旋覆花（包煎）15g　代赭石（先煎）15g　清半夏 15g　盐橘核 15g　川楝子（打）10g　郁金 15g　乌药 10g　枳实 15g　鸡内金 20g　金钱草 50g　延胡索 10g　泽泻 15g　夏枯草 15g　草决明 20g　莪术 5g

水煎服 7 剂，每剂煎 2 次，每日服 2 次。

赵某 男 49 岁 1991 年 5 月 17 日

胆囊炎，湿热蕴结。

处方

藿香 15g　清半夏 15g　厚朴 10g　白茯苓 15g　炒枳壳 10g　青竹茹 25g　滑石（包煎）15g　川楝子（打）10g　郁金 15g　炒薏苡仁 25g　旋覆花（包煎）15g　黄芩 10g　鸡内金 15g　白茅根 20g　粉丹皮 10g　赤小豆 15g

水煎服 7 剂，每剂煎 2 次，每日服 2 次。

二诊　1991 年 5 月 23 日

舌上苔黄渐减，腻苔未除，质红绛，脉滑数。湿热尚难清理，仍须持续进行清化。

处方

佩兰叶 15g　清半夏 15g　厚朴 15g　炒薏苡仁 30g　白茯苓 15g　生白芍 20g　川楝子（打）10g　代赭石（先煎）10g　炙鸡内金 15g　滑石（包煎）15g　旋覆花（包煎）15g　枸杞子 15g

水煎服 7 剂，每剂煎 2 次，每日服 2 次。

三诊　1991 年 5 月 27 日

处方

二诊处方加炙鳖甲（先煎）15g、山豆根 15g、晚蚕沙（包煎）15g。

水煎服 7 剂，每剂煎 2 次，每日服 2 次。

四诊　1991 年 6 月 6 日

处方

二诊处方加炙鳖甲（先煎）15g、山豆根 15g、晚蚕沙（包煎）15g、蝉蜕 10g。

水煎服 7 剂，每剂煎 2 次，每日服 2 次。

五诊　1991 年 6 月 13 日

舌苔又偏黄腻，上方去厚朴，加金银花 15g。

处方

炙鳖甲（先煎）15g　北豆根 15g　晚蚕沙（包煎）15g　金银花 15g　佩兰叶 15g　清半夏 15g　炒薏苡仁 30g　白茯苓 15g　生白芍 20g　川楝子（打）10g　代赭石（先煎）10g　炙鸡内金 15g　旋覆花（包煎）15g　枸杞子 15g　蝉蜕 10g

水煎服 7 剂，每剂煎 2 次，每日服 2 次。

六诊　1991 年 6 月 27 日

近日两胁隐隐作痛，时牵及后背，大便稀，日 3 次，舌苔黄微腻，脉弦滑细。

处方

佩兰 10g　佛手 15g　鸡内金 15g　砂仁（后下）5g　清半夏 15g　炒枳壳

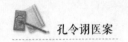

10g　柴胡 10g　滑石（包煎）10g　车前子（包煎）10g　茯苓 15g　金钱草 30g　冬葵子 15g　黄连 10g

水煎服 7 剂，每剂煎 2 次，每日服 2 次。

宋某　男　49 岁　1991 年 5 月 29 日

胆石症泥沙型。舌苔白脉弦滑而数。湿热郁结，宜苦辛通降。

处方

藿香 15g　佩兰叶 15g　川连 10g　淡吴茱萸 10g　清半夏 15g　炒薏苡仁 25g　滑石（包煎）15g　炙鸡内金 15g　生栀子 10g　生枳实 10g　生白芍 20g　生大黄 5g

水煎服 7 剂，每剂煎 2 次，每日服 2 次。

二诊　1991 年 6 月 6 日

处方

一诊处方去鸡内金、生大黄，加入玉竹 15g、生牡蛎（先煎）30g。

水煎服 8 剂，每剂煎 2 次，每日服 2 次。

三诊　1991 年 6 月 13 日

泥沙型结石。湿热蕴结。

处方

一诊处方去鸡内金、生大黄，加入玉竹 15g、生牡蛎（先煎）30g、莪术 10g　茯苓 15g。

水煎服 7 剂，每剂煎 2 次，每日服 2 次。

四诊　1991 年 6 月 27 日

处方

藿香 15g　川连 10g　砂仁（后下）3g　清半夏 15g　炒薏苡仁 25g　炙鸡内金 15g　生栀子 10g　生枳实 10g　生白芍 20g　玉竹 15g　生牡蛎（先煎）30g　枯草 10g　延胡索 10g　甲珠 10g　莪术 5g

水煎服 7 剂，每剂煎 2 次，每日服 2 次。

曾某　男　28 岁　1991 年 6 月 14 日

胆囊炎。湿遏热伏，苦辛通降法。

处方

佩兰 15g　清半夏 10g　柴胡 10g　苏梗 15g　滑石（包煎）15g　炒薏苡仁 25g　砂仁（后下）5g　陈皮 10g　黄连 10g　郁金 15g　枳实 10g　延胡索 10g

生姜2片　大腹皮10g　白芍15g　丹参10g

水煎服5～10剂，每剂煎2次，每日服2次。

王某　女　59岁　1991年6月15日

胆石症，胆囊炎。舌红而净，脉细。

处方

木瓜10g　生白芍15g　秦艽15g　生地25g　枳实10g　炙鸡内金15g　郁金10g　炒枣仁15g　醋青皮10g　柴胡10g　桃仁10g　泽兰叶15g

水煎服3～5剂，每剂煎2次，每日服2次。

王某　男　37岁　1993年5月17日

慢性胆囊炎。劳累则症作，舌苔薄，脉沉滑。湿郁化热。

处方

黄芩15g　清半夏15g　炒枳实10g　竹茹15g　白茯苓30g　陈皮10g　郁金15g　青蒿10g　砂仁（后下）5g　鸡内金15g　薏苡仁15g　延胡索10g　白芍10g

水煎服3～6剂，每剂煎2次，每日服2次。

张某　女　24岁　1992年10月10日

胆囊息肉，轻度脂肪肝。拟从辛香散结通降消法。

处方

柴胡10g　枳实10g　苏梗10g　陈皮10g　鸡内金15g　半夏15g　薏苡仁15g　紫花地丁15g　延胡索10g　牛膝10g　黄连10g　生姜三片　杜仲（炒）10g　滑石（包煎）10g　郁金10g　珍珠母（先煎）30g　夏枯草10g　儿茶10g

水煎服5剂，每剂煎2次，每日服2次。

赵长禄　男　49岁　1991年5月11日

胆石症，肝脾大。舌苔白腻，脉滑数。

处方

藿香15g　清半夏10g　厚朴10g　白茯苓15g　炒枳壳10g　青竹茹20g　滑石（包煎）15g　白扁豆10g　川楝子（打）10g　郁金15g　炒薏苡仁25g　旋覆花（包煎）15g　代赭石（先煎）10g　黄芩10g　泽泻10g　炙鸡内金10g

水煎服5剂，每剂煎2次，每日服2次。

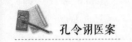

第三节 黄 疸

张某 男 30岁 1991年9月3日

慢性乙型病毒性肝炎。

处方

佩兰10g 竹叶10g 连翘15g 滑石（包煎）10g 郁金15g 白扁豆10g 生地30g 砂仁（后下）5g 菊花15g 枸杞子15g 茯苓15g 清半夏10g 金银花15g 荷叶10g 蚕沙（包煎）15g

水煎服7剂，每剂煎2次，每日服2次。

陆某 男 成人 1991年9月11日

慢性乙型病毒性肝炎，口苦，右胁痛。

处方

枸杞子15g 菊花12g 生地12g 当归9g 山药12g 泽泻12g 川楝子（打）9g 生杜仲12g 桑寄生30g 石韦12g 川芎9g 牛膝12g

水煎服7~14剂，每剂煎2次，每日服2次。

任某 男 33岁 1991年10月25日

肝炎。

处方

佩兰10g 滑石（包煎）10g 金银花20g 鸡内金15g 板蓝根15g 陈皮10g 茵陈20g 薏苡仁20g 荷叶10g 土茯苓15g 连翘15g 蚕沙20g 半夏10g 柴胡10g 西洋参（另煎）5g 黄芩10g 杏仁15g 焦三仙各30g 丹参10g

3剂，共研细面，蜜丸，3g重，每次1丸，早中晚各服1次。

刘某 女 40岁 1991年11月18日

迁延性乙肝。舌嫩红，苔薄黄，脉软滑。

处方

佩兰10g 滑石（包煎）10g 金银花15g 苍术10g 生地20g 竹叶10g 蒲公英20g 薏苡仁20g 茯苓15g 桃仁10g 连翘15g 扁豆10g 蚕沙（包煎）20g 玄参15g 板蓝根15g 砂仁（后下）5g 陈皮10g

水煎服 20 剂，每剂煎 2 次，每日服 2 次。

二诊 1991 年 12 月 24 日

迁延性乙肝。舌嫩红，苔厚，脉滑。

处方

佩兰 10g　滑石（包煎）10g　金银花 15g　苍术 10g　蒲公英 20g　薏苡仁 25g　茯苓皮 15g　桃仁 10g　连翘 15g　白扁豆 10g　蚕沙（包煎）20g　板蓝根 15g　砂仁（后下）5g　陈皮 10g

水煎服 10 剂，每剂煎 2 次，每日服 2 次。

三诊 1992 年 2 月 17 日

多梦，胃脘不适。

处方

枳实 10g　半夏 10g　炒枣仁 15g　砂仁（后下）5g　金银花 10g　厚朴 10g　茯苓 15g　炒苍术 10g　荷叶 10g　紫花地丁 15g　竹茹 10g　黄连 5g　板蓝根 10g　蚕沙（包煎）15g　藿香 15g

水煎服 10 剂，每剂煎 2 次，每日服 2 次。

四诊 1992 年 5 月 22 日

迁延性乙肝。咳逆，外感。舌红苔薄黄，脉左关盛于右关。

处方

半夏 10g　瓜蒌 15g　黄芩 15g　杏仁 10g　陈皮 10g　桃仁 10g　厚朴 10g　苏梗 10g　荷叶 10g　蝉蜕 10g　蚕沙（包煎）15g　浙贝母 10g　生石决明（先煎）30g　桑皮 10g　芦根 10g

水煎服 5～10 剂，每剂煎 2 次，每日服 2 次。

陈某　男　成人　1991 年 9 月 12 日

乙型病毒性肝炎，抗体阳性。

处方

板蓝根 15g　郁金 15g　生地 30g　枸杞子 15g　莲子 15g　晚蚕沙（包煎）20g

水煎服 7 剂，每剂煎 2 次，每日服 2 次。

板蓝根冲剂　5 包。

六味地黄丸　5 盒。

刘某　男　成人　1992 年 5 月 6 日

肝炎，舌苔薄，脉弱，结果待查。

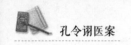

处方

佩兰 6g　陈皮 6g　半夏 9g　砂仁（后下）3g　柴胡 3g　郁金 6g　白芍 6g　荷叶 6g　延胡索 6g　炒枣仁 9g　桃仁 6g　泽兰 6g　瓜蒌 15g　枳壳 9g　黄芩 6g　炒稻麦芽各 9g

水煎服 5 剂，每剂煎 2 次，每日服 2 次。

邹某　男　27 岁　1992 年 8 月 3 日

乙型病毒性肝炎。

处方

佩兰 10g　陈皮 10g　滑石（包煎）10g　砂仁（后下）5g　茯苓 15g　紫花地丁 15g　茵陈 25g　栀子 15g　荷叶 10g　大黄 10g　甘草 5g　垂盆草 15g

水煎服 7～14 剂，每剂煎 2 次，每日服 2 次。

二诊　1992 年 9 月 11 日

舌滑脉左关弦，上方出入。

处方

佩兰 10g　陈皮 10g　滑石（包煎）10g　猪苓 15g　紫花地丁 15g　茵陈 25g　栀子 15g　荷叶 10g　大黄 5g　防风 5g　蚕沙（包煎）15g　夏枯草 10g　炒稻麦芽各 15g

水煎服 3 剂，每日煎 2 次，每日服 2 次。

三诊　1993 年 5 月 21 日

前额头痛，重在午后，脉左关尺细弦，关上滑。当以清化。

处方

辛夷（包煎）10g　藁本 10g　白僵蚕 10g　川芎 5g　栀子 10g　茵陈 30g　知柏各 10g　滑石（包煎）10g　苍术 10g　荷叶 10g　郁金 10g　蚕沙（包煎）15g　茯苓 30g　防风 10g　紫花地丁 10g　金银花 15g

水煎服 7～14 剂，每剂煎 2 次，每日服 2 次。

四诊　1993 年 8 月 22 日

处方

佩兰 10g　陈皮 10g　滑石（包煎）10g　砂仁（后下）5g　茯苓 15g　紫花地丁 15g　茵陈 25g　栀子 15g　荷叶 10g　大黄 5g　甘草 5g　夏枯草 10g　白芍 10g　炒稻麦芽各 15g

水煎服 5 剂，每剂煎 2 次，每日服 2 次。

李某 男 24 岁 1992 年 10 月 5 日

慢性乙型肝炎，舌红苔腻，脉滑。

处方

佩兰 10g　陈皮 10g　荷叶 10g　白扁豆 15g　蚕沙（包煎）15g　牛膝 10g　木瓜 10g　炒薏苡仁 15g　生地 25g　炒苍术 15g　黄连 10g　清半夏 15g　青蒿 15g　黄芩 10g　青黛（包煎）15g

水煎服 5 剂，每剂煎 2 次，每日服 2 次。

二诊 1992 年 12 月 9 日

处方

茵陈 25g　栀子 15g　炒薏苡仁 20g　黄芩 15g　佩兰 10g　郁金 15g　陈皮 10g　枳实 10g　竹茹 15g　茯苓 15g　清半夏 15g　紫花地丁 15g　防风 15g　荷叶 10g　泽泻 15g

水煎服 5 剂，每剂煎 2 次，每日服 2 次。

刘某 男 59 岁 1993 年 5 月 26 日

乙型病毒性肝炎，GPT 升高，腹胀，舌红苔白，脉象弦细而有劲。湿热宜清。

处方

旋覆花（包煎）15g　清半夏 15g　白茯苓 30g　黄芩 10g　炒薏苡仁 15g　炒苍术 10g　陈皮 10g　板蓝根 10g　大腹皮 10g　藿梗 10g　砂仁（后下）5g　生白芍 10g　炒栀子 10g　茵陈 25g　薄荷（后下）10g

水煎服 5 剂，每剂煎 2 次，每日服 2 次。

徐某 女 成人 1993 年 3 月 1 日

处方

佩兰 10g　藿香 15g　陈皮 10g　薏苡仁 30g　白豆蔻 10g　苏叶 10g　蝉蜕 15g　连翘 15g　荷叶 10g　竹茹 15g　枳壳 10g　炒稻麦芽各 15g　茯苓 30g　薄荷（后下）10g

水煎服 5 剂，每剂煎 2 次，每日服 2 次。

二诊 1993 年 3 月 10 日

乙型病毒性肝炎。

处方

佩兰 15g　陈皮 10g　半夏 15g　薏苡仁 30g　石斛 15g　苏梗 15g　蝉蜕

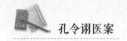
10g　枳壳 15g　大腹皮 15g　茯苓 30g　紫花地丁 15g　当归 15g　防风 10g

水煎服 5 剂，每剂煎 2 次，每日服 2 次。

三诊　1993 年 3 月 17 日

处方

佩兰 10g　清半夏 15g　陈皮 10g　砂仁（后下）5g　郁金 15g　白芍 15g　竹叶 10g　莲子心 10g　葛根 15g　柴胡 10g　黄芩 10g　紫花地丁 15g　红花 15g　荷叶 10g　蚕沙（包煎）15g

水煎服 7 剂，每剂煎 2 次，每日服 2 次。

四诊　1993 年 3 月 24 日

处方

焦栀子 10g　茵陈 15g　竹叶 10g　佩兰 10g　清半夏 15g　陈皮 10g　郁金 15g　砂仁（后下）5g　荷叶 10g　黄芩 10g　紫花地丁 15g　蚕沙（包煎）15g　红花 15g　桑寄生 15g　葛根 10g

水煎服 7 剂，每剂煎 2 次，每日服 2 次。

五诊　1993 年 4 月 13 日

舌边尖红，苔黄腻，质黯。

处方

焦栀子 15g　茵陈 30g　白扁豆 10g　佩兰 10g　清半夏 15g　苍术 10g　郁金 10g　莱菔子 10g　莲子心 10g　黄芩 10g　板蓝根 10g　红花 10g　茯苓 15g　萆薢 15g　防风 10g

水煎服 7 剂，每剂煎 2 次，每日服 2 次。

六诊　1993 年 4 月 21 日

舌上苔略黄腻，显厚。

处方

五诊处方加入炒稻麦芽各 15g、厚朴 10g、泽泻 10g。

水煎服 7 剂，每剂煎 2 次，每日服 2 次。

七诊　1993 年 5 月 5 日

微有腹泻，舌上苔薄黄，脉略滑。

处方

黄芩 10g　苍术 15g　陈皮 10g　茵陈 25g　滑石（包煎）10g　黄连 10g　蚕沙（包煎）25g　荷叶 10g　清半夏 10g　茯苓 30g　厚朴 10g　鸡内金 15g

萆薢 15g

水煎服 7 剂，每剂煎 2 次，每日服 2 次。

八诊　1993 年 5 月 12 日

舌上苔黄腻尖赤，脉稍滑。

处方

防风 10g　紫花地丁 10g　苍术 15g　金银花 15g　陈皮 10g　茵陈 15g　滑石（包煎）10g　荷叶 10g　茯苓 15g　清半夏 10g　栀子 10g　竹叶 10g　佩兰 10g　鸡内金 10g　蚕沙（包煎）15g　车前子（包煎）10g

水煎服 7 剂，每剂煎 2 次，每日服 2 次。

九诊　1993 年 5 月 19 日

舌苔薄黄。

处方

防风 10g　紫花地丁 10g　苍术 15g　金银花 15g　陈皮 10g　茵陈 15g　滑石（包煎）15g　荷叶 10g　茯苓 15g　清半夏 10g　栀子 15g　焦三仙各 30g　佩兰 10g　鸡内金 10g　蚕沙（包煎）15g　车前子（包煎）10g

水煎服 7 剂，每剂煎 2 次，每日服 2 次。

十诊　1993 年 6 月 2 日

处方

佩兰 10g　陈皮 10g　茵陈 25g　栀子 10g　滑石（包煎）10g　茯苓 30g　清半夏 15g　蚕沙（包煎）15g　薏苡仁 30g　连翘 15g　蒲公英 15g　焦三仙各 30g　郁金 10g　藿香 10g

水煎服 7 剂，每剂煎 2 次，每日服 2 次。

十一诊　1993 年 6 月 23 日

舌苔薄黄，质红，稍干。

处方

茵陈 25g　栀子 15g　茯苓 30g　滑石（包煎）10g　枳壳 15g　生地 30g　荷叶 10g　紫花地丁 15g　丹参 15g　桃仁 15g　蒲公英 15g　蚕沙（包煎）15g　佩兰 10g　竹茹 15g

水煎服 7 剂，每剂煎 2 次，每日服 2 次。

十二诊　1993 年 6 月 30 日

处方

藿香 10g　清半夏 15g　陈皮 10g　茯苓 15g　厚朴 10g　砂仁（后下）5g

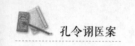

黄芩 10g　板蓝根 15g　焦三仙各 30g　郁金 10g　炒薏苡仁 15g　莱菔子 15g　薄荷（后下）5g　芦根 10g

水煎服 7 剂，每剂煎 2 次，每日服 2 次。

第四节　瘿　　瘤

俞某　女　39 岁　1991 年 10 月 12 日

甲亢。

处方

柴胡 10g　枳壳 15g　夏枯草 10g　生牡蛎（先煎）50g　川楝子（打）10g　桃仁 15g　郁金 15g　红花 10g　清半夏 15g　生白芍 20g　淡竹叶 10g　炙乳没各 5g　珍珠粉（冲）2 瓶

水煎服 7 剂，每剂煎 2 次，每日服 2 次。

二诊　1991 年 10 月 26 日

处方

生牡蛎（先煎）50g　夏枯草 15g　柴胡 10g　枳壳 15g　白鲜皮 15g　白僵蚕 15g　赤芍 15g　地肤子 15g　清半夏 15g　郁金 15g　草薢 15g　木鳖子 10g　焦栀子 10g　生地 15g　丹皮 10g　珍珠母（先煎）30g

水煎服 7 剂，每剂煎 2 次，每日服 2 次。

三诊　1991 年 11 月 2 日

处方

珍珠母（先煎）30g　生牡蛎（先煎）50g　夏枯草 15g　柴胡 10g　枳壳 15g　白鲜皮 15g　赤芍 15g　地肤子 15g　清半夏 15g　郁金 15g　草薢 15g　木鳖子 10g　焦栀子 10g　粉丹皮 10g　浙贝母 15g　生甘草 5g

水煎服 7 剂，每剂煎 2 次，每日服 2 次。

四诊　1991 年 11 月 23 日

处方

生牡蛎（先煎）30g　夏枯草 15g　柴胡 10g　枳壳 15g　白鲜皮 15g　赤芍 15g　清半夏 15g　郁金 15g　草薢 15g　木鳖子 10g　焦栀子 10g　粉丹皮 10g　佩兰 10g　白扁豆 10g

水煎服 7 剂，每剂煎 2 次，每日服 2 次。

徐某 男 30 岁 1990 年 7 月 19 日

甲亢。

处方

黄芩 10g 陈皮 15g 川楝子（打）5g 生牡蛎（先煎）50g 赤芍 10g
夏枯草 15g 清半夏 15g 白扁豆 10g 生薏苡仁 30g 木鳖子 10g 乌药 10g
生甘草 5g 漏芦 15g

水煎服 7 剂，每剂煎 2 次，每日服 2 次。

孔某 女 54 岁 1989 年 11 月 23 日

阴虚甲亢。

处方

生地 40g 玄参 30g 知母 20g 花粉 15g 生石膏 60g 天麦冬各 15g 玉
竹 15g 白芍 20g 枸杞子 15g 佩兰 15g 西洋参（另煎）3g 草薢 15g 生山
药 50g 莲子 15g 珍珠粉（冲）2 瓶 川连 10g

水煎服 7 剂，每剂煎 2 次，每日服 2 次。

二诊 1989 年 12 月 13 日

处方

生石膏（先煎）50g 肥知母 15g 玉竹 15g 白僵蚕 10g 白鲜皮 15g 焦
白术 15g 黑玄参 15g 西洋参（另煎）2g 怀山药 30g 草薢 15g 蒲公英 25g
紫花地丁 25g 菊花 15g 川芎 5g 枸杞子 10g

水煎服 7 剂，每剂煎 2 次，每日服 2 次。

三诊 1990 年 5 月 24 日

阴虚甲亢。

处方

白僵蚕 15g 焦白术 15g 白鲜皮 15g 蛇床子 15g 粉丹皮 10g 黑玄参
15g 肥知母 20g 西洋参（另煎）2g 茯苓皮 15g 蒲公英 30g 土茯苓 25g
蝉蜕 15g 焦栀子 15g

水煎服 7 剂，每剂煎 2 次，每日服 2 次。

徐某 女 25 岁 1992 年 1 月 10 日

甲亢。易汗，舌红无苔，脉弦左关盛。

处方

生牡蛎（先煎）30g 生石膏（先煎）25g 肥知母 10g 白菊花 15g 桑

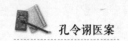

叶 10g　茅芦根各 10g　麦门冬 10g　金银花 15g　羌活 15g　蝉蜕 10g　玉竹 10g　辛夷（包煎）10g　黄芩 10g　夏枯草 10g

水煎服 3~5 剂，每剂煎 2 次，每日服 2 次。

潘某　女　42 岁　1991 年 11 月 16 日

目胀、心悸、甲亢史。

处方

生牡蛎（先煎）30g　赤芍 15g　夏枯草 10g　菊花 15g　钩藤（后下）15g 白僵蚕 10g　白芍 15g　黄芩 15g　生地 30g　川楝子（打）10g　生石膏（先煎）30g　青黛（包煎）10g

水煎服 7 剂，每剂煎 2 次，每日服 2 次。

第五节　疟　　疾

李某　男　60 岁　1991 年 9 月 27 日

舌苔厚腻，脉象弦滑，解毒利湿。

处方

金银花 25g　蒲公英 25g　紫花地丁 15g　生甘草 10g　土茯苓 25g　炒薏苡仁 25g　苍术 10g　生石膏（先煎）25g　板蓝根 15g　白鲜皮 15g　浙贝母 15g 天花粉 10g　炙乳没各 15g　白僵蚕 10g　制大黄 10g

水煎服 5 剂，每剂煎 2 次，每日服 2 次。

二诊　1991 年 10 月 4 日

处方

一诊处方去炒薏苡仁、制大黄，加赤芍 15g、生地榆 15g、琥珀粉（冲）3g、珍珠粉（冲）2 瓶、蝉蜕 15g。

水煎服 5 剂，每剂煎 2 次，每日服 2 次。

三诊　1991 年 10 月 11 日

最后疟势大减，疼止但稍热。舌上苔大减。

处方

金银花 25g　蒲公英 25g　紫花地丁 20g　生甘草 10g　生石膏（先煎）30g 板蓝根 15g　浙贝母 15g　天花粉 10g　炙乳没各 15g　白僵蚕 10g　生地榆 15g 赤芍 15g　蝉蜕 15g

水煎服 5 剂，每剂煎 2 次，每日服 2 次。

朱某 女 54 岁 1991 年 8 月 22 日

疟减而未止，两足时热时凉，舌苔转白而薄，舌上津略少。

处方

盐知柏各 5g 萆薢 15g 桑寄生 10g 木瓜 10g 白茯苓 15g 滑石（包煎）10g 生薏苡仁 25g 夏枯草 10g 淡竹叶 10g 藿梗 15g 炒稻麦芽各 15g 鸡血藤 25g 猪苓 25g 桂枝 10g 天花粉 15g

水煎服 7 剂，每剂煎 2 次，每日服 2 次。

张某 男 34 岁 1993 年 1 月 4 日

疟加，日下数次，进食劳累，右胁痛，舌红黯，脉细弦。

处方

黄芩 15g 瓜蒌 15g 枳壳 15g 郁金 15g 生地 30g 白芍 20g 枸杞子 30g 菊花 15g 当归 15g 桃仁 5g 泽兰 15g 甘草 10g 柴胡 10g

水煎服 3 剂，每剂煎 2 次，每日服 2 次。

第六章 肾系病证

第一节 水 肿

安某 女 成人 1991年3月21日

左半身沉重感，出汗正常，兼右后背不适，纳呆，多梦，舌苔厚，脉滑大左盛。

处方

川连10g 生枳实10g 青竹茹15g 清半夏10g 陈皮10g 白茯苓15g 川芎10g 葛根10g 菊花15g 龙胆草3g 炒稻麦芽各15g 草薢15g

水煎服7剂，每剂煎2次，每日服2次。

二诊 1991年5月23日

调肝后，面肿渐消，已无所觉，时有低热，舌上苔滑腻，质黯，脉转滑，须化湿通络。

处方

生龙骨（先煎）20g 石菖蒲15g 丝瓜络15g 连翘15g 忍冬藤30g 淡竹叶15g 蒲公英15g 滑石（包煎）15g 川芎10g 赤芍10g 天麦冬各10g 生地30g 佩兰叶10g

水煎服7剂，每剂煎2次，每日服2次。

三诊 1991年5月30日

处方

二诊处方去佩兰叶加入细辛2g、延胡索10g、白石英（先煎）15g。

水煎服7剂，每剂煎2次，每日服2次。

郑某 女 成人 1991年6月27日

舌光，喜长引息，水肿减轻，脉参差不齐。1年前因公务出现劳累，出现下肢浮肿，乏力半年，诊断为泌尿系感染，后在本院住院治疗好转。出院后经常发作，每因劳累加重，舌苔薄白，两脉滑弦。每于春秋加重，经服用水牛角粉得以缓解，在协和医院诊断为毛细血管扩张，时有紫斑。今日因天气变化，诸症加重。

处方

干荷叶 10g　大腹皮 10g　白豆蔻 10g　滑石（包煎）10g　车前子（包煎）10g　生地 30g　石菖蒲 10g　生龙骨（先煎）10g　桑枝 10g　生牡蛎（先煎）30g　赤白芍各 10g　川芎 10g　白参 3g　乌药 10g　前胡 10g

水煎服 7 剂，每剂煎 2 次，每日服 2 次。

陈某　男　36 岁　1989 年 10 月 26 日

处方

藿梗 15g　青蒿 15g　白茅根 20g　桑寄生 15g　生薏苡仁 30g　炒白术 15g　清半夏 10g　杜仲 10g　粉丹皮 15g　萆薢 20g　连翘 20g　覆盆子 15g　滑石（包煎）10g　茯苓皮 15g　冬葵子 15g　地肤子 15g　夜交藤 30g

水煎服 7 剂，每剂煎 2 次，每日服 2 次。

原某　男　53 岁　1990 年 7 月 17 日

形体丰，脉沉滑，晨起面浮，入晚腿肿，时或右胸闷，腹胀间有泄泻，纳佳，神旺，舌象有瘀。肺气不利，五络失畅达，拟利肺行湿达络。

处方

炙桑皮 10g　丝瓜络 15g　白扁豆 10g　滑石（包煎）10g　荷叶梗 10g　稽豆衣 15g　桃杏仁各 10g　土炒白术 10g　大腹皮 10g　薄荷（后下）5g　莲子心 10g　川芎 5g　茯苓皮 10g　老苏梗 10g　清半夏 10g

水煎服 5 剂，每剂煎 2 次，每日服 2 次。

汤某　女　48 岁　1990 年 8 月 23 日

下肢时有浮肿，无力。清阳瘀阻，拟化湿通络，再拟养肝柔肝。

处方

白扁豆 10g　土茯苓 25g　川芎 10g　桃仁 10g　鸡血藤 25g　石菖蒲 10g　滑石（包煎）15g　川牛膝 15g　清半夏 15g　茯苓皮 15g　丹参 15g　淡竹叶 10g　盐知柏各 5g　琥珀粉（冲）2g

水煎服 7 剂，每剂煎 2 次，每日服 2 次。

二诊　1990 年 8 月 30 日

胸闷，腰酸，晨起眼睑浮肿，足跟痛，舌黯苔滑，脉沉细。扶阳通络养肝。

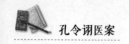

处方

一诊处方去白扁豆，加威灵仙15g、秦艽10g。

水煎服7剂，每剂煎2次，每日服2次。

范某 女 35岁 1991年5月15日

乏力，腿肿。舌苔黄而稍腻，脉滑而兼细弦。肝郁脾虚。

处方

旋覆花（包煎）15g 炒苍术10g 泽泻15g 滑石（包煎）10g 代赭石（先煎）15g 藿香10g 车前子（包煎）10g 炒稻麦芽各15g 清半夏10g 茯苓皮15g 川牛膝10g 珍珠粉（冲）1瓶 萆薢15g 砂仁（后下）5g 川连5g 琥珀粉（冲）2g

水煎服5~10剂，每剂煎2次，每日服2次。

欧某 男 54岁 1991年11月30日

舌苔花剥，左关细弦，右关沉实。

处方

旋覆花（包煎）15g 生白芍15g 陈皮10g 炙桑皮10g 盐橘核10g 炒苍术15g 白茯苓15g 猪苓15g 郁金10g 清半夏10g 太子参10g 泽泻15g

水煎服4剂，每剂煎2次，每日服2次。

二诊 1991年12月10日

舌绛苔白略腻。

处方

石菖蒲10g 泽泻15g 夏枯草10g 陈皮10g 清半夏10g 滑石（包煎）15g 旋覆花（包煎）15g 茯苓15g 郁金15g 黄芩10g 炒苍术10g 枳壳15g 川芎10g 菊花15g 砂仁（后下）5g

水煎服5剂，每剂煎2次，每日服2次。

三诊 1991年12月16日

处方

旋覆花（包煎）15g 佩兰10g 枳壳15g 龙胆草10g 代赭石（先煎）15g 泽泻15g 苍术15g 菊花15g 清半夏15g 陈皮10g 荷叶10g 白芍20g 车前子（包煎）10g 砂仁（后下）5g 浙贝母10g

水煎服5剂，每剂煎2次，每日服2次。

四诊　1991 年 12 月 26 日

处方

三诊处方去荷叶、浙贝母。

水煎服 5 剂，每剂煎 2 次，每日服 2 次。

五诊　1992 年 1 月 9 日

浮肿，舌红苔薄白。

处方

陈皮 10g　茯苓皮 15g　炙桑皮 10g　大腹皮 10g　炒苍术 15g　厚朴 10g
泽泻 15g　炒薏苡仁 15g　白扁豆 10g　栀子 10g　枳壳 10g　半夏 10g

水煎服 5 剂，每剂煎 2 次，每日服 2 次。

六诊　1992 年 1 月 15 日

处方

五诊处方去泽泻加入五加皮 10g、冬葵子 10g、滑石（包煎）10g、川芎 10g

水煎服 5 剂，每剂煎 2 次，每日服 2 次。

七诊　1993 年 5 月 24 日

舌红苔薄白，脉稍滑。

处方

佩兰 10g　陈皮 10g　荷叶 10g　金银花 15g　赤芍 15g　薏苡仁 30g　菊花
15g　蝉蜕 15g　连翘 15g　夏枯草 15g　桑寄生 15g　泽泻 15g　蒲公英 20g

水煎服 5 剂，每剂煎 2 次，每日服 2 次。

刘某　女　70 岁　1991 年 10 月 30 日

身肿面肿，大便干。再从轻宣上焦，滋下焦调之。

处方

炙桑皮 10g　荆芥 10g　玄参 20g　当归 15g　茯苓 30g　蝉蜕 15g　浮萍
10g　知母 10g　杜仲 10g　柏子仁 15g　连翘 15g　荷叶 10g　苍术 15g　牛膝
10g　砂仁（后下）5g

水煎服 7～14 剂，每剂煎 2 次，每日服 2 次。

李某　女　61 岁　1991 年 11 月 8 日

浮肿，心悸，舌苔薄黄而腻，脉弦滑。

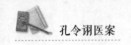
处方

枳实 10g　陈皮 10g　猪苓 15g　桂枝 5g　竹茹 15g　茯苓 25g　泽泻 15g　石菖蒲 10g　半夏 10g　枣仁 15g　白术 10g　黄连 10g

水煎服 5 剂，每剂煎 2 次，每日服 2 次。

二诊　1992 年 1 月 13 日

心悸，脉关弦有力，舌苔薄。

处方

生石膏（先煎）30g　川牛膝 10g　石菖蒲 10g　瓜蒌 15g　珍珠母（先煎）30g　炒枳壳 10g　清半夏 10g　白芍 10g　夏枯草 10g　郁金 10g　川连 5g　川芎 10g　荷叶 10g　焦山楂 10g　羚羊粉（冲）1 支

水煎服 7 剂，每剂煎 2 次，每日服 2 次。

王某　女　44 岁　1993 年 9 月 31 日

腹胀腰酸下肢浮肿，早轻晚重，检查心肾功能正常，脉滑带弦，两关大。舌苔稍厚。

处方

旋覆花（包煎）15g　清半夏 15g　白茯苓 30g　炒苍术 10g　厚朴 10g　炒薏苡仁 15g　川连 10g　滑石（包煎）15g　泽泻 15g　藿梗 15g　荷叶 10g　陈皮 10g　川牛膝 10g　盐知柏各 5g

水煎服 3 剂，每剂煎 2 次，每日服 2 次。

杨某　女　65 岁　1990 年 10 月 29 日

慢性肾炎，两关盛，宜益气血。

处方

桑寄生 15g　川牛膝 15g　炒杜仲 10g　盐橘核 10g　冬葵子 15g　滑石（包煎）10g　潞党参 10g　全当归 10g　盐知柏各 10g　忍冬藤 25g　白茅根 15g　炙鸡内金 15g　山萸肉 10g　白蔻 5g　草薢 15g　夜交藤 30g

水煎服 7 剂，每剂煎 2 次，每日服 2 次。

二诊　1990 年 11 月 6 日

肾炎，舌绛苔腻，夜尿频，脉弦细滑数。

处方

桑寄生 15g　车前子（包煎）10g　怀牛膝 15g　菊花 15g　杜仲炭 10g　炒栀子 10g　茯苓皮 10g　粉丹皮 10g　白茅根 15g　冬葵子 15g　肉苁蓉 15g　生

地 15g 生槐花 15g 藕节 10g 琥珀粉（冲）2g 珍珠粉（冲）2 瓶

水煎服 7 剂，每剂煎 2 次，每日服 2 次。

张某 男 63 岁 1991 年 11 月 8 日

肾功能损伤。舌苔薄白，质粉红，脉细滑而带弦。

处方

桑寄生 10g 萆薢 25g 生地 30g 清半夏 15g 荷叶 15g 盐黄柏 10g 焦三仙各 30g 川牛膝 10g 砂仁（后下）5g 茯苓 15g 枸杞子 25g 车前子（包煎）15g 枳壳 10g 杜仲 10g

水煎服 5 剂，每剂煎 2 次，每日服 2 次。

二诊 1991 年 12 月 6 日

药后有效，脉左关尚带弦紧，肾功能损伤。

处方

一诊处方加入白芍 15g、党参 15g、吴茱萸（包煎）15g。

水煎服 7 剂，每剂煎 2 次，每日服 2 次。

三诊 1992 年 1 月 4 日

肾功能损伤。夜寐较差，纳可。

处方

一诊处方去川牛膝、荷叶、车前子加入生牡蛎（先煎）25g、夏枯草 30g、夜交藤 30g。

水煎服 7 剂，每剂煎 2 次，每日服 2 次。

四诊 1992 年 1 月 10 日

处方

桑寄生 10g 砂仁（后下）5g 茯苓 15g 生地 30g 清半夏 10g 枳壳 10g 杜仲 10g 焦三仙各 30g 冬葵子 10g 吴茱萸（包煎）15g 白芍 10g 枸杞子 30g 萆薢 25g 盐黄柏 10g 生牡蛎（先煎）25g 夏枯草 15g 夜交藤 30g 当归 10g

水煎服 7 剂，每剂煎 2 次，每日服 2 次。

五诊 1992 年 1 月 17 日

肾功能损伤。BUN：46mmol/L，时或汗出。舌白，脉弦细。

处方

四诊处方加入旋覆花（包煎）10g、禹余粮 10g。

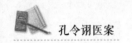

六诊 1992 年 1 月 24 日

舌红脉左关弦，前日伴胸闷痛，血压尚好，西药已停服 1 周。

处方

丹参 10g 牛膝 10g 砂仁（后下）5g 茯苓 15g 生地 30g 清半夏 10g 枳壳 10g 杜仲 10g 焦三仙各 30g 冬葵子 10g 赤白芍各 10g 枸杞子 30g 萆薢 15g 盐黄柏 10g 生牡蛎（先煎）25g 夏枯草 15g 夜交藤 30g 当归 10g 禹余粮 10g 吴茱萸（单包）15g

水煎服 7 剂，每剂煎 2 次，每日服 2 次。

七诊 1992 年 1 月 31 日

乏力感，时痛作，尿量多，便调，寝纳尚可，脉左关滑弦。

处方

六诊处方加入西洋参（另煎）1g。

水煎服 14 剂，每剂煎 2 次，每日服 2 次。

八诊 1992 年 2 月 21 日

乏力，纳食不香。

处方

黄芪 15g 白扁豆 10g 党参 10g 生地 30g 西瓜翠衣 10g 清半夏 10g 枳壳 10g 杜仲 10g 焦三仙各 30g 冬葵子 10g 赤白芍各 10g 枸杞子 30g 萆薢 15g 盐黄柏 10g 生牡蛎（先煎）25g 夏枯草 15g 当归 10g 禹余粮 10g 西洋参（另煎）1.5g 吴茱萸（单包）10g

水煎服 7 剂，每剂煎 2 次，每日服 2 次。

九诊 1992 年 4 月 21 日

肾炎，鼻口干，头昏重，脉略数。

处方

金银花 10g 紫花地丁 10g 芦根 10g 蝉蜕 10g 生地 30g 菊花 10g 黄芩 5g 茅根 10g 鸡内金 15g 陈皮 10g 薄荷（后下）5g 太子参 10g 竹叶 10g 牛蒡子 10g

水煎服 3 剂，每剂煎 2 次，每日服 2 次。

十诊 1992 年 4 月 24 日

处方

党参 10g 白术 15g 茯苓 15g 半夏 10g 佩兰 10g 砂仁（后下）5g 盐

黄柏10g　牛膝10g　生地30g　山萸肉10g　桑寄生10g　夏枯草10g　土茯苓
15g　车前子（包煎）10g

吴茱萸10g　黄连10g　单包

水煎服7~14剂，每剂煎2次，每日服2次。

十一诊　诊1992年5月8日

近日肌酐上升。

处方

生牡蛎（先煎）30g　车前子（包煎）10g　茯苓15g　山萸肉10g　太子
参10g　清半夏10g　川牛膝10g　山药15g　丹皮10g　荷叶10g　桑寄生10g
生地30g　泽泻10g　冬葵子10g　萆薢15g　龙胆草3g

女贞子10　旱莲草10　单包

水煎服7~14剂，每剂煎2次，每日服2次。

刘某　男　成人　1991年9月11日

肾炎，舌苔薄白，脉好。

处方

竹叶9g　枳壳6g　生薏苡仁12g　陈皮12g　菖蒲12g　郁金12g　莱菔子
12g　石韦12g　车前子30g　泽泻12g　丹参30g　白花蛇舌草30g

水煎服7剂，每剂煎2次，每日服2次。

杨某　女　40岁　1992年1月21日

肾炎，咽痛。舌红苔薄黄，脉关稍盛。

处方

代赭石（先煎）15g　茯苓15g　薄荷（后下）10g　玄参10g　麦冬15g
清半夏15g　陈皮10g　蒲公英20g　砂仁（后下）5g　萆薢15g　川连10g　苏
梗10g　厚朴10g　芦根15g　葛根5g

水煎服7剂，每剂煎2次，每日服2次。

陈某　男　33岁　1991年7月17日

IgA肾小球肾炎。

处方

小蓟30g　生地30g　木通10g　淡竹叶10g　当归10g　滑石（包煎）10g
石韦10g　焦栀子10g　琥珀粉（分冲）1.5g　珍珠粉（分冲）1g　白茅根15g
鸡内金10g　穭豆衣10g　枸杞子15g

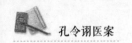

水煎服 10~20 剂，每剂煎 2 次，每日服 2 次。

邹某　女　27 岁　1991 年 9 月 18 日

肾炎。舌绛，舌体胖，有齿痕，脉沉细。气虚血热湿阻。

处方

生地 25g　茅根 20g　丹皮 10g　生地榆 15g　太子参 15g　焦白术 15g　茯苓 15g　砂仁（后下）5g　泽泻 15g　石韦 15g　草薢 15g　白扁豆 10g　鸡内金 15g　藕节 10g　玄参 15g

水煎服 14 剂，每剂煎 2 次，每日服 2 次。

刘某　女　26 岁　1991 年 8 月 22 日

尿蛋白（＋＋），白细胞 5~7 个。

处方

小蓟 30g　马齿苋 30g　生地 30g　茅根 15g　滑石（包煎）15g　草薢 15g　车前子（包煎）10g　焦栀子 10g　当归 10g　盐知柏各 10g　牛膝 15g　萹蓄 15g　鸡内金 15g

水煎服 7 剂，每剂煎 2 次，每日服 2 次。

王某　女　24 岁　1991 年 1 月 5 日

足踝肿痛。湿热下注。

处方

盐知柏各 10g　炒苍术 10g　大腹皮 10g　炒薏苡仁 15g　滑石（包煎）15g　草薢 15g　茯苓皮 15g　怀牛膝 15g　汉防己 10g　冬葵子 15g　白扁豆 10g　清半夏 10g　鸡血藤 25g　龙胆草 5g

水煎服 3 剂，每剂煎 2 次，每日服 2 次。

第二节　淋　　证

黄某　女　36 岁　1990 年 10 月 25 日

去年 5 月出现红细胞，余正常，时有腹痛。

处方

莲子心 10g　淡竹叶 15g　冬葵子 15g　白茯苓 20g　泽泻 15g　滑石（包煎）15g　白茅根 20g　粉丹皮 15g　炒薏苡仁 20g　桑寄生 15g　生甘草 10g

珍珠母（先煎）30g　藕节 10g　血余炭 10g

水煎服 7 剂，每剂煎 2 次，每日服 2 次。

二诊 1990 年 11 月 1 日

去年 5 月出现红细胞，余正常，时有腹痛。

处方

一诊处方加白蔻仁 10g、白鲜皮 10g。

水煎服 7 剂，每剂煎 2 次，每日服 2 次。

吴某 男 58 岁 1991 年 5 月 22 日

血尿，心热下移小肠，舌绛苔腻，脉左滑盛。

处方

稽豆衣 15g　萆薢 15g　滑石（包煎）15g　小蓟 30g　侧柏叶 10g　生地 15g　淡竹叶 10g　木通 10g　盐知柏各 10g　炒薏苡仁 15g　怀牛膝 10g　石韦 10g　炙鸡内金 15g　珍珠粉（冲）1 瓶　琥珀粉（冲）2g　藕节 10g

水煎服 3～5 剂，每剂煎 2 次，每日服 2 次。

二诊 1991 年 6 月 6 日

血尿已止，舌苔仍黄腻，舌质红，舌尖赤。两脉滑数。

处方

一诊处方去稽豆衣、侧柏叶、怀牛膝、石韦、珍珠粉（冲）1 瓶，加藿香 15g、黄芩 10g、地骨皮 10g。

水煎服 7 剂，每剂煎 2 次，每日服 2 次。

三诊 1992 年 1 月 9 日

处方

盐知柏各 10g　旋覆花（包煎）15g　代赭石（先煎）15g　焦栀子 10g 淡竹叶 10g　生石膏（先煎）30g　西洋参（另煎）2g　地骨皮 10g　萆薢 15g 茯苓 15g　生甘草 5g

水煎服 7 剂，每剂煎 2 次，每日服 2 次。

四诊 1992 年 1 月 16 日

倦怠，鼻干口燥，舌质红，舌苔薄黄，脉滑大。

处方

盐知柏各 10g　萆薢 15g　滑石（包煎）10g　炒薏苡仁 15g　杏仁 10g　竹 茹 15g　冬葵子 10g　玄参 15g　泽泻 15g　栀子 10g　玉竹 10g　麦冬 10g 生石

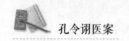

膏（先煎）25g

水煎服7剂，每剂煎2次，每日服2次。

林某 男 48岁 1991年7月4日

尿少不畅，曾腹泻多年，曾治愈，但小水一直以来不畅。舌苔厚腻，脉沉细。

处方

炒苍术10g 厚朴10g 陈皮10g 滑石（包煎）10g 云苓皮15g 泽泻15g 猪苓10g 桂枝10g 盐知柏各5g 白蔻10g 竹叶10g 佩兰10g

水煎服7剂，每剂煎2次，每日服2次。

王某 男 成人 1992年7月25日

处方

生地30g 石韦10g 紫花地丁15g 当归15g 栀子10g 滑石（包煎）10g 茯苓15g 萆薢15g 桑寄生10g 牛膝10g 茅根15g 鸡内金15g 夏枯草15g 枸杞子15g 莲子25g

水煎服7~14剂，每剂煎2次，每日服2次。

李某 男 40岁 1993年5月26日

湿热下注，迫于血分，尿痛见红，舌苔黄腻，脉象弦滑。法当清利。

处方

盐知柏各15g 萆薢15g 滑石（包煎）15g 白茯苓30g 白茅根25g .粉丹皮10g 石韦15g 焦栀子15g 冬葵子15g 藕节10g 炒薏苡仁15g 马齿苋30g 小蓟30g 泽泻15g 乌药10g

水煎服5剂，每剂煎2次，每日服2次。

范某 男 54岁 1993年4月7日

尿血，舌黯，苔白稍滑。

处方

佩兰10g 滑石（包煎）15g 陈皮10g 白扁豆15g 藕节10g 莲房15g 桃仁10g 炙乳没各5g 牛膝10g 冬葵子15g 茯苓30g 琥珀粉（冲）2g 珍珠粉（冲）0.6g

水煎服7剂，每剂煎2次，每日服2次。

杨某 男 23岁 1993年1月15日

舌苔白腻，脉滑数。下焦湿热，下焦热蕴与湿结于血分。

处方

野菊花15g　紫花地丁25g　牡丹皮15g　赤白芍各15g　合欢皮15g　大腹皮15g　薏苡仁30g　知母20g　黄柏10g　桃仁15g　滑石（包煎）10g　车前子（包煎）15g　萆薢15g　白茯苓30g

水煎服5剂，每剂煎2次，每日服2次。

赵某　男　成人　1991年10月24日

近有腹泻。去理气滑肠之品，略增温阳育阴之药。

处方

旋覆花（包煎）15g　盐橘核15g　怀牛膝15g　莲蕊15g　芡实15g　沙苑子15g　五味子5g　菟丝子15g　乌药10g　煅龙骨10g　补骨脂15g　玉竹10g　鹿角胶（烊）5g　仙灵脾15g

水煎服7剂，每剂煎2次，每日服2次。

二诊　1991年11月7日

舌苔苔薄质红，有裂纹，脉象沉。治以疏肝调肾。

处方

旋覆花（包煎）15g　盐橘核15g　怀牛膝15g　莲蕊15g　沙苑子15g　五味子5g　菟丝子15g　芡实15g　乌药10g　煅龙骨10g　仙茅10g　蛇床子15g　补骨脂15g　玉竹10g　鹿角胶（烊）5g　仙灵脾15g

水煎服7剂，每剂煎2次，每日服2次。

三诊　1991年11月21日

处方

附片10g　肉桂10g　蛇床子15g　菟丝子15g　女贞子10g　五味子5g　刺猬皮10g　莲蕊10g　山药50g　补骨脂15g　玉竹15g　米壳15g　鹿角胶（烊）10g

水煎服7剂，每剂煎2次，每日服2次。

四诊　1991年12月12日

处方

附片10g　肉桂10g　蛇床子15g　菟丝子15g　女贞子10g　五味子5g　刺猬皮10g　莲蕊10g　山药10g　补骨脂15g　玉竹15g　米壳15g　鹿角胶（冲）10g

水煎服7剂，每剂煎2次，每日服2次

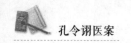
张某 男 26岁 1991年1月17日

数月前突发腰痛较剧,经B超诊为肾结石,现时有腹痛,排尿正常,无血尿,时不畅。舌苔薄黄而腻,质尖红,脉滑细。

处方

淡竹叶15g 滑石(包煎)15g 川牛膝15g 珍珠母(先煎)50g 冬葵子15g 盐知柏各10g 炒薏苡仁15g 鸡内金15g 生甘草5g 瞿麦10g 琥珀粉(冲)2g 盐橘核10g

水煎服7剂,每剂煎2次,每日服2次。

二诊 1991年4月25日

肾结石。

处方

生牡蛎(先煎)50g 夏枯草15g 藕节10g 川牛膝25g 淡竹叶10g 冬葵子15g 白茅根20g 粉丹皮10g 海金沙15g 琥珀粉(冲)2g 炒栀子15g 滑石(包煎)10g 炙鸡内金15g 谷精草30g 炙乳没各5g 莪术5g

水煎服7剂,每剂煎2次,每日服2次。

三诊 1991年5月16日

肾结石。

处方

生牡蛎(先煎)20g 夏枯草15g 淡竹叶10g 冬葵子15g 白茅根20g 粉丹皮10g 海金沙15g 炒栀子15g 炙鸡内金15g 赤小豆15g 连翘15g 藿香15g 龙胆草3g 地骨皮10g

水煎服10剂,每剂煎2次,每日服2次。

贾某 男 28岁 1991年10月16日

结石腹痛。腹痛数年,逐渐加重。在医院检查RBC、B超显示有结石,无尿沥及血尿。舌质红苔薄白而稍腻,脉沉细而弦滑。热灼阴伤,湿阻络瘀,加以清化。

处方

生牡蛎(先煎)30g 赤芍15g 桃仁15g 生薏苡仁30g 滑石(包煎)15g 炙鳖甲(先煎)15g 鸡内金15g 牛膝30g 冬葵子15g 茯苓15g 生地30g 沉香(冲)1g 金钱草30g 藕节15g 琥珀粉(冲)2g

水煎服10~20剂,每剂煎2次,每日服2次。

刘某　男　56 岁　1991 年 11 月 22 日

肾结石、多囊肾，斜疝。舌苔剥质红，脉细而弦。

处方

生地 30g　枸杞子 25g　橘核 15g　茴香 10g　茯苓 25g　泽泻 10g　山药 15g　山萸肉 10g　萆薢 15g　荔枝核 15g　乌药 10g　鸡内金 10g　金钱草 30g

水煎服 7 剂，每剂煎 2 次，每日服 2 次。

第七章 气血津液病证

第一节 郁 证

王某 男 26岁 1990年11月1日

精神症抑郁10年，自觉思维混乱，不能集中，恐惧人多嘈杂环境，睡眠尚可，痰浊较盛。

处方

藿香15g 佩兰叶10g 白蔻仁10g 老苏梗15g 清半夏15g 炒栀子10g 石菖蒲10g 川连10g 琥珀面（冲）2g 白扁豆10g 滑石（包煎）15g 郁金15g 代赭石（先煎）15g 炒苍术15g 白茯苓30g

水煎服7剂，每剂煎2次，每日服2次。

王某 女 38岁 1991年3月25日

郁证，肝血不足。

处方

旋覆花（包煎）15g 代赭石（先煎）15g 菊花10g 枸杞子10g 全当归10g 生熟地各20g 炒苍术10g 粉丹皮10g 砂仁（后下）5g 夜交藤25g 阿胶珠10g 桑寄生10g 川牛膝10g 草薢15g 莲房15g 琥珀粉（冲）2g

水煎服5剂，每剂煎2次，每日服2次。

二诊 1991年4月1日

舌淡苔薄，左关细而略弦，调养尚需时日，守法续进。

处方

一诊处方去莲房，加乌药10g、黄精10g、郁金10g、珍珠粉（冲）1瓶、秦艽10g、太子参10g

水煎服5剂，每剂煎2次，每日服2次。

三诊 1991年4月15日

郁证，血不养肝，弦细渐和，沉取不绝。月信现行1周，两胁作胀，四肢酸楚。

处方

旋覆花（包煎）15g　代赭石（先煎）10g　菊花 10g　枸杞子 10g　全当归 10g　生熟地各 20g　炒苍术 10g　粉丹皮 10g　砂仁（后下）5g　夜交藤 30g　阿胶珠 10g　郁金 10g　川牛膝 10g　草薢 10g　乌药 10g　黄精 10g　秦艽 10g　太子参 10g　琥珀粉（冲）2g　珍珠粉（冲）1 瓶

水煎服 5 剂，每剂煎 2 次，每日服 2 次。

四诊　1991 年 4 月 22 日

血不养肝，续予调养。

处方

一诊处方去莲房加乌药 10g、珍珠粉（冲）1 瓶、黄精 10g。

水煎服 5 剂，每剂煎 2 次，每日服 2 次。

五诊　1991 年 4 月 24 日

月信 1 周，两胁及少腹作胀，上方化裁继进。

处方

全当归 10g　生熟地 20g　炒苍术 15g　粉丹皮 10g　枸杞子 10g　生白芍 10g　川芎 10g　桑葚 15g　枳壳 10g　砂仁（后下）5g　夜交藤 30g　阿胶珠 10g　郁金 10g　草薢 10g　乌药 10g　黄精 10g　秦艽 10g　珍珠粉（冲）1 瓶　木瓜 15g

水煎服 3 剂，每剂煎 2 次，每日服 2 次。

六诊　1991 年 5 月 3 日

肝气盛郁烦，两胁胀而手麻，脉右关尚有弦意。再加达络之品。

处方

五诊处方去桑葚、木瓜、砂仁加炒栀子 10g、鸡血藤 30g。

水煎服 5 剂，每剂煎 2 次，每日服 2 次。

孙某　女　64 岁　1991 年 6 月 13 日

胸脘闷胀，时有腹痛，痛作气串，抑郁。舌淡苔薄，脉沉无力。经查未能确诊。拟疏肝和胃。

处方

旋覆花（包煎）15g　代赭石（先煎）15g　清半夏 10g　陈皮 10g　白茯苓 15g　炒枳壳 10g　炒苍术 10g　荷叶 10g　盐橘核 10g　川楝子（打）5g　延

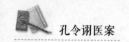

胡索 10g　焦三仙各 30g　乌药 10g　郁金 10g

水煎服 7 剂，每剂煎 2 次，每日服 2 次。

邹某　男　30 岁　1991 年 6 月 14 日

郁证。舌红苔滑，脉弦细。

处方

生牡蛎（先煎）30g　川牛膝 10g　藿梗 15g　炙鸡内金 10g　代赭石（先煎）15g　茯苓皮 15g　清半夏 10g　生白芍 10g　旋覆花（包煎）15g　粉丹皮 10g　白菊花 15g　川楝子（打）10g　草薢 15g　盐橘核 10g　炒栀子 10g　金银花 20g

水煎服 3～10 剂，每剂煎 2 次，每日服 2 次。

高某　女　35 岁　1991 年 4 月 20 日

郁证，月信将至，后期 5 天。

处方

炒枳壳 10g　全当归 15g　盐橘核 15g　益母草 15g　青竹茹 10g　石菖蒲 10g　厚朴 10g　乌药 10g　陈皮 10g　白茯苓 15g　蛇床子 10g　清半夏 10g　炒枣仁 15g　炒稻麦芽各 15g　山萸肉 10g　珍珠粉（冲）2 瓶

水煎服 7 剂，每剂煎 2 次，每日服 2 次。

二诊　1991 年 4 月 27 日

舌黯，脉细弦，少腹滞胀，郁证，夜梦多。

处方

乌药 10g　盐橘核 15g　沉香面（冲）1g　当归 15g　生黄芪 15g　白茯苓 15g　合欢花 15g　红花 10g　女贞子 15g　旱莲草 15g　肉豆蔻 10g　萱草 15g　山萸肉 10g　生白芍 25g　炒枣仁 15g　珍珠粉（冲）1 瓶

水煎服 7 剂，每剂煎 2 次，每日服 2 次。

三诊　1991 年 5 月 4 日

处方

乌药 10g　盐橘核 15g　沉香面（冲）1g　当归 15g　生黄芪 15g　白茯苓 15g　合欢花 15g　红花 10g　清半夏 10g　白豆蔻 10g　白扁豆 10g　萱草 15g　藿香 10g　厚朴 10g　白僵蚕 10g　青果 10g　牛黄清心丸（冲服）1 丸　珍珠粉（冲）1 瓶

水煎服 7 剂，每剂煎 2 次，每日服 2 次。

四诊　1991 年 5 月 13 日

郁证。

处方

枸杞子 15g　炒杜仲 10g　白茯苓 15g　红花 10g　老桑葚 15g　山萸肉 10g 柏子仁 15g　焦山楂 10g　菊花 10g　制首乌 10g　炒枣仁 15g　神曲 15g　怀牛膝 10g　黄精 10g　全当归 10g　仙灵脾 15g　淡竹叶 10g　炒栀子 10g　玉竹 15g

水煎服 7 剂，每剂煎 2 次，每日服 2 次。

五诊　1991 年 5 月 11 日

郁证。胸闷，乏力，纳差，舌苔腻有瘀斑，脉左关，于右寸偏盛。

处方

旋覆花（包煎）15g　太子参 10g　蛇床子 15g　藿香 15g　代赭石（先煎）10g　萆薢 15g　全当归 15g　炙鸡内金 15g　金银花 15g　炒薏苡仁 15g　白茯苓 15g　黄精 10g　玉竹 15g　清半夏 10g　乌药 10g　珍珠粉 1 合　琥珀粉（冲）1.5g　炒枣仁 30g

水煎服 7 剂，每剂煎 2 次，每日服 2 次。

六诊　1991 年 5 月 17 日

郁证。

处方

枸杞子 15g　炒杜仲 10g　白茯苓 15g　红花 10g　老桑葚 15g　山萸肉 10g 柏子仁 15g　焦山楂 10g　菊花 30g　制首乌 10g　炒枣仁 15g　神曲 15g　怀牛膝 10g　黄精 10g　全当归 15g　仙灵脾 15g

水煎服 7 剂，每剂煎 2 次，每日服 2 次。

七诊　1991 年 5 月 24 日

郁证，肝肾不足。

处方

枸杞子 15g　炒杜仲 10g　白茯苓 15g　红花 10g　老桑葚 15g　山萸肉 10g 柏子仁 15g　党参 15g　菊花 10g　制首乌 10g　炒枣仁 15g　焦三仙各 45g　怀牛膝 10g　黄精 10g　全当归 10g　仙灵脾 15g　炒栀子 10g　淡竹叶 15g

水煎服 7 剂，每剂煎 2 次，每日服 2 次。

八诊　1991 年 5 月 31 日

郁证。

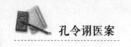

处方

白茯苓 15g　红花 10g　老桑葚 15g　枸杞子 15g　柏子仁 15g　焦山楂 10g　菊花 10g　山萸肉 10g　炒枣仁 15g　怀牛膝 10g　黄精 10g　制首乌 10g　仙灵脾 15g　炒栀子 10g　玉竹 15g　全当归 10g　绿萼梅 10g

水煎服 7 剂，每剂煎 2 次，每日服 2 次。

九诊　1991 年 6 月 7 日

处方

八诊处方去炒栀子加藕节 10g、盐知柏各 10g、炒稻麦芽各 15g、砂仁（后下）5g、女贞子 10g、炙远志 15g。

水煎服 7 剂，每剂煎 2 次，每日服 2 次。

十诊　1991 年 6 月 14 日

舌净，质黯，脉稍洪大，右关偏盛。

处方

枸杞子 15g　绿萼梅 10g　仙灵脾 15g　黄精 10g　山萸肉 10g　白茯苓 15g　菊花 10g　玉竹 15g　炙首乌 10g　柏子仁 15g　女贞子 10g　藕节 10g　炒稻麦芽各 15g　砂仁（后下）5g　炙远志 15g　盐知柏各 10g

水煎服 10 剂，每剂煎 2 次，每日服 2 次

十一诊　1991 年 6 月 22 日

舌苔薄，质黯，脉沉。

处方

十诊处方加炒枣仁 15g、佛手 10g、生地榆 15g、白鲜皮 15g、草薢 15g、金银花 15g。

水煎服 7 剂，每剂煎 2 次，每日服 2 次。

十二诊　1991 年 6 月 28 日

舌净，尖赤，脉和。

处方

枸杞子 15g　绿萼梅 10g　佛手 10g　生地榆 15g　山萸肉 10g　白茯苓 15g　黄精 10g　白鲜皮 15g　制首乌 10g　炒枣仁 15g　玉竹 15g　草薢 15g　炒稻麦芽各 15g　菊花 10g　盐知柏各 10g　金银花 15g　全当归 15g　益母草 20g　白蒺藜 10g

水煎服 7 剂，每剂煎 2 次，每日服 2 次。

十三诊 1991 年 7 月 5 日

舌绛。

处方

枸杞子 15g　白茯苓 15g　佛手 10g　草薢 15g　山萸肉 10g　炒枣仁 15g　黄精 10g　白蒺藜 10g　炙首乌 10g　炒稻麦芽各 15g　盐知柏各 10g　全当归 15g　益母草 20g　紫花地丁 15g　生地 30g

水煎服 7 剂，每剂煎 2 次，每日服 2 次。

十四诊 1991 年 7 月 12 日

处方

十三诊处方去益母草，加仙灵脾 15g、滑石（包煎）15g。

水煎服 7 剂，每剂煎 2 次，每日服 2 次。

十五诊 1991 年 7 月 19 日

处方

十三诊处方去益母草，加仙灵脾 15g、滑石（包煎）15g、金银花 15g。

水煎服 7 剂，每剂煎 2 次，每日服 2 次。

十六诊 1991 年 8 月 20 日

处方

佩兰 10g　生地 30g　金银花 20g　枳壳 10g　竹叶 10g　白芍 10g　丹皮 10g　延胡索 10g　滑石（包煎）10g　枸杞子 20g　藕节 10g　紫花地丁 20g　茯苓 20g　菊花 15g　地肤子 15g

水煎服 5 剂，每剂煎 2 次，每日服 2 次。

十七诊 1991 年 9 月 7 日

处方

生地 30g　山萸肉 10g　白茅根 15g　丹参 15g　枸杞子 15g　制首乌 10g　赤白芍各 10g　桑寄生 10g　菊花 15g　黄精 10g　桃仁泥 10g　焦山楂 10g　牛膝 10g　草决明 20g　盐知柏各 10g　佛手 10g

水煎服 7 剂，每剂煎 2 次，每日服 2 次。

十八诊 1991 年 10 月 11 日

处方

首乌 15g　知母 15g　枳实 10g　石菖蒲 15g　山萸肉 15g　黄精 15g　盐黄柏 15g　砂仁（后下）10g　枣仁 15g　菊花 15g　白芍 15g　茯苓 15g　鸡内金

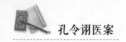

15g　荷叶 10g　丹参 15g　杜仲 10g　桃仁 10g

3 剂，共研细面，炼蜜为丸，3g 重，每次服 1 丸，每日服 2 次。

十九诊　1992 年 1 月 28 日

心悸。

处方

莲子心 10g　琥珀粉（冲）2g　山萸肉 15g　青竹茹 15g　清半夏 15g　炒枳壳 15g　陈皮 15g　炒枣仁 15g　石菖蒲 10g　川连 10g　焦三仙各 30g

水煎服 5 剂，每剂煎 2 次，每日服 2 次。

二十诊　1992 年 9 月 2 日

肺心两经热盛。

处方

炙桑皮 10g　金银花 25g　紫花地丁 25g　蝉蜕 15g　生石膏（先煎）30g　土茯苓 25g　盐知柏各 5g　生甘草 10g　地骨皮 15g　萆薢 15g　炒枣仁 15g　赤芍 10g　白鲜皮 15g　珍珠粉（冲）2 支

水煎服 3～5 剂，每剂煎 2 次，每日服 2 次。

二十一诊　1992 年 9 月 11 日

舌边有齿痕，脉略弦而无力。胁胀，眠差，纳呆。

处方

郁金 15g　太子参 15g　石菖蒲 10g　枸杞子 25g　红花 10g　茯苓 15g　莲子心 10g　丹参 15g　川芎 5g　川断 15g　紫草 10g　当归 15g　焦三仙各 30g　乌药 10g　枳壳 15g　葛根 10g

水煎服 4 剂，每日煎 2 次，每日服 2 次。

二十二诊　1992 年 9 月 21 日

肝脉稍好转，仍宜续行调经。

处方

郁金 15g　太子参 15g　石菖蒲 10g　枸杞子 25g　茯苓 15g　莲子心 10g　川芎 5g　川断 15g　当归 15g　焦三仙各 30g　乌药 10g　枳壳 15g　栀子 10g　瓜蒌 15g　炒薏苡仁 25g　菊花 15g

水煎服 5 剂，每剂煎 2 次，每日服 2 次。

二十三诊　1992 年 10 月 9 日

心悸，失眠。

处方

莲子心 10g 黑玄参 10g 山萸肉 15g 青竹茹 15g 清半夏 15g 炒枳壳 15g 陈皮 15g 炒枣仁 15g 焦栀子 15g 焦三仙各 30g 旋覆花（包煎）15g 代赭石（先煎）15g 生石膏（先煎）25g 女贞子 10g 旱莲草 15g 五味子 5g

水煎服 5 剂，每剂煎 2 次，每日服 2 次。

黄连、肉桂、荷叶各 5g，单包。

牛黄清心丸 1 盒。

二十四诊 1992 年 11 月 3 日

处方

淡豆卷 5g 山萸肉 15g 怀牛膝 15g 女贞子 10g 川续断 15g 炒杜仲 10g 羊藿叶 25g 旱莲草 10g 莲子心 10g 郁金 10g 制香附 10g 陈皮 10g 木瓜 10g 白芍 10g

水煎服 5 剂，每剂煎 2 次，每日服 2 次。

二十五诊 1992 年 11 月 11 日

处方

肉苁蓉 15g 山萸肉 15g 怀牛膝 10g 女贞子 10g 川续断 15g 炒杜仲 10g 羊藿叶 25 旱莲草 10g 补骨脂 15g 莲子心 10g 郁金 10g 生石决明（先煎）25g 焦山楂 10g 制香附 10g 陈皮 10g 木瓜 10g

水煎服 5 剂，每剂煎 2 次，每日服 2 次。

二十六诊 1992 年 12 月 5 日

处方

白茯苓 15g 山萸肉 15g 怀牛膝 10g 女贞子 10g 丹参 15g 旱莲草 15g 生白芍 10g 炒杜仲 10g 制香附 15g 木瓜 10g 龙胆草 10g 萆薢 15g 炙鸡内金 15g 厚朴 10g 川连 10g

水煎服 5 剂，每剂煎 2 次，每日服 2 次。

二十七诊 1993 年 1 月 11 日

月信将行，右寸浮大。

处方

当归 15g 川芎 10g 桃仁 15g 赤芍 15g 黄芩 10g 乌药 10g 牛膝 15g 桑寄生 15g 炒枣仁 30g 制香附 15g 炙鸡内金 20g 焦山楂 20g 苏子 15g

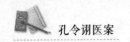

夜交藤 30g　川断 15g

水煎服 5 剂，每剂煎 2 次，每日服 2 次。

高某　女　35 岁　1993 年 1 月 11 日

处方

桑寄生 15g　怀牛膝 15g　枸杞子 30g　白茯苓 30g　制首乌 15g　郁金 15g　延胡索 10g　炙鸡内金 15g　丹参 15g　柏子仁 15g　泽泻 15g　合欢花 15g　黄精 15g　莲房 15g　生地 30g　熟地 20g　佛手 15g

水煎服 5 剂，每剂煎 2 次，每日服 2 次。

王某　女　43 岁　1991 年 4 月 23 日

郁证。舌红苔厚，脉肝偏盛。

处方

旋覆花（包煎）15g　代赭石（先煎）15g　龙胆草 10g　菊花 15g　炒栀子 15g　生地 30g　白茯苓 25g　焦三仙各 30g　白僵蚕 10g　川芎 10g　柴胡 10g　当归 15g　草薢 20g　乌药 15g

水煎服 5 剂，每剂煎 2 次，每日服 2 次。

宋某　女　62 岁　1991 年 4 月 5 日

内伤杂症，脉弦滑而大，舌红而苔腻。当从清化入手。

处方

旋覆花（包煎）15g　厚朴 10g　川楝子（打）10g　鹅不食草 15g　代赭石（先煎）10g　炙鸡内金 15g　延胡索 10g　炒苏子 15g　清半夏 10g　制大黄 10g　炒薏苡仁 30g　盐知柏各 10g　枳实 10g　盐橘核 15g　粉葛根 10g　泽兰叶 15g

水煎服 5～10 剂，每剂煎 2 次，每日服 2 次。

二诊　1991 年 6 月 5 日

肝气尚郁于上，从上方，重在调肝家。6 月 5 日二诊便调左胁痛，上半身汗，脉弦滑，舌红。胸闷。肝气郁滞于上，上法调。

处方

旋覆花（包煎）15g　厚朴 10g　川楝子（打）10g　鹅不食草 10g　代赭石（先煎）10g　炙鸡内金 15g　延胡索 10g　盐知柏各 10g　清半夏 10g　草决明 20g　全瓜蒌 30g　泽兰叶 15g　枳实 10g　盐橘核 15g　夏枯草 10g

水煎服 5～10 剂，每剂煎 2 次，每日服 2 次。

高某　女　63 岁　1991 年 5 月 23 日

目干涩，嗳气，脘部时胀，稍加食则不化。舌上苔稍厚，脉右盛于左。气分虚热，阴分本虚，先行调理。

处方

旋覆花（包煎）15g　代赭石（先煎）10g　清半夏 15g　合欢皮 15g　金银花 15g　白菊花 15g　川楝子（打）5g　盐橘核 10g　厚朴 10g　青箱子 10g　荷叶 10g　乌药 10g

水煎服 7 剂，每剂煎 2 次，每日服 2 次。

二诊　1991 年 6 月 1 日

处方

黄芩 10g　旋覆花（包煎）15g　川楝子（打）5g　荷叶 10g　黄连 10g　代赭石（先煎）10g　盐橘核 10g　乌药 10g　薄荷（后下）5g　法半夏 15g　厚朴 10g　全当归 15g　玄参 20g　白菊花 15g　青箱子 10g　赤白芍各 15g　柴胡 10g　白茯苓 15g　天麦冬各 15g

水煎服 7 剂，每剂煎 2 次，每日服 2 次。

三诊　1991 年 6 月 8 日

郁证。

处方

旋覆花（包煎）15g　柴胡 10g　赤白芍各 10g　川楝子（打）5g　代赭石（先煎）10g　苏叶 10g　乌药 10g　盐橘核 10g　白茯苓 15g　薄荷（后下）10g　清半夏 15g　厚朴 10g　全当归 15g　槟榔片 15g　白菊花 15g　天麦冬各 15g

水煎服 7 剂，每剂煎 2 次，每日服 2 次。

四诊　1991 年 6 月 29 日

处方

旋覆花（包煎）15g　白芍 15g　柴胡 10g　百合 20g　天门冬 10g　枸杞子 15g　枳实 10g　清半夏 10g　女贞子 10g　红花 10g　苏梗 10g　莲子 20g　旱莲草 15g　当归 15g　乌药 10g

水煎服 7 剂，每剂煎 2 次，每日服 2 次。

五诊　1991 年 7 月 6 日

处方

知柏各 5g　白芍 15g　枸杞子 15g　女贞子 10g　旱莲草 15g　红花 15g　当

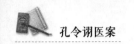

归 15g　柴胡 10g　枳实 10g　苏梗 10g　清半夏 10g　乌药 10g　莲子 20g　旋覆花（包煎）15g　天门冬 10g

水煎服 7 剂，每剂煎 2 次，每日服 2 次。

六诊　1991 年 7 月 13 日

处方

生熟地各 15g　山萸肉 5g　云苓 15g　山药 15g　泽泻 15g　粉丹皮 10g　制首乌 10g　木瓜 10g　羊藿叶 15g　白芍 15g　五加皮 10g　滑石（包煎）10g　厚朴 10g

水煎服 7 剂，每剂煎 2 次，每日服 2 次。

七诊　1991 年 7 月 20 日

呃逆，皮下青斑，目干涩，足跟痛，抽筋。舌嫩红，苔较上次稍厚，尺沉，症有减。

处方

生牡蛎（先煎）30g　云苓 15g　制首乌 10g　五加皮 10g　紫河车 10g　山药 15g　木瓜 10g　滑石（包煎）10g　生熟地各 15g　泽泻 15g　羊藿叶 15g　厚朴 10g　山萸肉 5g　丹皮 10g　白芍 15g

水煎服 7 剂，每剂煎 2 次，每日服 2 次。

八诊　1991 年 8 月 3 日

暑热外感。

处方

藿香 10g　滑石（包煎）10g　金银花 15g　薄荷（后下）10g　生牡蛎（先煎）30g　佩兰 10g　连翘 15g　茯苓 15g　枳壳 10g　牛蒡子 15g　竹叶 15g　荷叶 10g　蝉蜕 10g　陈皮 10g　苍耳子（炒）15g

水煎服 3 剂，每剂煎 2 次，每日服 2 次。

九诊　1991 年 8 月 3 日

处方

生熟地各 15g　茯苓 15g　山药 15g　粉丹皮 10g　山萸肉 10g　泽泻 15g　黄精 15g　仙灵脾 15g　制首乌 10g　竹叶 10g　生石膏（先煎）30g　紫河车 10g　焦三仙各 30g

水煎服 3 剂，每剂煎 2 次，每日服 2 次。

十诊　1991 年 8 月 10 日

处方

生熟地各 15g 泽泻 15g 厚朴 10g 玄参 15g 山萸肉 5g 丹皮 10g 生石膏（先煎）30g 菊花 15g 云苓 15g 制首乌 10g 竹叶 10g 山药 15g 羊藿叶 15g

水煎服 7 剂，每剂煎 2 次，每日服 2 次。

十一诊 1991 年 8 月 24 日

处方

生熟地各 15g 山萸肉 5g 云苓 15g 山药 15g 泽泻 15g 粉丹皮 10g 制首乌 10g 黄精 10g 菊花 15g 莲子心 10g 麦冬 15g

水煎服 7 剂，每剂煎 2 次，每日服 2 次。

十二诊 1991 年 8 月 31 日

处方

黄精 15g 盐黄柏 10g 山萸肉 5g 泽泻 15g 白蔻（打）10g 羊藿叶 15g 云苓 15g 粉丹皮 10g 莲子心 10g 生熟地各 15g 山药 15g 制首乌 10g

水煎服 7 剂，每剂煎 2 次，每日服 2 次。

十三诊 1991 年 9 月 7 日

处方

麦门冬 15g 生地 30g 金银花 20g 莲子心 10g 玄参 15g 山萸肉 5g 云苓 15g 山药 15g 泽泻 15g 粉丹皮 10g

水煎服 7 剂，每剂煎 2 次，每日服 2 次。

十四诊 1991 年 9 月 21 日

处方

玄参 15g 炒稻麦芽各 15g 麦冬 15g 砂仁（后下）5g 清半夏 10g 枸杞子 15g 菊花 15g 羊藿叶 15g 生地 30g 熟地 15g 山萸肉 5g 云苓 15g 山药 15g 泽泻 15g 粉丹皮 10g

水煎服 7 剂，每剂煎 2 次，每日服 2 次。

十五诊 1991 年 9 月 28 日

处方

桑寄生 10g 肉桂 5g 车前子（包煎）10g 川牛膝 15g 生地 30g 茯苓 15g 山药 15g 丹皮 10g 泽泻 15g 山萸肉 10g 防己 10g 杜仲 10g 炒稻麦芽各 15g

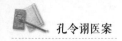

水煎服 7 剂，每剂煎 2 次，每日服 2 次。

十六诊 1991 年 10 月 5 日

处方

十五诊处方加苏子 10g、沙苑子 10g。

水煎服 7 剂，每剂煎 2 次，每日服 2 次。

十七诊 1991 年 10 月 12 日

处方

菊花 15g　黄芩 5g　桑寄生 10g　车前子（包煎）10g　川牛膝 15g　生地 30g　茯苓 15g　山药 15g　丹皮 10g　泽泻 15g　山萸肉 10g　杜仲 10g　炒稻麦芽各 15g

水煎服 7 剂，每剂煎 2 次，每日服 2 次。

十八诊 1991 年 10 月 19 日

处方

生地 30g　玄参 20g　知母 10g　山药 20g　泽泻 15g　丹皮 15g　山萸肉 10g　牛膝 15g　蒺藜 15g　竹茹 15g　蝉蜕 10g

水煎服 7 剂，每剂煎 2 次，每日服 2 次。

十九诊 1991 年 11 月 2 日

处方

竹叶 10g　灯心 1.5g　黄芩 10g　菊花 15g　龙胆草 10g　白僵蚕 10g　白蒺藜 15g　知柏各 10g　花粉 15g　荷叶 10g　枳壳 10g　川楝子（打）10g　生地 30g　辛夷（包煎）10g　炒苍耳 10g

水煎服 7 剂，每剂煎 2 次，每日服 2 次。

二十诊 1991 年 11 月 9 日

处方

玄参 15g　枸杞子 25g　竹茹 15g　黄芩 10g　菊花 15g　龙胆草 10g　白僵蚕 10g　知柏各 10g　天花粉 15g　枳壳 10g　川楝子（打）10g　生地 30g　辛夷（包煎）10g

水煎服 7 剂，每剂煎 2 次，每日服 2 次。

二十一诊 1991 年 11 月 16 日

处方

二十诊处方去龙胆草加桂枝 5g。

水煎服 7 剂，每剂煎 2 次，每日服 2 次。

二十二诊　1991 年 11 月 23 日

处方

桂枝 10g　当归 15g　生地 30g　山萸肉 10g　茯苓 15g　泽泻 10g　山药 30g　黄连 10g　葛根 10g　辛夷（包煎）10g　枳壳 10g

水煎服 7 剂，每剂煎 2 次，每日服 2 次。

二十三诊　1991 年 11 月 30 日

处方

盐知柏各 10g　黄芩 5g　菊花 10g　郁金 10g　竹茹 15g　半夏 10g　枳壳 10g　芦根 10g　苍术 5g　泽泻 10g　甘草 5g

水煎服 7 剂，每剂煎 2 次，每日服 2 次。

二十四诊　1991 年 12 月 1 日

处方

同二十三诊处方。

水煎服 7 剂，每剂煎 2 次，每日服 2 次。

王某　女　49 岁　1992 年 4 月 7 日

舌苔薄略黄，关脉稍细滑而沉。气机郁滞，先行芳开调理。

处方

旋覆花（包煎）15g　柴胡 10g　陈皮 10g　黄连 10g　代赭石（先煎）15g　枳实 10g　茯苓 15g　荷叶 10g　清半夏 15g　苏梗 10g　郁金 10g　石菖蒲 15g　局方至宝丹（和入）1 粒

水煎服 3 剂，每剂煎 2 次，每日服 2 次。

李某　女　成人　1991 年 6 月 4 日

神经衰弱。

处方

菊花 10g　生白芍 15g　炙桑皮 10g　白蔻 10g　白茯苓 15g　黄芩 10g　泽泻 15g　荷叶 10g　柏子仁 10g　全当归 10g　枸杞子 15g　郁金 10g　炒枣仁 10g　石菖蒲 10g　怀山药 15g　橘核 10g

水煎服 5 剂，每剂煎 2 次，每日服 2 次。

二诊　1991 年 9 月 9 日

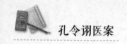

处方

生地 30g　乌药 10g　当归 10g　郁金 10g　麦冬 15g　橘核 10g　白芍 10g　莲子心 10g　玄参 10g　盐黄柏 10g　薄荷（后下）3g　焦山楂 10g　炒枣仁 15g　石菖蒲 10g　山药 25g

水煎服 3 剂，每剂煎 2 次，每日服 2 次。

三诊　1991 年 9 月 23 日

处方

麦门冬 15g　炒枳壳 10g　厚朴 10g　生地 20g　薄荷（后下）5g　白茯苓 15g　金银花 15g　珍珠母（先煎）25g　炒稻麦芽各 10g　当归 10g　白芍 10g　远志 10g　荷叶 10g

水煎服 3 剂，每剂煎 2 次，每日服 2 次。

四诊　1992 年 3 月 6 日

阴虚肝热，中气不和。

处方

旋覆花（包煎）15g　白芍 10g　车前子（包煎）10g　藿梗 10g　清半夏 15g　菊花 10g　枸杞子 15g　夏枯草 10g　焦栀子 10g　枳壳 10g　砂仁（后下）5g　焦三仙各 30g

水煎服 3 剂，每剂煎 2 次，每日服 2 次。

五诊　1993 年 6 月 22 日

处方

生牡蛎（先煎）25g　赤芍 10g　夏枯草 10g　地骨皮 10g　金银花 15g　全瓜蒌 15g　清半夏 15g　浙贝母 10g　桃杏仁各 10g　炙鸡内金 15g　麦芽（炒）15g　炙乳没各 5g　蒲公英 15g　桔梗 10g　紫花地丁 15g　甘草 5g

水煎服 5 剂，每剂煎 2 次，每日服 2 次。

陈某　男　成人　1991 年 9 月 11 日

神经衰弱，失眠耳鸣。

处方

生地 12g　知母 15g　云苓 15g　川芎 9g　石菖蒲 12g　郁金 12g　夜交藤 30g　炒枣仁 30g　车前草 30g　生牡蛎（先煎）30g　桑寄生 30g　百合 12g

水煎服 7 剂，每剂煎 2 次，每日服 2 次。

刘某　女　成人　1991 年 10 月 4 日

处方

佩兰10g　朱砂（分冲）2g　黄连10g　陈皮10g　炒枣仁15g　郁金15g　磁石（先煎）15g　半夏15g　枳实15g　远志15g　石菖蒲15g　珍珠母（先煎）50g　天竺黄15g　茯苓25g　川芎10g

水煎服5剂，每剂煎2次，每日服2次。

吴某　男　60岁　1991年10月11日

处方

生牡蛎（先煎）30g　生白芍20g　山萸肉15g　菊花15g　夜交藤30g　黄精15g　木瓜10g　炒枣仁15g　西洋参（另煎）2g　荷叶10g　麦冬10g　茯苓15g　枳壳10g　珍珠粉（冲）1瓶

水煎服7剂，每剂煎2次，每日服2次。

王某　女　61岁　1990年5月4日

数岁来喜怒行缓，渐有加意。诊脉弦滑，舌苔厚，痰黏难出，从化浊开窍醒神。

处方

青黛（包煎）15g　生海蛤（先煎）50g　陈皮10g　石菖蒲10g　清半夏10g　炒枳壳10g　青竹茹15g　川芎10g　桃杏仁各10g　藿石斛15g　煨木香（后下）3g　萆薢10g　生甘草5g　乌药5g　沉香面（冲）1g

水煎服7剂，每剂煎2次，每日服2次。

王某　女　64岁　1991年11月13日

怔忡失眠，反应呆滞，纳呆便结，舌绛苔厚腻，脉弦滑数大。

处方

佩兰10g　半夏10g　茯苓15g　瓜蒌30g　枳实10g　竹叶10g　黄芩15g　郁金15g　荷叶10g　礞石10g　连翘15g　黄连10g　石菖蒲10g　红花10g　远志10g　滑石（包煎）10g　砂仁（后下）5g　鸡内金15g　大腹皮15g　珍珠粉（冲）2支　萆薢15g　局方至宝丹（和入）1粒

水煎服5剂，每剂煎2次，每日服2次。

二诊　1991年11月20日

脉象左关及右寸关尚盛，余略减，舌苔厚腻而滑，质绛略减。

处方

一诊处方去瓜蒌、荷叶、滑石。

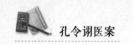

水煎服 5 剂，每剂煎 2 次，每日服 2 次。

张某 男 16 岁 1992 年 2 月 18 日

肝郁脾虚，神经衰弱症。

处方

生牡蛎（先煎）25g 盐知柏各 10g 盐橘核 5g 延胡索 10g 代赭石（先煎）10g 陈皮 10g 乌药 5g 荷叶 10g 旋覆花（包煎）10g 白茯苓 10g 郁金 10g 枳壳 10g 清半夏 10g 菊花 10g 川楝子（打）5g 柴胡 5g

水煎服 5 剂，每剂煎 2 次，每日服 2 次。

王某 女 40 岁 1992 年 5 月 6 日

疲倦，易激动，治在肝脾，舌红苔白腻，脉弦滑而盛。

处方

佩兰 10g 陈皮 10g 砂仁（后下）5g 厚朴 10g 半夏 10g 茯苓 15g 苍术 10g 枳实 5g 远志 10g 石菖蒲 10g 炒枣仁 15g 郁金 10g 黄连 5g 菊花 5g 萆薢 15g

水煎服 5 剂，每剂煎 2 次，每日服 2 次。

二诊 1992 年 6 月 8 日

舌尖红，苔白稍腻，脉滑细数，关盛。肝脾湿热未去。

处方

佩兰 10g 陈皮 10g 佛手 10g 厚朴 10g 半夏 10g 茯苓 15g 苍术 10g 代赭石（先煎）20g 芦荟 3g 石菖蒲 10g 炒枣仁 15g 炒稻麦芽各 20g 黄连 5g 黄芩 5g 萆薢 15g

水煎服 5 剂，每剂煎 2 次，每日服 2 次。

窦某 男 50 岁 1993 年 4 月 5 日

痰热瘀血闭阻清窍，因用神过度，精髓不足，肢体酸软，行动不便。脉弦而尺脉弱。治以清化瘀热，清窍，补益精髓。

处方

炒枳实 15g 清半夏 15g 白茯苓 15g 石菖蒲 10g 郁金 15g 生牡蛎（先煎）15g 焦栀子 10g 佩兰 10g 羚羊粉 1g 珍珠粉 0.9g 川芎 5g 赤芍 10g 麝香 0.1g 牛黄 0.3g 红花 10g 黄精 15g 山萸肉 15g 制首乌 15g 竹沥水 100ml

水煎服 15 剂，每剂煎 2 次，每日服 2 次。

谷某　女　45 岁　1991 年 8 月 21 日

郁证。

处方

旋覆花（包煎）15g　郁金 10g　滑石（包煎）10g　柴胡 10g　代赭石（先煎）10g　盐橘核 10g　淡竹叶 10g　黄芩 10g　清半夏 10g　云苓皮 10g　炒枳壳 10g　荷叶 10g　藿香 10g　珍珠母（先煎）30g　金银花 15g

水煎服 5 剂，每剂煎 2 次，每日服 2 次。

二诊　1991 年 8 月 29 日

处方

旋覆花（包煎）10g　清半夏 10g　石菖蒲 10g　炒枳壳 10g　代赭石（先煎）15g　白茯苓 15g　天麦冬各 10g　乌药 10g　生龙齿（先煎）10g　郁金 10g　黑玄参 10g　炒枣仁 15g　当归 15g　薏苡仁 15g　竹叶 10g　滑石（包煎）10g　白蔻 10g

水煎服 5 剂，每剂煎 2 次，每日服 2 次。

苏某　女　成人　1993 年 5 月 8 日

梅核气，有郁怒食阻引起，经久不愈，舌燥便结。脉左寸及右关显盛。两清心胃。

处方

黄芩 10g　黄连 10g　清半夏 15g　茯苓 30g　代赭石（先煎）25g　旋覆花（包煎）15g　竹茹 15g　姜汁（先入）1 勺　玄参 25g　知母 20g　生地 30g

水煎服 3～6 剂，每剂煎 2 次，每日服 2 次。

第二节　血　　证

李某　男　58 岁　1990 年 7 月 19 日

贫血，头晕，纳减，乏力，面色白，唇白，淡舌，胃脘胀满，脉细。益气养血，化湿健中。

处方

炙黄芪 20g　党参 15g　全当归 15g　五味子 5g　陈皮 10g　粉丹皮 10g　补骨脂 15g　生地 20g　制首乌 10g　大枣 15g　砂仁（后下）5g　川连 5g　阿胶（冲）5g　炙鸡内金 10g　土炒白术 15g　土茯苓 20g　生甘草 5g　炒杜仲 10g

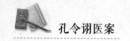

水煎服7剂，每剂煎2次，每日服2次。

孙某 女 成人 1990年7月21日

贫血。

处方

炒薏苡仁15g 丝瓜络15g 川牛膝15g 滑石（包煎）10g 汉防己10g 桃杏仁各10g 黄芪皮10g 赤小豆15g 连翘15g 制首乌10g 黄精15g 炙鸡内金10g 炙乳没各5g 绵茵陈15g

水煎服3剂，每剂煎2次，每日服2次。

付某 女 58岁 1991年7月4日

乏力，贫血貌。

处方

旋覆花（包煎）15g 代赭石（先煎）15g 清半夏10g 云苓皮10g 土炒白术10g 白扁豆10g 党参15g 砂仁（后下）5g 鸡内金15g 玉竹15g 首乌10g 当归10g 黄连5g 荷叶10g 大枣10g

水煎服7剂，每剂煎2次，每日服2次。

赵某 男 55岁 1990年11月17日

多发性肠息肉，便血。

处方

旋覆花（包煎）15g 菊花15g 夏枯草10g 乌药10g 白鲜皮10g 合欢皮15g 土茯苓25g 白茅根15g 生槐花15g 炙乳没各5g 清半夏10g 陈皮10g 粉丹皮10g 川连5g 莲子15g 赤白芍各10g 琥珀粉（冲）2g 珍珠粉（晚冲）1g

水煎服7剂，每剂煎2次，每日服2次。

二诊 1991年1月8日

处方

生牡蛎（先煎）30g 旋覆花（包煎）15g 菊花15g 夏枯草10g 乌药10g 合欢皮15g 白茅根15g 延胡索10g 炙乳没各7.5g 清半夏10g 粉丹皮10g 川连7g 赤白芍各10g 盐橘核10g 郁金10g 白蔻10g 琥珀粉（冲）2g 珍珠粉（晚冲）1g

水煎服10剂，每剂煎2次，每日服2次。

杨某　男　57岁　1993年2月8日

舌苔渐化，根部微腻。

处方

炒薏苡仁30g　砂仁（后下）5g　杏仁10g　竹叶10g　合欢皮15g　清半夏15g　陈皮10g　防风10g　椿根皮10g　薄荷（后下）5g　生地30g　白芍10g　盐知柏各7.5g　槐花10g　琥珀粉（冲）2g　珍珠粉（冲）2支

水煎服3剂，每剂煎2次，每日服2次。

二诊　1993年2月15日

舌质稍红，有黯斑，苔薄。

处方

黄芩炭15g　白茅根15g　炒薏苡仁30g　砂仁（后下）5g　合欢皮15g　椿根皮10g　防风10g　薄荷（后下）5g　盐知柏各5g　生地30g　槐花15g　白芍15g　陈皮10g　莲子心3g

水煎服5剂，每剂煎2次，每日服2次。

三诊　1993年2月22日

便血症。血减，须续调以善后。

处方

二诊处方加阿胶（烊冲）5g。

水煎服5剂，每剂煎2次，每日服2次。

四诊　1993年3月1日

症缓，续行调理。

处方

同三诊处方。

水煎服7剂，每剂煎2次，每日服2次。

宋某　男　33岁　1991年5月22日

再障，头疼头昏。

处方

阿胶1斤　每次10g　烊化　每日服1次。

杞菊地黄丸　10盒　每次1丸　每日服2次。

人参归脾丸　5盒　每次1丸　每日服2次。

牛黄清心丸　5盒　每次1丸　每日服2次。

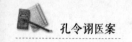

陈某　女　6 岁　1992 年 5 月 28 日

血小板减少症。

处方

生地 9g　丹皮 6g　玄参 6g　山萸肉 6g　小蓟 15g　茅根 6g　首乌 6g　藕节 6g　黄精 6g　珍珠粉（冲）1 支　阿胶珠 3g　大枣 3g

水煎服 5～10 剂，每剂煎 2 次，每日服 2 次。

刘某　男　24 岁　1992 年 3 月 27 日

鼻衄十余日。

处方

生地 30g　白茅根 20g　丹皮 10g　藕节 10g　泽泻 10g　黄芩 10g　地骨皮 10g　桑皮 10g　甘草 5g

水煎服 3 剂，每剂煎 2 次，每日服 2 次。

第三节　消　　渴

刘某　女　53 岁　1990 年 12 月 20 日

冠心病、糖尿病、现尿糖阳性，饥饿感重，舌苔厚而白黏腻，诊脉滑。湿郁化湿。

处方

藿梗 10g　佩兰叶 15g　清半夏 10g　茯苓 15g　白术 15g　生石膏（先煎）30g　萆薢 15g　粉葛根 10g　桃仁 10g　白蔻 10g

水煎服 7 剂，每剂煎 2 次，每日服 2 次。

徐某　女　29 岁　1990 年 7 月 19 日

甲亢、糖尿病病史 3 年，经治疗时好时坏。舌红苔厚，中有裂纹，脉细数。肾水不足，木火共煎，关尺弱，寸浮，夜尿较多，补肾平肝兼利水道。

处方

桑葚 15g　桑寄生 10g　生白芍 15g　山萸肉 5g　萆薢 15g　生地 20g　粉丹皮 10g　生石膏（先煎）30g　肥知母 10g　石韦 10g　冬葵子 10g　泽泻 15g　怀山药 25g　盐知柏各 5g　官桂 3g　砂仁（后下）3g　炙鸡内金 5g　生牡蛎（先煎）30g　夏枯草 10g　木鳖子 10g

水煎服 7 剂，每剂煎 2 次，每日服 2 次。

二诊 1990 年 7 月 26 日

乏力，纳差，两脉细数，夜尿 2 次。

处方

一诊处方去木鳖子，加入炒苍术 10g、生薏苡仁 15g。

水煎服 7 剂，每剂煎 2 次，每日服 2 次。

三诊 1990 年 8 月 30 日

甲亢伴糖尿病，2~3 日来夜尿 1 次，白昼夜频，手指有湿疹。

处方

一诊处方去木鳖子，加入炒苍术 15g、木防己 5g、胡芦巴（研冲）3g、白鲜皮 15g。

水煎服 7 剂，每剂煎 2 次，每日服 2 次。

四诊 1990 年 9 月 13 日

右关弦大。

处方

生牡蛎（先煎）30g 赤芍 10g 夏枯草 15g 生石膏（先煎）50g 黑玄参 15g 生地 25g 冬葵子 15g 茯苓 15g 炙鸡内金 10g 盐知柏各 10g 泽泻 10g

水煎服 7 剂，每剂煎 2 次，每日服 2 次。

五诊 1990 年 9 月 20 日

处方

四诊处方去丹皮、麦门冬加入炒栀子 10g、竹叶 10g、山药 30g、菊花 10g。

水煎服 7 剂，每剂煎 2 次，每日服 2 次。

六诊 1990 年 10 月 11 日

症状尚平稳，午后疲乏，起夜 1 次，舌尖赤，苔薄白脉稍盛。

处方

生牡蛎（先煎）30g 生石膏（先煎）30g 赤白芍各 15g 炙鳖甲（先煎）15g 夏枯草 10g 黑玄参 15g 生地 15g 麦冬 15g 藿香 15g 白蔻仁 10g 菊花 10g 枯黄芩 10g 肥知母 10g 炙鸡内金 10g 枸杞子 15g

水煎服 7 剂，每剂煎 2 次，每日服 2 次。

七诊 1990 年 10 月 25 日

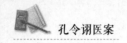

处方

六诊处方加入生石决明（先煎）50g。

水煎服 7 剂，每剂煎 2 次，每日服 2 次。

八诊　1990 年 11 月 1 日

左脉细弦，尿糖阴性。

处方

生石决明（先煎）50g　珍珠母（先煎）30g　生地 15g　生白芍 20g　柴胡 10g　炒苍术 10g　白茯苓 15g　夏枯草 15g　菊花 15g　郁金 15g　黄精 15g　荷叶 15g　生薏苡仁 15g

水煎服 7 剂，每剂煎 2 次，每日服 2 次。

九诊　1990 年 11 月 8 日

仍肝家热盛。

处方

八诊处方去生白芍、黄精加入金银花 15g、薄荷（后下）5g

水煎服 7 剂，每剂煎 2 次，每日服 2 次。

十诊　1990 年 12 月 6 日

近几日口渴欲饮，食纳欠佳，小便时有增多，夜尿 2 次，灼热感减。

处方

生石膏（先煎）40g　白豆蔻 10g　茯苓 15g　夏枯草 15g　炒苍术 15g　荷叶 10g　白鲜皮 15g　蒲公英 25g　紫花地丁 15g　蝉蜕 15g　菊花 15g　生地 25g

水煎服 7 剂，每剂煎 2 次，每日服 2 次。

十一诊　1990 年 12 月 13 日

口渴，饮多，纳呆，不甚香，舌上苔略褐。

处方

十诊处方加入玉竹 15g。

水煎服 7 剂，每剂煎 2 次，每日服 2 次。

十二诊　1990 年 12 月 20 日

处方

十诊处方加入玉竹 15g、花粉 10g。

水煎服 7 剂，每剂煎 2 次，每日服 2 次。

十三诊　1991 年 1 月 14 日

停用降糖灵约 1 月，尿频，入夜饥饿感盛，舌苔薄略黄。清心益肾，清胃益阴。

处方

生石膏（先煎）50g　肥知母 15g　白参 5g　玄参 15g　盐黄柏 10g　黄连 10g　生地黄 30g　麦冬 15g　花粉 15g　山药 15g　山萸肉 5g　泽泻 10g　丹皮 10g

水煎服 7 剂，每剂煎 2 次，每日服 2 次。

十四诊　1991 年 11 月 15 日

处方

生石决明（先煎）50g　珍珠母（先煎）30g　生地 15g　柴胡 10g　炒苍术 10g　白茯苓 15g　夏枯草 15g　菊花 15g　郁金 15g　荷叶 15g　生石膏（先煎）40g　蒲公英 25g　紫花地丁 15g　白鲜皮 15g

水煎服 7 剂，每剂煎 2 次，每日服 2 次。

刘某　女　74 岁　1991 年 3 月 9 日

糖尿病。舌红少苔，体胖，子夜腰痛加重。风湿腰痛。

处方

桑枝 15g　生地 50g　豨莶草 15g　秦艽 10g　威灵仙 10g　杜仲炭 10g　肥知母 10g　藕节 10g　琥珀粉（冲）2g　土茯苓 30g　汉防己 10g　肉苁蓉 15g　草决明 25g

水煎服 4～7 剂，每剂煎 2 次，每日服 2 次。

吴某　男　成人　1991 年 4 月 11 日

糖尿病。烧心，肝气犯胃，舌上苔黄，边良，脉左关盛。

处方

旋覆花（包煎）15g　代赭石（先煎）15g　清半夏 15g　炒苍术 15g　厚朴 10g　川连 10g　淡吴茱萸 3g　佩兰叶 10g　草薢 15g　草决明 25g　白豆蔻 10g

水煎服 5～10 剂，每剂煎 2 次，每日服 2 次。

二诊　1991 年 5 月 16 日

糖尿病。

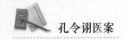

处方

一诊处方加入生牡蛎（先煎）30g、藿香15g、莲子15g。

水煎服10剂，每剂煎2次，每日服2次。

边某 女 成人 1991年5月25日

旧有左腰、左背侧疼痛酸楚，近日发现糖尿病，肾结石，血糖升高，尿糖高。舌尖干，不甚饥渴，舌上苔厚质绛，脉左关细，右关滑大。肝肾湿热而肝阴不足，治以芳化滋肝。

处方

佩兰叶10g 滑石（包煎）10g 陈皮10g 萆薢15g 泽泻15g 炙鸡内金15g 生地30g 生白芍15g 枸杞子15g 白菊花15g 胡芦巴（研）3g

水煎服7剂，每剂煎2次，每日服2次。

二诊 1991年5月30日

舌上苔化，空腹血糖渐正常，兼治肾结石，加琥珀粉、珍珠粉。

处方

一诊处方加入川牛膝30g、琥珀粉（冲）2g、珍珠粉（冲）1g

水煎服14剂，每剂煎2次，每日服2次。

三诊 1991年6月16日

舌上苔较厚，尿糖已正常。

处方

继续服用二诊处方。

水煎服14剂，每剂煎2次，每日服2次。

四诊 1991年6月16日

消渴数年，空腹尿糖升高，舌上苔白腻，脉右盛，左细。后随诊脉管炎。

处方

佩兰叶15g 萆薢15g 生石膏（先煎）30g 金银花20g 清半夏10g 怀山药25g 滑石（包煎）10g 薏苡仁15g 炒苍术15g 连翘15g 白参3g 生地30g

水煎服7剂，每剂煎2次，每日服2次。

鲁某 男 成人 1991年5月16日

糖尿病十余年，现有目失明，左眼视力0.3，乏力，肌酐、尿素氮不正常，注射胰岛素，血压、血糖、尿糖均正常。舌中苔黄而腻，舌体胖大。湿热在中，气虚显著，予清化。

处方

佩兰 15g　炒苍术 15g　萆薢 15g　滑石（包煎）15g　太子参 15g　炒白术 15g　莲子 15g　炙鸡内金 15g　白茅根 25g　泽泻 15g　夏枯草 15g　炒黄芩 10g　冬葵子 15g

水煎服 7 剂，每剂煎 2 次，每日服 2 次。

二诊　1991 年 5 月 23 日

血肌酐 51 mol/L。

处方

一诊处方加石韦 15g、生牡蛎（先煎）30g。

水煎服 7 剂，每剂煎 2 次，每日服 2 次。

三诊　1991 年 5 月 30 日

处方

一诊处方加石韦 15g、生牡蛎（先煎）30g、白干参（先煎）3g。

水煎服 7 剂，每剂煎 2 次，每日服 2 次。

卫某　女　70 岁　1991 年 3 月 13 日

处方

生石膏（先煎）30g　珍珠粉（冲）1g　炙桑枝 10g　淡竹叶 10g　清半夏 10g　葶苈子 10g　旋覆花（包煎）10g　地骨皮 10g　茅芦根各 15g　生地榆 10g　地龙 10g　西洋参（另煎）2g　赤芍 10g　甘草 5g　菊花 10g　鸡内金 10g

水煎服 5～10 剂，每剂煎 2 次，每日服 2 次。

二诊　1991 年 3 月 16 日

糖尿病。

处方

藿香 15g　佩兰叶 15g　白扁豆 10g　川连 10g　滑石（包煎）15g　清半夏 10g　白茯苓 15g　萆薢 15g　盐知柏各 10g　生石膏（先煎）30g　淡竹叶 15g　冬葵子 10g　胡芦巴（研冲）2g

水煎服 5～10 剂，每剂煎 2 次，每日服 2 次。

吴某　女　成人　1991 年 9 月 11 日

糖尿病。口渴，乏力，右寸脉大，舌苔薄白。

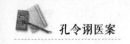

处方

竹叶6g　生石膏（先煎）30g　知母12g　生薏苡仁12g　生地30g　玄参12g　葛根12g　生杜仲12g　桑寄生30g　牛膝12g　车前草30g　石韦12g

水煎服7剂，每剂煎2次，每日服2次。

付某　男　41岁　1991年9月11日

糖尿病。

处方

竹叶9g　生石膏（先煎）30g　知母10g　车前草12g　石韦12g　小蓟20g　天麻12g　蝉蜕6g　杜仲12g　桑寄生30g　川芎9g　石菖蒲12g

水煎服7剂，每剂煎2次，每日服2次。

朱某　女　成人　1992年3月14日

糖尿病。渴饮，乏力，舌苔白质黯。

处方

佩兰15g　陈皮10g　滑石（包煎）10g　茯苓15g　泽泻15g　鸡内金10g　半夏10g　黄连5g　萆薢15g　桃仁10g　山萸肉10g　胡芦巴（研冲）3g

水煎服7剂，每剂煎2次，每日服2次。

二诊　1992年3月27日

糖尿病。身痛，渴饮略减，口有酮味。舌干少津，尖红，脉滑数。

处方

一诊处方去陈皮、滑石、桃仁，加砂仁（后下）3g、生地30g、生石膏（先煎）50g、补骨脂10g、红花10g、天花粉15g、秦艽10g。

水煎服7剂，每剂煎2次，每日服2次。

三诊　1992年4月6日

糖尿病。舌尖红无苔，中苔白略厚，脉细软滑。

处方

一诊处方去陈皮、滑石、桃仁，加砂仁（后下）3g、生地30g、生石膏（先煎）50g、补骨脂10g、红花10g、天花粉15g、秦艽10g、沙参15g、炒白术10g、山药50g。

水煎服10剂，每剂煎2次，每日服2次。

海某　男　39岁　1992年3月20日

消渴，午后甚，舌净有裂，脉软数。

处方

生石膏（先煎）50g　肥知母10g　生山药30g　人参（包煎）1.5g　山萸肉10g　天花粉20g　生地50g　麦冬10g　黑玄参20g　地骨皮10g　五味子3g　枸杞子15g　桑椹15g　女贞子15g　旱莲草15g　佩兰10g

水煎服5~10剂，每剂煎2次，每日服2次。

袁某　女　69岁　1992年4月21日

糖尿病，脑血栓后。干燥，泛酸，腰腿痛，鼻干，口渴，脉大。

处方

紫花地丁15g　金银花15g　生地30g　苍术15g　玄参15g　佩兰10g　白鲜皮15g　黄芩10g　芦荟3g　萆薢15g　地龙10g　川芎5g　儿茶5g　白僵蚕5g　浙贝母5g

水煎服7剂，每剂煎2次，每日服2次。

二诊　1992年5月6日

消渴口糜，脉缓苔少。

处方

一诊处方去黄芩、芦荟加黄连5g、肉桂3g、山药3g、珍珠粉（冲）2支。

第四节　痰　　饮

高某　男　70岁　1990年5月17日

痰饮证。素盛今瘦，时有肠鸣。舌苔白厚，脉滑。从仲景痰饮之论。

处方

陈皮10g　清半夏15g　茯苓皮10g　炒白术15g　怀牛膝10g　滑石（包煎）10g　炒薏苡仁15g　淡竹叶10g　琥珀粉（冲）2g　炒稻麦芽各15g　焦山楂15g　炒枳壳10g　川芎5g

水煎服7剂，每剂煎2次，每日服2次。

王某　男　28岁　1991年6月16日

寐纳已好，舌苔渐化，脉滑弦细。再从化湿安神调理。

处方

石菖蒲10g　郁金15g　炒枳壳10g　炒枣仁15g　川连10g　白茯苓15g　清半夏15g　青竹茹15g　天花粉15g　柏子仁15g　白菊花15g　黄精15g　白豆蔻10g

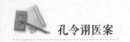

水煎服7剂，每剂煎2次，每日服2次。

二诊 1991年8月22日

头沉，略恶心。舌苔厚腻。

处方

枳实10g 竹茹5g 陈皮10g 茯苓15g 石菖蒲20g 郁金15g 川芎10g 白豆蔻10g 连翘10g 杏仁10g 黄芩6g 栀子6g 桃仁10g 佩兰10g 竹叶10g 大腹皮10g

水煎服7剂，每剂煎2次，每日服2次。

陆某 男 成人 1991年10月17日

咳喘，舌质绛，苔略腻，属寒饮之象。拟解表散寒，兼清里热。

处方

旋覆花15g 清半夏15g 赤芍10g 炙桑皮15g 桂枝10g 蝉蜕15g 厚朴10g 前胡15g 麻黄3g 黄芩10g 杏仁15g 甘草5g

水煎服5剂，每剂煎2次，每日服2次。

二诊 1991年11月7日

哮喘。

处方

一诊处方去麻黄加代赭石（先煎）15g、生白芍10g、海浮石（先煎）10g。

水煎服7剂，每剂煎2次，每日服2次。

陈某 女 40岁 1991年10月11日

痰核凝聚。

处方

炙鳖甲（先煎）15g 制南星10g 浙贝母15g 夏枯草15g 生牡蛎（先煎）30g 乌药10g 蓬莪术15g 羌活15g 清半夏15g 桃杏仁各15g 炒薏苡仁25g 当归15g 炙乳没各10g

水煎服7剂，每剂煎2次，每日服2次。

李某 女 成人 1991年10月12日

处方

黄芩10g 桑皮10g 枳壳10g 瓜蒌皮15g 桃杏仁各10g 菊花15g 芦根15g 木瓜10g 白芍15g 荷叶10g 杜仲10g 桑枝10g 金银花15g 防己10g

水煎服 3～5 剂，每剂煎 2 次，每日服 2 次。

二诊 1991 年 11 月 4 日

处方

枳实 10g　竹茹 15g　半夏 15g　陈皮 10g　茯苓 15g　枣仁 15g　瓜蒌 25g　浙贝母 15g　杏仁 10g　赤芍 10g　茅芦根各 10g　蝉蜕 15g　黄芩 10g　麦冬 15g　金银花 15g　远志 10g　枸杞子 10g　牛膝 10g

水煎服 7 剂，每剂煎 2 次，每日服 2 次。

三诊 1992 年 5 月 29 日

脉右寸浮大而数，舌苔较厚。心悸浮肿，气短尿少。

处方

炙桑皮 10g　桑寄生 10g　马兜铃 10g　旋覆花（包煎）10g　地骨皮 10g　川牛膝 10g　清半夏 10g　代赭石（先煎）15g　车前子（包煎）10g　茯苓皮 10g　滑石（包煎）10g　赤白芍各 10g　天冬 10g　石斛 10g

水煎服 5 剂，每剂煎 2 次，每日服 2 次。

四诊 1992 年 6 月 10 日

处方

炙桑皮 10g　地骨皮 10g　黄芩 10g　甘草 5g　陈皮 10g　滑石（包煎）10g　桃杏仁各 10g　赤芍 10g　半边莲 15g　车前子（包煎）10g　清半夏 15g　马兜铃 10g　枳壳 10g　葶苈子 10g

水煎服 7 剂，每剂煎 2 次，每日服 2 次。

第五节　自汗盗汗

邵某　女　49 岁　1992 年 5 月 29 日

汗出畏风凉 10 年，5 年来加剧。脉滑关上略弦，舌淡红少苔。

处方

桂枝 5g　生地 15g　防风 15g　山萸肉 10g　白芍 15g　大枣 5g　白术 10g　地骨皮 10g　甘草 5g　白薇 10g　黄芪 10g　五味子 5g

水煎服 3～6 剂，每剂煎 2 次，每日服 2 次。

二诊 1992 年 6 月 3 日

药后略无进退，舌较前红苔略腻。再以上方出入。

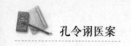
处方

一诊处方去白术、防风、黄芪加黄连 3g、香薷 10g、薏苡仁 10g、白扁豆 10g。

水煎服 3~6 剂，每剂煎 2 次，每日服 2 次。

王某 女 29 岁 1992 年 6 月 19 日

舌淡脉寸沉，短气，易汗。益气调肝。

处方

党参 15g 茯苓 15g 土炒白术 10g 炙甘草 10g 黄芪 15g 防风 10g 生白芍 10g 陈皮 10g 郁金 15g 砂仁（后下）5g 柴胡 10g 荷叶 10g

水煎服 3~6 剂，每剂煎 2 次，每日服 2 次。

夏某 男 成人 1992 年 9 月 18 日

易汗，脉细数，舌苔白稍满。

处方

生牡蛎（先煎）30g 夏枯草 10g 石菖蒲 10g 五味子 10g 生龙骨（先煎）15g 浮小麦 30g 川连 5g 生地 15g 地骨皮 15g 莲子心 10g 白茯苓 15g 淡竹叶 10g 荷叶 10g

水煎服 3 剂，每日煎 2 次，每日服 2 次。

二诊 1993 年 2 月 17 日

脉弦滑，舌绛，苔白腻。

处方

茵陈 30g 炒薏苡仁 30g 白扁豆 10g 焦栀子 10g 茯苓 30g 车前子（包煎）15g 滑石（包煎）10g 猪苓 15g 郁金 15g 大黄 5g 焦三仙各 30g 清半夏 15g 板蓝根 15g 晚蚕沙（包煎）15g 紫花地丁 15g

水煎服 7~14 剂，每剂煎 2 次，每日服 2 次。

邢某 女 39 岁 1993 年 5 月 18 日

外邪内蕴，郁久化热，蒸津为汗，不解而肌骨体痛，舌上苔褐，脉滑数。当以解肌化湿清解里邪以调之。

处方

生石膏（先煎）30g 炒苍术 15g 生地 30g 白茯苓 30g 葛根 10g 蝉蜕 10g 辛夷（包煎）10g 黄芩 10g 牛蒡子 10g 炒薏苡仁 15g 清半夏 15g 知母 15g 玄参 20g 锦灯笼 10g

水煎服 2 剂，每剂煎 2 次，每日服 2 次。

胡某　女　21 岁　1992 年 1 月 18 日

汗腺发育不全。治在心肺，清心宣肺。

处方

川连 10g　桑叶 10g　栀子 10g　桑皮 10g　蝉蜕 15g　荷叶 10g　生黄芪 25g　浮萍 15g　防风 15g　桔梗 15g　石菖蒲 10g　郁金 10g

先服 5 剂，无不适，续服 1 个月。

徐某　男　31 岁　1991 年 5 月 24 日

症状：易汗，阴虚。

处方

生牡蛎（先煎）30g　地骨皮 15g　五味子 10g　盐知柏各 10g　女贞子 10g　旱莲草 15g　怀山药 20g　白茯苓 20g　夏枯草 15g　浮小麦 30g　白豆蔻 10g　丹参 15g

水煎服 5 剂，每剂煎 2 次，每日服 2 次。

第六节　虚　劳

王某　女　22 岁　1993 年 5 月 20 日

困倦，腰痛，食后胃脘不适，舌苔薄黄稍腻，脉有数象。

处方

小蓟 30g　藕节 10g　茅根 15g　佩兰 10g　陈皮 10g　砂仁（后下）5g　荷叶 10g　枳壳 10g　当归 10g　清半夏 10g　丹参 10g　枸杞子 15g　黄精 10g　夜交藤 30g

水煎服 3 剂，每剂煎 2 次，每日服 2 次。

二诊　1993 年 6 月 1 日

易汗多梦，疲倦，曾发作 1 次胃痉挛。

处方

生龙牡（先煎）30g　清半夏 15g　陈皮 10g　白茯苓 15g　炒枳壳 10g　生白芍 10g　青竹茹 15g　炒枣仁 15g　藿梗 15g　川连 10g　郁金 10g　乌药 10g　山萸肉 15g　炒稻麦芽各 15g

水煎服 5 剂，每剂煎 2 次，每日服 2 次。

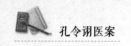

三诊 1993 年 6 月 14 日

处方

藿梗 10g　清半夏 10g　滑石（包煎）10g　白茯苓 15g　青竹茹 15g　砂仁（后下）5g　炒枳壳 10g　白扁豆 10g　远志 10g　萆薢 15g　盐黄柏 10g　川芎 5g　薄荷（后下）10g　莲子 25g

水煎服 4 剂，每剂煎 2 次，每日服 2 次。

四诊 1993 年 6 月 7 日

倦乏，畏风，舌苔白，脉右细。中焦挟湿。

处方

茯苓 15g　竹茹 15g　陈皮 10g　白豆蔻 10g　远志 10g　薄荷（后下）5g　藿梗 10g　荷叶 15g　滑石（包煎）10g　炒稻麦芽各 15g　萆薢 15g　佛手 10g　香附 10g　丹参 15g　延胡索 10g

水煎服 5 剂，每剂煎 2 次，每日服 2 次。

五诊 1993 年 7 月 6 日

处方

炒苍术 10g　白茯苓 15g　全当归 15g　桑寄生 10g　厚朴 10g　砂仁（后下）5g　赤白芍各 10g　盐橘核 10g　青竹茹 15g　炒麦芽 25g　炒黄柏 10g　乌药 10g　莱菔子 15g　荷叶 10g　夜交藤 30g　山药 30g　黄精 15g　女贞子 10g

水煎服 8 剂，每剂煎 2 次，每日服 2 次。

黄某　男　成人　1993 年 6 月 4 日

倦怠，右寸偏大而滑，舌上苔白满，质黯。

处方

藿梗 10g　佩兰 10g　白茯苓 30g　青竹茹 15g　荷叶 10g　白扁豆 10g　蝉蜕 10g　薄荷（后下）10g　萆薢 15g　郁金 15g　桃仁 10g　桑寄生 10g　滑石（包煎）10g　白豆蔻 10g　陈皮 10g

水煎服 3 剂，每剂煎 2 次，每日服 2 次。

王某　男　51 岁　1993 年 5 月 4 日

素盛今渐瘦，嗜肥甘，疲倦，夜寐易汗而不实，兼多痰咳。湿热蕴蒸，当重清化。

处方

黄芩 10g　清半夏 15g　全瓜蒌 15g　茵陈 25g　白茯苓 25g　泽泻 15g　浙

贝母 10g　生牡蛎（先煎）30g　地骨皮 15g　红花 15g　龙胆草 10g　佩兰 15g
夏枯草 10g　车前子（包煎）10g　大腹皮 10g　生地 30g　真牛黄（冲）0.1g

水煎服 15 剂，每剂煎 2 次，每日服 2 次。

黄某　女　成人　1993 年 6 月 25 日

处方

佩兰 10g　泽泻 15g　茯苓 30g　山药 50g　苍术 20g　知母 15g　盐黄柏
10g　牛膝 10g　山萸肉 10g　花粉 10g　萆薢 15g

水煎服 5 剂，每剂煎 2 次，每日服 2 次。

王某　女　29 岁　1993 年 7 月 5 日

产后数年，倦怠纳少，入夜症著，舌苔白满，舌尖赤。脾湿心热，当以清化。

处方

藿梗 10g　佩兰 10g　白扁豆 10g　莲子心 10g　陈皮 10g　石菖蒲 10g　萆薢 15g　茯苓 30g　炒薏苡仁 15g　炒苍术 15g　滑石（包煎）10g　焦麦芽 25g
竹叶 10g　木通 5g

水煎服 7 剂，每剂煎 2 次，每日服 2 次。

马某　男　37 岁　1993 年 4 月 6 日

头疼十年余，终日如一，西医谓由于目神经所致，诊脉肝上弦，舌苔薄黄，痛连后脑。拟平肝通络。

处方

旋覆花（包煎）15g　黄芩 10g　白僵蚕 10g　白茯苓 30g　代赭石（先煎）15g　川芎 5g　清半夏 10g　生白芍 10g　白菊花 15g　蝉蜕 15g　明天麻 10g
红花 10g　夏枯草 10g　蒺藜 15g　羚羊粉（冲）1g　珍珠粉（冲）0.3g

水煎服 7 剂，每剂煎 2 次，每日服 2 次。

二诊　1993 年 4 月 14 日

疲累感，活动及按压无影响。脉弦象较前和。

处方

柴胡 15g　天花粉 15g　当归 15g　甲珠 15g　桃仁 15g　红花 15g　制大黄
10g　甘草 5g　白蒺藜 15g　木贼草 10g　羚羊粉（分冲）1g　珍珠粉（分冲）
0.6g　炙磁石（先煎）30g　明天麻 15g　枸杞子 30g

水煎服 7 剂，每剂煎 2 次，每日服 2 次。

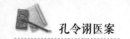
第七节 癌 病

祁某 男 57 岁 1990 年 11 月 21 日

肺部癌术后。

处方

苏子 9g 莱菔子 12g 葶苈子（炒）9g 橘红 12g 茯苓 12g 白花蛇舌草 30g 丹参 30g 仙鹤草 12g 鱼腥草 30g 全瓜蒌 30g 焦三仙各 30g 芦根 20g

水煎服 7 剂，每剂煎 2 次，每日服 2 次。

二诊 1990 年 11 月 28 日

处方

生海蛤（先煎）30g 冬瓜仁 15g 桃仁 10g 白花蛇舌草 30g 生牡蛎（先煎）30g 生薏苡仁 25g 云苓 15g 夏枯草 15g 生石膏（先煎）30g 瓜蒌 30g 芦根 15g 葶苈子 10g 大青叶 15g 白扁豆 10g 浙贝母 10g 半枝莲 20g

水煎服 7 剂，每剂煎 2 次，每日服 2 次。

三诊 1990 年 12 月 6 日

胸腺癌，手术，化疗，现咳嗽严重，胸闷。

处方

全瓜蒌 30g 桃仁 10g 冬瓜仁 15g 炒薏苡仁 20g 芦根 15g 地龙 10g 半枝莲 30g 白花蛇舌草 30g 清半夏 15g 陈皮 15g 炙桑皮 15g 苏子 10g 炙鸡内金 15g 西洋参（冲）2g

水煎服 7 剂，每剂煎 2 次，每日服 2 次。

四诊 1990 年 12 月 13 日

处方

继续服用三诊处方。

水煎服 7 剂，每剂煎 2 次，每日服 2 次。

五诊 1990 年 12 月 20 日

痰液减少，咳嗽减轻，平卧为甚。

处方

三诊处方去苏子加入旋覆花（包煎）15g。

水煎服 7 剂，每剂煎 2 次，每日服 2 次。

六诊 1990 年 12 月 27 日

近日症有缓解，胸闷转好不痛，舌苔白而黏，痰不易咳出，脉诊较好，阴阳交，疟有所波动，仍须以化痰宽胸通络，再从上方出入。

处方

生牡蛎（先煎）30g　夏枯草 15g　全瓜蒌 30g　桃仁 15g　炒薏苡仁 25g　白花蛇舌草 30g　炙鸡内金 15g　冬瓜仁 15g　陈皮 10g　清半夏 10g　炙桑皮 15g　葶苈子 10g　蓬莪术 10g　枳壳 15g　半枝莲 30g　地龙 10g　西洋参（冲）2.5g　黄芩 10g

水煎服 7 剂，每剂煎 2 次，每日服 2 次。

七诊 1991 年 1 月 3 日

处方

六诊处方加入石斛 15g、竹沥水 1 瓶。

水煎服 7 剂，每剂煎 2 次，每日服 2 次。

八诊 1991 年 1 月 10 日

处方

六诊处方加入芦根 30g　竹沥水 1 瓶。

水煎服 7 剂，每剂煎 2 次，每日服 2 次。

犀黄丸 3 盒。

九诊 1991 年 1 月 31 日

近日化疗，偏外感，胸中憋闷，有痰难出，舌上痛，食纳尚可，舌红绛，苔少黏，脉左关弦滑而盛。

处方

黑玄参 15g　生地 15g　肥知母 15g　夏枯草 15g　炙鳖甲（先煎）15g　桃仁 15g　全瓜蒌 30g　赤芍 10g　石斛 15g　清半夏 10g　莪术 10g　半枝莲 25g　鹅不食草 15g　炒薏苡仁 25g　白花蛇舌草 30g　桑叶 15g　薄荷（后下）10g　蝉蜕 15g　芦根 15g

水煎服 7 剂，每剂煎 2 次，每日服 2 次。

十诊 1991 年 2 月 7 日

处方

继续服用六诊处方。

水煎服 7 剂，每剂煎 2 次，每日服 2 次。

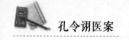

犀黄丸 2 盒。

十一诊 1991 年 3 月 7 日

咳嗽，气促，舌质黯，舌苔白，脉弦滑。

处方

炙鳖甲（先煎）15g　夏枯草 15g　桃杏仁各 15g　瓜蒌皮 15g　马兜铃 15g　芦根 15g　前胡 10g　炒薏苡仁 15g　半枝莲 10g　浙贝母 10g　清半夏 10g　苏子 10g　厚朴 10g　地骨皮 15g　甘草 10g　焦三仙各 30g

水煎服 7 剂，每剂煎 2 次，每日服 2 次。

十二诊 1991 年 3 月 21 日

处方

生牡蛎（先煎）30g　炙鳖甲（先煎）15g　全瓜蒌 30g　清半夏 15g　炙桑皮 15g　桃杏仁各 10g　夏枯草 15g　茅芦根各 15g　厚朴 10g　炙乳没各 5g　葶苈子 10g　炙鸡内金 15g　大枣 10g　鹅不食草 15g　白花蛇舌草 30g　竹沥水 1 瓶　犀黄丸 4 盒

水煎服 7 剂，每剂煎 2 次，每日服 2 次。

十三诊 1991 年 3 月 28 日

处方

十二诊处方去桑皮、竹沥水，加入莲子心 10g、石菖蒲 10g。

水煎服 7 剂，每剂煎 2 次，每日服 2 次。

十四诊 1991 年 4 月 25 日

处方

生牡蛎（先煎）30g　炙鳖甲（先煎）15g　炙桑皮 15g　桃仁 15　夏枯草 15g　炒薏苡仁 20g　北沙参 15g　炙鸡内金 15g　半枝莲 25g　羌活 10g　葛根 15g　枳实 10g　白花蛇舌草 25g　天花粉 10g

水煎服 7 剂，每剂煎 2 次，每日服 2 次。

十五诊 1991 年 5 月 9 日

处方

十四诊处方加入炙马兜铃 15g、秦艽 10g。

水煎服 7 剂，每剂煎 2 次，每日服 2 次。

十六诊 1991 年 6 月 6 日

处方

桑叶 10g　地骨皮 10g　全瓜蒌 25g　桃杏仁各 10g　玉竹 15g　茅芦根各

15g　炒薏苡仁 30g　炒枳壳 10g　炒白术 10g　炙黄芪 10g　防风 10g　生牡蛎
（先煎）25g　炙鸡内金 15g

水煎服 7 剂，每剂煎 2 次，每日服 2 次。

十七诊　1991 年 6 月 13 日

处方

十六诊处方去桑叶、茅芦根、炒白术、炙黄芪、防风，加入桑白皮 15g
炒苏子 15g、莪术 10g、半枝莲 30g、血竭（冲）3g、延胡索 10g。

水煎服 7 剂，每剂煎 2 次，每日服 2 次。

十八诊　1991 年 6 月 27 日

处方

地骨皮 10g　全瓜蒌 25g　桃杏仁各 10g　玉竹 15g　炒薏苡仁 30g　炒枳壳
10g　生牡蛎（先煎）25g　炙鸡内金 15g　炙桑皮 10g　葶苈子 10g　莪术 10g
半枝莲 30g

水煎服 7 剂，每剂煎 2 次，每日服 2 次。

十九诊　1991 年 8 月 29 日

仍从前方入手。

处方

上方加赤芍 10g、鳖甲（先煎）10g、白花蛇舌草 25g。

二十诊　1991 年 9 月 19 日

处方

北沙参 15g　麦门冬 15g　杏仁 10g　桑叶 10g　瓜蒌 25g　川贝母（冲）5g
芦根 15g　冬瓜仁 15g　半枝莲 25g　白花蛇舌草 25g　黄芩 15g　地骨皮 10g
鳖甲（先煎）10g　夏枯草 10g　赤芍 10g　生牡蛎（先煎）30g　西洋参（另
煎）3g

水煎服 7 剂，每剂煎 2 次，每日服 2 次。

二十一诊　1991 年 10 月 31 日

处方

桑叶 15g　瓜蒌皮 15g　杏仁 15g　浙贝母 15g　北沙参 15g　麦冬 15g　蝉
蜕 15g　芦根 15g　金银花 15g　黄芩 10g　荷叶 10g　前胡 10g　甘草 10g　鱼
腥草 20g　西洋参（另煎）3g　半枝莲 25g　白花蛇舌草 25g

水煎服 14 剂，每剂煎 2 次，每日服 2 次。

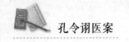
二十二诊 1991 年 11 月 11 日

处方

生牡蛎（先煎）30g　炙鳖甲（先煎）15g　炙桑皮 15g　桃仁 15g　夏枯草 15g　炒薏苡仁 20　北沙参 15g　炙鸡内金 15g　半枝莲 25g　鹅不食草 15g　羌活 10g　葛根 15g　枳实 10g　白花蛇舌草 25g

水煎服 7 剂，每剂煎 2 次，每日服 2 次。

二十三诊 1991 年 11 月 21 日

处方

牛黄 15g　麝香 5g

二十四诊 1991 年 12 月 19 日

处方

杏仁 15g　桃仁 15g　瓜蒌仁 15g　冬瓜仁 15g　薏苡仁 30g　半枝莲 30g　黄芩 10g　芦根 15g　青竹茹 25g　天竺黄 15g　浙贝母 15g　鸡内金 15g　枳壳 15g　生海蛤（先煎）30g　青黛（包煎）10g　莪术 10g　竹沥水 1 瓶

水煎服 7 剂，每剂煎 2 次，每日服 2 次。

张某 女　50 岁　1990 年 12 月 20 日

右腮肿瘤术后，舌苔白厚，口干，右脉盛。

处方

生石膏（先煎）30g　生薏苡仁 25g　肥知母 15g　清半夏 15g　生牡蛎（先煎）30g　夏枯草 15g　川连 10g　西洋参（另煎）3g　石斛 15g　半枝莲 30g

水煎服 7 剂，每剂煎 2 次，每日服 2 次。

孙某 男　66 岁　1991 年 7 月 9 日

贲门癌术后。

处方

旋覆花（包煎）10g　稆豆衣 15g　红花 10g　青竹茹 15g　代赭石（先煎）10g　怀山药 30g　乌药 10g　干荷叶 15g　清半夏 10g　炒薏苡仁 15g　香附 10g　半枝莲 30g　川楝子（打）5g　白扁豆 10g　土鳖虫 5g　玉竹 10g　川连 5g　生牡蛎（先煎）25g

水煎服 7 ~ 14 剂，每剂煎 2 次，每日服 2 次。

杨某　女　成人　1991 年 9 月 11 日

鼻咽术后。口渴，舌苔黄腻，脉细滑。

处方

竹茹 9g　枳壳 6g　生薏苡仁 12g　陈皮 12g　黄柏 12g　鸡内金 12g　白花蛇舌草 30g　川芎 9g　莱菔子 12g　全瓜蒌 30g　清半夏 9g　仙鹤草 12g

水煎服 7 剂，每剂煎 2 次，每日服 2 次。

高某　男　75 岁　1991 年 11 月 6 日

食管癌。

处方

生地 30g　枳实 15g　炙乳没各 10g　白花蛇舌草 30g　玄参 25g　半夏 15g　半枝莲 20g　炒薏苡仁 30g　知母 20g　黄连 10g　莪术 15g　红花 10g　沉香面（冲）1g

水煎服 10 剂，每剂煎 2 次，每日服 2 次。

吴某　男　42 岁　1991 年 11 月 22 日

肝癌。

处方

生牡蛎（先煎）30g　赤芍 10g　炙鳖甲（先煎）15g　桃仁 15g　清半夏 10g　陈皮 10g　全瓜蒌 30g　茯苓 25g　炒薏苡仁 25g　鸡内金 15g　夏枯草 10g　佩兰 15g　炒枣仁 15g

水煎服 7 剂，每剂煎 2 次，每日服 2 次。

刘某　女　45 岁　1993 年 5 月 31 日

右肺腺癌。

处方

北沙参 15g　杏仁泥 10g　瓜蒌仁（打碎）10g　青竹茹 10g　清半夏 10g　白茯苓 15g　地骨皮 10g　冬瓜仁 10g　茅芦根各 10g　半枝莲 15g　莲子 15g　炙鸡内金 15g　蒲公英 25g　紫花地丁 15g

水煎服 7～14 剂，每剂煎 2 次，每日服 2 次。

袁某　男　41 岁　1990 年 8 月 29 日

多发神经纤维瘤，结核。身起核于皮下，无肿瘤。苔滑，脉滑弦。

处方

生牡蛎（先煎）50g　赤芍 15g　夏枯草 15g　清半夏 15g　生薏苡仁 50g

345

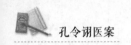

桃仁 15g　陈皮 15g　炙乳没各 10g　草薢 15g　海藻 15g　土茯苓 25g　地龙 15g　生芪皮 15g　生鳖甲（先煎）10g　炙鸡内金 15g　制南星 10g

水煎服 5 剂，每剂煎 2 次，每日服 2 次。

二诊　1990 年 9 月 18 日

多发神经纤维瘤，结核。舌苔虽渴，稍腻，较前化去，脉弦滑。予上药服后 1 月余，苔褐而腻，边尖赤，脉细滑，寐纳等尚可。

处方

继续服用一诊处方。

水煎服 5 剂，每剂煎 2 次，每日服 2 次。

三诊　1990 年 10 月 5 日

处方

一诊处方加入全瓜蒌 30g、皂刺 10g、炒苍术 15g、盐黄柏 10g。

水煎服 5 剂，每剂煎 2 次，每日服 2 次。

四诊　1990 年 10 月 19 日

处方

一诊处方加入炒苍术 15g、盐黄柏 10g、全瓜蒌 30g、皂刺 10g。

水煎服 5 剂，每剂煎 2 次，每日服 2 次。

五诊　1990 年 11 月 9 日

处方

一诊处方加入炒苍术 15g、盐黄柏 10g、全瓜蒌 30g、皂刺 10g、生甘草 5g。

水煎服 5 剂，每剂煎 2 次，每日服 2 次。

六诊　1991 年 1 月 25 日

多发神经纤维瘤。

处方

一诊处方去草薢、土茯苓、海藻、地龙、炙鸡内金、制南星，加入川楝子 10g、薏苡仁 20g、三棱 10g、莪术 10g、茯苓皮 15g。

水煎服 7 剂，每剂煎 2 次，每日服 2 次。

金某　女　成人　1992 年 1 月 25 日

瘿瘤术后，舌绛苔薄腻，脉弦滑。

处方

生牡蛎（先煎）30g　炙鳖甲（先煎）10g　夏枯草 10g　赤芍 10g　清半

夏 10g 粉丹皮 10g 炒薏苡仁 20g 芦根 10g 炒枳壳 10g 漏芦 10g 紫花地丁 20g 珍珠粉（冲）1 支

水煎服 5 剂，每剂煎 2 次，每日服 2 次。

王某 女 46 岁 1992 年 4 月 10 日

瘿气，跳动，脉弦滑。

处方

生牡蛎（先煎）30g 赤芍 10g 桃仁 10g 夏枯草 15g 清半夏 15g 炙乳没各 10g 紫花地丁 20g 浙贝母 10g 天花粉 10g 莪术 10g 陈皮 10g 延胡索 10g 乌药 10g

水煎服 3 剂，每剂煎 2 次，每日服 2 次。

高某 女 34 岁 1991 年 1 月 17 日

喉部良性肿瘤，慢性膀胱炎，上焦肝郁气滞，下焦湿热下注，舌黯苔白，热伏于内，脉弦盛，肝气郁滞化火上冲。

处方

生牡蛎（先煎）30g 赤芍 15g 夏枯草 15g 珍珠粉（冲）2 瓶 郁金 15g 橘核 10g 桑寄生 10g 冬葵子 10g 炒薏苡仁 15g 茯苓 10g 盐知柏各 10g 乌药 10g 清半夏 10g 厚朴 10g 炙乳没各 5g 琥珀粉（冲）2g

水煎服 10 剂，每剂煎 2 次，每日服 2 次。

杨某 男 成人 1991 年 12 月 26 日

食后胃脘胀痛，背痛，卧位被压部疼痛 1 月余。胃癌术后 2 年。

处方

苍术 15g 莪术 10g 半夏 10g 厚朴 10g 砂仁（后下）5g 泽泻 15g 延胡索 10g 丹参 10g 香附 10g 橘核 10g 木香（后下）5g 白芍 15g 藿香 10g 荷叶 10g 黄连 5g

水煎服 14 剂，每剂煎 2 次，每日服 2 次。

王某 女 58 岁 1991 年 12 月 5 日

8 年前胰腺癌术后，今年肺部新发现，舌质绛，舌苔黄腻，脉弦滑。

处方

瓜蒌 15g 半夏 15g 炒薏苡仁 25g 陈皮 10g 天竺黄 10g 金银花 15g 黄芩 10g 茯苓 15g 远志 10g 炒枳壳 10g 鸡内金 15g

水煎服 7 剂，每剂煎 2 次，每日服 2 次。

李某 女 36 岁 1991 年 3 月 21 日

肝血管瘤。

处方

菊花 15g 白僵蚕 10g 夏枯草 10g 炒栀子 10g 枳壳 10g 白扁豆 10g 炙鳖甲（先煎）10g 赤芍 10g 炙鸡内金 10g 炒薏苡仁 15g 珍珠母（先煎）30g 夜交藤 20g 草薢 15g 茯苓 15g 天花粉 10g

水煎服 7 剂，每剂煎 2 次，每日服 2 次。

吕某 女 40 岁 1991 年 3 月 7 日

肝内血管瘤，舌苔厚，少津，脉滑，拟清瘀而散结。

处方

生牡蛎（先煎）30g 赤芍 10g 夏枯草 10g 炙鳖甲（先煎）10g 桃仁 10g 石斛 10g 天花粉 10g 郁金 15g 炒枳壳 10g 陈皮 10g 炙鸡内金 15g 乌药 10g 延胡索 10g 荷叶 10g 女贞子 10g 旱莲草 10g

水煎服 7 剂，每剂煎 2 次，每日服 2 次。

第八章　肢体经络疾病

第一节　背　热

马某　女　45 岁　1990 年 9 月 13 日

仍以湿热之事，舌黯，脉沉，舌形胖大而滑。湿瘀之象，未能清解，再拟从湿化瘀。

处方

桑枝 10g　丝瓜络 15g　萆薢 15g　鸡血藤 25g　鹿角霜 15g　嫩桂枝 10g
连翘 15g　桃仁泥 15g　炒苍术 10g　盐知柏各 5g　川牛膝 10g　滑石（包煎）
10g　土茯苓 15g　穿山龙 15g

水煎服 7 剂，每剂煎 2 次，每日服 2 次。

二诊　1990 年 10 月 4 日

舌苔渐转，瘀象渐弱，两小腿仍觉发胀，膝关节时有屈伸不利，月经提前
6 日，量尚可，仍以化湿为主。

处方

桑枝 10g　全当归 15g　丝瓜络 15g　桑寄生 10g　汉防己 10g　威灵仙 10g
白鲜皮 15g　盐知柏各 10g　泽泻 10g　粉葛根 15g　土炒白术 10g　川芎 10g
茯苓 15g　砂仁（后下）5g　荷叶 10g

水煎服 7 剂，每剂煎 2 次，每日服 2 次。

三诊　1990 年 10 月 11 日

湿阻而瘀，脉沉舌黯，苔腻，足下有凉感，时有胸闷。

处方

二诊处方去威灵仙、砂仁、荷叶加入桔梗 10g、丹参 15g。

水煎服 7 剂，每剂煎 2 次，每日服 2 次。

胡某　男　60 岁　1990 年 10 月 11 日

后背垫感 1 年余，伴有瘙痒，不嗜冷饮、烟酒，经治效而复作。脉弦而

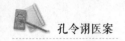

滑，舌苔薄黄，质稍黯。以清通为主，6剂服后，明显好转。舌苔由黄转白，质尚略黯，脉缓。

处方

桑枝15g　炒栀子10g　川连10g　辛夷（包煎）10g　白前10g　川楝子10g　生石决明（先煎）30g　代赭石（先煎）20g　苏梗子各10g　丝瓜络25g　清半夏15g　土茯苓25g　汉防己15g　连翘20g　蝉蜕13g

水煎服6剂，每剂煎2次，每日服2次。

第二节　痹　　证

刘某　女　26岁　1990年7月5日

处方

生薏苡仁25g　盐知柏各10g　怀牛膝25g　木瓜10g　滑石（包煎）10g　桑枝10g　桃杏仁各10g　粉葛根10g　土茯苓20g　地龙10g　丝瓜络25g　金银花15g　嫩桂枝10g　防己10g

水煎服7剂，每剂煎2次，每日服2次。

赵某　女　58岁　1989年11月2日

处方

生石决明（先煎）30g　生赭石（先煎）15g　旋覆花（包煎）15g　全蝎10g　桑枝15g　桑寄生15g　川牛膝15g　当归10g　丝瓜络10g　桃仁15g　杏仁15g　忍冬藤20g　清半夏15g　陈皮15g　秦艽15g　浙贝母10g　络石藤15g　肉苁蓉15g　夏枯草10g　天麻10g

水煎服7剂，每剂煎2次，每日服2次。

宋某　女　成人　1990年12月28日

风湿结节。

处方

防己10g　桑枝10g　苍术10g　茯苓15g　葛根10g　萆薢15g　柴胡10g　枳壳10g　连翘15g　赤芍15g　荷叶10g　白僵蚕10g　蝉蜕10g　牛膝10g　玄参10g　麦冬10g　白蔻10g

水煎服5剂，每剂煎2次，每日服2次。

二诊　1991年1月9日

处方

一诊处方去茯苓、柴胡、枳壳、白僵蚕、麦冬，加丝瓜络 15g、炙乳没各 5g、知柏各 10g、大腹皮 10g、生牡蛎（先煎）30g。

水煎服 10 剂，每剂煎 2 次，每日服 2 次。

三诊　1991 年 1 月 28 日

处方

生石膏（先煎）50g　地骨皮 15g　炒薏苡仁 30g　土茯苓 30g　黑玄参 15g 炒苍术 15g　川牛膝 15g　盐知柏各 10g　滑石（包煎）15g　清半夏 15g　白蔻 10g　淡竹叶 10g　白薇 15g　生牡蛎（先煎）30g　莲子心 10g　泽泻 15g

水煎服 5 剂，每剂煎 2 次，每日服 2 次。

四诊　1991 年 3 月 4 日

风湿热。

处方

生地 30g　白薇 10g　地骨皮 10g　萆薢 15g　滑石 10g　秦艽 10g　川牛膝 10g　炒薏苡仁 20g　防己 10g　枳壳 10g　生黄芪 15g　炒白术 10g　竹叶 10g 川芎 10g　炒稻麦芽各 10g　盐知柏各 10g

水煎服 10 剂，每剂煎 2 次，每日服 2 次。

钟某　女　成人　1991 年 4 月 20 日

处方

桑枝 10g　桑寄生 10g　怀牛膝 10g　秦艽 10g　萆薢 10g　清半夏 10g　生 白芍 15g　木瓜 10g　炒杜仲 10g　钩藤（后下）10g　夏枯草 10g　川芎 10g 桃杏仁各 10g　石菖蒲 10g　龙胆草 5g　桂枝 10g　天麻 10g　黄连 10g

水煎服 5 剂，每剂煎 2 次，每日服 2 次。

张某　女　成人　1991 年 8 月 6 日

处方

桑枝 10g　清半夏 15g　牛膝 10g　土茯苓 30g　丝瓜络 15g　陈皮 10g　秦 艽 10g　生石膏（先煎）30g　鸡血藤 15g　云苓 15g　土鳖虫 10g　生地 30g 佩兰 10g　青竹茹 15g　当归 10g　生甘草 10g

水煎服 7 剂，每剂煎 2 次，每日服 2 次。

二诊　1991 年 8 月 31 日

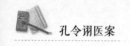

处方

佩兰 10g　石菖蒲 10g　炙首乌 10g　白茯苓 15g　竹叶 10g　郁金 10g　黄精 10g　粉丹皮 10g　莲子心 10g　盐知柏各 10g　怀山药 15g　生熟地各 15g　麦冬 10g　枸杞子 15g　泽泻 15g　山萸肉 10g　砂仁（后下）5g

水煎服 14 剂，每剂煎 2 次，每日服 2 次。

黄某　女　成人　1991 年 9 月 11 日

关节炎。两腿受寒加重，行经时加重，脉弦细。

处方

茵陈（后下）12g　柴胡 9g　枳壳 6g　生薏苡仁 12g　三七粉（冲）3g　陈皮 12g　鸡血藤 12g　牛膝 12g　川断 12g　桂枝 9g　生杜仲 12g　桑寄生 30g　独活 9g　车前草 30g

水煎服 7 剂，每剂煎 2 次，每日服 2 次。

王某　女　52 岁　1991 年 10 月 17 日

类风湿，心烦失眠转好，仍疼痛。

处方

桑枝 10g　牛膝 10g　白扁豆 10g　红花 10g　土鳖虫 10g　生地 30g　草薢 15g　苍术 15g　砂仁（后下）10g　荷叶 10g　枳壳 10g　半夏 10g　防风 10g　蝉蜕 10g　土茯苓 30g　忍冬藤 15g　石楠藤 15g

水煎服 7 剂，每剂煎 2 次，每日服 2 次。

二诊　1991 年 10 月 24 日

肌肉萎缩如旧，略或肢体舒畅。仍从上法，加舒筋活络之药。

处方

一诊处方去荷叶、忍冬藤、石楠藤，加入红花 15g、竹叶 10g、木瓜 10g、络石藤 20g、薏苡仁 30g。

水煎服 7 剂，每剂煎 2 次，每日服 2 次。

三诊　1991 年 10 月 31 日

处方

一诊处方去草薢、忍冬藤、石楠藤，加入木瓜 10g、络石藤 20g、鹿角霜 25g、炮姜 10g。

水煎服 7 剂，每剂煎 2 次，每日服 2 次。

四诊　1991 年 11 月 7 日

夜间疼痛略减，仍从上方加炮姜、鹿角胶等温里通络之品，拟阳和汤之意。

处方

桑枝 10g　牛膝 10g　白扁豆 10g　红花 15g　土鳖虫 10g　生地 30g　苍术 15g　砂仁（后下）5g　枳壳 10g　半夏 10g　防风 15g　土茯苓 30g　鹿角胶（烊化）10g　炮姜 15g

水煎服 7 剂，每剂煎 2 次，每日服 2 次。

五诊　1991 年 11 月 21 日

口中略干，不苦，舌上苔薄，质黯略减，活动后较怠，夜卧较重。

处方

土茯苓 30g　鹿角胶（烊冲）12g　生地 45g　炮姜 15g　防风 15g　红花 15g　桑枝 10g　牛膝 10g　白扁豆 10g　土鳖虫 10g　苍术 15g　砂仁（后下）3g　枳壳 10g　半夏 10g

水煎服 7 剂，每剂煎 2 次，每日服 2 次。

六诊　1991 年 11 月 28 日

处方

桑枝 10g　牛膝 10g　木瓜 10g　防风 15g　苍术 15g　白扁豆 15g　炮姜 10g 红花 15g　鹿角胶（烊冲）12g　土茯苓 30g　枳壳 15g　生地 50g　络石藤 15g　砂仁（后下）5g　半夏 15g　土鳖虫 10g

水煎服 7 剂，每剂煎 2 次，每日服 2 次。

七诊　1991 年 12 月 5 日

双下肢呈交替性疼痛，改生地为熟地，加肉桂，仍以温通经络为主。

处方

桑枝 10g　牛膝 10g　白扁豆 10g　红花 15g　土鳖虫 10g　生地 30g　苍术 15g　砂仁（后下）5g　枳壳 10g　半夏 10g　防风 15g　土茯苓 30g　鹿角胶（烊化）10g　炮姜 15g

水煎服 7 剂，每剂煎 2 次，每日服 2 次。

八诊　1991 年 12 月 12 日

腿疼减轻，纳食尚佳，以上加炙麻黄 3g，炙甘草 5g。

处方

桑枝 10g　牛膝 10g　木瓜 10g　苍术 15g　炮姜 10g　红花 15g　鹿角胶

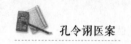

（烊冲）10g　土茯苓30g　熟地30g　砂仁（后下）5g　半夏15g　土鳖虫10g
肉桂5g　炙麻黄3g　炙甘草5g　防风15g

　　水煎服7剂，每剂煎2次，每日服2次。

　　九诊　1991年12月19日

　　类风湿。

　　处方

　　桑枝10g　牛膝10g　木瓜10g　防风15g　苍术15g　炮姜10g　红花15g
鹿角胶（烊化）12g　土茯苓30g　生地30g　砂仁（后下）5g　半夏15g　土
鳖虫10g　炙麻黄3g　盐知柏各5g

　　水煎服7剂，每剂煎2次，每日服2次。

　　十诊　1992年1月9日

　　近日减轻，两手关节痛症状减轻，动则剧，静则轻。

　　处方

　　九诊处方去生地加入熟地30g、肉桂10g、炙甘草5g、水蛭5g

　　水煎服7剂，每剂煎2次，每日服2次。

　　十一诊　1992年1月16日

　　类风湿，近日两关脉盛，胸部不畅，因大寒季节，舌质黯红。

　　处方

　　鹿角胶（烊化）15g　熟地30g　白芍15g　木瓜10g　桂枝15g　炮姜10g
炙麻黄3g　萆薢25g　水蛭5g　生石膏（先煎）25g　炙甘草5g　乌药10g
杏仁10g　陈皮10g

　　水煎服7剂，每剂煎2次，每日服2次。

　　杨某　男　成人　1990年12月3日

　　湿热下注。

　　处方

　　藿梗15g　佩兰叶10g　炒苍术15g　白蔻10g　白扁豆15g　盐知柏各10g
丝瓜络15g　滑石（包煎）15g　盐橘核15g　乌药15g　蛇床子15g　地肤子
15g　土茯苓25g　龙胆草10g　蝉蜕15g

　　水煎服5剂，每剂煎2次，每日服2次。

　　二诊　1990年12月11日

　　湿热下注。

处方

一诊处方去丝瓜络加入萆薢15g、紫花地丁25g

水煎服5剂，每剂煎2次，每日服2次。

三诊　1991年9月7日

处方

苦参10g　盐黄柏10g　地肤子15g　白鲜皮15g　儿茶10g　蛇床子15g

3剂，外洗用。

四诊　1991年9月19日

处方

盐橘核15g　川楝子10g　红花10g　远志10g　乌药10g　延胡索10g　郁金10g　半夏15g　萆薢15g　制香附10g　柴胡10g　陈皮15g　鸡内金15g　苏子15g

水煎服7剂，每剂煎2次，每日服2次。

张某　女　39岁　1991年7月5日

类风湿，舌红苔厚，脉弦滑右细。

处方

桑枝10g　炙桑皮10g　炒薏苡仁15g　川牛膝15g　萆薢25g　茯苓皮15g　忍冬藤30g　秦艽10g　五加皮10g　稽豆衣10g　滑石（包煎）10g　防己10g　晚蚕沙（包煎）15g

水煎服7剂，每剂煎2次，每日服2次。

李某　男　42岁　1991年9月13日

痹证，类风湿。舌苔白，质淡，脉沉。

处方

炒薏苡仁25g　清半夏15g　生黄芪25g　红花15g　白扁豆15g　地龙10g　防己10g　桑寄生10g　土茯苓30g　忍冬藤30g　泽泻15g　牛膝15g　杜仲10g　土鳖虫10g　炙乳没各10g

水煎服7剂，每剂煎2次，每日服2次。

陆某　女　58岁　1991年3月27日

处方

桑枝10g　秦艽15g　川芎10g　威灵仙15g　当归15g　牛膝15g　滑石（包煎）15g　地龙10g　桃仁15g　赤芍10g　红花10g　生黄芪15g　大枣10g

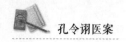
苍术 15g　甘草 10g　清半夏 15g

水煎服 3 剂，每剂煎 2 次，每日服 2 次。

雍某　女　27 岁　1991 年 12 月 28 日

左臂畏风，舌红苔略腻。再以清化调之。

处方

萆薢 15g　盐知柏各 10g　生黄芪 10g　砂仁（后下）5g　藿梗 15g　炒白术 15g　龙胆草 5g　鸡血藤 25g　清半夏 15g　炒薏苡仁 15g　茯苓皮 10g　防风 15g

水煎服 7 剂，每剂煎 2 次，每日服 2 次。

张某　女　76 岁　1992 年 1 月 9 日

处方

麻黄 3g　地龙 10g　补骨脂 15g　川断 15g　白芥子 3g　首乌 10g　当归 15g　红花 10g　薏苡仁 15g　苍术 15g　鸡血藤 30g　黄芩 15g　丹参 10g　败龟板（先煎）10g

水煎服 7 剂，每剂煎 2 次，每日服 2 次。

盖某　女　41 岁　1993 年 3 月 16 日

舌有齿痕，苔薄，脉沉细。空调病，左上肢有痛感。

处方

生地 30g　山萸肉 10g　石斛 10g　生白芍 15g　桂枝 10g　石菖蒲 10g　白茯苓 30g　远志 10g　炒苍术 15g　肉苁蓉 15g　紫花地丁 15g　红花 15g　珍珠母（先煎）50g　秦艽 10g　蝉蜕 10g　土鳖虫 10g

水煎服 7～14 剂，每剂煎 2 次，每日服 2 次。

余某　男　63 岁　1991 年 10 月 30 日

肝肾湿热伤阴。

处方

桑寄生 10g　炒杜仲 10g　生山甲（先煎）10g　生地 30g　川牛膝 15g　盐知柏各 15g　白茯苓 25g　枸杞子 15g　木瓜 15g　萆薢 20g　炒薏苡仁 25g　鸡血藤 30g　砂仁（后下）5g　荷叶 10g

水煎服 10 剂，每剂煎 2 次，每日服 2 次。

张某　男　60 岁　1990 年 6 月 7 日

膝以下畏寒，感寒尤甚，舌苔厚黄，尖稍赤，脉弦滑。

处方

黄连 10g　肉桂 10g　泽泻 15g　茯苓 15g　防风 15g　生黄芪 10g　白术 15g　桑枝 15g　当归 15g　炒薏苡仁 30g　白扁豆 10g　蝉蜕 10g　甘草 5g　吴茱萸（包煎）15g

水煎服 7 剂，每剂煎 2 次，每日服 2 次。

徐某　男　成人　1991 年 11 月 18 日

舌光剥，少津，右侧隐青，脉细软。双下肢酸重无力。

处方

桑寄生 10g　木瓜 10g　金银花 20g　金银藤 30g　盐知柏各 10g　川牛膝 15g　白芍 25g　稽豆衣 15g　全当归 10g　炒杜仲 10g　枸杞子 25g　生地 30g　红花 15g

水煎服 5 剂，每剂煎 2 次，每日服 2 次。

刘某　男　77 岁　1992 年 1 月 10 日

舌红苔腻，脉滑，下肢疲弱，当予清通调理。

处方

生石膏（先煎）25g　肥知母 10g　藿梗 10g　清半夏 10g　厚朴 10g　炙鸡内金 15g　草决明 20g　川牛膝 10g　炒杜仲 10g　川连 10g　生枳实 5g　西洋参（另煎）2g

水煎服 3～5 剂，每剂煎 2 次，每日服 2 次。

崔某　女　34 岁 1991 年 7 月 20 日

湿热阴虚。舌尖红苔黄腻中有裂纹。

处方

佩兰 10g　草薢 15g　桑寄生 10g　白菊花 15g　滑石（包煎）10g　土茯苓 25g　盐知柏各 5g　玉竹 15g　荷叶 10g　稽豆衣 15g　枸杞子 25g　旋覆花（包煎）15g　白蔻 10g　怀牛膝 15g　生地 25g　珍珠粉（冲）2 瓶　秦艽 10g

水煎服 5～10 剂，每剂煎 2 次，每日服 2 次。

二诊　1991 年 8 月 6 日

舌苔略化，有裂痕，舌红苔黄腻。

处方

佩兰 10g　猪苓 15g　玉竹 10g　炒苍术 10g　滑石（包煎）10g　泽泻 10g　枸杞子 15g　黑玄参 10g　竹叶 10g　桂枝 3g　橘核 10g　怀牛膝 10g　连翘 15g

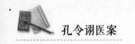

生地 30g　菊花 10g　珍珠母（先煎）10g　白蔻 10g　紫河车 15g

水煎服 5 剂，每剂煎 2 次，每日服 2 次。

三诊　1991 年 9 月 2 日

舌苔化，湿热减而未清，阴虚尚宜滋养。

处方

珍珠母（先煎）30g　清半夏 10g　夏枯草 10g　滑石（包煎）10g　竹叶 10g　连翘 15g　生地 30g　枸杞子 15g　菊花 10g　玄参 10g　怀牛膝 10g　白豆蔻 10g　川断 10g　萆薢 15g　天麦冬各 10g

水煎服 5 剂，每剂煎 2 次，每日服 2 次。

四诊　1991 年 9 月 11 日

处方

竹叶 15g　连翘 15g　生地 30g　升麻 10g　山萸肉 10g　菊花 15g　玄参 15g　怀牛膝 15g　柴胡 10g　桑寄生 15g　白僵蚕 15g　萆薢 15g　天麦冬各 30g　辛夷（包煎）15g　金银花 15g　川芎 10g　杜仲 10g

水煎服 5～10 剂，每剂煎 2 次，每日服 2 次。

五诊　1991 年 9 月 27 日

处方

四诊处方去竹叶、怀牛膝、桑寄生、天门冬。

水煎服 5～10 剂，每剂煎 2 次，每日服 2 次。

姜某　女　33 岁　1991 年 10 月 19 日

舌淡苔滑，脉沉细。治在脾肾，宗理中阳和意。

处方

生晒参（先煎）3g　土炒白术 25g　鹿角胶（烊冲）10g　桑皮 10g　桂枝 10g　土鳖虫 10g　炮姜 10g　杜仲 10g　牛膝 15g　川芎 10g　当归 15g　滑石（包煎）10g　荷叶 10g　陈皮 10g　砂仁（后下）5g

水煎服 10 剂，每剂煎 2 次，每日服 2 次。

二诊　1992 年 2 月 25 日

前药进效，停服复。续予调理。

处方

一诊处方去荷叶、滑石加白芍 15g、白扁豆 10g、河车粉（冲）2g。

水煎服 11～30 剂，每剂煎 2 次，每日服 2 次。

秦某 男 成人 1991 年 5 月 23 日

关节疼痛，舌质红绛，苔白渐化，脉两寸及左关盛。

处方

旋覆花（包煎）15g 代赭石（先煎）10g 生地30g 粉丹皮10g 金银花15g 淡竹叶15g 西洋参（另煎）1.5g 清半夏10g 枳实10g 金钱草30g 炙鸡内金20g 白茅根20g 草决明20g 盐橘核15g

水煎服 7 剂，每剂煎 2 次，每日服 2 次。

二诊 1991 年 6 月 6 日

处方

旋覆花（包煎）15g 代赭石（先煎）10g 生地30g 粉丹皮10g 金银花15g 西洋参（另煎）5g 清半夏10g 枳实10g 炙鸡内金20g 白茅根20g 盐橘核15g 草薢15g 黑玄参15g

水煎服 7 剂，每剂煎 2 次，每日服 2 次。

三诊 1991 年 6 月 13 日

处方

二诊处方加桃杏仁各 10g。

水煎服 7 剂，每剂煎 2 次，每日服 2 次。

四诊 1991 年 6 月 27 日

近日微觉恶心，唇干，背部沉重，脉细数带弦，舌质红绛而有齿痕，苔稍减腻象。

处方

二诊处方加桃杏仁各 10g、佩兰 5g、葛根 10g。

水煎服 7 剂，每剂煎 2 次，每日服 2 次。

张某 男 33 岁 1990 年 5 月 24 日

药后症有减轻，下肢仍重。午后尚浮肿，困倦较前减轻，舌质黯，脉沉滑。

处方

桑枝10g 炒白术15g 炙桑皮15g 大腹皮15g 桑寄生10g 川牛膝15g 黄芪皮15g 炒薏苡仁30g 山药15g 草薢15g 川芎10g 鸡血藤20g 秦艽10g 羌活10g 土茯苓25g 滑石（包煎）15g 桃仁15g 五加皮10g

水煎服 7 剂，每剂煎 2 次，每日服 2 次。

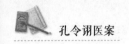
二诊 1990 年 5 月 31 日

诸症减轻，腹胀颇重，困倦体乏减轻，近日阴雨，全身关节痛发作。

处方

炒苍术 15g　滑石（包煎）15g　萆薢 15g　大腹皮 15g　薄荷（后下）5g　乌药 10g　陈皮 10g　清半夏 10g　土茯苓 25g　鸡血藤 30g　川芎 10g　秦艽 10g　羌活 10g　防己 10g　炒薏苡仁 30g　白扁豆 15g

水煎服 7 剂，每剂煎 2 次，每日服 2 次。

三诊 1990 年 6 月 7 日

现仍腹胀，下肢肿疼痛减轻，舌质黯，脉沉细而滑。

炒苍术 15g　桑寄生 15g　炒薏苡仁 50g　陈皮 10g　红花 10g　川芎 10g　鸡血藤 30g　乌药 10g　炙乳没各 10g　防己 10g　柴胡 10g　土茯苓 30g　泽泻 15g　冬葵子 15g　薄荷（后下）10g

水煎服 7 剂，每剂煎 2 次，每日服 2 次。

四诊 1990 年 7 月 5 日

近日感冒尚可，阴雨未见肢体麻木。

处方

生石膏（先煎）30g　炒苍术 15g　防己 10g　木瓜 10g　炒薏苡仁 20g　白扁豆 10g　薄荷（后下）5g　鸡血藤 30g　萆薢 15g　土鳖虫 10g　茯苓皮 10g　川芎 10g　秦艽 10g　乌药 10g

水煎服 7 剂，每剂煎 2 次，每日服 2 次。

五诊 1990 年 7 月 21 日

晨起腹泻，身体困乏，夜寐不安，时或有心下空空，如饥饿感，舌苔白腻，质黯，脉沉。

处方

炒薏苡仁 20g　焦白术 15g　萆薢 15g　滑石（包煎）15g　川牛膝 15g　川连 5g　杭菊花 15g　汉防己 10g　木瓜 10g　茯苓皮 15g　土鳖虫 10g　莲子心 5g　琥珀粉（冲）2g

水煎服 7 剂，每剂煎 2 次，每日服 2 次。

宋某　女　31 岁　1991 年 1 月 17 日

风湿，关节痛肿，红肿有结节。

处方

生石膏（先煎）30g　炒苍术 10g　炒薏苡仁 20g　汉防己 10g　连翘 15g

粉葛根 15g　地骨皮 10g　草薢 15g　土茯苓 25g　滑石（包煎）25g　砂仁（后下）5g　藿香 10g　焦三仙各 30g　大腹皮 10g　龙胆草 5g　荆芥 10g　柴胡 10g

水煎服 10 剂，每剂煎 2 次，每日服 2 次。

二诊　1991 年 4 月 11 日

处方

桑枝 10g　地骨皮 15g　草薢 15g　炒薏苡仁 20g　土茯苓 25g　藿香 15g　怀牛膝 10g　滑石（包煎）15g　鸡血藤 25g　金银花 15g　当归 15g　川芎 10g　秦艽 10g　盐知柏各 10g　蜂房 15g

水煎服 7 剂，每剂煎 2 次，每日服 2 次。

三诊　1991 年 4 月 18 日

处方

生石膏（先煎）30g　寒水石（先煎）15g　秦艽 15g　威灵仙 10g　炒薏苡仁 20g　丝瓜络 15g　连翘 15g　淡竹叶 15g　草薢 20g　粉葛根 10g　佩兰 10g　砂仁（后下）5g　生牡蛎（先煎）30g　浮小麦 30g　红花 10g　知母 15g

水煎服 7 剂，每剂煎 2 次，每日服 2 次。

蔡某　女　成人　1990 年 5 月 10 日

左侧较重，本日大风，未觉加重，劳动后仍觉酸楚，舌苔白厚腻，脉沉细滑。

处方

威灵仙 10g　秦艽 10g　防己 5g　滑石（包煎）10g　怀牛膝 15g　稆豆衣 15g　丝瓜络 15g　忍冬藤 15g　首乌藤 15g　川断 10g　土茯苓 20g　盐知柏各 5g　太子参 10g　砂仁（后下）3g　木瓜 10g　草薢 15g

水煎服 7 剂，每剂煎 2 次，每日服 2 次。

二诊　1990 年 5 月 17 日

处方

一诊处方去防己、滑石，加黄芪皮 10g、茯苓皮 10g、白僵蚕 10g、羌活 5g、柴胡 5g。

水煎服 7 剂，每剂煎 2 次，每日服 2 次。

三诊　1990 年 5 月 24 日

苔白脉滑，骨节痛，凉风尤著。

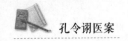

处方

一诊处方去防己、滑石、首乌藤，加生黄芪 10g、全当归 10g、制首乌 15g、羌活 5g。

水煎服 7 剂，每剂煎 2 次，每日服 2 次。

四诊 1990 年 5 月 31 日

处方

当归 10g　生黄芪 10g　威灵仙 10g　秦艽 10g　牛膝 10g　羌活 10g　草薢 15g　土茯苓 25g　木瓜 10g　滑石（包煎）10g　盐知柏各 5g　忍冬藤 20g　白鲜皮 15g　首乌藤 30g

水煎服 7 剂，每剂煎 2 次，每日服 2 次。

五诊 1990 年 6 月 7 日

近两日劳累后，天气变化，关节疼痛加重。

处方

当归 15g　牛膝 15g　丹皮 10g　赤芍 10g　栀子 10g　桑寄生 15g　荷叶 10g　滑石（包煎）10g　忍冬藤 30g　白鲜皮 10g　薏苡仁 30g　盐知柏各 5g　炒苍术 10g　茯苓 15g　薄荷（后下）5g

水煎服 7 剂，每剂煎 2 次，每日服 2 次。

六诊 1990 年 6 月 28 日

劳累后关节疼痛，坐久两足仍有麻木感，小关节尚无不适。两脉血络尚有瘀邪，再加通络之品。

处方

丝瓜络 10g　桑枝 10g　草薢 15g　秦艽 10g　威灵仙 15g　川牛膝 15g　滑石（包煎）15g　生薏苡仁 25g　当归 10g　黄精 15g　五味子 5g　连翘 15g　川芎 5g　生黄芪 10g　甘草 5g　土鳖虫 10g

水煎服 7 剂，每剂煎 2 次，每日服 2 次。

七诊 1990 年 7 月 12 日

以上症状渐缓，诊脉左关细，肝脉弱。

处方

六诊处方去五味子、连翘，加木瓜 10g、生白芍 15g。

水煎服 7 剂，每剂煎 2 次，每日服 2 次。

八诊 1990 年 8 月 2 日

近日劳累，肩关节时觉疼痛，舌苔白，质白，脉滑。

处方

广藿根 15g　丝瓜络 15g　桑枝 10g　汉防己 10g　木瓜 10g　生白芍 15g
草薢 15g　威灵仙 15g　生石膏（先煎）30g　土鳖虫 10g　滑石 10g　川牛膝
15g　川芎 10g　荷叶 10g　甘草 5g

水煎服 14 剂，每剂煎 2 次，每日服 2 次。

李某　男　成人　1991 年 10 月 31 日

处方

金银花 25g　玄参 25g　当归 25g　甘草 15g　红花 10g　炙乳没各 15g　橘
核 15g　乌药 10g　川楝子 10g　夏枯草 10g　沉香面（冲）1g　桔梗 10g　生地
30g

水煎服 7 剂，每剂煎 2 次，每日服 2 次。

第三节　颤　　证

张某　男　68 岁　1990 年 7 月 16 日

肩背部神经痛，舌质黯，苔腻，脉沉细滑。湿阻络脉。

处方

桑枝 15g　丝瓜络 15g　老苏梗 15g　桃仁 15g　瓜蒌 5g　清半夏 15g　嫩桂
枝 10g　红花 10g　炙梗 5g　延胡索 15g　白扁豆 10g　防己 10g　稆豆衣 15g
威灵仙 15g　生薏苡仁 30g

水煎服 5 剂，每剂煎 2 次，每日服 2 次。

二诊　1990 年 8 月 10 日

右肩气滞作痛。近日右肩疼，诊脉左关弦滑右手显浮，内气郁阻，鼓动湿
裹络而成人。

处方

地龙 15g　桑枝 10g　川楝子（打）2.5g　乌药 10g　盐橘核 15g　鸡血藤
15g　延胡索 15g　生白芍 20g　木瓜 10g　汉防己 10g　清半夏 10g　粉葛根 10g
青竹茹 15g　琥珀粉（冲）2g

水煎服 3 剂，每剂煎 2 次，每日服 2 次。

孙某　男　成人　1990 年 12 月 6 日

再以清化，以助药力。服药后麻木减。

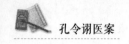

处方

桑枝 10g　桂枝 10g　桃仁 10g　川芎 10g　夜交藤 30g　土茯苓 25g　炙乳没各 10g　当归 15g　制首乌 10g　全蝎（冲）1.5g　地龙 10g　炒苍术 25g　玄参 15g　红花 10g　防己 10g　忍冬藤 25g

水煎服 7 剂，每剂煎 2 次，每日服 2 次。

二诊　1990 年 12 月 13 日

手心痛 1 月，左上肢麻木 1 周，治疗后缓解，舌尖赤苔腻，舌强，湿阻络瘀，当化湿通络。

处方

一诊处方去炒苍术 25g、玄参 15g、红花 10g、防己 10g、忍冬藤 25g。

水煎服 7 剂，每剂煎 2 次，每日服 2 次。

刘某　女　57 岁　1990 年 11 月 1 日

右手精细动作失准多年，用力尚觉不疲软，惟于书写等细动作显著，舌苔白薄。先拟化湿通络，再议补肾填髓。

处方

桑枝 15g　明天麻 15g　清半夏 15g　丝瓜络 15g　地龙 10g　鸡血藤 30g　秦艽 10g　生薏苡仁 25g　防风 15g　滑石（包煎）15g　淡竹叶 15g　红花 10g

水煎服 7 剂，每剂煎 2 次，每日服 2 次。

余某　男　40 岁　1991 年 1 月 24 日

邪气郁，左侧有时痒痛，咳则著，舌苔而白厚，脉滑。

处方

茯苓皮 15g　泽泻 15g　川芎 10g　蒺藜 15g　白僵蚕 10g　石菖蒲 10g　炒薏苡仁 15g　辛夷（包煎）15g　桃仁 10g　蝉蜕 15g　桑枝 10g　柴胡 10g

水煎服 7 剂，每剂煎 2 次，每日服 2 次。

二诊　1991 年 1 月 31 日

药后症减，现左侧酸楚，咳则引右侧偏头痛，舌苔前化去湿，以上清调肝风疏解。

处方

一诊处方去桃仁，加防风 15g、藁本 15g、白术 10g、菊花 15g、红花 10g。

水煎服 7 剂，每剂煎 2 次，每日服 2 次。

孙某　女　61 岁　1991 年 3 月 7 日

因郁怒致痰，发作抖颤，血压升高，常感畏温，时或头疼。肝郁化风，而挟痰，当节清化调肝。

处方

枳实 10g　青竹茹 15g　陈皮 10g　清半夏 15g　白茯苓 25g　川连 15g　石菖蒲 15g　炒枣仁 15g　川楝子 10g　菊花 15g　板蓝根 10g　白僵蚕 10g　钩藤 10g（后下）　寸冬 10g　西洋参 1.5g（另煎）

水煎服 7 剂，每剂煎 2 次，每日服 2 次。

梁某　女　70 岁　1991 年 3 月 7 日

年事已高，右上肢麻木、耳鸣，纳少，舌苔黄厚，脉右弦左弦滑而数，大便干结。阴虚不盛，痰热内郁，当节消化和化。

处方

生石决明 25g（先煎）　珍珠母 15g（先煎）　生地 10g　黑玄参 10g　肥知母 10g　菊花 10g　桑枝 10g　稀莶草 10g　白茯苓 15g　青子芩 10g　石斛 10g　桃形仁各 5g　炙鸡内金 10g　清半夏 5g

水煎服 7 剂，每剂煎 2 次，每日服 2 次。

张某　男　76 岁　1991 年 5 月 17 日

湿热伤筋，舌绛苔厚，脉弦滑而数。

处方

旋覆花（包煎）10g　秦艽 10g　佩兰 10g　木瓜 10g　代赭石（先煎）10g　五加皮 5g　滑石（包煎）10g　盐知柏各 10g　萆薢 10g　红藤 10g　千石藤 10g　盐橘核 10g　桑寄生 10g　桑枝 5g　防己 10g　威灵仙 5g　血竭（分冲）1.5g

水煎服 3~5 剂，每剂煎 2 次，每日服 2 次。

二诊　1991 年 5 月 23 日

左半身麻木，发于泄泻后，舌苔腻，脉滑。

处方

桑枝 10g　桑寄生 10g　丝瓜络 15g　盐知柏各 5g　五加皮 10g　旋覆花（包煎）15g　木瓜 10g　秦艽 10g　川牛膝 10g　萆薢 15g　地龙 10g　威灵仙 10g　生薏苡仁 30g　血竭（冲）1.5g

水煎服 7 剂，每剂煎 2 次，每日服 2 次。

三诊　1991 年 5 月 30 日

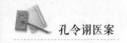

处方

二诊处方加入生牡蛎（先煎）25g、红花10g。

水煎服6剂，每剂煎2次，每日服2次。

四诊 1991年6月13日

处方

藿香15g　佩兰12g　清半夏10g　陈皮10g　黄连5g　木瓜5g　扁豆10g
丝瓜络10g　丹参10g　薏苡仁15g　防己5g　荷叶10g

水煎服4剂，每剂煎2次，每日服2次。

五诊 1991年6月27日

胃气渐和，左肢麻减轻。

处方

四诊处方去黄连加功劳叶10g、金银花藤10g、葛根5g、桃仁10g。

水煎服7剂，每剂煎2次，每日服2次。

六诊 1991年7月4日

左肢仍麻，膝畏寒，舌苔午后加重。

处方

藿香10g　佩兰10g　苍术10g　陈皮10g　清半夏10g　厚朴10g　滑石
（包煎）10g　鸡内金10g　葛根5g　功劳叶10g　补骨脂10g　红花5g　木
瓜10g

水煎服7剂，每剂煎2次，每日服2次。

七诊 1991年7月18日

舌苔仍白而满，质黯，仍肢麻。

处方

六诊处方去木瓜加黄芪15g、防风10g、桂枝10g、牛膝10g、全蝎
（冲）1.5g

水煎服6剂，每剂煎2次，每日服2次。

八诊 1991年8月22日

处方

佩兰10g　苍术10g　滑石（包煎）10g　荷叶10g　黄芪15g　乌药10g
桂枝5g　全蝎（冲）1.5g　红花5g　补骨脂10g　秦艽10g　羊藿叶10g　金银
花10g　石楠藤10g　山药20g　砂仁（后下）3g

水煎服 7 剂，每剂煎 2 次，每日服 2 次。

九诊 1991 年 8 月 29 日

脉弦滑带数。仍从行气化湿，健脾舒筋为主。

处方

桑枝 10g 桂枝 5g 秦艽 10g 苍术 10g 黄芪 15g 乌药 10g 防己 10g 木瓜 10g 制首乌 10g 羊藿叶 10g 金银花 15g 枸杞子 15g 炒稻麦芽各 15g 炒薏苡仁 15g

水煎服 7 剂，每剂煎 2 次，每日服 2 次。

十诊 1991 年 9 月 5 日

症同前，舌苔复黄腻，脉弦滑，左侧肢体仍麻木。

处方

桑枝 10g 桂枝 5g 秦艽 10g 苍术 10g 黄芪 15g 乌药 10g 制首乌 10g 羊藿叶 10g 金银花 15g 枸杞子 15g 炒稻麦芽各 15g 炒薏苡仁 15g 佩兰 10g 厚朴 15g 红花 10g

水煎服 7 剂，每剂煎 2 次，每日服 2 次。

十一诊 1991 年 9 月 12 日

苔已去，脉即感滑弦，麻感尚著。

处方

同十诊处方。

水煎服 7 剂，每剂煎 2 次，每日服 2 次。

十二诊 1991 年 9 月 19 日

舌苔薄黄，余无变化。

处方

桑枝 10g 秦艽 10g 白术 15g 黄芪 20g 乌药 10g 牛膝 15g 木瓜 10g 制首乌 10g 羊藿叶 10g 金银花 15g 枸杞子 15g 炒稻麦芽各 15g 炒薏苡仁 15g 红花 10g 赤小豆 15g

水煎服 7 剂，每剂煎 2 次，每日服 2 次。

十三诊 1991 年 9 月 26 日

舌苔稍退，麻感尚重，热时易汗，但下肢无汗。

处方

桑枝 10g 桂枝 5g 秦艽 10g 苍术 10g 黄芪 15g 乌药 10g 防己 10g

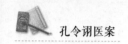

木瓜 10g　制首乌 10g　羊藿叶 10g　金银花 15g　枸杞子 15g　炒稻麦芽各 15g　炒薏苡仁 15g　天麻 15g　芥穗 10g

水煎服 10 剂，每剂煎 2 次，每日服 2 次。

十四诊　1991 年 10 月 10 日

双下肢麻木，因季节改变，遂改用益气、通络之剂。

处方

桑枝 10g　桂枝 10g　黄芪 15g　白术 15g　杜仲 5g　天麻 5g　牛膝 10g　荷叶 10g　焦三仙各 30g　乌药 10g　补骨脂 15g　陈皮 10g　麦冬 10g

水煎服 7 剂，每剂煎 2 次，每日服 2 次。

十五诊　1991 年 10 月 17 日

处方

十四诊处方去焦三仙加入当归 15g、肉苁蓉 10g、鸡内金 15g

水煎服 7 剂，每剂煎 2 次，每日服 2 次。

十六诊　1991 年 10 月 24 日

左下肢肿胀，舌苔略厚腻，左下足有热感。仍从上方。

处方

十四诊处方加入当归 15g、鸡血藤 30g、肉苁蓉 15g、金银花 15g。

水煎服 7 剂，每剂煎 2 次，每日服 2 次。

十七诊　1991 年 10 月 31 日

左下肢胀麻加重，脉沉，心虚也。

处方

十四诊处方加入熟地 20g、鹿角胶（烊冲）10g、炮姜 10g。

水煎服 7 剂，每剂煎 2 次，每日服 2 次。

十八诊　1991 年 11 月 7 日

仍温阳通络之功。

处方

桑枝 10g　桂枝 15g　苍术 15g　黄芪 25g　杜仲 10g　木瓜 10g　牛膝 10g　补骨脂 15g　川断 15g　乌药 10g　首乌 10g　砂仁（后下）5g　熟地 25g　鹿角胶（烊冲）10g　炮姜 10g　当归 10g

水煎服 7 剂，每剂煎 2 次，每日服 2 次。

十九诊　1991 年 11 月 21 日

处方

继续服用十八诊处方。

水煎服 7 剂，每剂煎 2 次，每日服 2 次。

当归 20g　白鲜皮 20g　首乌 30g　防风 10g

4 剂，外用。

二十诊　1991 年 11 月 28 日

下肢麻减轻，时有浮肿，舌上苔稍厚，脉滑数。

处方

十八诊处方去川断、乌药、当归加莲子 25g。

水煎服 7 剂，每剂煎 2 次，每日服 2 次。

二十一诊　1991 年 12 月 5 日

身体麻木不仁。

处方

十八诊处方去熟地、鹿角胶、炮姜、当归，加入莲子 25g、藁本 15g。

水煎服 7 剂，每剂煎 2 次，每日服 2 次。

二十二诊　1991 年 12 月 12 日

肢麻。

处方

肉桂 10g　麻黄 3g　地龙 10g　补骨脂 15g　川断 15g　白芥子 3g　首乌 10g　当归 15g　红花 10g　薏苡仁 15g　苍术 15g　鸡血藤 30g　炒杜仲 10g　黄芪 15g

水煎服 7 剂，每剂煎 2 次，每日服 2 次。

二十三诊　1991 年 12 月 19 日

夜卧口干，舌苔薄黄，右半无。脉略数。

处方

二十二诊处方加入玉竹 10g。

水煎服 7 剂，每剂煎 2 次，每日服 2 次。同时，当归 20g　白鲜皮 20g　首乌 30g　防风 10g4 剂。外洗。

二十四诊　1991 年 12 月 26 日

处方

当归 20g　白鲜皮 20g　首乌 30g　防风 10g

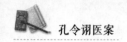

4 剂，外洗。

麻黄 3g　地龙 10g　补骨脂 15g　川断 15g　白芥子 3g　首乌 10g　当归 15g　红花 10g　薏苡仁 15g　苍术 15g　鸡血藤 30g　黄芪 15g　玉竹 10g　丹参 10g　黄连 5g

水煎服 10 剂，每剂煎 2 次，每日服 2 次。

二十五诊　1992 年 3 月 19 日

处方

白芍 10g　木瓜 10g　牛膝 10g　杜仲 5g　生地 20g　枸杞子 10g　鸡内金 10g　川芎 5g　桃仁 10g　路路通 10g　柴胡 5g　郁李仁 10g　泽兰 10g　天竺黄 10g

水煎服 7 剂，每剂煎 2 次，每日服 2 次。

张某　女　成人　1991 年 9 月 11 日
震颤麻痹。震颤，舌苔薄白。

处方

枸杞子 12g　菊花 9g　生地 12g　黄精 12g　泽泻 12g　天麻 12g　生杜仲 12g　桑寄生 30g　蝉蜕 3g　牛膝 12g　川芎 9g

水煎服 7 剂，每剂煎 2 次，每日服 2 次。

梁某　女　64 岁　1991 年 11 月 17 日
从柔肝舒筋着手，肝阴血虚，风从内起，四肢颤动。

处方

当归 15g　白芍 15g　木瓜 15g　牛膝 15g　桑寄生 10g　杜仲 10g　防己 10g　荷叶 10g　川芎 5g　首乌 10g　土鳖虫 5g　砂仁（后下）1g

水煎服 7 剂，每剂煎 2 次，每日服 2 次。

二诊　1991 年 11 月 21 日

处方

一诊处方加入女贞子 10g、山萸肉 10g。

水煎服 7 剂，每剂煎 2 次，每日服 2 次。

三诊　1991 年 11 月 26 日

处方

一诊处方加入女贞子 10g、山萸肉 10g。

水煎服 7 剂，每剂煎 2 次，每日服 2 次。

郭某 男 35 岁 1991 年 9 月 19 日

手足麻木年余，舌质黯，有瘀点，舌苔白，脉细滑。

处方

桑枝 10g 桂枝 10g 赤芍 10g 川芎 10g 鸡血藤 30g 丹参 15g 佩兰 15g 薏苡仁 25g 防己 10g 苍术 10g 黄芪 15g 滑石（包煎）10g 天麻 10g 荆芥穗 10g

水煎服 7 剂，每剂煎 2 次，每日服 2 次。

二诊 1991 年 9 月 26 日

手足麻木感，无痛，呕苦汁，舌白满渐化，尖稍赤，尺脉沉弱无力。治仍从助阳化湿通络。

处方

一诊处方加入萆薢 15g、鸡内金 10g、茵陈 10g。

水煎服 7 剂，每剂煎 2 次，每日服 2 次。

三诊 1991 年 10 月 10 日

肢麻减，舌苔尚红，苔净。

处方

一诊处方去桂枝、滑石，加入金银花 20g、夜交藤 30g、白扁豆 15g、萆薢 15g 水煎服 7 剂，煎 2 次，每日服 2 次。

四诊 1991 年 10 月 17 日

肝功复查正常。

处方

一诊处方去丹参、桂枝、滑石、芥穗，加入萆薢 15g、白扁豆 10g、金银花 20g、夜交藤 30g

水煎服 7 剂，每剂煎 2 次，每日服 2 次。

五诊 1991 年 10 月 24 日

处方

黄芪 20g 白术 15g 防风 10g 桑枝 10g 杜仲 10g 天麻 10g 桂枝 10g 知母 10g 金银花 15g 防己 10g 鸡血藤 30g 法半夏 10g 首乌 10g 荷叶 10g 枳壳 15g

水煎服 7 剂，每剂煎 2 次，每日服 2 次。

王某 男 23 岁 1991 年 9 月 2 日

肝阳上亢，麻木。

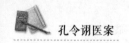
处方

生石决明（先煎）30g　旋覆花（包煎）15g　明天麻（研冲）3g　珍珠母（先煎）30g　清半夏10g　杭菊花10g　代赭石（先煎）15g　夏枯草10g　木瓜10g　红花10g　川芎15g

水煎服5剂，每剂煎2次，每日服2次。

张某　女　44岁　1991年11月21日

双下肢麻，震颤，乏力年余。以左肢较重，经治疗无效，转为脊侧索硬化症，肌力正常，便秘，舌上苔布，脉弱无力。

处方

大熟地30g　牛膝15g　砂仁（后下）5g　桑枝10g　山萸肉10g　杜仲10g　萆薢25g　白僵蚕10g　木瓜10g　当归25g　桑寄生15g　土鳖虫10g　肉苁蓉25g

水煎服7剂，每剂煎2次，每日服2次。

二诊　1991年11月28日

诸症同前，未明显变化。大便仍次数多，脉沉细。

处方

一诊处方加入萆薢25g、桂枝5g、扁豆15g、盐黄柏10g、夜交藤30g、白芍15g、鸡内金15g。

水煎服7剂，每剂煎2次，每日服2次。

丁某　女　57岁　1991年12月21日

处方

炒白术15g　生白芍20g　肉桂10g　炒薏苡仁15g　桑枝10g　木瓜10g　炮姜10g　鹿角胶（烊化）10g　清半夏15g　萆薢15g　炙麻黄3g

水煎服5剂，每剂煎2次，每日服2次。

二诊　1991年12月28日

腰髋部疼痛，药后10日尚痛，足麻。

处方

一诊处方加入淡吴茱萸（包煎）10g、红花10g、全当归15g。

水煎服3剂，每剂煎2次，每日服2次。

席某　女　49岁　1991年12月5日

更年期综合征，烦躁，易哭，手麻时有震颤，脉沉细而数，舌苔薄微腻。

处方

旋覆花（包煎）15g　代赭石（先煎）10g　清半夏10g　郁金10g　焦栀子10g　白茯苓15g　生白芍15g　夏枯草10g　珍珠母（先煎）30g　地骨皮10g　百合30g　乌药10g　丹参15g

水煎服7剂，每剂煎2次，每日服2次。

二诊　1991年12月12日

药后症状减轻，仍烦躁，左侧肢体仍震颤，不灵活，舌苔厚腻，质红，左脉细弦，右脉弦滑。

处方

一诊处方去焦栀子、地骨皮加入薏苡仁15g、芦荟10g、防己10g。

水煎服7剂，每剂煎2次，每日服2次。

三诊　1991年12月26日

舌红苔腻，诸症较前稍好，左侧仍不灵活。仍以疏风通络为主。

处方

防风10g　秦艽10g　地骨皮10g　牛膝15g　夏枯草10g　木瓜10g　白芍15g　茯苓15g　当归15g　乌药10g　丹参15g　清半夏10g　盐黄柏10g　牡蛎（先煎）30g

水煎服10剂，每剂煎2次，每日服2次。

四诊　1992年1月9日

处方

三诊处方去秦艽、盐黄柏、牡蛎加白术15g、枸杞子15g、红花10g。

水煎服7剂，每剂煎2次，每日服2次。

李某　女　成人1991年9月12日

左下肢酸软无力，自觉全身发凉，脉沉弱，舌苔薄，质红。治以化湿为主，此证属于气虚挟湿。

处方

生黄芪15g　炒白术15g　10g　地龙15g　萆薢15g　白扁豆10g　防风10g　5g　秦艽10g　夜交藤30g　当归15g　砂仁（后下）5g

水煎服7剂，每剂煎2次，每日服2次。

二诊　1991年9月19日

服上方，左肢疼，下肢乏力好转。舌质红。

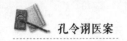

处方

一诊处方去桑枝、桂枝、防风加入威灵仙 15g、生地 25g、忍冬藤 30g。

水煎服 7 剂，每剂煎 2 次，每日服 2 次。

刘某　男　59 岁　1991 年 9 月 12 日

处方

桑枝 15g　牛膝 15g　鸡血藤 30g　威灵仙 15g　清半夏 15g　胆南星 10g 红花 15g　水蛭 10g　大黄 15g　佩兰 15g　石菖蒲 10g　白扁豆 10g　防风 15g 黄芪 15g

水煎服 7 剂，每剂煎 2 次，每日服 2 次。

纪某　女　60 岁　1992 年 4 月 15 日

肢麻沉痛，脓血便，舌绛苔黄，脉细滑。

处方

桑寄生 10g　盐知柏各 10g　川牛膝 10g　萆薢 15g　炒薏苡仁 25g　滑石 （包煎）15g　炒苍术 15g　土茯苓 25g　白鲜皮 10g　合欢皮 15g　秦艽 10g　木 瓜 10g　防己 10g　紫花地丁 20g　红花 10g

水煎服 5 剂，每剂煎 2 次，每日服 2 次。

孙某　女　47 岁　1992 年 12 月 12 日

舌红苔白腻，脉弦滑有力。四肢麻木。

处方

桑枝 15g　萆薢 15g　桂枝 10g　盐知柏各 10g　川牛膝 15g　秦艽 15g　木 瓜 15g　丝瓜络 15g　防风 15g　炒苍术 15g　薏苡仁 25g　白茯苓 30g　川芎 10g　红花 10g　紫花地丁 15g　炙乳没各 10g　苏合香丸（冲入）1 粒

水煎服 3～6 剂，每剂煎 2 次，每日服 2 次。

王某　男　61 岁　1993 年 2 月 17 日

舌红苔薄腻。

处方

桑枝 15g　桂枝 10g　丝瓜络 15g　当归 15g　桑寄生 15g　防风 10g　萆薢 15g　茯苓 30g　桃仁 15g　地龙 10g　炙麻黄 3g　葛根 10g　鸡血藤 30g　苏合 香丸（和入）1 粒　防己 10g　生黄芪 15g

水煎服 5 剂，每剂煎 2 次，每日服 2 次。

二诊　1993 年 2 月 22 日

处方

桑枝 15g　桂枝 10g　当归 15g　桑寄生 15g　防风 10g　萆薢 15g　茯苓 30g　桃仁 10g　地龙 10g　炙麻黄 3g　葛根 10g　鸡血藤 30g　防己 10g　生黄芪 15g　苏合香丸（和入）1 粒

水煎服 5 剂，每剂煎 2 次，每日服 2 次。

三诊　1993 年 3 月 1 日

小腿及足部症状未除，舌质绛有齿痕，苔白，脉弦滑。

处方

桑枝 15g　桂枝 10g　当归 15g　红花 15g　防风 10g　炒苍术 15g　茯苓 30g　木瓜 10g　地龙 10g　炙麻黄 3g　葛根 10g　白芍 15g　防己 10g　生黄芪 15g　羚羊粉（冲）1 支

水煎服 5 剂，每剂煎 2 次，每日服 2 次。

第四节　腰　　痛

周某　男　59 岁　1990 年 5 月 24 日

腰椎重度骨性关节病，足底麻木。

处方

桑枝 20g　丝瓜络 15g　生薏苡仁 30g　红花 10g　桃仁 15g　生姜 2 片　肉苁蓉 20g　补骨脂 20g　生萆薢 20g　苍术 15g　盐黄柏 15g　鸡血藤 30g　天麻 15g　清半夏 15g　秦艽 15g　鳖甲（先煎）15g

水煎服 7 剂，每剂煎 2 次，每日服 2 次。

二诊　1990 年 5 月 31 日

骨质增生，左腿疼痛麻木半年余，足跟骨内有异物刺痛，脉弦滑。

处方

一诊处方去丝瓜络、生姜，加生黄芪 20g、土鳖虫 15g、沉香面（冲）2g、乌药 10g。

水煎服 7 剂，每剂煎 2 次，每日服 2 次。

蔡某　女　30 岁　1990 年 8 月 23 日

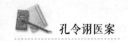

处方

生石膏（先煎）25g　防己 10g　丝瓜络 15g　桑枝 15g　萆薢 15g　炒薏苡仁 25g　炒苍术 10g　黑玄参 15g　生地 15g　穿山龙 15g　乌药 10g　桃仁 10g　炙鸡内金 15g　川牛膝 15g　滑石 10g　砂仁（后下）5g

水煎服 14 剂，每剂煎 2 次，每日服 2 次。

二诊　1990 年 9 月 20 日

神疲肢胀，右肩沉重，痛经加剧，脉象沉而滑，舌苔白略赤，右寸稍大。

处方

石斛 15g　麦冬 10g　玉竹 10g　白扁豆 10g　砂仁（后下）5g　土茯苓 25g　板蓝根 10g　桑枝 10g　汉防己 10g　生黄芪 10g　干荷叶 10g　广藿根 15g　夜交藤 30g

水煎服 14 剂，每剂煎 2 次，每日服 2 次。

三诊　1990 年 11 月 1 日

处方

金银花藤各 30g　桑枝 10g　鸡血藤 25g　秦艽 10g　丝瓜络 15g　荷叶 10g　淡竹叶 10g　板蓝根 15g　晚蚕沙（包煎）15g　滑石（包煎）10g　萆薢 15g　木通 10g　防己 10g　川牛膝 15g　白扁豆 10g　炒杜仲 10g　红花 10g　首乌 10g

水煎服 7 剂，每剂煎 2 次，每日服 2 次。

四诊　1990 年 11 月 8 日

腰痛减而未除，两目胀重，近日心悸，心情不畅。肝气郁逆所致，疏肝活络。

处方

金银花藤各 15g　桑枝 10g　炒杜仲 10g　菊花 10g　丝瓜络 15g　鸡血藤 30g　龙胆草 10g　代赭石（先煎）15g　旋覆花（包煎）10g　乌药 10g　白蒺藜 10g　白僵蚕 10g　川芎 10g　郁金 10g　萆薢 15g

水煎服 7 剂，每剂煎 2 次，每日服 2 次。

五诊　1990 年 11 月 15 日

症状：近日天气变化，但感觉较前二年为佳，两膝关节肌肉有压痛，腰部有轻度压痛，舌苔略厚，脉沉细。

处方

四诊处方去白蒺藜、白僵蚕加入夜交藤 30g、黄精 15g、生黄芪 10g。

水煎服 7 剂，每剂煎 2 次，每日服 2 次。

六诊　1990 年 12 月 20 日

处方

桑枝 15g　忍冬藤 30g　夜交藤 30g　鸡血藤 30g　丝瓜络 15g　炒杜仲 15g
五味子 5g　盐知柏各 10g　川芎 10g　荷叶 10g　郁金 15g　草薢 15g　黄芪 10g
玉竹 10g

水煎服 7 剂，每剂煎 2 次，每日服 2 次。

七诊　1991 年 1 月 10 日

处方

桑枝 15g　丝瓜络 15g　忍冬藤 25g　木瓜 10g　菊花 15g　白茯苓 15g　柏
子仁 15g　草薢 15g　郁金 10g　盐知柏各 10g　白僵蚕 10g　板蓝根 10g　炙鸡
内金 10g

水煎服 7 剂，每剂煎 2 次，每日服 2 次。

八诊　1991 年 1 月 31 日

处方

桑枝 15g　忍冬藤 25g　防风 10g　白术 10g　木瓜 10g　菊花 15g　炒枣仁
15　夜交藤 30g　盐知柏各 10g　青果 10g　蝉蜕 15g　芦根 15g　白僵蚕 10g
板蓝根 10g　土茯苓 25g

水煎服 7 剂，每剂煎 2 次，每日服 2 次。

吴某　女　40 岁　1990 年 11 月 29 日

腰痛数年，舌尖红赤，舌苔白厚。湿热蕴久，拟以清化通络。

处方

桑枝 15g　川牛膝 15g　炒薏苡仁 35g　丝瓜络 15g　汉防己 10g　桑寄生
10g　草薢 15g　白茯苓 15g　粉丹皮 10g　滑石（包煎）10g　盐知柏各 10g
粉葛根 5g

水煎服 7 剂，每剂煎 2 次，每日服 2 次。

二诊　1990 年 12 月 13 日

舌苔稍腻，脉象好转，症状减轻。再从清化通络。

处方

桑枝 10g　桑寄生 15g　防己 15g　茯苓 15g　石菖蒲 15g　草薢 15g　荷叶
10g　桃仁 15g　炒苍术 15g　盐知柏各 10g　川牛膝 15g　蛇床子 15g　首乌 10g

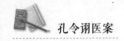

当归 10g

水煎服 7 剂，每剂煎 2 次，每日服 2 次。

李某 女 成人 1991 年 3 月 28 日

处方

桑枝 10g 丝瓜络 15g 防己 10g 木瓜 10g 茯苓皮 15g 桃仁 15g 红花 10g 生黄芪 20g 秦艽 10g 滑石（包煎）10g 土茯苓 25g 连翘 25g 白鲜皮 10g 炒苍术 15g 乌药 10g 制香附 10g 川牛膝 15g 羌活 10g

水煎服 10 剂，每剂煎 2 次，每日服 2 次。

二诊 1991 年 4 月 11 日

处方

同一诊处方。

水煎服 10 剂，每剂煎 2 次，每日服 2 次。

孙某 女 60 岁 1991 年 4 月 11 日

湿热下注，下部湿重，舌上苔厚，脉细而濡。

处方

桑寄生 10g 秦艽 10g 地骨皮 10g 冬葵子 15g 杜仲 10g 生地 15g 竹叶 10g 赤小豆 25g 萆薢 15g 乌药 10g 砂仁（后下）5g 苍术 10g 盐黄柏 10g 苦参 10g 蛇床子 15g 白鲜皮 15g

水煎服 7 剂，每剂煎 2 次，每日服 2 次。

任某 女 38 岁 1991 年 1 月 24 日

舌绛苔黑厚，脉细。

处方

桑寄生 10g 川牛膝 10g 茯苓皮 10g 菊花 15g 麦门冬 15g 炒杜仲 10g 北沙参 15g 白僵蚕 10g 板蓝根 15g 茅芦根各 10g 枸杞子 15g 夜交藤 30g 郁金 15g 炒枳壳 10g 丹参 10g 白蔻 10g

水煎服 3～5 剂，每剂煎 2 次，每日服 2 次。

唐某 女 59 岁 1991 年 11 月 29 日

腰酸痛。

处方

桑寄生 10g 炒杜仲 10g 清半夏 15g 茯苓 15g 川牛膝 15g 山萸肉 10g

木瓜 10g　枳壳 15g　盐知柏各 10g　萆薢 15g　生地 25g　郁金 15g　泽泻 10g
延胡索 10g　白芍 15g

水煎服 5 剂，每剂煎 2 次，每日服 2 次。

赵某　男　52 岁　1992 年 3 月 16 日
腰疼，舌苔白满质稍黯。

处方

桑寄生 15g　萆薢 20g　怀牛膝 10g　秦艽 10g　炒杜仲 15g　炒薏苡仁 20g
盐黄柏 10g　滑石（包煎）10g　佩兰 10g　陈皮 10g　延胡索 10g　桃仁 10g

水煎服 5 剂，每剂煎 2 次，每日服 2 次。

闻某　女　30 岁　1992 年 3 月 27 日
腰酸。

处方

桑寄生 10g　萆薢 15g　首乌 10g　木瓜 10g　车前子（包煎）10g　盐知柏
各 5g　白芍 10g　丹参 10g　川牛膝 10g　炒杜仲 10g　枸杞子 25g　竹叶 10g
当归 10g

水煎服 3 剂，每剂煎 2 次，每日服 2 次。

锁某　男　32 岁　1993 年 5 月 18 日
腰痛，舌净，脉细弦额滑。湿热阴虚，两相掣肘。

处方

桑寄生 15g　川牛膝 10g　萆薢 15g　冬葵子 15g　白茯苓 30g　滑石（包
煎）15g　车前子（包煎）10g　盐知柏各 10g　功劳叶 15g　五加皮 15g　炒杜
仲 10g　枸杞子 25g

水煎服 7 剂，每剂煎 2 次，每日服 2 次。

吴某　女　24 岁　1992 年 8 月 19 日
腰疼，舌尖红，苔腻脉细。

处方

炒知柏各 10g　桑寄生 10g　川牛膝 10g　萆薢 15g　车前子（包煎）10g
乌药 5g　盐橘核 10g　延胡索 10g　丹参 10g　莲子心 5g　滑石（包煎）10g
木瓜 10g

水煎服 3 剂，每剂煎 2 次，每日服 2 次。

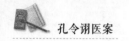

马某 女 35 岁 1992 年 10 月 20 日

处方

肉苁蓉 15g 山萸肉 15g 怀牛膝 10g 炙甘草 10g 女贞子 10g 川续断 15g 炒杜仲 15g 羊藿叶 25g 旱莲草 15g 补骨脂 15g 吴茱萸 3g 莲子心 5g 黄连 30g 肉桂 30g

水煎服 5 剂，每剂煎 2 次，每日服 2 次。

二诊 1992 年 10 月 29 日

处方

肉苁蓉 15g 山萸肉 15g 怀牛膝 10g 炙甘草 10g 女贞子 10g 川续断 15g 炒杜仲 15g 羊藿叶 25g 旱莲草 15g 补骨脂 15g 吴茱萸 3g 莲子心 5g 郁金 10g 生石决明（先煎）25g 焦山楂 10g

水煎服 5 剂，每剂煎 2 次，每日服 2 次。

金某 男 25 岁 1989 年 10 月 26 日

处方

盐知柏各 15g 桑枝 25g 川牛膝 30g 苍白术各 25g 生薏苡仁 30g 青竹茹 25g 清半夏 15g 茯苓皮 15g 陈皮 15g 连翘 25g 粉葛根 15g 绵茵陈 15g 滑石（包煎）15g 炙黄芪 25g 桃仁 15g 红花 10g 炒栀子 10g

水煎服 5 剂，每剂煎 2 次，每日服 2 次。

二诊 1989 年 11 月 23 日

处方

桑枝 15g 桑寄生 15g 白扁豆 15g 川牛膝 15g 土炒白术 50g 草薢 15g 清半夏 15g 秦艽 15g 炒杜仲 15g 赤芍 15g 川芎 10g 红花 10g 桃仁 10g 沉香粉（冲）1g 木瓜 15g 川续断 15g 菟丝子 15g 竹沥水 1/2 瓶 健腰虎潜丸（后煎）2 丸

水煎服 5 剂，每剂煎 2 次，每日服 2 次。

邓某 女 30 岁 1993 年 3 月 20 日

夜寐不实，舌苔薄腻。

处方

生地 30g 茯苓 30g 竹叶 10g 虎杖 10g 枸杞子 15g 羊藿叶 15g 山药 30g 滑石（包煎）10g 白蔻 10g 桑寄生 10g 鸡内金 15g 丹参 15g 琥珀粉（冲）2g 炒枣仁 15g

水煎服5～10剂，每剂煎2次，每日服2次。

二诊 1993年3月31日

舌苔薄白，脉沉实。腰腿酸软，凌晨显著。

处方

生地50g 首乌15g 当归15g 枸杞子15g 竹叶10g 虎杖10g 冬葵子15g 夏枯草10g 羊藿叶15g 川断15g 狗脊10g 丹参10g 鸡内金15g 茯苓30g 葛根10g

水煎服5～10剂，每剂煎2次，每日服2次。

刘某 男 63岁 1993年3月29日

舌苔化而未净，脉数大带弦，尾闾骨痛，药后易汗。

处方

桑寄生10g 炒薏苡仁30g 草薢15g 浙贝母15g 炒黄柏15g 白茯苓25g 川断15g 夏枯草10g 川牛膝10g 车前子（包煎）10g 乌药10g 干百合30g 藕节10g 半边莲15g 白花蛇舌草15g 枸杞子15g 女贞子10g 砂仁（后下）5g

水煎服5剂，每剂煎2次，每日服2次。

第九章　妇科疾病

第一节　月经不调

向某　女　18 岁　1991 年 5 月 9 日

无特殊不适，经行 5 日，喜食凉食。

处方

黄芩 10g　苏梗 10g　荷叶 10g　砂仁（后下）5g　当归 10g　乌药 10g　香附 10g　桑寄生 10g

水煎服 7 剂，每剂煎 2 次，每日服 2 次。

二诊　1991 年 5 月 16 日

数日前已行月经，少腹痛，月水有血块。

处方

一诊处方加入炒杜仲 10g、山萸肉 5g、制首乌 10g、陈皮 10g、远志 10g。

水煎服 7 剂，每剂煎 2 次，每日服 2 次。

牛某　女　26 岁　1990 年 4 月 24 日

处方

全当归 15g　川芎 10g　益母草 21g　夏枯草 10g　乌药 10g　香附 10g　炒枳实 10g　杭菊花 15g　白茯苓 15g　柴胡 10g　蝉蜕 15g　草薢 15g　稽豆衣 15g

水煎服 3 剂，每剂煎 2 次，每日服 2 次。

二诊　1990 年 7 月 26 日

处方

炒苍耳 10g　菊花 10g　白僵蚕 10g　珍珠母（先煎）50g　乌药 10g　辛夷（包煎）10g　五味子 5g　枸杞子 10g　白蒺藜 10g　炒枣仁 15g　夜交藤 30g

水煎服 14 剂，每剂煎 2 次，每日服 2 次。

三诊　1990 年 8 月 11 日

1990 年 8 月 5 日舌苔薄干，脉滑。1990 年 8 月 8 日月事至，近日喜冷饮，腹痛不减。

处方

珍珠母（先煎）25g　生石决明（先煎）25g　白僵蚕 10g　炒苍术 10g
炒苍耳子 10g　乌药 10g　菊花 15g　生白芍 20g　茯苓皮 10g　车前子（包煎）10g　石菖蒲 10g

水煎服 7 剂，每剂煎 2 次，每日服 2 次。

崔某　女　35 岁　1990 年 5 月 18 日

月经不调。两月来前期，不寐，舌苔滑腻，脉细弦滑。清肝安神。1990 年 5 月 25 日月信提前 2 天，无不适，但夜寐较差。舌苔滑腻，脉细滑。

处方

炒栀子 15g　粉丹皮 15g　生白芍 25g　清半夏 15g　茯苓皮 15g　怀牛膝 15g　萆薢 15g　全当归 15g　白茅根 20g　琥珀粉（冲）2g

水煎服 3 剂，每剂煎 2 次，每日服 2 次。

滕某　女　25 岁　1991 年 4 月 11 日

处方

当归 15g　川芎 10g　赤芍 10g　乌药 10g　厚朴 15g　陈皮 10g　桃仁 10g
苏梗 10g　栀子 15g　丹皮 10g　茅根 15g　清半夏 10g　砂仁（后下）3g

水煎服 3 剂，每剂煎 2 次，每日服 2 次。

蔡某　女　32 岁　1990 年 1 月 3 日

处方

乌药 10g　制香附 15g　益母草 15g　粉丹皮 15g　桃杏仁各 10g　泽兰叶 15g　延胡索 15g　郁金 15g　盐橘核 15g　盐知柏各 10g　滑石（包煎）10g
焦三仙各 30g　琥珀粉（冲）2g

水煎服 7 剂，每剂煎 2 次，每日服 2 次。

蔡某　女　30 岁　1990 年 10 月 4 日

纳及睡眠尚可，本次月经经行 2 日，感疲倦，周身关节不适。

处方

石斛 15g　麦冬 10g　玉竹 10g　白扁豆 10g　砂仁（后下）5g　土茯苓 25g

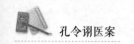

板蓝根 10g　桑枝 10g　汉防己 10g　生黄芪 10g　干荷叶 10g　广藿根 15g　夜交藤 30g　当归 10g　穿山龙 10g

水煎服 14 剂，每剂煎 2 次，每日服 2 次。

蔡某　女　32 岁　1990 年 10 月 11 日

腰酸，腹胀，唇干。脉右寸稍大，舌红苔白。

处方

川牛膝 15g　盐知柏各 10g　滑石（包煎）10g　茯苓皮 10g　桑寄生 10g　炒杜仲 10g　桃仁 10g　泽兰叶 10g　乌药 10g　制香附 10g　盐橘核 10g　小茴香 10g　粉丹皮 10g　金银花 15g　全当归 15g

水煎服 7 剂，每剂煎 2 次，每日服 2 次。

二诊　1990 年 11 月 8 日

月信准时，一来少腹坠痛减轻，腰酸软甚，稍站立则酸楚，月水将尽。化湿调经。

处方

炒薏苡仁 25g　白扁豆 10g　乌药 10g　益母草 15g　桑寄生 15g　全当归 15g　炒杜仲 10g　干荷叶 10g　制香附 10g　白茅根 15g　粉丹皮 10g　泽兰叶 15g　炒白术 10g

水煎服 7 剂，每剂煎 2 次，每日服 2 次。

三诊　1991 年 1 月 24 日

处方

茯苓皮 15g　大腹皮 10g　陈皮 10g　炒薏苡仁 15g　桃仁 10g　石菖蒲 10g　粉丹皮 10g　全当归 15g　郁金 15g　龙胆草 5g　滑石 10g　延胡索 10g　盐知柏各 5g

水煎服 7 剂，每剂煎 2 次，每日服 2 次。

姚某　女　成人　1991 年 3 月 28 日

月经愆期，湿热血瘀。

处方

旋覆花（包煎）15g　代赭石（先煎）15g　乌药 10g　全当归 15g　生地 20g　清半夏 10g　炒薏米 15g　白扁豆 10g　炒苍术 10g　粉丹皮 10g　白茅根 15g　生炒蒲黄各 10g　五灵脂 10g

水煎服 5 剂，每剂煎 2 次，每日服 2 次。

二诊 1991 年 5 月 9 日

处方

旋覆花（包煎）15g 代赭石（先煎）10g 盐橘核 15 清半夏 10g 陈皮 10g 萆薢 20g 全当归 15g 焦白术 15g 郁金 10g 黄精 10g 龙胆草炭 10g

水煎服 5 剂，每剂煎 2 次，每日服 2 次。

三诊 1991 年 6 月 15 日

月经不调。肝郁气滞。

处方

旋覆花（包煎）15g 老苏梗 10g 丹参 15g 漏芦 10g 代赭石（先煎）10g 乌药 10g 茯苓皮 15g 莲房 15g 郁金 10g 生白芍 15g 煨木香（后下）5g 砂仁（后下）5g 盐橘核 10g 夏枯草 10g 炒薏苡仁 15g

水煎服 3 剂，每剂煎 2 次，每日服 2 次。

四诊 1991 年 6 月 19 日

经前 1 周出鼻血 1 次，经期 4～6 天。两调肝脾。

处方

旋覆花（包煎）15g 代赭石（先煎）15g 清半夏 10g 炒苍术 10g 炒薏苡仁 25g 干荷叶 10g 生姜黄 10g 白茯苓 15g 莲子 15g 炒枳壳 10g 老苏梗 10g 延胡索 10g

水煎服 7 剂，每剂煎 2 次，每日服 2 次。

五诊 1991 年 12 月 13 日

月经不调。脉细尺沉，舌红苔黄。

处方

旋覆花（包煎）15g 怀牛膝 10g 莲子 15g 丹皮 10g 炒薏苡仁 20g 枸杞子 15g 当归 15g 茅根 15g 制香附 15g 川断 15g 白芍 15g 生地 15g

水煎服 5 剂，每剂煎 2 次，每日服 2 次。

六诊 1992 年 1 月 18 日

舌红苔白。

处方

秦艽 10g 当归 15g 萆薢 15g 桃仁 15g 半夏 15g 首乌 10g 茯苓 15g 盐黄柏 10g 桑寄生 10g 荷叶 10g 莲房 15g 乌药 10g 香附 10g 陈皮 10g 川断 15g

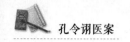

水煎服 5 剂，每剂煎 2 次，每日服 2 次。

七诊　1993 年 3 月 10 日

乳腺炎，恶露未净。

处方

甲珠 15g　王不留行 15g　黄芩 10g　夏枯草 15g　生地 30g　金银花 30g
丹参 15g　浙贝母 15g　桃仁 10g　莲房 15g　焦山楂 15g　香附 10g　延胡
索 10g

水煎服 5 剂，每剂煎 2 次，每日服 2 次。

吕某　女　32 岁　1991 年 5 月 16 日

自然流产后，月经量少，色淡，每次仅 1 天。舌质淡薄，脉细弦。

处方

全当归 15g　生熟地各 15g　生白芍 10g　黄精 15g　制首乌 10g　怀牛膝
10g　桑寄生 10g　淡竹叶 10g　粉丹皮 10g　砂仁（后下）5g　焦白术 10g　白
茯苓 15g　盐橘核 10g　乌药 10g　益母草 15g

水煎服 7 剂，每剂煎 2 次，每日服 2 次。

刘某　女　22 岁　1991 年 6 月 27 日

月经半月 1 次，脉沉细，舌苔薄而微腻。

处方

太子参 10g　炒白术 15g　白茯苓 15g　清半夏 10g　砂仁（后下）5g　莲
子 15g　陈皮 10g　炙远志 10g　大枣 10g　藕节 10g　滑石（包煎）10g　藿
香 10g

水煎服 7 剂，每剂煎 2 次，每日服 2 次。

李某　女　45 岁　1991 年 6 月 27 日

经血不多，月经来再至，舌红苔白，脉滑而细，拟化瘀调肝。

处方

炒薏苡仁 25g　炒苍术 10g　白茯苓 15g　萆薢 15g　全当归 15g　盐橘核
10g　旋覆花（包煎）15g　佩兰叶 10g　佛手 10g　乌药 10g　益母草 25g

水煎服 7 剂，每剂煎 2 次，每日服 2 次。

周某　女　成人　1990 年 5 月 10 日

诊脉左关弦滑，舌苔渐化，淡黄而腻，化湿补肾入手。

处方

生石膏（先煎）30g　肥知母 10g　白鲜皮 10g　苦参 5g　蛇床子 15g　冬葵子 15g　滑石（包煎）15g　陈皮 10g　清半夏 10g　炙鸡内金 10g　枸杞子 15g　土茯苓 15g　焦三仙各 30g　藿香 10g

水煎服 7 剂，每剂煎 2 次，每日服 2 次。

二诊　1990 年 6 月 28 日

处方

炒苍术 15g　盐黄柏 10g　白鲜皮 15g　滑石（包煎）15g　蛇床子 15g　土茯苓 20g　冬葵子 15g　白扁豆 10g　川牛膝 15g　焦三仙各 30g　木通 10g　五味子 5g　荷叶 10g

水煎服 7 剂，每剂煎 2 次，每日服 2 次。

刘某　女　成人　1990 年 5 月 10 日

舌苔白而略黄，脉滑，以化湿为主。

处方

冬葵子 15g　滑石（包煎）15g　白茯苓 15g　川牛膝 15g　川断 10g　藕节 10g　清半夏 10g　乌药 10g　盐知柏各 5g　当归 10g　赤芍 10g　盐橘核 10g

水煎服 7 剂，每剂煎 2 次，每日服 2 次。

二诊　1990 年 5 月 17 日

处方

冬葵子 15g　滑石（包煎）15g　白茯苓 15g　川牛膝 15g　川断 10g　藕节 10g　清半夏 10g　乌药 10g　盐知柏各 5g　当归 10g　赤芍 10g　盐橘核 10g　炙首乌 10g　紫河车 10g　桃仁 10g

水煎服 7 剂，每剂煎 2 次，每日服 2 次。

三诊　1990 年 5 月 24 日

处方

茯苓 15g　清半夏 10g　乌药 10g　当归 15g　制首乌 10g　薏苡仁 15g　川牛膝 15g　川断 15g　红花 15g　紫河车 15g　砂仁（后下）5g　琥珀粉（冲）2g

水煎服 7 剂，每剂煎 2 次，每日服 2 次。

四诊　1990 年 5 月 31 日

经期将至，少腹胀痛。

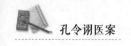

处方

桃仁 15g　赤芍 15g　红花 10g　藕节 15g　桑寄生 15g　牛膝 10g　当归 15g　川芎 10g　乌药 10g　香附 10g　首乌 15g　薏苡仁 25g　紫河车 10g

水煎服 7 剂，每剂煎 2 次，每日服 2 次。

五诊　1990 年 6 月 7 日

经行 3 日，尚可，小腹胀痛，服上药后痛尚在，舌苔白而略腻。

处方

炒薏苡仁 30g　炒白术 15g　川牛膝 15g　川续断 15g　桑寄生 15g　藕节 15g　萆薢 15g　乌药 15g　蛇床子 15g　全当归 15g　桃仁 15g　琥珀粉（冲）1g　制首乌 15g

水煎服 7 剂，每剂煎 2 次，每日服 2 次。

六诊　1990 年 6 月 28 日

处方

制首乌 10g　生白芍 20g　女贞子 10g　枸杞子 15g　菟丝子 10g　蛇床子 10g　五味子 3g　川断 10g　川牛膝 10g　滑石（包煎）10g　生甘草 10g　荷叶 10g　陈皮 10g　砂仁（后下）5g　桃仁 15g　龙胆草 5g

水煎服 7 剂，每剂煎 2 次，每日服 2 次。

李某　女　30 岁　1990 年 12 月 6 日

全身酸楚，两膝尤著，神疲倦怠，舌红苔薄，脉沉细滑。再从滋肾通络。

处方

桑枝 10g　忍冬藤 30g　夜交藤 30g　鸡血藤 30g　丝瓜络 10g　炒杜仲 15g　五味子 5g　盐知柏各 10g　川芎 10g　荷叶 10g　郁金 15g　萆薢 15g　黄芪 10g

水煎服 7 剂，每剂煎 2 次，每日服 2 次。

杨某　女　41 岁　1991 年 6 月 13 日

月经已行后半月，点滴未净，小腹胀痛，口苦烦饮，全身倦怠不适，舌中心存黄苔，尖赤，右关盛。心胃有热。

处方

生石膏（先煎）30g　清半夏 10g　麦门冬 10g　淡竹叶 10g　粉丹皮 10g　白茅根 15g　郁金 10g　盐橘核 10g　莲子心 5g　生甘草 5g　全当归 10g　藕节 10g

水煎服 7 剂，每剂煎 2 次，每日服 2 次。

杨某　女　53 岁　1991 年 3 月 27 日

绝经 2 年，仍自觉全身发热。拟从调理心肝肾入手。

处方

炒栀子 10g　淡竹叶 10g　女贞子 10g　地骨皮 15g　旱莲草 15g　炒稻麦芽各 15g　莲子 15g　盐知柏各 10g　怀牛膝 10g　石菖蒲 15g　郁金 15g　干百合 25g　乌药 10g　生甘草 5g

水煎服 7 剂，每剂煎 2 次，每日服 2 次。

二诊　1991 年 4 月 4 日

心悸，汗出年余，近日加重，思虑。从心肝两经调理。

处方

生石决明（先煎）30g　代赭石（先煎）15g　生白芍 15g　菊花 15g　枸杞子 15g　炒稻麦芽各 15g　合欢花 15g　炒枣仁 10g　生龙骨（先煎）10g　石菖蒲 10g　郁金 10g　盐知柏各 10g　怀牛膝 10g　草薢 10g

水煎服 14 剂，每剂煎 2 次，每日服 2 次。

三诊　1991 年 4 月 25 日

处方

二诊处方加补骨脂 15g、川断 15g。

水煎服 14 剂，每剂煎 2 次，每日服 2 次。

董某　女　25 岁　1991 年 1 月 25 日

处方

炒薏苡仁 25g　泽泻 10g　乌药 10g　盐橘核 10g　延胡索 10g　干荷叶 10g　盐知柏各 5g　丹参 10g　全当归 10g　桃杏仁各 10g　郁金 10g　老苏梗 10g　鸡内金 10g　柴胡 10g　生白芍 15g　夏枯草 10g

水煎服 7 剂，每剂煎 2 次，每日服 2 次。

二诊　1991 年 4 月 25 日

处方

藿梗 15g　清半夏 15g　厚朴 15g　茯苓皮 15g　砂仁（后下）5g　炒苍术 15g　泽泻 15g　丝瓜络 15g　川芎 10g　夜交藤 30g　陈皮 10g　琥珀粉（冲）1.5g　白扁豆 10g

水煎服 7 剂，每剂煎 2 次，每日服 2 次。

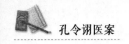

马某 女 45 岁 1990 年 8 月 2 日

诸症复作，经针灸，减而未除，略有浮肿，心悸，舌黯，苔略白，脉细滑，湿阻络瘀。

处方

丝瓜络 15g 鸡血藤 20g 桑枝 10g 防己 10g 山药 15g 川牛膝 10g 盐知柏各 10g 滑石（包煎）10g 土鳖虫 10g 秦艽 10g 萆薢 20g 砂仁（后下）3g 郁金 15g 琥珀粉（冲）2g

水煎服 7 剂，每剂煎 2 次，每日服 2 次。

二诊 1990 年 9 月 13 日

仍以湿热之事，舌黯，脉沉，舌形胖大而滑。湿瘀之象，未能清解，再拟从湿化瘀。

处方

桑枝 10g 丝瓜络 15g 萆薢 15g 鸡血藤 25g 鹿角霜 15g 嫩桂枝 10g 连翘 15g 桃仁泥 15g 炒苍术 10g 盐知柏各 5g 川牛膝 10g 滑石（包煎）10g 土茯苓 15g 穿山龙 15g

水煎服 7 剂，每剂煎 2 次，每日服 2 次。

赵某 女 23 岁 1991 年 4 月 2 日

月经不调。

处方

生黄芪 10g 大枣 10g 全当归 10g 焦白术 10g 乌药 5g 五味子 5g 陈皮 10g 远志 10g 粉丹皮 10g 怀牛膝 10g 益母草 15g 川连 10g

水煎服 3 剂，每剂煎 2 次，每日服 2 次。

二诊 1991 年 7 月 22 日

月经不调。

处方

桑寄生 10g 盐橘核 10g 生地 30g 莲房 15g 炒杜仲 10g 全当归 10g 萆薢 15g 荷叶 10g 怀牛膝 10g 乌药 10g 生炒蒲黄各 10g 砂仁（后下）5g 滑石（包煎）10g 甘草 5g

水煎服 3 剂，每剂煎 2 次，每日服 2 次。

三诊 1992 年 6 月 22 日

月经不调。

处方

当归 10g　丹皮 10g　女贞子 15g　土炒白术 15g　柴胡 10g　草薢 15g　旱莲草 15g　焦栀子 10g　乌药 10g　藕节 10g　白茯苓 15g　焦山楂 10g

水煎服 3 剂，每剂煎 2 次，每日服 2 次。

郭某　女　成人　1991 年 9 月 11 日

月经愆期 2 日，腹痛微著，脉沉细。

处方

生地黄 12g　赤芍 12g　川芎 9g　当归 9g　鸡血藤 12g　丹参 30g　蛇床子 9g　牛膝 12g　生杜仲 12g　桑寄生 30g　川芎 9g　香附 12g

水煎服 7 剂，每剂煎 2 次，每日服 2 次。

王某　女　成人　1991 年 9 月 11 日

月经不调。

处方

枸杞子 12g　女贞子 12g　生地 12g　当归 9g　山药 12g　泽泻 12g　生杜仲 12g　桑寄生 30g　牛膝 12g　蛇床子 9g　黄柏 12g　车前草（包煎）30g

水煎服 7 剂，每剂煎 2 次，每日服 2 次。

任某　女　成人　1991 年 9 月 11 日

月经持续 5 天，色淡黯。

处方

枸杞子 12g　菊花 9g　生地 12g　当归 12g　川芎 9g　生薏苡仁 12g　泽泻 12g　生杜仲 12g　桑寄生 30g　炒决明 30g　天麻 12g　连翘 12g

水煎服 7 ~ 14 剂，每剂煎 2 次，每日服 2 次。

邱某　女　成人　1991 年 9 月 11 日

月经不调，愆期，面部色素淡黄斑较多，脉沉细。

处方

生杜仲 12g　桑寄生 30g　生地 12g　黄精 15g　川断 12g　女贞子 12g　狗脊 12g　陈皮 12g　牛膝 12g　天麻 12g　川芎 9g　鸡内金 20g

水煎服 7 剂，每剂煎 2 次，每日服 2 次。

魏某　女　成人　1991 年 9 月 11 日

经前腹坠，腰疼痛，舌质白，脉细弦，腹冷，时痛。

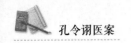

处方

枸杞子 12g　橘叶 15g　生地 12g　当归 12g　山慈菇 12g　生杜仲 12g　桑寄生 30g　夜交藤 30g　川断 12g　牛膝 12g　女贞子 12g　丹参 15g

水煎服 7 剂，每剂煎 2 次，每日服 2 次。

二诊　1991 年 9 月 19 日

月经不调，失眠多梦，烦躁。

处方

竹茹 9g　枳壳 6g　云苓 12g　陈皮 12g　石菖蒲 12g　郁金 12g　川芎 9g　牛膝 12g　莱菔子 12g　生牡蛎（先煎）30g　连翘 12g　鸡内金 20g

水煎服 7 剂，每剂煎 2 次，每日服 2 次。

张某　女　成人　1991 年 7 月 3 日

肝郁制土，脉弦细滑，月信如期至，持续 1 周。

处方

旋覆花（包煎）15g　清半夏 10g　龙胆草 3g　藕节 10g　代赭石（先煎）10g　川楝子 5g　莲子 15g　佩兰 5g　盐橘核 10g　白茯苓 15g　炒枳壳 10g　荷叶 10g　漏芦 10g　炒枣仁 15g　青竹茹 15g　延胡索 5g

水煎服 5 剂，每剂煎 2 次，每日服 2 次。

二诊　1991 年 7 月 17 日

处方

一诊处方加老苏梗 10g、丹参 10g、郁金 10g、乌药 10g、玉竹 10g。

水煎服 5 剂，每剂煎 2 次，每日服 2 次。

谢某　女　26 岁　1991 年 9 月 23 日

月事已净，仍复旧法。

处方

炒薏米 30g　盐知柏各 10g　白鲜皮 15g　清半夏 15g　生枳实 10g　陈皮 10g　青竹茹 15g　云苓 25g　滑石（包煎）10g　焦白术 15g　龙胆草 10g　泽泻 15g　草薢 15g　丹皮 10g　茅根 20g

水煎服 7 剂，每剂煎 2 次，每日服 2 次。

刘某　女　46 岁　1991 年 3 月 5 日

宫血待查，脉弦寸盛，当从肝治。

处方

生石决明（先煎）30g　生白芍15g　全当归10g　莲房10g　生珍珠母（先煎）30g　山萸肉10g　茯苓块15g　藕节10g　炙旋覆花（包煎）10g　琥珀粉（冲）1.5g　黑栀子10g　乌药10g　土炒白术15g　白茅根15g　制香附10g

水煎服3~5剂，每剂煎2次，每日服2次。

王某　女　37岁　1992年2月2日

右寸大，舌苔白，舌质黯。月经不调，腹痛。

处方

陈皮15g　乌药10g　延胡索10g　当归15g　白芍10g　半夏10g　川芎5g　黄芩10g　黄连5g　茯苓15g　莲房15g　紫草10g

水煎服3~5剂，每剂煎2次，每日服2次。

二诊　1992年2月25日

月经不调。

处方

首乌10g　半夏15g　黄芩10g　生地15g　当归15g　薏苡仁15g　滑石（包煎）10g　紫草10g　丹参10g　荷叶10g　阿胶（冲）3g　延胡索10g　草薢15g　茯苓15g　川断15g

水煎服5剂，每剂煎2次，每日服2次。

三诊　1992年3月23日

月信淋漓，止而复行，小腹痛，口苦。舌绛苔薄腻，少津，脉弦细滑。

处方

生地20g　丹皮10g　茅根15g　紫草10g　陈皮10g　半夏15g　薏苡仁20g　草薢15g　乌药10g　延胡索10g　莲房15g　黄连10g　桃仁10g　玉竹10g　川断10g　砂仁（后下）5g

水煎服5剂，每剂煎2次，每日服2次。

四诊　1992年4月7日

脘腹不适。舌绛，舌瘦，齿痕，苔白，脉弦。

处方

三诊处方加当归15g、佩兰10g、首乌10g、乌药10g、焦山楂15g、太子参10g。

水煎服5剂，每剂煎2次，每日服2次。

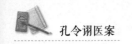

五诊 1992 年 5 月 16 日

便难，外科术后，舌苔满中褐，脉细弦。

处方

佩兰 6g　荷叶 6g　生牡蛎（先煎）30g　炒薏苡仁 15g　陈皮 6g　枳壳 9g　夏枯草 6g　半枝莲 15g　半夏 9g　瓜蒌 15g　天花粉 9g　芦荟 6g　砂仁（后下）3g　赤芍 9g　鸡内金 9g　犀黄丸（分吞）1 管

水煎服 5～10 剂，每剂煎 2 次，每日服 2 次。

李某　女　19 岁　1992 年 6 月 22 日

前期腹痛，月经不调，舌苔薄腻，脉弦滑关大。

处方

桑寄生 10g　金银花 15g　乌药 10g　生地 25g　川牛膝 10g　丹皮 10g　橘核 10g　首乌 10g　炒杜仲 10g　茅根 15g　陈皮 10g　延胡索 10g　炒薏苡仁 15g　盐黄柏 10g　焦三仙各 30g

水煎服 5 剂，每剂煎 2 次，每日服 2 次。

王某　女　38 岁　1992 年 12 月 6 日

肝气郁滞，遇经行时逆上双胁，呕恶。治以疏肝调经。

处方

旋覆花（包煎）15g　代赭石（先煎）25g　白菊花 15g　清半夏 15g　乌药 10g　盐橘核 15g　白蒺藜 10g　郁金 15g　全当归 10g　夏枯草 10g　白僵蚕 10g　莲房 15g　柴胡 10g　桃仁 10g　芦荟 5g　草决明 15g　珍珠粉（冲）2 支

水煎服 5 剂，每剂煎 2 次，每日服 2 次。

二诊 1992 年 12 月 25 日

患者头略晕，心复作。

处方

一诊处方加川芎 10g、白芍 15g、蝉蜕 15g、炒枣仁 15g、羚羊粉（冲）1 支。水煎服 5 剂，每剂煎 2 次，每日服 2 次。

三诊 1993 年 2 月 10 日

处方

旋覆花（包煎）15g　代赭石（先煎）10g　清半夏 15g　白茯苓 30g　老苏梗 15g　郁金 10g　炒枳壳 15g　生白芍 15g　粉葛根 10g　汉防己 15g　生地 30g　柴胡 10g　夏枯草 10g　珍珠母（先煎）30g

水煎服 6 剂，每剂煎 2 次，每日服 2 次。

宋某　女　30 岁　1993 年 3 月 6 日

月事多块，量多，时或呕逆，低热，诊脉弦滑较盛。

处方

藿梗 10g　陈皮 10g　茅根 15　莲房 15g　当归 10g　龙胆草 5g　郁金 10g　香附 10g　竹茹 15g　泽泻 10g　薏苡仁 30g　地骨皮 10g　藕节 10g　焦山楂 10g　生地 30g

水煎服 5 剂，每剂煎 2 次，每日服 2 次。

李某　女　25 岁　1992 年 11 月 23 日

月经不调。

处方

当归 15g　白芍 15g　桑寄生 50g　草薢 15g　盐知柏各 5g　生地 15g　乌药 10g　荷叶 10g　紫花地丁 15g　丹参 15g　鸡内金 15g　陈皮 10g　炒枣仁 20g　远志 10g

水煎服 10 剂，每剂煎 2 次，每日服 2 次。

第二节　月经先期

李某　女　21 岁　1990 年 5 月 7 日

经行痛剧，甚则呕吐，月经黑黯红，有块。舌红苔腻脉滑大有力。肝热脾湿，肝气郁滞上冲，治以清肝化湿。

处方

柴胡 10g　枳实 10g　苏梗 10g　陈皮 10g　清半夏 10g　乌药 10g　盐橘核 15g　白鲜皮 15g　草薢 15g　粉丹皮 10g　沉香面（冲）1g　琥珀面（冲）1.5g

水煎服 3 剂，每剂煎 2 次，每日服 2 次。

二诊　1990 年 5 月 11 日

面上红疹减，上焦热象减而未除，右寸浮大。下焦湿阻未清。月信将至，拟清疏散，以观其效。

处方

一诊处方去苏梗、陈皮，加入制香附 10g、桃仁 10g、当归 15g、藕节 10。

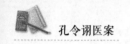

水煎服 3 剂，每剂煎 2 次，每日服 2 次。

1990 年 5 月 15 日经来，来时痛而泻，未吐；5 月 18 日，行经脉弦。下次诊以调肝和中为法理之。

三诊 1993 年 6 月 8 日

月事前期，经期痛经，面部痤疮。

处方

生地 30g　丹皮 10g　茅根 15g　栀子 10g　地骨皮 10g　薏苡仁 30g　夏枯草 15g　蒲公英 25g　荷叶 10g　生地榆 15g　地肤子 15g　白鲜皮 10g　珍珠粉（冲）2 支

水煎服 3 剂，每剂煎 2 次，每日服 2 次。

四诊 1993 年 6 月 14 日

应清理血分。

处方

三诊处方去薏苡仁加入白僵蚕 10g、黄芩 10g、赤芍 10g。

水煎服 3 剂，每剂煎 2 次，每日服 2 次。

五诊 1993 年 6 月 19 日

处方

生石膏（先煎）60g　蒲公英 20g　金银花 20g　花粉 20g　丹皮 10g　红花 10g　蛇蜕 15g　茅根 15g　甘草 10g　土茯苓 30g　炙乳没各 10g　大青叶 10g　栀子 10g　儿茶 10g

水煎服 2 剂，每剂煎 2 次，每日服 2 次。

六诊 1993 年 6 月 21 日

处方

生石膏（先煎）60g　黄芩 10g　栀子 10g　金银花 15g　草薢 20g　桔梗 10g　花粉 15g　丹皮 10g　赤芍 10g　茅根 15g　苦参 15g　蝉蜕 10g　黄柏 10g　蛇床子 15g

水煎服 3 剂，每剂煎 2 次，每日服 2 次。

熊某　女　成人　1991 年 9 月 11 日

月经不调。月经先行，脉细滑，心烦不著，两背疼，舌苔薄白。

处方

枸杞子 12g　菊花 9g　生地 12g　当归 9g　山药 12g　泽泻 12g　生杜仲

12g　桑寄生 30g　鸡血藤 12g　牛膝 12g　川芎 9g　焦三仙各 30g

水煎服 7～14 剂，每剂煎 2 次，每日服 2 次。

李某　女　25 岁　1993 年 6 月 19 日

月经前期，口疮，易汗。

处方

生地黄 15g　丹皮 10g　竹叶 10g　生石膏（先煎）30g　莲子心 10g　漏芦 10g　白芍 15g　桑寄生 10g　儿茶 10g　茅根 15g　莲房炭 10g　地榆炭 10g

水煎服 3 剂，每剂煎 2 次，每日服 2 次。

二诊　1993 年 6 月 23 日

月信前期，右乳胀痛，胃纳稍减。

处方

桑寄生 15g　川牛膝 10g　生白芍 10g　乌药 10g　山药 30g　夏枯草 10g　生牡蛎（先煎）30g　白茅根 15g　地骨皮 10g　炒枳壳 10g　莱菔子 15g　藕节 10g　炒稻麦芽各 15g

水煎服 3 剂，每剂煎 2 次，每日服 2 次。

第三节　月经后期

曾某　女　25 岁　1993 年 3 月 6 日

面黄体瘦，月事愆期。舌淡红无苔，脉细软。

处方

当归 10g　生熟地各 15g　砂仁（后下）5g　赤白芍各 10g　首乌 10g　太子参 20g　焦山楂 10g　炒白术 15g　茯苓 25g　炙鸡内金 15g　佩兰 10g　黄精 10g

水煎服 5 剂，每剂煎 2 次，每日服 2 次。

毛某　女　37 岁　1993 年 5 月 18 日

月信数月一行，后期 2 月，渐至两臂内侧痒皮颇重，行经后始缓解，舌黯苔腻，脉象细弦而略数。湿热蕴于血分，蒸于肌腠，当从清化行瘀。

处方

生石膏（先煎）30g　炒苍术 15g　肥知母 10g　炒薏苡仁 15g　佩兰 10g　泽兰 10g　清半夏 10g　白茯苓 30g　革薢 15g　炒黄柏 10g　滑石（包煎）15g

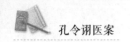

桃仁10g　生地15g　红花10g　白鲜皮10g　生地榆10g

水煎服7～14剂，每剂煎2次，每日服2次。

相某　女　23岁　1993年6月24日

便难，月信后期，易地则著，经期前后则减，拟以脾湿论治。

处方

炒薏苡仁30g　炒白术30g　白茯苓30g　白扁豆10g　莲房15g　怀山药15g　薄荷（后下）10g　莱菔子15g　炒枳壳15g　桃杏仁各15g　炙桑皮10g　全当归15g

水煎服5剂，每剂煎2次，每日服2次。

第四节　痛　　经

蔡某　女　32岁　1990年8月23日

痛经2年，色黑有块，经期长36～40天，白带多，湿瘀阻络。

处方

炒薏苡仁25g　白扁豆10g　滑石（包煎）10g　牛膝15g　清半夏15g　乌药10g　制香附10g　莲房15g　当归15g　制首乌10g　海螵蛸15g　丹参10g　琥珀粉（冲）2g

水煎服7剂，每剂煎2次，每日服2次。

二诊　1990年8月30日

足心部有红色丘疹半年余，作痒，不破，湿热下注，继用上方。

处方

一诊处方去莲房、炒薏苡仁、当归，加入土茯苓25g、荷叶10g、白鲜皮10g、丹皮10g、盐知柏各5g。

水煎服7剂，每剂煎2次，每日服2次。

三诊　1990年9月13日

经于9月8日、9日行净，量不多，白带尚可，时有头晕，耳鸣，易怒，舌红苔薄，脉左关偏盛。以调肝化瘀以治本。

处方

黄芩10g　枳实10g　竹茹15g　陈皮10g　苍术10g　荷叶10g　菊花15g　首乌15g　紫河车10g　石菖蒲10g　琥珀粉（冲）2g　桃仁10g　香附10g　焦

三仙各 10g　郁金 10g

水煎服 7 剂，每剂煎 2 次，每日服 2 次。

四诊　1990 年 9 月 20 日

腰酸少腹痛，舌苔薄黄，舌质红，脉沉细而软。

处方

三诊处方去菊花、枳实、竹茹、石菖蒲加入川牛膝 15g、乌药 10g。

水煎服 7 剂，每剂煎 2 次，每日服 2 次。

五诊　1990 年 10 月 4 日

旧有信行，上午痛剧，小腹胀坠不畅，块变小，色较前为轻，近日量减，疼痛减轻，舌苔薄腻，脉细滑稍盛。腰部已无酸感，仍湿阻气机，血行不畅，月信欲干净。再以化湿行气调经。

处方

陈皮 10g　茯苓皮 10g　大腹皮 10g　泽泻 15g　炒薏苡仁 15g　全当归 15g　川芎 10g　赤白芍各 10g　川牛膝 15g　桃仁 10g　乌药 10g　制香附 10g　莲房 15g　盐橘核 10g　盐知柏各 10g

水煎服 7 剂，每剂煎 2 次，每日服 2 次。

袁某　女　18 岁　1990 年 1 月 12 日

痛经，经行，脉沉滑。

处方

炒苍术 10g　乌药 10g　制香附 10g　全当归 10g　川芎 5g　炒薏苡仁 15g　滑石（包煎）10g　白扁豆 10g　川牛膝 10g　盐橘核 10g　萆薢 15g　盐知柏各 5g　延胡索 10g　沉香面（冲）1g　琥珀粉（冲）2g

水煎服 3 剂，每剂煎 2 次，每日服 2 次。

林某　女　36 岁　1990 年 5 月 31 日

痛经。

处方

当归 15g　川芎 10g　赤白芍各 10g　桃仁 10g　乌药 10g　莲子心 5g　柴胡 10g　茯苓 15g　郁金 15g　藕节 15g　首乌 15g　粉丹皮 15g　黄精 15g

水煎服 4 剂，每剂煎 2 次，每日服 2 次。

郑某　女　22 岁　1991 年 4 月 27 日

痛经。

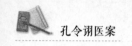
处方

当归15g　川芎10g　乌药10g　沉香面（冲）1g　制香附15g　莲房10g

大黄5　水蛭5g

水煎服3剂，每剂煎2次，每日服2次。

李某　女　38岁　1991年5月13日

行经痛剧，平时有刺痛，舌红，乳腺增生，乳核，脉弦稍滑。

处方

生牡蛎（先煎）30g　赤芍10g　夏枯草10g　全当归15g　清半夏10g　漏

芦10g　炙乳没各10g　乌药10g　土茯苓20g　甲珠10g　盐橘核10g　川楝子

（打）5g　珍珠粉（冲）2瓶　桃仁10g　延胡索10g　柴胡10g

水煎服5～10剂，每剂煎2次，每日服2次。

苏某　女　37岁　1991年5月13日

舌尖红苔白，脉弦滑，痛经，湿热郁于血分，白带多。

处方

全当归15g　萆薢20g　延胡索10g　茯苓15g　穭豆衣15g　川芎10g　茜

草15g　泽泻10g　乌药10g　粉丹皮10g　沉香面（冲）1g　黑栀子10g

水煎服7剂，每剂煎2次，每日服2次。

孟某　女　25岁　1991年5月13日

曾药物流产2次。月经后期，腹痛。

处方

桑寄生10g　全当归15g　萆薢15g　泽泻15g　怀牛膝15g　枸杞子15g

车前子（包煎）10g　藕节10g　炒杜仲10g　菟丝子15g　嫩桂枝10g　乌

药10g

水煎服7剂，每剂煎2次，每日服2次。

李某　女　成人　1991年8月22日

痛经。月经期少腹痛甚，脉涩。治以行气活血。

处方

苍术10g　厚朴10g　佩兰10g　滑石（包煎）10g　荷叶10g　连翘15g

乌药10g　丹参10g　当归10g　盐黄柏10g　桃仁10g　红花10g　延胡索10g

水煎服7剂，每剂煎2次，每日服2次。

李某　女　14 岁　1992 年 1 月 24 日

痛经，脉左关弦，舌苔白略满。

处方

当归 10g　香附 10g　丹参 10g　薏苡仁 25g　赤芍 10g　乌药 10g　黄芩 10g　丹皮 10g　延胡索 10g　陈皮 10g　龙胆草 5g　牛膝 10g

水煎服 5～10 剂，每剂煎 2 次，每日服 2 次。

二诊　1992 年 2 月 25 日

痛经。

处方

当归 10g　香附 10g　莪术 10g　荔枝核 10g　赤芍 10g　陈皮 10g　苏梗 10g　丹皮 10g　延胡索 15g　丹参 10g　黄芩 10g　藕节 10g

3～6 剂，共研细面，过 120 目筛，后入苏合香丸，5g，每服 1～2 丸，经行时则停服。

王某　女　22 岁　1993 年 8 月 27 日

痛经，不调，舌净，脉细。养血理气，调经止痛。

处方

全当归 15g　制首乌 10g　乌药 10g　生白芍 10g　鹿角胶（烊冲）5g　制香附 15g　大熟地 20g　桃仁 10g　莲房 15g　焦山楂 15g　盐知柏各 10g　砂仁（后下）5g　片姜黄 10g

水煎服 5 剂，每剂煎 2 次，每日服 2 次。

史某　女 27 岁　1991 年 8 月 30 日

经行腹痛。

处方

全当归 15g　白芍 15g　乌药 10g　橘核 15g　生熟地各 15g　首乌 15g　香附 10g　杜仲 10g　川芎 5g　莲子 15g　郁金 10g　延胡索 10g　夜交藤 25g　炙鸡内金 10g　炒薏苡仁 15g

水煎服 5 剂，每剂煎 2 次，每日服 2 次。

二诊　1991 年 9 月 5 日

处方

一诊处方去炙鸡内金、炒薏苡仁加夏枯草 10g、丹参 15g、焦山楂 15g。

水煎服 7 剂，每剂煎 2 次，每日服 2 次。

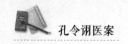

三诊 1991 年 11 月 15 日

处方

生龙骨（先煎）15g　茯苓 15g　乌药 10g　益智仁 15g　芡实 15g　山药 25g　桑螵蛸 15g　莲须 10g　泽泻 15g　金匮肾气丸（同服）2 丸

水煎服 5 剂，每剂煎 2 次，每日服 2 次。

四诊 1991 年 11 月 29 日

痛经，脉纤细，舌苔白质稍黯。

处方

当归 20g　白芍 20g　川芎 10g　乌药 10g　香附 15g　川断 15g　牛膝 15g　桑寄生 10g　乌药 10g　肉桂 5g　延胡索 15g　佛手 15g　阿胶（烊冲）10g　桃仁 15g

水煎服 3 ~ 5 剂，每剂煎 2 次，每日服 2 次。

五诊 1991 年 12 月 6 日

痛经。舌质红，今夹外感，脉寸稍浮。

处方

当归 20g　白芍 20g　川芎 10g　半夏 15g　香附 15g　川断 15g　荆芥 10g　首乌 10g　延胡索 10g　佛手 10g　防风 10g　薄荷（后下）5g　阿胶珠 10g

水煎服 6 剂，每剂煎 2 次，每日服 2 次。

六诊 1991 年 12 月 13 日

舌红脉数，易怒，腰痛。

处方

当归 20g　白芍 20g　川芎 10g　香附 15g　延胡索 10g　佛手 10g　丹皮 10g　紫花地丁 20g　黄芩 10g　菊花 15g　阿胶珠 10g

水煎服 6 剂，每剂煎 2 次，每日服 2 次。

七诊 1991 年 12 月 23 日

处方

白芍 15g　枸杞子 15g　夏枯草 10g　生牡蛎（先煎）30g　漏芦 10g　郁金 10g　炒枳壳 10g　制首乌 10g　当归 10g　橘核 10g　山楂核 10g　延胡索 10g　陈皮 10g　半夏 10g

水煎服 7 剂，每剂煎 2 次，每日服 2 次。

八诊 1991 年 12 月 30 日

处方

七诊处方去陈皮、半夏加砂仁（后下）5g、葛根 10g。

水煎服 7 剂，每剂煎 2 次，每日服 2 次。

九诊　1992 年 1 月 6 日

处方

八诊处方加炙鳖甲（先煎）10g、陈皮 10g、鸡内金 15g。

水煎服 7 剂，每剂煎 2 次，每日服 2 次。

十诊　1992 年 1 月 13 日

处方

九诊处方加蛇床子 15g、莲房 15g。

水煎服 7 剂，每剂煎 2 次，每日服 2 次。

十一诊　1992 年 1 月 20 日

月信昨行，腹部有不适感，脉右关较盛。

处方

白芍 15g　枸杞子 15g　夏枯草 10g　生牡蛎（先煎）30g　漏芦 10g　炒枳壳 10g　制首乌 10g　当归 10g　蛇床子 15g　延胡索 10g　桃仁 10g　陈皮 10g　鸡内金 15g　炙鳖甲（先煎）10g　秦艽 10g　石松子 10g

水煎服 7 剂，每剂煎 2 次，每日服 2 次。

十二诊　1992 年 1 月 27 日

信水已过，月事较好，乳腺增生渐消意。

处方

继续服用上方七剂，每剂煎 2 次，每日服 2 次。

十三诊　1991 年 6 月 19 日

乳腺纤维瘤。

处方

生牡蛎（先煎）30g　盐橘核 10g　花粉 10g　白芷 10g　赤芍 10g　川楝子（打）5g　紫花地丁 15g　当归 10g　夏枯草 10g　清半夏 10g　荷叶 10g　浙贝母 5g　炙乳没各 5g　甲珠 5g

水煎服 7 剂，每剂煎 2 次，每日服 2 次。

十四诊　1991 年 9 月 20 日

处方

全当归 15g　白芍 15g　香附 10g　延胡索 10g　生熟地各 15g　首乌 15g

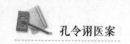

郁金10g 丹参15g 川芎5g 乌药10g 橘核15g 夏枯草10g 旋覆花（包煎）15g 代赭石（先煎）10g 茜草10g

水煎服7剂，每剂煎2次，每日服2次。

十五诊 1991年9月27日

处方

十四诊处方去茜草加入焦山楂15g、砂仁（后下）5g。

水煎服3剂，每剂煎2次，每日服2次。

吴某 女 24岁 1992年9月4日

痛经，青春期痤疮。

处方

蝉蜕15g 桑寄生10g 延胡索10g 生地榆15g 川牛膝10g 白鲜皮15g 焦栀子10g 萆薢15g 粉丹皮10g 紫花地丁15g 乌药10g 生地黄15g 滑石（包煎）10g 莲房10g

水煎服5剂，每剂煎2次，每日服2次。

第五节 经 漏

苏某 女 成人 1991年3月14日

处方

霜桑叶15g 茅芦根各15g 桃杏仁各10g 清半夏15g 陈皮10g 竹沥水（先入）1瓶 板蓝根15g 金银花20g 藿香15g 厚朴10g 前胡10g 甘草10g 瓜蒌皮10g

水煎服3剂，每剂煎2次，每日服2次。

二诊 1991年6月25日

经漏。肝郁脾虚。

处方

旋覆花（包煎）15g 代赭石（先煎）10g 盐橘核10g 川楝子（打）5g 土炒白术10g 白茯苓15g 莲房10g 生炒蒲黄各10g 乌药10g 郁金10g 清半夏10g 藕节10g 生白芍15g 佩兰叶10g 炒薏苡仁25g 萆薢15g

水煎服5剂，每剂煎2次，每日服2次。

三诊 1991年8月3日

处方

当归 15g　郁金 15g　炒薏苡仁 25g　炒苍术 15g　白芍 15g　藕节 15g　滑石（包煎）15g　云茯苓 25g　莲房 15g　半夏 10g　草薢 15g　泽泻 15g　生炒蒲黄各 10g　地榆炭 10g　阿胶珠 10g

水煎服 4 剂，每剂煎 2 次，每日服 2 次。

四诊　1991 年 8 月 8 日

处方

当归 15g　莲房炭 10g　藕节 10g　云苓 15g　白芍 10g　茜草炭 10g　丹皮 10g　薏米 15g　生地 25g　陈棕炭 10g　川断 10g　阿胶（烊化）10g　麦芽 15g　乌药 10g　紫河车 10g

水煎服 5 剂，每剂煎 2 次，每日服 2 次。

五诊　1991 年 8 月 17 日

处方

四诊处方去川断、乌药、茜草炭，加入焦栀子 10g、黄芪 15g、黄连 10g、侧柏炭 10g、白术 10g。

水煎服 7 剂，每剂煎 2 次，每日服 2 次。

纪某　女　46 岁　1991 年 4 月 25 日

经漏已愈。

处方

全当归 15g　生熟地各 15g　赤白芍各 10g　砂仁（后下）5g　白茅根 15g　粉丹皮 10g　焦白术 15g　沙苑子 15g　阿胶珠 10g　柴胡 5g　苏梗 10g　藕节 10g　炒稻麦芽各 15g　肉苁蓉 15g

水煎服 7 剂，每剂煎 2 次，每日服 2 次。

二诊　1991 年 5 月 9 日

经漏，经治后于 4 月 14 日干净，见舌上瘀点尚重，舌板光，苔薄，脉右寸稍盛。调治行经周期，拟调经和肝气。

处方

旋覆花（包煎）15g　代赭石（先煎）10g　全当归 15g　白茯苓 15g　乌药 10g　琥珀粉（冲）2g　怀牛膝 10g　白芍 15g　阿胶珠 10g　茜草 10g　藕节 10g　太子参 10g　炒稻麦芽各 10g

水煎服 7 剂，每剂煎 2 次，每日服 2 次。

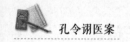
三诊 1991 年 6 月 3 日

处方

二诊处方去白茯苓、琥珀粉、太子参、炒稻麦芽加入砂仁（后下）5g、菊花 15g、炒苍术 15g、莲子 15g。

水煎服 7 剂，每剂煎 2 次，每日服 2 次。

四诊 1991 年 11 月 8 日

处方

黄芪 25g　当归 15g　白术 10g　生地 25g　首乌 10g　白芍 15g　牛膝 10g　莲房 15g　杜仲炭 10g　黄芩 10g　鸡内金 15g　山萸肉 10g　山药 20g　茯苓 20g　丹皮 10g　泽泻 10g　茅根 15g　琥珀粉（冲）2.5g

水煎服 7 剂，每剂煎 2 次，每日服 2 次。

五诊 1991 年 12 月 16 日

处方

焦栀子 10g　黄芩 10g　粉丹皮 10g　枸杞子 25g　川牛膝 15g　莲子 15g　茯苓皮 15g　苍白术各 10g　陈皮 10g　旋覆花（包煎）10g　藕节 10g　炙首乌 15g　砂仁（后下）5g

水煎服 7 剂，每剂煎 2 次，每日服 2 次。

第六节　闭　　经

李某　女　29 岁　1992 年 6 月 19 日

闭经，服西药维持。

处方

当归 15g　赤芍 10g　莲子 15g　红花 15g　乌药 10g　茴香 15g　香附 10g　漏芦 15g　益母草 25g　荔枝核 15g　桃仁 15g　青皮 15g　薏苡仁 30g　川断 15g

淡吴茱萸、艾叶各 15g，单包

水煎服 5 剂，每剂煎 2 次，每日服 2 次。

第七节 经行感冒

范某 女 27 岁 1994 年 12 月 18 日

每于行经时感冒，脉细滑。

处方

生白芍 10g 陈皮 10g 清半夏 10g 炒薏苡仁 15g 焦栀子 10g 粉丹皮 10g 炒白术 15g 藿香 15g 全当归 15g 炒枳壳 10g 荷叶 10g 防风 10g

水煎服 7 剂，每剂煎 2 次，每日服 2 次。

刘某 女 42 岁 1992 年 2 月 12 日

舌红苔薄黄，经行时头疼不适感。

处方

清半夏 15g 陈皮 10g 香附 10g 夏枯草 10g 郁金 10g 龙胆草 5g 桃仁 15g 蒺藜 10g 炒薏苡仁 15g 盐黄柏 5g 防风 10g 川牛膝 10g 煅牡蛎（先煎）25g 当归 15g

水煎服 10 剂，每剂煎 2 次，每日服 2 次。

第八节 带 下

刘某 女 42 岁 1992 年 1 月 10 日

经行头胀痛，白带有味。肝脾湿热，湿阻，舌黯苔厚。

处方

旋覆花（包煎）15g 菊花 15g 竹茹 15g 辛夷（包煎）10g 代赭石（先煎）10g 石菖蒲 10g 白术 15g 白僵蚕 10g 清半夏 15g 龙胆草 5g 车前子（包煎）10g 萆薢 15g 郁金 10g 延胡索 10g 香附 10g 川芎 10g

水煎服 3 剂，每剂煎 2 次，每日服 2 次。

二诊 1992 年 1 月 18 日

舌绛黯有瘀斑。

处方

一诊处方去竹茹、延胡索、川芎，加陈皮 10g、盐黄柏 5g、桃仁 15g。

水煎服 7 剂，每剂煎 2 次，每日服 2 次。

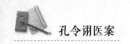

三诊 1992 年 1 月 24 日

白带减，食后困倦，夜寐欠佳，下肢时胀。

处方

清半夏 15g　郁金 10g　薏苡仁 15g　陈皮 10g　龙胆草 5g　盐黄柏 5g　防风 10g　白术 15g　车前子（包煎）10g　香附 10g　桃仁 15g　生牡蛎（先煎）25g　萆薢 15g　当归 10g　石菖蒲 10g

水煎服 7 剂，每剂煎 2 次，每日服 2 次。

刘某　女　15 岁　1992 年 10 月 9 日

舌苔白滑，舌淡。湿热下注。

处方

桑白皮 15g　清半夏 15g　盐黄柏 10g　生薏苡仁 25g　生地 25g　防风 10g　生蒲黄（包煎）15g　白鲜皮 15g　郁金 10g　土茯苓 30g　珍珠粉 2 支　合欢皮 15g　茜草炭 15g

水煎服 5～10 剂，每剂煎 2 次，每日服 2 次。

杨某　女　30 岁　1993 年 5 月 17 日

腰痛，今日带多，脉细滑而带数，舌苔白滑。治在脾肾，先行调脾。

处方

炒苍术 15g　炒薏苡仁 15g　萆薢 15g　佩兰 10g　陈皮 10g　滑石（包煎）10g　茯苓 30g　荷叶 10g　防风 10g　桑寄生 10g　桃仁 10g　木瓜 10g　盐黄柏 10g

水煎服 5 剂，每剂煎 2 次，每日服 2 次。

董某　女　25 岁　1991 年 4 月 4 日

白带多。

处方

焦白术 10g　茯苓皮 15g　泽泻 15g　炙黄芪 10g　清半夏 10g　莲子 10g　怀牛膝 10g　桑寄生 10g　萆薢 15g　盐知柏各 5g　滑石（包煎）10g　海螵蛸 10g

第九节　人流术后

刘某　女　成人　1991 年 9 月 11 日

人流术后，腰酸腿疼，汗多，舌苔黄腻，脉弦细。

处方

灯芯 9g　枳壳 6g　云苓 12g　陈皮 12g　鸡血藤 12g　天麻 12g　牛膝 12g　焦三仙各 30g　莱菔子 12g　车前草 30g　焦栀子 9g　鸡内金 20g

水煎服 7 剂，每剂煎 2 次，每日服 2 次。

第十节　产后病

王某　女　33 岁　1990 年 5 月 17 日

产后，腹部疼痛，不思饮食，疲倦嗜睡，湿阻气滞。化湿，助气运。

处方

桑枝 10g　炒白术 15g　茯苓皮 15g　大腹皮 15g　五加皮 10g　桑寄生 10g　川牛膝 15g　黄芪皮 15g　炒薏苡仁 30g　乌药 15g　萆薢 15g　川芎 10g　鸡血藤 25g　秦艽 10g　羌活 10g

水煎服 7 剂，每剂煎 2 次，每日服 2 次。

张某　女　38 岁　1991 年 6 月 13 日

胃脘喜按，滑胎。舌腻质湿滑。先行化湿和胃。

处方

炒苍术 15g　陈皮 10g　厚朴 10g　乌药 10g　茯苓 15g　泽泻 15g　莱菔子 15g　炒杜仲 10g　旋覆花（包煎）15g

水煎服 7 剂，每剂煎 2 次，每日服 2 次。

第十一节　更年期综合征

赵某　女　51 岁　1991 年 7 月 18 日

更年期综合征，眼睑仍肿，及身灼热，烦躁，易怒，不欲饮食。

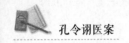

处方

旋覆花（包煎）15g　代赭石（先煎）10g　清半夏10g　茯苓皮15g　青竹茹10g　藿香10g　厚朴10g　滑石（包煎）15g　炒稻麦芽各15g　萆薢20g　郁金15g　菊花15g　炒薏苡仁25g

水煎服7剂，每剂煎2次，每日服2次。

李某　女　53岁　1992年3月19日

处方

白芍15g　熟地15g　枸杞子15g　女贞子15g　柏子仁15g　砂仁（后下）5g　旱莲草10g　红花10g　川芎10g　枳壳10g　柴胡10g　郁金10g　苏子10g　陈皮10g　太子参10g　炒稻麦芽各15g

水煎服7剂，每剂煎2次，每日服2次。

第十二节　卵巢囊肿

王某　女　成人　1992年1月9日

卵巢囊肿。

处方

生牡蛎（先煎）30g　炙鳖甲（先煎）15g　枳壳15g　莪术10g　夏枯草15g　盐橘核10g　藕节10g　乌药10g　桃仁10g　琥珀粉（冲）3g

水煎服10剂，每剂煎2次，每日服2次。

第十三节　子宫内膜异位症

吴某　女　成人　1991年9月11日

内膜异位症。经行腹痛，腰痛。

处方

枸杞子12g　菊花9g　生地12g　黄精12g　生杜仲12g　桑寄生30g　牛膝12g　川断12g　鸡血藤12g　香附12g　炒橘核12g　焦三仙各30g

水煎服7剂，每剂煎2次，每日服2次。

罗某　女　成人　1991 年 12 月 26 日

处方

首乌 10g　当归 10g　杜仲 10g　牛膝 10g　莲房 10g　川断 10g　乌药 10g　橘核 10g　山萸肉 10g　熟地 15g　砂仁（后下）5g　琥珀粉（冲）2g　桃仁 10g　藕节 10g　薏苡仁 15g　盐黄柏 5g　珍珠粉（冲）1 支

水煎服 14 剂，每剂煎 2 次，每日服 2 次。

二诊　1991 年 12 月 19 日

子宫内膜异位症，每于行经时疼痛。

处方

一诊处方加入盐黄柏 5g、珍珠粉（冲）1 支。

水煎服 7 剂，每剂煎 2 次，每日服 2 次。

三诊　1992 年 1 月 10 日

子宫内膜异位症。近日经行不畅，3 日后始通，脉沉细。

处方

一诊处方去橘核、藕节、薏苡仁、盐黄柏，加入红花 10g、延胡索 10g。

水煎服 7 剂，每剂煎 2 次，每日服 2 次。

四诊　1992 年 1 月 16 日

子宫内膜异位。

处方

盐黄柏 10g　知母 10g　生龙骨（先煎）10g　桃仁 10g　藕节 10g　香附 10g　乌药 10g　延胡索 10g　白芍 10g　川断 10g　首乌 10g　桑寄生 10g　当归 10g　珍珠粉（冲）1 支　琥珀粉（冲）2g

水煎服 14 剂，每剂煎 2 次，每日服 2 次。

祁某　女　成人　1991 年 12 月 5 日

子宫内膜异位症。

处方

当归 20g　黄芩 10g　山药 30g　乌贼骨 30g　白芍 30g　杜仲 10g　川断 30g　海藻 20g　菟丝子 30g　生黄芪 30g　土鳖虫 20g　黄柏 10g

水煎服 20 剂，每剂煎 2 次，每日服 2 次。

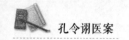

第十四节　乳腺疾病

范某　女　32岁　1992年9月10日

乳腺管炎。舌苔厚腻，脉两关弦。

处方

旋覆花（包煎）15g　生石膏（先煎）30g　粉丹皮10g　生炒蒲黄各（包煎）10g　代赭石（先煎）20g　肥知母10g　生地20g　夏枯草10g　清半夏15g　淡竹叶10g　炙乳没各10g　紫花地丁15g　金银花15g　土茯苓25g　郁金10g　生甘草5g　橘核10g　川楝子（打）5g

水煎服3剂，每日煎2次，每日服2次。

二诊　1992年9月18日

右乳腺导管扩张症。

处方

旋覆花（包煎）15g　夏枯草15g　金银花20g　郁金10g　代赭石（先煎）20g　炙乳没各10g　土茯苓25g　珍珠母（先煎）30g　清半夏15g　紫花地丁20g　生甘草10g　川楝子（打）5g　盐橘核10g　藕节10g　鹿角霜15g

水煎服7剂，每剂煎2次，每日服2次。

三诊　1992年9月21日

乳腺导管扩张。

处方

二诊处方加花粉15g、浙贝母15g、丹皮10g、生黄芪15g、甲珠15g。

上药3付，除珍珠粉、鹿角胶之外，余药同研细面，过100目筛，再将上二味中鹿角胶研细，一并混匀，水泛为丸，每服3g，日2～3次。白水送服。

红花10g　黄芩10g　苦参5g

10剂，每2日1剂，外用。

第十五节　黄褐斑

刘某　女　42岁　1993年6月8日

面部黑褐斑，于失血后出现，畏明。舌苔薄质绛黯。脉滑稍弦。

处方

旋覆花（包煎）15g　清半夏 15g　陈皮 10g　黄芩 10g　漏芦 15g　当归 15g　茯苓 15g　薏苡仁 30g　枳壳 15g　丹皮 10g　荷叶 10g　苍术 10g　白鲜皮 10g　炒稻麦芽各 15g　蒲公英 15g　滑石（包煎）10g

水煎服 3 剂，每剂煎 2 次，每日服 2 次。

李某　女　28 岁　1993 年 5 月 11 日

黧斑在于面部，月信量少，行时乳房胀痛，舌黧苔白满稍腻，脉细滑，左关弦。从化湿散结行气为主调理。

处方

炒薏苡仁 30g　白扁豆 10g　清半夏 15g　滑石（包煎）15g　夏枯草 15g　赤白芍各 10g　白茯苓 30g　炒苍术 15g　郁金 10g　红花 15g　桃仁 15g　生牡蛎（先煎）50g　延胡索 10g　珍珠粉（冲）2 支

水煎服 5 剂，每剂煎 2 次，每日服 2 次。

第十六节　子宫肌瘤

刘某　女　50 岁　1990 年 7 月 23 日

子宫肌瘤。肝热脾湿，肝热气郁，少腹疼痛，脾湿内蕴，睑下浮如卧蚕，舌绛而黧，瘀血内阻，血不归经，拟从清肝化瘀，渗湿行气以调之。

处方

龙胆草炭 10g　乌药 10g　橘核 10g　旋覆花（包煎）15g　五灵脂 15g　炒蒲黄 10g　藕节 15g　琥珀粉（冲）2g　生薏苡仁 25g　炒薏苡仁 25g　荷叶 15g　白扁豆 10g　稆豆衣 15g　炙鸡内金 15g　黄芩 10g

水煎服 3 剂，每剂煎 2 次，每日服 2 次。

石某　女　成人　1991 年 9 月 11 日

子宫肌瘤术后，时有头晕，乏力，腰酸，脉细，苔白。

处方

枸杞子 12g　菊花 9g　生地 12g　当归 9g　山药 12g　仙鹤草 12g　生杜仲 12g　桑寄生 30g　天麻 12g　栀子 9g　鸡血藤 12g　蛇床子 9g

水煎服 7 剂，每剂煎 2 次，每日服 2 次。

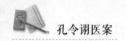
马某 女 成人 1991 年 9 月 11 日

子宫肌瘤，月经 2 月未至。

处方

枸杞 12g 菊花 9g 生地 12g 当归 9g 山药 12g 生杜仲 12g 桑寄生 30g 牛膝 12g 川断 12g 鸡血藤 12g 香附 12g 栀子 9g

水煎服 7 剂，每剂煎 2 次，每日服 2 次。

第十七节 不孕症

张某 女 成人 1991 年 9 月 11 日

不孕，白带增多，月经正常。

处方

枸杞子 12g 菊花 9g 生地 12g 当归 12g 山药 12g 生杜仲 12g 桑寄生 30g 鸡血藤 12g 蛇床子 9g 炒橘核 12g 牛膝 12g 川芎 9g

水煎服 7 剂，每剂煎 2 次，每日服 2 次。

第十八节 妊娠恶阻

王某 女 24 岁 1992 年 7 月 7 日

妊娠恶阻。

处方

陈皮 9g 半夏 9g 竹茹 15g 茯苓 9g 生姜 2 片 甘草 3g 黄连 3g 荷叶 6g 砂仁（后下）3g

水煎服 3 剂，每剂煎 2 次，每日服 2 次。

第十章　男科疾病

第一节　生殖系统疾病

赵某　男　成人　1991 年 10 月 17 日

性功能低下。

处方

旋覆花（包煎）15g　盐橘核 15g　炒知母 10g　怀牛膝 15g　莲蕊 15g　芡实 15g　荷叶 10g　川楝子（打）5g　炒枳壳 10g　沙苑子 15g　五味子 5g　羌活 15g　乌药 10g　煅龙骨 10g

水煎服 7 剂，每剂煎 2 次，每日服 2 次。

王某　男　成人　1991 年 10 月 10 日

精索静脉曲张。

处方

红花 15g　当归 15g　橘核 15g　荔枝核 15g　小茴香 10g　乌药 15g　夏枯草 15g　盐知柏各 10g　丹皮 10g　延胡索 10g　桂枝 10g　黄连 10g　土鳖虫 10g　金银花 10g

水煎服 7 剂，每剂煎 2 次，每日服 2 次。

二诊　1991 年 10 月 17 日

精索静脉曲张，仍阴痛不舒服，脉弦，从上方。

处方

一诊处方去桂枝、黄连，加入盐知柏各 10g、沉香面（冲）1g。

水煎服 7 剂，每剂煎 2 次，每日服 2 次。

三诊　1991 年 10 月 24 日

处方

金银花 25g　玄参 25g　当归 25g　甘草 10g　红花 10g　炙乳没各 15g　橘核 15g　乌药 10g　川楝子（打）10g　草决明 15g　夏枯草 10g　沉香面

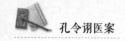

（冲）1g

水煎服7剂，每剂煎2次，每日服2次。

四诊 1991年11月7日

小腹时有痛感。

处方

三诊处方加入桔梗10g、生地30g、枸杞子25g。

水煎服14剂，每剂煎2次，每日服2次。

贺某 男 38岁 1991年7月30日

睾丸鞘膜积液，湿热下注。

处方

旋覆花（包煎）15g 盐橘核10g 生牡蛎（先煎）30g 赤芍10g 炒薏苡仁25g 延胡索10g 夏枯草10g 莪术10g 清半夏10g 生山甲（先煎）10g 泽泻15g 漏芦10g 红花10g 盐黄柏10g 鸡内金15g

水煎服7剂，每剂煎2次，每日服2次。

王某 男 成人 1992年4月20日

输精管结扎术后，腰、小腹疼痛。

处方

桑寄生10g 川牛膝10g 桃仁10g 橘核10g 荔枝核10g 红花10g 川楝子5g 炙乳没各10g 炒杜仲10g 延胡索10g 沉香面（冲）1g 桂枝5g

水煎服7剂，每剂煎2次，每日服2次。

第二节 前列腺炎

王某 男 38岁 1991年3月28日

前列腺炎，尿时疼痛。

处方

小蓟30g 丹皮10g 白茅根15g 生地15g 木通10g 石韦15g 桃仁15g 萆薢15g 鹅不食草15g 竹叶15g 枳壳15g 炒栀子10g 当归10g

水煎服7剂，每剂煎2次，每日服2次。

崔某 男 27岁 1990年7月12日

前列腺炎。小腹胀痛数月，时感排尿不畅，舌苔白腻，尖红，湿热下注，当以清利湿热。

处方

萆薢 20g　乌药 15g　盐橘核 15g　瞿麦 20g　桃仁 15g　苍耳草 25g　虎杖 20g　牛膝 20g　滑石（包煎）20g　琥珀粉（冲）2g

水煎服 3 剂，每剂煎 2 次，每日服 2 次。

吴某　男　49 岁　1992 年 9 月 8 日

慢性前列腺炎。舌红苔白腻，脉寸盛关弦。

处方

炒薏苡仁 15g　桃杏仁各 10g　砂仁（后下）5g　萆薢 15g　赤茯苓 15g　盐橘核 10g　乌药 10g　盐知柏各 10g　川牛膝 15g　炒杜仲 15g　滑石（包煎）15g　冬葵子 15g　土茯苓 30g　琥珀粉 3g　珍珠粉 1g

上药除后二味之外，共研细面，过 120 目筛，和后两味混匀，每服 3g，每日服 2 次，1 周后，入无明显感觉，再加麝香 0.3g，研细入内，服法同前。

第十一章 外科疾病

第一节 带状疱疹

李某 男 46 岁 1991 年 11 月 1 日

带状疱疹，舌红苔白，大剂清解。

处方

金银花 30g 玄参 20g 花粉 15g 知母 20g 穿山甲（先煎）10g 浙贝母 15g 滑石（包煎）10g 当归 15g 甘草 10g 土茯苓 30g 紫花地丁 30g 炙乳没各 10g 丹皮 10g 生地 30g

水煎服 3～5 剂，每剂煎 2 次，每日服 2 次。

二诊 1991 年 11 月 5 日

带状疱疹，痛止又作。

处方

金银花 30g 玄参 25g 天花粉 20g 浙贝母 15g 滑石（包煎）10g 当归 15g 甘草 10g 土茯苓 30g 紫花地丁 30g 炙乳没各 10g 生地 30g 赤芍 10g 板蓝根 20g 白鲜皮 15g 白僵蚕 10g 蛇床子 15g 珍珠粉（冲）2 支 连翘 25g 鸡内金 15g

水煎服 4 剂，每剂煎 2 次，每日服 2 次。

三诊 1991 年 11 月 9 日

处方

金银花 30g 花粉 20g 浙贝母 15g 甘草 10g 土茯苓 30g 紫花地丁 30g 赤芍 10g 板蓝根 20g 白鲜皮 15g 白僵蚕 10g 蛇床子 15g 连翘 25g 鸡内金 15g 珍珠粉（冲）2 支

水煎服 5 剂，每剂煎 2 次，每日服 2 次。

王某 男 59 岁 1993 年 6 月 2 日

疱疹，渐次收敛，背部已结痂，右寸弦滑而大，舌苔白。

处方

金银花 30g　连翘 15g　地骨皮 15g　紫花地丁 15g　盐菊花 10g　天花粉 15g　土茯苓 30g　蒲公英 15g　炙乳没各 10g　白鲜皮 15g　白僵蚕 15g　郁金 15g　浙贝母 15g　丹皮 10g　白茅根 15g　萆薢 15g　甘草 10g

水煎服 5 剂，每剂煎 2 次，每日服 2 次。

二诊　1993 年 9 月 24 日

右臂起疱疹连肩臂，刺痛连及身体，活动受限，诊脉两关弦滑而大，舌苔白满而质黯。清化湿热，通达络脉。

处方

桑枝 15g　防己 10g　滑石（包煎）15g　连翘 15g　炒薏苡仁 30g　紫花地丁 30g　荷叶 15g　清半夏 15g　佩兰 10g　生石膏（先煎）50g　赤芍 15g　白鲜皮 15g　蝉蜕 15g　茅根 25g　当归 15g

水煎服 3 剂，每剂煎 2 次，每日服 2 次。

饶某　女　成人　1992 年 9 月 4 日

带状疱疹。

处方

生石膏（先煎）30g　紫花地丁 15g　白茅根 15g　滑石（包煎）10g　生地 30g　土茯苓 25g　粉丹皮 10g　淡竹叶 10g　金银花 25g　蝉蜕 15g　生地榆 15g　黄芩 10g　生甘草 5g　板蓝根 15g

水煎服 5 剂，每剂煎 2 次，每日服 2 次。

李某　女　成人　1992 年 8 月 11 日

疱疹。

处方

生石膏（先煎）30g　紫花地丁 20g　滑石（包煎）15g　炙桑皮 10g　生地榆 15g　土茯苓 30g　白鲜皮 15g　地骨皮 15g　生槐花 15g　金银花 20g　蝉蜕 15g　生甘草 10g

水煎服 3 剂，每剂煎 2 次，每日服 2 次。

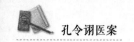
第二节　皮肤病

李某　男　成人　1989 年 1 月 24 日

右手皲裂，脱皮。

处方

盐知柏各 10g　滑石 10g　白鲜皮 15g　苦参 10g　蛇床子 15g　地肤子 15g
秦皮 10g　生地榆 15g　赤芍 15g　蛇蜕 10g

水煎 3 剂，每日 1 剂，外洗。

刘某　男　11 岁　1991 年 2 月 4 日

湿气。

处方

炒苍术 10g　盐知柏各 10g　白鲜皮 15g　滑石（包煎）10g　地肤子 10g
蛇床子 10g　苦参 10g　赤芍 10g　蛇蜕 10g　防风 10g　生地榆 10g

水煎服 7 剂，每剂煎 2 次，每日服 2 次。

高某　女　30 岁　1991 年 3 月 18 日

处方

生地 15g　粉丹皮 10g　白鲜皮 15g　蝉蜕 15g　地肤子 15g　炒苍术 10g
生地榆 10g　茅根 15g　土茯苓 15g　全当归 10g　金银花 15g　苦参 10g　生甘
草 10g　珍珠粉（冲）1 瓶　红花 10g　盐黄柏 10g

水煎服 7 剂，每剂煎 2 次，每日服 2 次。

刘某　男　70 岁　1991 年 6 月 15 日

牛皮癣。

处方

斑蝥 30 个，泡酒，外擦。切忌入口。

马某　女　16 岁　1991 年 7 月 30 日

癣证，血虚风燥。

处方

生地 30g　土茯苓 30g　萆薢 15g　秦艽 10g　金银花 15g　白鲜皮 15g　全
当归 10g　蝉蜕 10g　防风 10g　天花粉 10g　炙乳没各 10g　甘草 10g　浙贝母

15g　制首乌 10g

水煎服 3～6 剂，每剂煎 2 次，每日服 2 次。

卢某　女　11 个月　1991 年 6 月 18 日

湿疹。

处方

金银花 10g　紫花地丁 15g　生地榆 10g　苦参 5g　知母 10g　地肤子 10g
萆薢 10g　赤芍 5g　生甘草 5g

3 剂，每剂服 2 日，每日分数次服用。

潘某　男　57 岁　1991 年 7 月 3 日

处方

生石膏（先煎）50g　土茯苓 50g　生地榆 15g　紫花地丁 15g　炒苍术 15g
白茅根 15g　蝉蜕 10g　葛根 15g　肥知母 15g　蝉蜕 15g　车前子（包煎）10g
珍珠粉（冲）2 瓶　萆薢 15g　滑石（包煎）15g　泽泻 10g　牛黄（冲）0.5g

水煎服 3～5 剂，每剂煎 2 次，每日服 2 次。

二诊　1991 年 7 月 20 日

湿疹，减而未愈。

处方

生石膏（先煎）50g　土茯苓 50g　生地榆 15g　紫草 15g　炒苍术 15g　白
茅根 15g　泽泻 10g　金银花 15g　肥知母 15g　蝉蜕 15g　生地 30g　珍珠粉
（冲）2 瓶　萆薢 15g　滑石（包煎）15g　紫背浮萍 10g　广角粉（冲）1g
玳瑁（先煎）15g

水煎服 3～5 剂，每剂煎 2 次，每日服 2 次。

胡某　男　9 岁　1991 年 9 月 7 日

处方

竹叶 10g　麦冬 10g　连翘 15g　白鲜皮 10g　生地 15g　丹皮 10g　菊花
10g　白芍 10g　代赭石（先煎）10g　牛膝 10g　当归 10g　土茯苓 15g　蛇床
子 10g　旋覆花（包煎）10g

水煎服 7 剂，每剂煎 2 次，每日服 2 次。

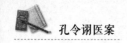

张某　女　21 岁　1991 年 8 月 30 日

处方

生地 30g　白茅根 25g　土茯苓 30g　地肤子 15g　赤芍 15g　白鲜皮 15g　蒲公英 30g　紫草 10g　丹皮 15g　蝉蜕 15g　生甘草 10g　生牡蛎（先煎）30g　炒稻麦芽各 10g

水煎服 5 剂，每剂煎 2 次，每日服 2 次。

二诊　1991 年 9 月 9 日

处方

生地榆 15g　土茯苓 30g　生地 30g　萆薢 15g　白茅根 15g　紫花地丁 25g　赤芍 15g　白鲜皮 10g　金银花 15g　生甘草 10g　丹皮 10g　蝉蜕 15g　白僵蚕 10g　珍珠母（先煎）30g　焦山楂 15g

水煎服 5～10 剂，每剂煎 2 次，每日服 2 次。

李某　男　成人　1991 年 10 月 4 日

处方

野菊花 15g　白鲜皮 15g　蛇床子 15g　金银花 20g　紫花地丁 20g　蒲公英 25g　土茯苓 25g　板蓝根 15g　生地 25g　麦冬 15g　玄参 10g　生甘草 10g　珍珠粉（冲）2 瓶

水煎服 7 剂，每剂煎 2 次，每日服 2 次。

张某　男　成人　1991 年 12 月 18 日

处方

炒苍耳 15g　黄芩 10g　白僵蚕 10g　辛夷（包煎）15g　枳壳 10g　漏芦 15g　当归 15g　连翘 15g　柴胡 10g　土茯苓 30g　车前子（包煎）10g　紫花地丁 25g　蒲公英 25g

水煎服 7 剂，每剂煎 2 次，每日服 2 次。

张某　男　75 岁　1992 年 1 月 9 日

处方

当归 20g　白鲜皮 20g　首乌 30g　防风 10g

水煎服 4 剂，每剂煎 2 次，每日服 2 次。

王某　女　22 岁　1992 年 3 月 4 日

处方

炙桑皮 10g　白僵蚕 10g　蝉蜕 10g　天花粉 10g　粉丹皮 10g　生地 15g

茅根 15g　白鲜皮 10g　生地榆 10g　赤芍 10g　黄芩 10g　土茯苓 20g

水煎服 3 剂，每剂煎 2 次，每日服 2 次。

二诊　1992 年 5 月 29 日

脉弦细滑，血分风热上攻。

处方

蝉蜕 10g　赤芍 10g　甘草 10g　滑石（包煎）10g　生地 25g　茅根 15g
紫花地丁 15g　土茯苓 25g　竹叶 10g　生地榆 10g　丹皮 10g　金银花 15g　生
石膏（先煎）25g　防风 10g　白鲜皮 10g

水煎服 3 剂，每剂煎 2 次，每日服 2 次。

刘某　女　成人　1992 年 5 月 22 日

处方

米泔水炒苍术 10g　盐知柏各 10g　炒薏苡仁 15g　秦艽 10g　滑石（包煎）
10g　牛膝 10g　防风 10g　草薢 15g　紫花地丁 15g　金银花 15g　丹皮 10g　赤
芍 10g　土茯苓 15g　砂仁（后下）3g　陈皮 5g

水煎服 5 剂，每剂煎 2 次，每日服 2 次。

二诊　1992 年 5 月 27 日

处方

一诊处方去防风、土茯苓，加入防己 10g、花粉 10g、生地 15g。

水煎服 5 剂，每剂煎 2 次，每日服 2 次。

王某　女　成人　1992 年 7 月 22 日

处方

紫花地丁 15g　金银花 15g　茅根 15g　丹皮 10g　黄柏 10g　滑石（包煎）
10g　防风 10g　蝉蜕 10g　生石膏（先煎）30g　白鲜皮 10g　白僵蚕 10g　甘
草 10g　土茯苓 25g　当归 15g

水煎服 7 剂，每剂煎 2 次，每日服 2 次。

二诊　1992 年 7 月 22 日

处方

白鲜皮、栀子、黄芩、蛇床子、桑白皮各 10g。

3 剂，水煎外洗。

张某　女　24 岁　1992 年 9 月 29 日

肝血风热郁阻。

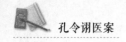
处方

赤芍 10g　红花 10g　防风 15g　丹皮 10g　白茅根 15g　白鲜皮 15g　全当归 15g　地肤子 15g　土茯苓 30g　蝉蜕 15g　炙桑皮 10g　珍珠粉（冲）2g

水煎服 3 剂，每剂煎 2 次，每日服 2 次。

二诊　1992 年 10 月 12 日

血热肝郁。

处方

一诊处方加入乌药 10g、盐橘核 10g、蛇床子 10g。

水煎服 5 剂，每剂煎 2 次，每日服 2 次。

周某　女　24 岁　1992 年 10 月 21 日

处方

金银花 15g　生地 25g　野菊花 10g　蝉蜕 15g　甘草 10g　白茅根 15g　丹皮 10g　茜草 10g　紫花地丁 10g　白鲜皮 15g　蛇床子 15g　珍珠粉（冲）2 支

水煎服 5 剂，每剂煎 2 次，每日服 2 次。

孔某　男　21 岁　1992 年 10 月 30 日

处方

生石膏（先煎）30g　白僵蚕 15g　防风 10g　丹皮 10g　肥知母 10g　白鲜皮 15g　蝉蜕 15g　生地 30g　焦栀子 15g　盐黄柏 10g　茅根 15g　紫花地丁 15g　苦参 10g　蛇床子 15g

水煎服 5 剂，每剂煎 2 次，每日服 2 次。

二诊　1992 年 11 月 1 日

处方

同一诊处方。

水煎服 3 剂，每剂煎 2 次，每日服 2 次。

三诊　1992 年 12 月 5 日

处方

同一诊处方。

水煎服 5 剂，每剂煎 2 次，每日服 2 次。

王某　男　59 岁　1993 年 6 月 9 日

舌苔白，脉盛。

处方

生石膏（先煎）30g 炒薏苡仁30g 清半夏15g 土茯苓30g 滑石（包煎）15g 大青叶15g 甘草10g 金银花25g 丹皮10g 白僵蚕10g 蝉蜕15g 黄柏10g 地骨皮10g 赤芍10g

水煎服5剂，每剂煎2次，每日服2次。

桂某 女 30岁 1992年5月25日

瘙痒，冬重，血糖稍高。

处方

生熟地各25g 炙首乌10g 生晒参（先煎）3g 白茯苓30g 白鲜皮15g 全当归15g 珍珠粉（冲）0.6g

水煎服5剂，每剂煎2次，每日服2次。

王某 女 19岁 1993年1月9日

湿热伤阴。舌白，脉滑数而细。

处方

川连10g 米泔水炒苍术15g 清半夏15g 炒薏苡仁30g 莲子15g 太子参15g 珍珠粉（冲）2支 焦栀子15g 椿皮15g 萆薢25g 白茯苓30g 滑石（包煎）10g 车前子（包煎）10g 盐黄柏5g 生地30g 西洋参（另煎）1g

水煎服5~10剂，每剂煎2次，每日服2次。

二诊 1993年2月6日

湿热，注于下，发于肤，伤及阴。前方出入。

处方

一诊处方去莲子、太子参、珍珠粉、西洋参，加入浙贝母10g、炙乳没各5g、白鲜皮10g、蛇床子10g。

水煎服5~10剂，每剂煎2次，每日服2次。

邢某 男 25岁 1993年5月18日

血分湿热，发为痒疹风块，舌红苔白腻，脉细滑而弦。

处方

生石膏（先煎）50g 炒苍术15g 白鲜皮15g 白茅根15g 紫花地丁15g 土茯苓30g 赤芍10g 蝉蜕10g 蒲公英15g 萆薢15g 滑石（包煎）10g 黄柏10g 防风10g 生地30g 竹叶10g

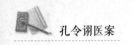

水煎服 7～14 剂，每剂煎 2 次，每日服 2 次。

桂某　女　20 岁　1993 年 6 月 25 日

处方

生熟地各 25g　制首乌 10g　生晒参（另煎）3g　白茯苓 30g　白鲜皮 15g 全当归 15g　蛇床子 10g　珍珠粉（冲）0.6g

水煎服 5 剂，每剂煎 2 次，每日服 2 次。

杨某　男　23 岁　1993 年 1 月 18 日

舌红苔尚厚腻，滞热未清，尚宜清解。

处方

野菊花 15g　紫花地丁 25g　蒲公英 30g　牡丹皮 15g　金银花 25g　赤白芍 各 15g　炒薏苡仁 30g　炙鸡内金 15g　大腹皮 15g　合欢皮 15g　炒枳实 15g 厚朴 15g　桃仁 15g　瓜蒌 30g　车前子 15g

水煎服 4 剂，每剂煎 2 次，每日服 2 次。

第三节　斑　　疹

刘某　男　50 岁　1991 年 11 月 7 日

左下肢赤斑，诊为外邪入侵，郁热成斑，先从透热着手，自拟清化湿热。

处方

连翘 25g　防己 15g　赤小豆 30g　生姜皮 10g　荷叶 15g　浮萍 15g　蝉蜕 15g　紫花地丁 30g　土茯苓 30g　甘草 10g　玄参 15g　当归 15g

水煎服 7 剂，每剂煎 2 次，每日服 2 次。

二诊　1991 年 11 月 21 日

斑渐透出，黑毒渐解。一诊处方加萆薢、泽泻、水蛭、石斛解毒化湿。

处方

连翘 25g　防己 15g　赤小豆 30g　荷叶 15g　蝉蜕 15g　紫花地丁 30g　土 茯苓 30g　甘草 10g　玄参 15g　当归 15g　萆薢 25g　泽泻 10g　水蛭 15g

水煎服 7 剂，每剂煎 2 次，每日服 2 次。

王某　女　32 岁　1992 年 10 月 1 日

风热袭于血分。

处方

生石膏（先煎）30g　白茅根15g　赤芍15g　蝉蜕15g　紫花地丁15g　防风10g　土茯苓30g　天花粉10g　甘草10g　生地30g　白鲜皮15g　丹皮10g　白僵蚕10g　红花10g　羚羊粉（冲）0.6g　珍珠粉（冲）0.6g

水煎服5剂，每剂煎2次，每日服2次。

二诊　1992年10月12日

风热袭于血分。

处方

同一诊处方。

水煎服5剂，每剂煎2次，每日服2次。

三诊　1992年11月30日

血分风热。

处方

生石膏（先煎）30g　白茅根20g　赤芍15g　白僵蚕15g　蝉蜕20g　薄荷（后下）10g　防风15g　红花15g　生地30g　浮萍10g　甘草10g　生地榆15g　竹叶15g　紫花地丁15g　蒲公英15g

水煎服5剂，每剂煎2次，每日服2次。

四诊　1992年12月7日

处方

三诊处方去薄荷、浮萍、竹叶、蒲公英，加丹皮10g、土茯苓30g、白鲜皮15g。

水煎服5剂，每剂煎2次，每日服2次。

五诊　1992年12月11日

处方

生石膏（先煎）30g　白茅根20g　蝉蜕20g　防风15g　红花15g　生地50g　生地榆15g　丹皮15g　白鲜皮15g　生薏苡仁30g　苦参10g　当归15g　珍珠粉（冲）2支

水煎服5剂，每剂煎2次，每日服2次。

六诊　1992年12月21日

处方

连翘15g　赤小豆30g　当归15g　丹皮15g　茅根25g　赤白芍各10g　黄

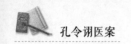

柏 10g　地肤子 15g　蝉蜕 20g　儿茶 15g　紫草 15g　防风 15g　生地 50g　甘草 5g　荷叶 10g

水煎服 7 剂，每剂煎 2 次，每日服 2 次。

七诊　1992 年 12 月 28 日

处方

六诊处方加藕节 10g。

水煎服 7 剂，每剂煎 2 次，每日服 2 次。

于某　女　29 岁　1993 年 3 月 20 日

舌苔厚腻内垢，舌尖赤少津，脉弦肢酸。湿热伤津。

处方

佩兰 10g　陈皮 10g　藿香 15g　清半夏 15g　炒薏苡仁 30g　茯苓 50g　萆薢 15g　知柏各 10g　大腹皮 10g　黄芩 15g　生地 50g　炙鸡内金 15g

水煎服 7 剂，每剂煎 2 次，每日服 2 次。

二诊　1993 年 3 月 31 日

舌苔黄厚而腻，肢酸略减，偶有心悸，前方出入。

处方

佩兰 10g　藿梗 15g　盐知柏各 10g　生地榆 10g　佛手 15g　黄芩 15g　生地 50g　白茅根 15g　鸡内金 15g　茯苓 30g　甘草 10g　汉防己 10g　槟榔片 15g　焦三仙各 30g　荷叶 10g　夏枯草 10g

水煎服 6 剂，每剂煎 2 次，每日服 2 次。

三诊　1993 年 4 月 1 日

舌苔黄滑而腻。

处方

黄芩 15g　清半夏 15g　黄连 10g　藿梗 15g　青蒿 15g　桑寄生 10g　制大黄 10g　佩兰 10g　枳实 15g　夏枯草 15g　知柏各 5g　滑石（包煎）10g　大腹皮 10g　炒薏苡仁 30g　炙鸡内金 15g　茅根 30g

水煎服 7 剂，每剂煎 2 次，每日服 2 次。

四诊　1993 年 5 月 8 日

舌苔渐化渐薄而白腻，质红，脉右寸关滑大有力。咳嗽，胸中作样，后腰疼痛。

处方

生石膏（先煎）30g　淡竹叶 15g　清半夏 15g　天门冬 15g　玄参 15g　桑

寄生 10g　连翘 15g　蝉蜕 15g　佩兰 10g　地骨皮 10g　黄芩 10g　茅芦根各 10g　瓜蒌皮 15g　半枝莲 30g　羚羊粉（分冲）0.6g

水煎服 7 剂，每剂煎 2 次，每日服 2 次。

五诊　1993 年 5 月 29 日

月信 2 月来行，舌苔厚腻，质红，脉弦滑有力。

处方

佩兰 10g　桑白皮 10g　苍术 15g　莲房 15g　桃仁 15g　红花 15g　乌药 10g　知柏各 10g　地榆 15g　益母草 25g　茯苓 30g　龙胆草 10g　栀子 10g　丹皮 10g　茅根 15g

水煎服 7 剂，每剂煎 2 次，每日服 2 次。

六诊　1993 年 6 月 14 日

舌红苔黄稍腻，脉滑盛。痤疮增多，小腿沉。

处方

藿梗 15g　青竹茹 15g　地骨皮 15g　茯苓皮 15g　肥知母 20g　炒黄柏 15g　炒枳壳 15g　生石膏（先煎）50g　粉葛根 10g　白僵蚕 10g　紫花地丁 20g　金银花 20g　茅根 15g　丹皮 10g　生薏苡仁 20g

水煎服 7 剂，每剂煎 2 次，每日服 2 次。

七诊　1993 年 9 月 5 日

舌苔厚腻，有时心悸，血压偏高，下肢酸疲。

处方

藿香 15g　佩兰 10g　陈皮 10g　清半夏 15g　茯苓 15g　猪苓 15g　枳实 15g　黄芩 10g　菊花 15g　青竹茹 15g　大青叶 10g　滑石（包煎）10g　白茅根 15g　鸡内金 15g　白僵蚕 10g　香附 10g　龙胆草 10g　羚羊粉（冲）2 支

水煎服 7 剂，每剂煎 2 次，每日服 2 次。

八诊　1993 年 9 月 22 日

因外感加重，激素后，后背部又显红疹，苔白，脉弦滑有力，易热易汗。

处方

生石膏（先煎）50g　炒苍术 10g　肥知母 15g　天花粉 15g　蒲公英 25g　荷叶 10g　地骨皮 10g　茯苓 15g　当归 15g　赤芍 10g　丹皮 10g　浙贝母 15g　白鲜皮 10g　地肤子 15g

水煎服 7 剂，每剂煎 2 次，每日服 2 次。

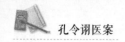

崔某 女 39 岁 1993 年 6 月 14 日

痒减，渐显光滑，舌红苔白，而满。湿热减而未除，尚续予清理。

处方

炒黄柏 15g 苦参 10g 清半夏 15g 荷叶 15g 蝉蜕 15g 白鲜皮 15g 赤芍 15g 地榆 15g 白茅根 20g 丹皮 15g 蒲公英 25g 天花粉 15g 茯苓 30g 栀子 15g 泽泻 15g 苍术 15g

水煎服 5 剂，每剂煎 2 次，每日服 2 次。

二诊 1993 年 6 月 21 日

处方

一诊处方去清半夏加蛇床子 15g。

水煎服 6 剂，每剂煎 2 次，每日服 2 次。

袁某 男 80 岁 1991 年 11 月 21 日

皮肤痛三十余年，双下肢内侧紫红色斑颇多，每年发作数次，证属湿毒内蕴。

处方

土茯苓 50g 当归 15g 连翘 15g 珍珠粉（冲）2 支 萆薢 15g 玄参 15g 白僵蚕 15g 牛黄（分冲）1g 白鲜皮 15g 金银花 25g 甘草 10g

水煎服 3～5 剂，每剂煎 2 次，每日服 2 次。

二诊 1992 年 3 月 19 日

处方

生鳖甲（先煎）15g 玳瑁（先煎）10g 地骨皮 10g 白鲜皮 15g 紫花地丁 15g 防风 10g 蝉蜕 10g 蛇蜕 10g 生地 50g 盐黄柏 10g 赤芍 10g 香薷 20g 连翘 15g 蛇床子 15g

水煎服 7 剂，每剂煎 2 次，每日服 2 次。

第四节 丘 疹

王某 男 39 岁 1990 年 9 月 18 日

湿疹。

处方

米泔水炒苍术 20g 白鲜皮 15g 酒黄柏 15g 滑石（包煎）15g 怀牛膝

15g　全当归 15g　苦参 10g　炙乳没各 10g　白僵蚕 10g　蛇床子 15g　蝉蜕 10g

水煎服 5 剂，每剂煎 2 次，每日服 2 次。

李某　女　24 岁　1990 年 1 月 3 日

皮肤过敏。

处方

生石膏（先煎）30g　蝉蜕 15g　白鲜皮 15g　桑叶 10g　连翘 20g　蒲公英 25g　金银花 20g　清半夏 10g　生甘草 10g　粉丹皮 10g　炙乳没各 10g　浙贝母 15g　花粉 15g　赤芍 15g　茅根 15g

水煎服 5 剂，每剂煎 2 次，每日服 2 次。

张某　女　38 岁　1991 年 4 月 4 日

荨麻疹复发多年，近日加重，全身多发，口渴加重，曾服药多年未愈。

处方

生地 20g　茅根 15g　赤芍 10g　丹皮 10g　蝉蜕 15g　薏苡仁 20g　白蒺藜 10g　紫草 10g　板蓝根 15g　土茯苓 25g　红花 10g　生甘草 10g　生石膏（先煎）10g　代赭石（先煎）10g　泽泻 10g

水煎服 7 剂，每剂煎 2 次，每日服 2 次。

邵某　女　成人　1991 年 4 月 8 日

肺胃蕴热，左牙龈红肿，面部起红色丘疹。

处方

生石膏（先煎）30g　炙桑皮 10g　肥知母 10g　黄芩 10g　白茅根 20g　白鲜皮 15g　白僵蚕 15g　白菊花 15g　土茯苓 25g　板蓝根 15g　生甘草 10g

水煎服 7 剂，每剂煎 2 次，每日服 2 次。

王某　女　23 岁　1991 年 5 月 23 日

面部痤疮半年余，由于湿热郁阻而成人，舌苔腻而质绛，脉滑，月信少。

处方

炙桑皮 10g　地骨皮 10g　粉丹皮 10g　白鲜皮 15g　茯苓皮 15g　赤小豆 30g　蛇床子 15g　地肤子 15g　白茅根 15g　板蓝根 15g　野菊花 15g　蒲公英 25g　全当归 15g　连翘 15g　生甘草 10g

水煎服 7 剂，每剂煎 2 次，每日服 2 次。

吴某　女　成人　1990 年 12 月 6 日

苔白腻而厚，面部起小丘疹。

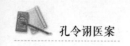

处方

桑枝 15g　川牛膝 15g　粉葛根 15g　炒薏米 25g　丝瓜络 15g　汉防己 10g　桑寄生 10g　萆薢 15g　白茯苓 15g　粉丹皮 10g　滑石 10g　盐知柏各 10g　白鲜皮 15g　蛇床子 15g　佩兰叶 15g　赤芍 15g

水煎服 7 剂，每剂煎 2 次，每日服 2 次。

李某　女　21 岁　1991 年 4 月 15 日

处方

焦栀子 10g　淡竹叶 10g　桑枝 10g　粉葛根 10g　清半夏 10g　川连 10g　白茯苓 15g　粉丹皮 10g　砂仁（后下）5g　生白芍 15g　菊花 15g

水煎服 3 剂，每剂煎 2 次，每日服 2 次。

二诊　1991 年 5 月 23 日

处方

桑寄生 10g　茯苓皮 10g　粉丹皮 10g　黄连 5g　川牛膝 10g　泽泻 15g　生熟地各 15g　肉桂 3g　车前子（包煎）10g　怀山药 25g　山萸肉 10g　肉苁蓉 25g　枸杞子 30g　炒杜仲 10g　盐黄柏 5g

水煎服 5 剂，每剂煎 2 次，每日服 2 次。

三诊　1991 年 6 月 1 日

处方

二诊处方加砂仁（后下）3g。

水煎服 5 剂，每剂煎 2 次，每日服 2 次。

四诊　1992 年 1 月 7 日

面部风疹。舌红苔薄黄，脉滑盛。

处方

生地 25g　茅根 15g　丹皮 10g　白芍 15g　赤芍 10g　蝉蜕 15g　连翘 15g　生石膏（先煎）30g　白鲜皮 15g　甘草 10g　蒲公英 20g　紫花地丁 20g

水煎服 3 剂，每剂煎 2 次，每日服 2 次。

五诊　1992 年 9 月 15 日

红疹痒，血分而风袭，活血散风。

处方

赤芍 15g　蝉蜕 15g　茅根 15g　丹皮 10g　地肤子 15g　防风 15g　生石膏（先煎）30g　葛根 10g　连翘 15g　滑石（包煎）10g　竹叶 10g　甘草 10g

水煎服 3 剂，每日煎 2 次，每日服 2 次。

六诊　1993 年 5 月 29 日

舌苔厚腻，脉略滑数，月信前期，面部丘疹痒。

处方

生地 30g　茅根 15g　丹皮 10g　花粉 15g　茯苓 30g　泽泻 10g　薏苡仁 15g　白鲜皮 15g　黄柏 10g　地肤子 15g　蝉蜕 15g　盐菊花 15g　乌药 10g

水煎服 5 剂，每剂煎 2 次，每日服 2 次。

七诊　1993 年 6 月 4 日

外感未除，胃肺偏盛。

处方

六诊处方去泽泻、蝉蜕加生石膏（先煎）25g、葛根 15g。

水煎服 5 剂，每剂煎 2 次，每日服 2 次。

邵某　女　成人　1992 年 7 月 13 日

皮疹，心肝郁热。

处方

代赭石（先煎）15g　紫花地丁 15g　蝉蜕 15g　土茯苓 25g　珍珠母（先煎）30g　甘草 10g　生地榆 10g　大黄 10g　炒栀子 15g　蒲公英 30g　白鲜皮 15g　赤芍 10g　滑石（包煎）10g　青黛（包煎）10g　朱砂（分冲）1g

水煎服 3 剂，每剂煎 2 次，每日服 2 次。

第五节　疮　毒

李某　男　成人　1991 年 10 月 10 日

处方

野菊花 15g　白鲜皮 15g　蛇床子 15g　玄参 10g　金银花 20g　生地 25g　土茯苓 25g　麦冬 15g　生甘草 10g　板蓝根 15g　珍珠粉（冲）2 瓶　紫花地丁 20g　蒲公英 25g　生地榆 15g

水煎服 7 剂，每剂煎 2 次，每日服 2 次。

二诊　1991 年 9 月 26 日

两目干涩，左下肢疮多年不愈，脉细弦，舌质红绛，少津。治法：疮从养阴祛邪着手，拟清滋解毒。

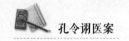

处方

金银花 20g　紫花地丁 20g　蒲公英 25g　土茯苓 25g　板蓝根 15g　生地 25g　麦冬 15g　玄参 10g　川牛膝 10g　生甘草 10g

水煎服 7 剂，每剂煎 2 次，每日服 2 次。

赵某　女　37 岁　1990 年 10 月 25 日

症状同前，两脉滑数，舌苔根部黄腻。

处方

川牛膝 20g　虎杖 20g　虎耳草 20g　滑石（包煎）15g　冬葵子 15g　鹅不食草 15g　土茯苓 25g　萆薢 15g　淡竹叶 15g　防己 15g　生黄芪 15g　赤小豆（包煎）30g　乌药 15g　盐橘核 15g　淡吴茱萸（包煎）15g

水煎服 7 剂，每剂煎 2 次，每日服 2 次。

二诊　1990 年 11 月 1 日

舌根部黄而腻。治以化湿消导。

处方

一诊处方去虎耳草，加入马齿苋 50g、炙鸡内金 15g。

水煎服 7 剂，每剂煎 2 次，每日服 2 次。

李某　女　26 岁　1991 年 5 月 16 日

去年人流后，出现高热，随后全身关节疼痛，胸前后背亦痛，脉濡滑。治法：当从化湿通络，后以养血祛风。

处方

藿梗 15g　白扁豆 10g　炒薏苡仁 25g　萆薢 15g　桑枝 10g　木瓜 10g　秦艽 15g　滑石（包煎）15g　全当归 15g　白僵蚕 10g　土茯苓 30g　川牛膝 15g　炒苍术 15g

水煎服 7 剂，每剂煎 2 次，每日服 2 次。

二诊　1991 年 5 月 23 日

天阴则剧，肌肉畏风，舌苔白腻，脉沉实。

处方

藿梗 15g　白扁豆 10g　萆薢 15g　桑枝 10g　木瓜 10g　秦艽 15g　滑石（包煎）15g　全当归 15g　白僵蚕 10g　土茯苓 30g　川牛膝 15g　炒苍术 15g　香薷 10g　车前子（包煎）10g　泽泻 10g　生黄芪 10g　桃仁 15g　炒薏苡仁 25g

水煎服 7 剂，每剂煎 2 次，每日服 2 次。

三诊 1991 年 5 月 30 日

处方

当归 15g　白术 15g　防己 10g　秦艽 10g　薏苡仁 20g　木瓜 10g　桑寄生 10g　鸡血藤 30g　牛膝 15g　葛根 15g　羌活 10g　红花 10g　萆薢 15g　土茯苓 30g　黄芪 15g　滑石（包煎）15g

水煎服 7 剂，每剂煎 2 次，每日服 2 次。

第六节　瘰　疬

王某　女　24 岁 1991 年 9 月 4 日

淋巴结炎。

处方

金银花 25g　赤芍 10g　枳壳 10g　板蓝根 10g　桑叶 10g　蝉蜕 10g　橘核 15g　生甘草 5g　蒲公英 25g　芦根 15g　法半夏 10g　黄芩 10g　白僵蚕 10g　野菊花 10g

水煎服 2 剂，每剂煎 2 次，每日服 2 次。

第七节　硬皮症

裴某　女　28 岁　1991 年 3 月 20 日

硬皮症。风湿郁于肌腠，湿在脾肺。

处方

防风 10g　羌活 10g　桑枝 10g　炒薏苡仁 15g　甘草 5g　茯苓 15g　川芎 10g　柴胡 10g　炒白术 15g　土茯苓 15g　生黄芪 10g　五加皮 10g　红花 10g

水煎服 7 剂，每剂煎 2 次，每日服 2 次。

第十二章　儿　　科

第一节　上呼吸道感染

李某　女　3岁　1990年12月6日

疟腮，两颊仍结块，舌苔白腻，舌绛，余未清。

处方

生石膏（先煎）25g　知母9g　板蓝根15g　白僵蚕10g　夏枯草10g　蝉蜕10g　柴胡10g　菊花15g　薄荷（后下）5g　佩兰10g　蒲公英20g　炒薏苡仁15g　前胡10g　竹沥水30ml

水煎服，4剂，每剂煎2次，每日服2次。

李某　男　4~5个月　1991年3月14日

感冒发热。

处方

木通1.5g　竹叶3g　甘草1.5g　蝉蜕3g　板蓝根3g　白僵蚕1.5g　金银花3g　薄荷（后下）1.5g　芦根3g　芥穗1.5g

水煎服4剂，每剂煎2次，每日服2次。

二诊　1991年6月14日

处方

金银花6g　生地6g　白僵蚕3g　杏仁6g　玄参3g　竹叶3g　川芎3g　连翘6g　丹皮3g　砂仁（后下）1.5g　蝉蜕3g　川贝（冲）1.5g

水煎服3剂，每剂煎2次，每日服2次。

三诊　1991年6月25日

处方

一诊处方去竹叶、川芎加入生石膏（先煎）15g、板蓝根6g、桃杏仁各3g、甘草3g。

水煎服3剂，每剂煎2次，每日服2次。

康某 女 3.5 岁 1991 年 7 月 24 日

处方

金银花 15g 竹叶 10g 佩兰 10g 荷叶 10g 连翘 10g 芦根 10g 前胡 10g 薄荷（后下）5g 蝉蜕 10g 滑石（包煎）10g 甘草 5g 砂仁（后下）3g

水煎服 3 剂，每剂煎 2 次，每日服 2 次。

二诊 1991 年 12 月 18 日

处方

桑叶 6g 蝉蜕 9g 芦根 9g 连翘 9g 薄荷（后下）6g 杏仁 3g 半夏 6g 菊花 6g 紫花地丁 9g 金银花 9g 浙贝母 6g 白芷 3g 黄芩 6g 炒稻麦芽各 9g

水煎服 3 剂，每剂煎 2 次，每日服 2 次。

三诊 1992 年 6 月 8 日

外感发热。

处方

香薷 10g 白扁豆 10g 滑石（包煎）10g 薄荷（后下）5g 蝉蜕 10g 金银花 15g 厚朴 10g 竹叶 10g 紫花地丁 15g 焦三仙各 30g 甘草 3g

水煎服 2 剂，每剂煎 2 次，每日服 2 次。

四诊 1992 年 11 月 5 日

外感发热。

处方

桑叶 10g 佩兰 10g 薄荷（后下）5g 蝉蜕 10g 紫花地丁 10g 金银花 15g 甘草 2g 生石膏（先煎）15g 射干 5g 山豆根 5g 紫草 5g

水煎服 3 剂，每剂煎 2 次，每日服 2 次。

梁某 女 7 岁 1991 年 7 月 31 日

处方

生石膏（先煎）25g 北沙参 9g 麦门冬 9g 黄连 3g 淡竹叶 9g 玉竹 9g 金银花 9g 荷叶 6g 清半夏 9g 陈皮 6g 地骨皮 9g 焦三仙各 9g

水煎服 3 剂，每剂煎 2 次，每日服 2 次。

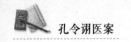
张某　男　4 岁　1991 年 9 月 13 日

处方

佩兰 10g　滑石（包煎）10g　竹叶 10g　连翘 15g　桑叶 10g　蝉蜕 10g　黄芩 10g　菊花 10g　白豆蔻 10g　鸡内金 10g　陈皮 5g　苏梗 5g

水煎服 3 剂，每剂煎 2 次，每日服 2 次。

二诊　1991 年 12 月 14 日

上焦风热。

处方

桑叶 5g　黄芩 5g　菊花 10g　芦根 10g　半夏 10g　蝉蜕 10g　甘草 5g　焦三仙各 30g　杏仁 5g　薄荷（后下）5g　金银花 10g　生牡蛎（先煎）25g

水煎服 4 剂，每剂煎 2 次，每日服 2 次。

三诊　1991 年 12 月 18 日

处方

黄芩 9g　知母 9g　辛夷（包煎）6g　菊花 9g　蒲公英 15g　佩兰 9g　葛根 6g　枳壳 9g　焦三仙各 30g　荷叶 9g　生牡蛎（先煎）15g　夏枯草 6g

水煎服 3 剂，每剂煎 2 次，每日服 2 次。

张某　女　9 岁　1991 年 11 月 29 日

外感咽痛咳嗽。

处方

桑叶 10g　黄芩 10g　半夏 10g　杏仁 10g　蝉蜕 10g　芦根 10g　连翘 15g　浙贝母 10g　薄荷（后下）5g　紫花地丁 15g　菊花 10g　玄参 10g　甘草 5g

水煎服 3 剂，每剂煎 2 次，每日服 2 次。

彭某　男　5 岁　1991 年 12 月 5 日

处方

桑叶 10g　杏仁 5g　芦根 10g　蝉蜕 10g　半夏 10g　黄芩 10g　半枝莲 10g　浙贝母 10g　炙杷叶 10g　薄荷（后下）5g　前胡 10g　鸡内金 10g

水煎服 4 剂，每剂煎 2 次，每日服 2 次。

张某　女　3 岁　1991 年 12 月 14 日

肺经余热不净。

处方

金银花 10g　瓜蒌 15g　前胡 10g　枳壳 10g　连翘 10g　浙贝母 5g　芦根

10g 白僵蚕 10g 半枝莲 10g 甘草 3g

水煎服 3 剂，每剂煎 2 次，每日服 2 次。

吴某 男 6 岁 1992 年 8 月 5 日

处方

藿香 6g 陈皮 6g 半夏 9g 滑石（包煎）6g 甘草 3g 茯苓 9g 蝉蜕 9g 马鞭草 9g 金银花 9g 薄荷（后下）3g

水煎服 3 剂，每剂煎 2 次，每日服 2 次。

李某 女 9 岁 1992 年 10 月 6 日

处方

生石膏（先煎）25g 淡竹叶 10g 麦门冬 10g 清半夏 10g 白鲜皮 10g 蝉蜕 10g 金银花 15g 生甘草 5g 土茯苓 25g 赤芍 10g 荷叶 10g 夏枯草 10g 灯芯草 2g

水煎服 3 剂，每剂煎 2 次，每日服 2 次。

贾某 男 11 岁 1992 年 11 月 7 日

处方

桑叶 10g 菊花 15g 杏仁 15g 薄荷（后下）10g 甘草 15g 紫花地丁 15g 金银花 15g 防风 10g

水煎服 3 剂，每剂煎 2 次，每日服 2 次。

徐某 女 7 岁 1993 年 7 月 6 日

处方

生石膏（先煎）15g 淡竹叶 10g 金银花 15g 前胡 10g 清半夏 15g 瓜蒌皮 10g 薄荷（后下）10g 生甘草 5g 滑石（包煎）10g 大青叶 10g 炒麦芽 15g 竹沥水（先入）30ml

水煎服 2 剂，每剂煎 2 次，每日服 2 次。

梁某 男 2 岁 1991 年 9 月 28 日

处方

桑叶 6g 瓜蒌皮 9g 清半夏 9g 蝉蜕 6g 连翘 9g 黄柏 6g 白鲜皮 9g 浙贝母 9g 鸡内金 6g 陈皮 6g 紫花地丁 15g 甘草 3g

水煎服 3 剂，每剂煎 2 次，每日服 2 次。

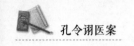

张某 女 10个月 1992年10月26日

上呼吸道感染。

处方

黄连2g 乌药1.5g 焦三仙各15g 荷叶3g 车前子（包煎）3g

水煎服5剂，每剂煎2次，每日服2次。

邹某 女 成人 1993年7月9日

处方

桑叶10g 藿香15g 陈皮10g 薄荷（后下）10g 辛夷（包煎）10g 芦根10g 川芎10g 枳壳10g 菊花15g 蒲公英15g 紫花地丁15g 板蓝根15g 滑石10g

水煎服7剂，每剂煎2次，每日服2次。

第二节 乳 蛾

康某 女 3.5岁 1992年9月22日

咽峡红充血，扁桃体大。

处方

桑叶5g 白僵蚕10g 生石膏（先煎）20g 甘草5g 蝉蜕10g 菊花10g 芦根5g 紫花地丁10g 金银花10g 荷叶5g

水煎服3剂，每剂煎2次，每日服2次。

第三节 发 热

刘某 男 9岁 1992年5月11日

低热，舌苔黄腻，脉左关略盛。

处方

藿香9g 陈皮6g 清半夏6g 黄芩6g 大腹皮9g 地骨皮6g 荷叶6g 蝉蜕3g 枳壳6g 滑石（包煎）6g 焦三仙各15g 甘草3g 菊花9g 紫花地丁9g

水煎服2剂，每剂煎2次，每日服2次。

二诊 1992 年 5 月 12 日

热退，舌苔秽，脉尚显细数。

处方

生石膏（先煎）15g　地骨皮 6g　麦门冬 6g　竹叶 3g　清半夏 9g　金银花 15g　砂仁（后下）3g　沙参 6g　薄荷（后下）6g　蝉蜕 6g　芦根 6g　菊花 6g　焦三仙各 15g　甘草 3g

水煎服 2 剂，每剂煎 2 次，每日服 2 次。

徐某　女　5 岁　1992 年 5 月 16 日

外感后余热未净，胃滞不和。

处方

生石膏（先煎）15g　淡竹叶 5g　麦门冬 5g　炒稻麦芽各 10g　金银花 10g　大腹皮 5g　砂仁（后下）3g　莪术 5g　鸡内金 5g

水煎服 5 剂，每剂煎 2 次，每日服 2 次。

第四节　咳　　嗽

张某　男　1 岁　1990 年 10 月 25 日

近日咳嗽，声嘶，略有清涕，因睡眠蹬被，内热未清，略有外邪，拟清解以调之。

处方

薄荷（后下）3g　芦根 10g　赤芍 10g　炙桑皮 10g　蝉蜕 10g　浙贝母 10g　前胡 10g　款冬花 10g　半枝莲 15g　鱼腥草 15g　鸡内金 10g　生石膏（先煎）30g　桃杏仁各 10g　生甘草 5g

水煎服 7 剂，每剂煎 2 次，每日服 2 次。

张某　男　4 岁　1990 年 10 月 11 日

咳，发热，经针灸后，热退而咳未全止，纳差，舌根薄黄，中剥。经络邪未清，伤及津液，拟清胃火生津。

处方

桑叶 10g　桃杏仁各 10g　瓜蒌皮 10g　蝉蜕 10g　薄荷（后下）5g　金银花 15g　生甘草 5g　生石膏（先煎）15g　清半夏 15g　麦冬 10g　砂仁（后下）3g　玉竹 10g　白蔻仁 5g　焦三仙各 15g　藿香 5g　川贝母（冲）3g

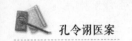

张鹤 女 5岁 1990年11月29日

咳嗽1周，不发热，痰多。

处方

桑叶10g 蝉蜕10g 芦根10g 连翘15g 白僵蚕10g 板蓝根10g 前胡10g 浙贝母5g 生石膏20g 甘草5g 小麦10g 金银花15g

水煎服3剂，每剂煎2次，每日服2次。

二诊 1990年12月6日

痰盛，咳嗽，纳呆。

处方

竹叶10g 竹沥水（后下）30ml 金银花15g 前胡10g 清半夏10g 陈皮10g 杏仁10g 生石膏（先煎）25g 生牡蛎（先煎）25g 甘草5g 黄芩10g 蝉蜕10g

张某 女 4岁 1990年9月13日

肺炎后，余热未清，晨起轻咳，入晚盗汗，食纳尚可，舌象苔薄，脉右寸偏盛。须清肃肺象。

处方

生牡蛎（先煎）20g 炙桑皮10g 地龙5g 瓜蒌皮10g 川贝母（冲）5g 连翘10g 茅芦根各10g 桃杏仁各10g 生甘草10g 炒稻麦芽各10g

水煎服7剂，每剂煎2次，每日服2次。

刘某 男 15岁 1990年12月20日

舌尖赤，苔薄黄，余无不适，诊脉略呈滑。此症初作，外盛，便则有瘳，若伤风不治变成人劳之义，从吴氏上焦清化。

处方

桑叶10g 菊花15g 青黛（包煎）15g 滑石（包煎）10g 佩兰叶10g 茅芦根各5g 茜草10g 海螵蛸15g 丹皮10g 赤小豆30g 茯苓15g 泽泻15g

水煎服7剂，每剂煎2次，每日服2次。

丁某 女 6岁 1991年1月3日

久咳未愈，肺燥，胃气失和。

处方

生石膏（先煎）20g 桑叶10g 生海蛤（先煎）20g 前胡10g 北沙参

10g　麦门冬 10g　茅芦根各 10g　杏仁 5g　生甘草 5g　青竹茹 15g　清半夏 10g　桃仁 5g　半枝莲 20g　瓜蒌皮 10g　竹沥水 30ml

水煎服 3 剂，每剂煎 2 次，每日服 2 次。

二诊　1991 年 1 月 5 日

药后咳减，腹时胀，舌红苔薄黄，脉细。

处方

一诊处方去生海蛤、青竹茹、桃仁、竹沥水，加上生牡蛎（先煎）20g、冬瓜仁 10g、金银花 10g、旋覆花（包煎）10g。

水煎服 3 剂，每剂煎 2 次，每日服 2 次。

贾某　女　3 岁　1991 年 4 月 29 日

痰咳，左关细弦，木火偏盛。

处方

生海蛤（先煎）25g　青黛（包煎）10g　蝉蜕 10g　茅芦根各 10g　清半夏 10g　杏仁 10g　桑叶 5g　枯黄芩 10g　瓜蒌皮 10g　前胡 10g　连翘 15g　焦三仙各 30g

水煎服 2 剂，每剂煎 2 次，每日服 2 次。

二诊　1992 年 3 月 11 日

咳嗽，低热。

处方

生牡蛎（先煎）15g　杏仁 5g　蝉蜕 10g　紫花地丁 10g　桑叶 10g　芦根 10g　陈皮 10g　前胡 10g　清半夏 10g　黄芩 5g　连翘 10g　竹叶 10g

水煎服 2 剂，每剂煎 2 次，每日服 2 次。

邹某　男　2 岁　1992 年 3 月 6 日

干咳 3 月余。

处方

桑叶 6g　半夏 9g　芦根 9g　冬瓜仁 9g　杏仁 6g　薏苡仁 15g　赤芍 6g　半枝莲 9g　黄芩 9g　枳壳 9g　桃仁 6g　地龙 6g　生海蛤（先煎）15g　生石膏（先煎）15g

水煎服 3 剂，每剂煎 2 次，每日服 2 次。

二诊　1992 年 3 月 23 日

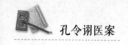
处方

黄芩6g 桑皮6g 薄荷（后下）3g 辛夷（包煎）9g 白芷6g 白僵蚕6g 菊花9g 半枝莲9g 鱼腥草15g 生石膏（先煎）15g 杏仁3g 地骨皮6g 炙麻黄1g 生甘草3g 天花粉6g

水煎服3剂，每剂煎2次，每日服2次。

曹某 男 6岁 1991年5月20日

咳嗽，咽痒，上焦风热未除。

处方

生牡蛎（先煎）30g 桑叶9g 桃杏仁各6g 瓜蒌皮9g 板蓝根9g 白僵蚕6g 蝉蜕9g 干百合9g 连翘15g 炙鸡内金9g 生甘草6g 丝瓜络9g

水煎服5剂，每剂煎2次，每日服2次。

二诊 1991年6月3日

慢性咽炎。

处方

桑叶9g 生地15g 竹叶9g 川贝母（冲）3g 玄参9g 芦根9g 百合15g 白僵蚕9g 焦三仙各30g 沙参9g 板蓝根9g

水煎服5剂，每剂煎2次，每日服2次。

陈某 男 7岁 1991年8月7日

咳嗽。

处方

生牡蛎（先煎）30g 白茯苓15g 桃杏仁各10g 老苏梗10g 清半夏10g 连翘15g 鱼腥草15g 赤芍10g 陈皮10g 全瓜蒌15g 川贝母（冲）3g 芦根10g 焦三仙各6g 黄芩6g 北沙参10g

水煎服3~5剂，每剂煎2次，每日服2次。

张某 女 6岁 1991年8月29日

左乳齿根炎，咳嗽，脉数浮。

处方

金银花10g 连翘15g 板蓝根15g 蒲公英20g 白僵蚕10g 蝉蜕10g 柴胡5g 炒枳壳10g 紫花地丁20g 生甘草10g 浙贝母10g 甲珠10g 炙鸡内金10g

水煎服5剂，每剂煎2次，每日服2次。

王某 男 1岁8个月 1991年12月18日

处方

桑叶3g 杏仁3g 赤芍3g 芦根6g 半夏6g 瓜蒌9g 鸡内金3g 黄芩3g 浙贝母3g 辛夷（包煎）3g 苏子6g 陈皮6g

水煎服3剂，每剂煎2次，每日服2次。

蒙某 女 1岁 1992年3月21日

咳嗽多痰。

处方

半夏9g 杏仁6g 陈皮3g 前胡6g 金银花9g 半枝莲6g 生石膏（先煎）15g 甘草3g 焦三仙各15g

水煎服3剂，每剂煎2次，每日服2次。

二诊 1992年6月15日

咳嗽多痰。

处方

桑叶3g 蝉蜕6g 薄荷（后下）6g 杏仁6g 连翘9g 金银花12g 甘草3g 生石膏（先煎）15g 半夏9g 竹沥水（先煎）15ml

水煎服3剂，每剂煎2次，每日服2次。

张某 女 3岁 1992年4月13日

处方

桑叶3g 杏仁3g 半夏6g 前胡6g 蝉蜕6g 黄芩6g 薄荷（后下）3g 甘草3g 芦根9g 生石膏（先煎）15g 焦三仙各15g 瓜蒌仁（打）6g

水煎服4剂，每剂煎2次，每日服2次。

杨某 男 5岁 1992年7月22日

痰湿咳嗽，化热。

处方

藿梗10g 清半夏10g 生甘草5g 马鞭草15g 黄芩10g 炙桑皮10g 薄荷（后下）5g 马兜铃10g 陈皮10g 滑石（包煎）10g 青黛（包煎）10g 半枝莲15g 紫花地丁15g

水煎服3剂，每剂煎2次，每日服2次。

杨某 女 6.5岁 1992年7月4日

肺热未解。

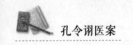

处方

生石膏（先煎）25g　桑叶10g　芦根10g　清半夏10g　紫花地丁10g　金银花10g　蝉蜕10g　炒枳壳10g　焦三仙各10g　甘草5g　滑石（包煎）10g　儿茶10g

水煎服2剂，每剂煎2次，每日服2次。

二诊　1992年7月7日

处方

生石膏（先煎）25g　地骨皮10g　桑皮10g　清半夏10g　炒枳壳10g　紫花地丁15g　金银花10g　生甘草5g　焦三仙各10g　杏仁10g　滑石（包煎）10g　竹沥水（后入）30ml

水煎服3剂，每剂煎2次，每日服2次。

路某　女　1993年7月5日

咳嗽月余有痰。

处方

炙桑皮6g　清半夏9g　地骨皮6g　蝉蜕9g　瓜蒌皮9g　桃杏仁各6g　半枝莲9g　鱼腥草15g　生石膏（先煎）15g　前胡9g　苏子6g　浙贝母9g　竹沥水（先入）30ml

水煎服3剂，每剂煎2次，每日服2次。

康某　女　3.5岁　1992年5月5日

郁火痰咳。

处方

黄芩3g　杏仁3g　半夏9g　陈皮6g　荷叶6g　蝉蜕6g　芦根6g　薄荷（后下）3g　焦三仙各15g　连翘6g　金银花9g　款冬花6g　桑皮3g　生石膏（先煎）15g　甘草3g

水煎服3剂，每剂煎2次，每日服2次。

第五节　消化不良、胃炎

郝某　男　14岁　1990年7月10日

前药五服后，舌苔稍化，胃纳渐佳，脘部不适仍在，脉细滑稍弦，面色萎黄，失血病，尚需调理。

十二指肠球部溃疡。

处方

藿梗 10g　陈皮 10g　清半夏 10g　穞豆衣 15g　栀子 10g　怀山药 20g　生白芍 15g　枸杞子 10g　淡竹叶 15g　黑玄参 10g　生地 15g　旋覆花（包煎）10g　炙鸡内金 10g　生甘草 5g　砂仁（后下）5g

水煎服 7 剂，每剂煎 2 次，每日服 2 次。

二诊　1990 年 8 月 21 日

处方

炙鸡内金 10g　黄芪 15g　熟大黄 g　延胡索 10g　浙贝母 5g　荷叶 10g　枳实 10g　陈皮 10g　生牡蛎（先煎）30g　甘草 5g

水煎服 7 剂，每剂煎 2 次，每日服 2 次。

三诊　1990 年 8 月 29 日

处方

藿香 10g　龙胆草 3g　白扁豆 10g　炙鸡内金 10g　黄芪 15g　大黄 5g　延胡索 10g　浙贝母 5g　荷叶 10g　枳实 10g　陈皮 10g　生牡蛎（先煎）30g

水煎服 10 剂，每剂煎 2 次，每日服 2 次。

四诊　1990 年 10 月 27 日

处方

太子参 15g　黄芪 10g　砂仁（后下）5g　陈皮 10g　延胡索 10g　川贝母（冲）10g　海螵蛸 15g　鸡内金 15g　龙胆草 5g　清半夏 10g　茯苓 15g　白扁豆 15g　苍术 10g　白芍 15g　焦三仙各 30g　黄连 10g　莲子 15g　玉竹 15g

水煎服 10 剂，每剂煎 2 次，每日服 2 次。

共研细末，每日服 2g，每日服 2 次。

五诊　1991 年 4 月 6 日

处方

四诊处方去海螵蛸、白芍，加入花粉 15g、葛根 15g、藿香 15g。

5 剂，共研细末，每日服 3g，每日服 2 次。

六诊　1991 年 8 月 21 日

处方

佩兰 10g　白芍 10g　苍术 10g　山药 25g　鸡内金 10g　山楂 10g　荷叶 10g　龙胆草 5g　厚朴 10g　白扁豆 10g　佛手 10g　金银花 15g　陈皮 10g　延

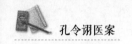

胡索 10g　茯苓 15g　滑石（包煎）10g　玉竹 10g　地榆 10g

10 剂，水煎服 5 剂，每剂煎 2 次，每日服 2 次。另 5 剂，制散剂服用，每日服 3g，每日服 2 次。

七诊　1992 年 1 月 18 日

胃出血。舌体瘦，质嫩，少苔。脉较前有力。

处方

西洋参（另煎）2g　党参 10g　炒白术 15g　清半夏 10g　山药 30g　砂仁（后下）5g　制首乌 10g　全当归 10g　东阿胶（烊冲）5g　炙鸡内金 10g　琥珀粉（冲）2g　珍珠粉（冲）2 支　粉丹皮 10g　川连 3g　老苏梗 10g　薄荷（后下）5g

水煎服 5~10 剂，每剂煎 2 次，每日服 2 次。

八诊　1992 年 2 月 10 日

处方

西洋参（另煎）1.5g　佩兰 10g　龙胆草 5g　炙鸡内金 10g　山药 15g　苏梗 10g　半夏 10g　延胡索 10g　莲子 15g　陈皮 10g　砂仁（后下）5g　生白芍 10g　珍珠粉（冲）2 支

水煎服 10 剂，每剂煎 2 次，每日服 2 次。

九诊　1992 年 2 月 15 日

处方

黄连 3g　陈皮 10g　西洋参（另煎）1.5g　炙鸡内金 10g　枳壳 10g　砂仁（后下）5g　怀山药 15g　延胡索 10g　龙胆草 5g　苏梗 10g　生白芍 10g　珍珠粉（冲）2 支　半夏 10g　佩兰 10g

水煎服 10 剂，每剂煎 2 次，每日服 2 次。

十诊　1992 年 2 月 21 日

消化不良。

处方

西洋参 3g　炒薏苡仁 15g　薄荷（后下）10g　川贝母（冲）10g　党参 10g　莲子肉 15g　炙鸡内金 15g　肥知母 15g　清半夏 10g　砂仁（后下）10g　炒稻麦芽各 15g　珍珠粉 1g　川连 10g　陈皮 10g　白扁豆 10g　天麦冬各 15g

5 剂，共研细面，过 120 目筛，炼蜜为丸，每丸 6g，每次 1 粒，每日 3 次。

十一诊　1992 年 2 月 28 日

处方

黄连 3g　陈皮 10g　西洋参（另煎）1.5g　炙鸡内金 15g　枳壳 10g　砂仁（后下）5g　炒白术 10g　荷叶 10g　龙胆草 5g　苏梗 10g　怀山药 15g　珍珠粉（冲）2 支　半夏 10g　薄荷（后下）3g　白扁豆 10g

水煎服 7～14 剂，每剂煎 2 次，每日服 2 次。

十二诊　1992 年 7 月 20 日

胃胀，暑劳伤气，中焦蕴湿。

处方

藿梗 10g　茯苓 15g　陈皮 10g　滑石（包煎）10g　白扁豆 10g　清半夏 10g　苍术 10g　白芷 10g　莲子 15g　天门冬 10g　厚朴 10g　苏子 10g　甘草 5g　紫花地丁 15g　建曲 15g　太子参 10g　白豆蔻 10g

水煎服 3～7 剂，每剂煎 2 次，每日服 2 次。

十三诊　1992 年 8 月 4 日

咽部不适，舌苔白稍厚质红，脉右关略大。

处方

藿香 10g　滑石（包煎）10g　炒苍术 10g　苏叶 10g　山药 25g　陈皮 10g　厚朴 10g　生石膏（先煎）25g　枳壳 10g　荷叶 10g　半夏 10g　茯苓 15g　白扁豆 10g　儿茶 10g　金银花 15g

水煎服 7 剂，每剂煎 2 次，每日服 2 次。

十四诊　1992 年 9 月 19 日

胃脘痛，舌苔稍白满。

处方

佩兰 10g　陈皮 10g　清半夏 10g　荷叶 10g　砂仁（后下）5g　川贝母（冲）10g　炒枳壳 10g　黄连 10g　鸡内金 10g　延胡索 10g　太子参 10g　白扁豆 10g　玉竹 10g　龙胆草 3g

10 剂，水煎服 5 剂，每日服 1 剂，另 5 剂研细面，过 120 目筛，装瓶，每次 3g，每日服 2 次。

十五诊　1993 年 2 月 12 日

脘闷痞不适。

处方

生白芍 10g　山药 25g　清半夏 10g　佛手 10g　厚朴 10g　炒苍术 10g　川

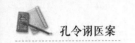

连 10g　茯苓 25g　郁金 10g　莱菔子 15g　焦三仙各 30g　玉竹 15g　延胡索 10g　丹参 10g　太子参 10g　珍珠粉（冲）1 瓶

水煎服 7 剂，每剂煎 2 次，每日服 2 次。

十六诊　1993 年 3 月 6 日

胃病。

处方

生白芍 10g　川连 5g　清半夏 10g　川贝母（冲）5g　炒枳壳 15g　生山药 15g　莲子心 10g　砂仁（后下）5g　炙鸡内金 15g　炒白术 15g　太子参 15g　荷叶 10g　阿胶（冲）2.5g

水煎服 5 剂，每剂煎 2 次，每日服 2 次。

另 5 剂共研细面，蜜丸，10g，每次 1 丸，每日服 2 次。

十七诊　1993 年 6 月 5 日

舌苔白脉细，时有脘胀。

处方

怀山药 30g　莲子 15g　白茯苓 15g　砂仁（后下）10g　炒稻麦芽各 15g　太子参 15g　薄荷 10g　陈皮 10g　黑芝麻 15g　黄精 15g　桑椹 15g　金银花 15g　川贝母（冲）10g　蒲公英 15g

10 剂，水煎服 5 剂，另 5 剂共研细面，每次 15g，凉水冲服，每日服 2 次。

张某　女　半岁　1990 年 8 月 23 日

处方

黄连 3g　焦山楂 6g　炒稻麦芽各 4g　砂仁（后下）3g　清半夏 3g　生甘草 2g

水煎服 3 剂，每剂煎 2 次，每日服 2 次。

锁某　男　5 岁　1993 年 5 月 18 日

食少，喜凉，体偏瘦干，便燥，时有脘痛，舌苔白，诊脉关上细。

处方

生地 15g　玄参 10g　知母 10g　沙参 10g　玉竹 5g　山药 15g　白芍 5g　延胡索 5g　鸡内金 15g　龙胆草 5g　砂仁（后下）3g　炒稻麦芽各 15g　珍珠粉 0.3g　川贝母（冲）3g

共 10 剂，水煎服 5 剂，另外 5 剂共研细面，每服 2g，蜂蜜 1 勺送服，每日服 3 次。

王某 男 3 岁 1990 年 11 月 2 日

处方

黄连5g 砂仁（后下）3g 炒苍术5g 茯苓皮10g 鸡内金10g 竹叶10g
滑石10g 甘草3g

水煎服3剂，每剂煎2次，每日服2次。

二诊 1990 年 11 月 22 日

处方

同一诊处方。

水煎服3剂，每剂煎2次，每日服2次。

刘某 男 16 岁 1991 年 9 月 3 日

处方

旋覆花（包煎）10g 郁金10g 晚蚕沙（包煎）10g 焦三仙各30g 代
赭石（先煎）10g 炒枳壳10g 板蓝根10g 佩兰10g 清半夏10g 白茯苓
15g 金银花15g 竹叶10g 滑石（包煎）10g 萆薢15g 茅根10g

水煎服7剂，每剂煎2次，每日服2次。

肖某 女 8 岁 1992 年 2 月 25 日

处方

苏梗9g 陈皮6g 半夏6g 枳壳9g 乌药6g 延胡索6g 白芍9g 黄连
6g 紫花地丁9g 焦三仙各15g

水煎服2剂，每剂煎2次，每日服2次。

王某 女 17 岁 1992 年 4 月 20 日

听力减退，胃炎待查。

处方

旋覆花（包煎）15g 清半夏10g 芦根10g 辛夷（包煎）10g 蝉蜕10g
黄芩10g 藿香10g 枳壳10g 苍术10g 陈皮10g 白芍10g 柴胡5g 砂仁
（后下）5g 桃仁10g

水煎服5~15剂，每剂煎2次，每日服2次。

高某 女 11 岁 1992 年 6 月 16 日

处方

炒苍术9g 厚朴9g 陈皮6g 清半夏15g 白茯苓9g 莱菔子9g 川连

451

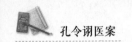

6g 焦三仙各 30g 砂仁（后下）3g 老苏梗 9g 淡竹叶 9g 蝉蜕 9g 生甘草 3g

水煎服 3 剂，每剂煎 2 次，每日服 2 次。

王某 男 14 岁 1993 年 2 月 10 日
舌红脉细。
处方
炙鸡内金 15g 砂仁（后下）5g 金银花 10g 西洋参（另煎）2g 珍珠粉 2 支 莲子 25g 炒稻麦芽各 30g 川贝母（冲）5g 炒薏苡仁 25g
水煎服 3 剂，每剂煎 2 次，每日服 2 次。

李某 男 12 岁 1992 年 1 月 22 日
瘦弱，嗜食，舌红脉沉细。
处方
生牡蛎（先煎）15g 玉竹 10g 砂仁（后下）5g 地骨皮 10g 麦门冬 10g 焦三仙各 30g 川连 5g 粉葛根 5g 炙鸡内金 10g 川贝母（冲）3g 珍珠粉（冲）1 支
水煎服 5 剂，每剂煎 2 次，每日服 2 次。

二诊 1992 年 1 月 29 日
脉气略壮，尚未健，舌红苔白，体瘦。
处方
党参 6g 玉竹 10g 龙胆草 6g 焦三仙各 30g 川贝母（冲）3g 白术 6g 麦冬 10g 陈皮 6g 鸡内金 9g 珍珠粉（冲）2 支 莲子 9g 砂仁（后下）6g 荷叶 9g 枳壳 9g 生地 15g
水煎服 7 剂，每剂煎 2 次，每日服 2 次。

第六节　鹅口疮

刘某 男 2 个月 1993 年 1 月 14 日
鹅口疮。
处方
炒苍术 3g 苦参 1.5g 儿茶 1.5g 青黛（包煎）3g 滑石（包煎）3g
水煎服 3 剂，每剂煎 2 次，每日服 2 次。

第七节 肝 炎

王某 女 16 岁 1991 年 4 月 28 日

肝脾湿热。

处方

旋覆花（包煎）15g 代赭石（先煎）10g 清半夏10g 白茯苓15g 陈皮10g 炒栀子10g 青竹茹15g 绵茵陈20g 车前子（包煎）10g 泽泻15g 郁金15g 滑石（包煎）10g 板蓝根15g 金银花15g 桃仁（打）10g 泽兰叶10g 白扁豆10g 石斛15g

水煎服5剂，每剂煎2次，每日服2次。

二诊 1991 年 6 月 6 日

肝炎，GPT：378U/L。

处方

青黛（包煎）15g 黄芩10g 菊花15g 川楝子5g 茅根15g 丹皮10g 白芍15g 郁金10g 生地20g 金银花15g 蒲公英25g 蝉蜕15g 滑石（包煎）10g 茵陈25g 荷叶10g 白蔻10g

水煎服7剂，每剂煎2次，每日服2次。

三诊 1991 年 6 月 19 日

肝炎，GPT 不正常。

处方

生石膏（先煎）50g 青竹茹25g 藿香15g 清半夏15g 连翘15g 金银花15g 蒲公英15g 炒薏苡仁20g 白菊花15g 白僵蚕15g 白扁豆15g 白茯苓15g 白茅根20g 鸡内金10g

水煎服7剂，每剂煎2次，每日服2次。

藏某 男 13 岁 1993 年 1 月 21 日

丙型肝炎，体胖，舌红苔黄，咽肿未退。外邪不清，治以清解。

处方

生石膏（先煎）30g 夏枯草10g 晚蚕沙（包煎）15g 茅芦根各10g 生牡蛎（先煎）30g 清半夏15g 蝉蜕15g 赤芍10g 淡竹叶10g 炒薏苡仁25g 紫花地丁15g 土茯苓25g 儿茶10g 乌药10g 焦三仙各30g

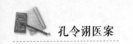

水煎服5剂，每剂煎2次，每日服2次。

第八节　多发性硬化

刘某　女　9岁　1993年5月12日

发作性偏瘫，伴语言及视力障碍，疑诊为多发性硬化，用激素治疗。舌上苔白满，质黯，人迎趺阳有而弱，寸口触及。治以化湿通络。

处方

清半夏15g　陈皮10g　白茯苓30g　炒薏苡仁30g　萆薢15g　桑枝10g地龙10g　丝瓜络15g　石菖蒲10g　桃仁10g　红花15g　天麻10g　防风10g黄芪25g　炒苍术15g

水煎服3~30剂，每剂煎2次，每日服2次。

第九节　发育障碍

李某　男　3岁　1992年3月28日

下肢肌肉硬而肥大，行路略蹒跚，寝纳可。

病起于渐进，有先天不足之虞，现食饮佳，状况尚可，冬季无显著变化，唯易感冒，舌苔略厚，脉细滑，为缺失型基因突变。据证，当责之脾肾，以脾主肌肉，而肾司作强，化湿解毒为辅。

处方

萆薢9g　土炒白术9g　土茯苓15g　五加皮9g　木瓜6g　怀牛膝9g　炒杜仲6g　盐知柏各3g　秦艽6g　补骨脂6g　白扁豆9g　紫河车9g　炙鸡内金6g　泽泻6g　冬葵子3g　防风3g　茜草6g　真牛黄（冲）0.1g　珍珠粉（冲）0.3g

水煎服5剂，每剂煎2次，每日服2次。

第十节　肾　　炎

张某　女　9岁　1991年11月26日

处方

桑叶 9g　桑皮 6g　桑寄生 9g　蝉蜕 12g　半夏 12g　芦根 9g　土茯苓 15g
杏仁 6g　薄荷（后下）6g　连翘 15g　白茅根 9g　石韦 9g

水煎服 3～5 剂煎 2 次，每日服 2 次。

二诊　1991 年 12 月 3 日

处方

桑叶 9g　桑皮 6g　半夏 12g　茯苓 15g　连翘 15g　白茅根 9g　石韦 9g
薏苡仁 10g　枳壳 9g　竹叶 9g　金银花 12g　萆薢 9g　炒稻麦芽各 9g

水煎服 6 剂，每剂煎 2 次，每日服 2 次。

三诊　1992 年 1 月 14 日

肾炎，蛋白尿。舌苔白稍满，脉滑。

处方

金银花 10g　连翘 10g　防风 5g　石韦 10g　紫花地丁 15g　萆薢 15g　丹皮
5g　葛根 15g　黄芪 15g　土茯苓 15g　生地 15g　鸡内金 10g　车前子（包
煎）10g

水煎服 7 剂，每剂煎 2 次，每日服 2 次。

四诊　1992 年 1 月 21 日

处方

金银花 10g　防风 15g　萆薢 15g　黄芪 15g　土茯苓 15g　生地 15g　白术
10g　焦三仙各 10g　草果 10g　青皮 5g　枸杞子 15g

水煎服 7 剂，每剂煎 2 次，每日服 2 次。

五诊　1992 年 1 月 28 日

肾炎。

处方

生地 25g　枸杞子 15g　茯苓 15g　山萸肉 5g　丹皮 10g　泽泻 10g　山药
15g　佩兰 10g　萆薢 15g　紫花地丁 15g　砂仁（后下）3g　石韦 10g

水煎服 5 剂，每剂煎 2 次，每日服 2 次。

六诊　1992 年 1 月 14 日

肾炎，蛋白尿。舌苔白稍满，脉滑。

处方

金银花 10g　连翘 10g　防风 5g　石韦 10g　紫花地丁 15g　萆薢 15g　丹皮

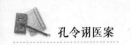

5g　葛根 15g　黄芪 15g　土茯苓 15g　生地 15g　鸡内金 10g　车前子（包煎）10g

水煎服 7 剂，每剂煎 2 次，每日服 2 次。

七诊　1992 年 2 月 11 日

肾炎。

处方

生地 25g　枸杞子 15g　茯苓 15g　山萸肉 5g　丹皮 10g　泽泻 10g　山药 15g　佩兰 10g　萆薢 15g　紫花地丁 15g　砂仁（后下）3g　石韦 10g　西瓜翠衣 10g

水煎服 7 剂，每剂煎 2 次，每日服 2 次。

八诊　1992 年 3 月 31 日

肾炎。

处方

桑寄生 6g　萆薢 9g　盐知柏各 3g　车前子（包煎）6g　怀牛膝 6g　山萸肉 6g　炒薏苡仁 15g　怀山药 9g　炒杜仲 6g　生杭芍 6g　焦三仙各 15g　乌药 6g

水煎服 6 剂，每剂煎 2 次，每日服 2 次。

第十一节　其　　他

胡某　男　9 岁　1991 年 10 月 10 日

处方

盐黄柏 5g　荷叶 10g　生地 15g　丹皮 10g　菊花 15g　白芍 10g　代赭石（先煎）10g　旋覆花（包煎）10g　土茯苓 15g　蛇床子 10g　竹叶 10g　连翘 15g　麦冬 10g　白鲜皮 10g

水煎服 7 剂，每剂煎 2 次，每日服 2 次。

苏某　女　3 岁　1992 年 10 月 16 日

左关盛，相火旺。

处方

知母 6g　盐黄柏 6g　白芍 6g　生地 15g　丹皮 6g　茯苓 9g　木瓜 6g　焦山楂 6g　竹叶 3g　灯芯草 1.5g　莲子心 3g

水煎服 3 剂，每剂煎 2 次，每日服 2 次。

于某 男 14 岁 1993 年 2 月 8 日

相火偏旺，左关尺弦而有力。

处方

盐知柏各 10g 地骨皮 15g 夏枯草 10g 生牡蛎（先煎）30g 生石决明（先煎）30g 郁金 10g 女贞子 10g 旱莲草 15g 生地 25g 茯苓 25g 黄精 10g 首乌 10g 杏仁 15g

水煎服 5 剂，每剂煎 2 次，每日服 2 次。

边某 男 12 岁 1992 年 11 月 6 日

处方

菊花 15g 龙胆草 10g 白蒺藜 15g 车前子（包煎）10g 紫花地丁 15g 甘草 10g 土茯苓 25g 儿茶 10g 赤芍 10g 蒲公英 15g 黄芩 10g 羚羊粉（冲）1 支

水煎服 3 剂，每剂煎 2 次，每日服 2 次。

第十三章 眼 科

第一节 左眼视力弱

崔某 女 36 岁 1992 年女月 10 日

舌红少津，脉弦细。左眼视力差，时胁肋胀。

处方

白菊花 15g 生地 15g 川芎 5g 生石决明（先煎）25g 白僵蚕 10g 黑玄参 10g 赤芍 10g 凌霄花 10g 石斛 15g 白蒺藜 10g 黄连 5g 山萸肉 10g 珍珠粉（分冲）0.6g 羚羊粉（分冲）0.3g 琥珀粉（分冲）2g

水煎服 10~20 剂，每剂煎 2 次，每日服 2 次。

第二节 暴风客热

何某 女 25 岁 1993 年 5 月 5 日

右眼外侧白睛红赤起泡，外用药未效，予清肺及肝。

处方

黄芩 15g 地骨皮 15g 炙桑皮 10g 菊花 15g 赤芍 15g 车前子（包煎）10g 龙胆草 10g 白蒺藜 10g 紫花地丁 25g 蝉蜕 15g 珍珠粉（冲）2 支 羚羊粉（冲）2 支

水煎服 3 剂，每剂煎 2 次，每日服 2 次。

第三节 视瞻昏眇

张某 男 56 岁 1991 年 10 月 8 日

视瞻昏眇。

458

处方

黄芩 10g　黄连 10g　夏枯草 10g　天麦冬各 15g　菊花 15g　生地 30g　清半夏 10g　泽泻 10g　蒺藜 10g　白芍 20g　石斛 10g　羚羊粉（冲）1 支　珍珠粉（冲）1 支

水煎服 5～10 剂，每剂煎 2 次，每日服 2 次。

二诊　1991 年 10 月 15 日

前药进后，视物较清，唇干未去，里热尚盛，再予清解。

处方

一诊处方去羚羊粉，加入青黛（包煎）10g、甘草 10g、滑石（包煎）10g。

水煎服 5～10 剂，每剂煎 2 次，每日服 2 次。

三诊　1991 年 11 月 6 日

舌上苔满。

处方

磁石（先煎）15g　藁本 15g　生石膏（先煎）30g　青黛（包煎）10g　黄芩 10g　朱砂（分冲）1g　黄连 10g　白蒺藜 15g　当归 15g　佩兰 10g　菊花 15g　生地 30g　盐知柏各 10g　赤芍 15g　草决明 25g　羚羊粉（冲）1 支

水煎服 3 剂，每剂煎 2 次，每日服 2 次。

四诊　1991 年 11 月 25 日

舌苔白略腻，质绛。脉沉滑。口中干而黏，便稍硬。

处方

磁石（先煎）15g　黄芩 10g　佩兰 15g　草薢 15g　丹皮 10g　朱砂（分冲）1g　黄连 5g　半夏 15g　茯苓 15g　赤芍 10g　菊花 15g　芦荟 10g　香橼 10g　泽泻 15g　夏枯草 15g

水煎服 10 剂，每剂煎 2 次，每日服 2 次。

五诊　1991 年 12 月 3 日

目视不明，有呕意。舌苔白稍腻，质红。脉沉而弦滑。

处方

生石决明（先煎）50g　菊花 15g　黄芩 10g　黄连 5g　草决明 15g　佩兰 15g　半夏 15g　茯苓 15g　泽泻 15g　天花粉 15g　丹皮 10g　赤芍 10g　夏枯草 15g　羚羊粉（冲）1 支

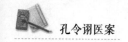

水煎服 10 剂，每剂煎 2 次，每日服 2 次。

六诊 1991 年 12 月 16 日

舌上苔厚，脉气较和。

处方

继续服用上方。

水煎服 10 剂，每剂煎 2 次，每日服 2 次。

七诊 1991 年 12 月 30 日

舌苔渐退，脉虚而关尚盛。

处方

生石膏（先煎）50g　生石决明（先煎）50g　菊花 15g　黄连 5g　佩兰 15g　半夏 15g　丹皮 10g　赤芍 10g　夏枯草 15g　天冬 15g　天花粉 10g　紫花地丁 25g　焦三仙各 30g　枳实 15g　泽泻 15g

水煎服 10 剂，每剂煎 2 次，每日服 2 次。

八诊 1992 年 1 月 10 日

处方

七诊处方去天冬。

水煎服 7 剂，每剂煎 2 次，每日服 2 次。

九诊 1992 年 1 月 17 日

处方

生石膏（先煎）50g　代赭石（先煎）50g　菊花 15g　赤芍 15g　清半夏 15g　焦三仙各 45g　白扁豆 15g　丹皮 10g　车前子 15g　辛夷（包煎）15g　大黄 15g　蚕沙（包煎）15g　羚羊粉 1g　珍珠粉 3g　黄连 15g

2 付，共研细粉，过 100 目筛，每日服 3g，每日服 2 次。

第十四章 其 他

第一节 结 核

李某 男 56 岁 1990 年 9 月 25 日

发热二十余年，体温最高时达 39℃，前以感冒治疗，近日出现吞咽时肩胛较剧，全身震颤，胸闷酸痛，在某医院给予钡餐造影未见异常。曾服二十余剂中药未效。两胁疼痛，左侧尤著。咳唾倚息，间或恶寒发热，大便时或干结。舌苔厚腻，脉左关滑大。

处方

广藿根 15g 厚朴 15g 清半夏 15g 枳实 10g 川连 10g 生姜汁（后下）1 勺 茯苓皮 15g 白扁豆 10g 炙鸡内金 15g 青子芩 10g 郁金 15g 滑石（包煎）15g 炙大黄 5g 全瓜蒌 30g

水煎服 3 剂，每剂煎 2 次，每日服 2 次。

二诊 1990 年 10 月 4 日

近日每于夜间 8～11 点发热，体温最高 38.5℃，每次发热时，右季胁痛剧，拒按，晨起减轻，右膝关节痛剧，大便 3 日未行，食欲不振，恶心而不呕吐，脉关盛滑弦。作肝功能等检查，未见异常。

处方

枳实 10g 大黄 10g 黄芩 10g 川连 10g 佩兰 10g 神曲 15g 橘核 15g 乌药 10g 鸡内金 10g 砂仁（后下）5g 清半夏 10g 金银花 15g 瓜蒌 30g 郁金 10g

水煎服 7 剂，每剂煎 2 次，每日服 2 次。

三诊 1990 年 10 月 11 日

便已正常，右胁胀痛，纳呆，晨起口干，舌苔黄腻而厚，脉滑数。拟清胆化湿热，又有恶寒而发热时，稍用浮敛之品。

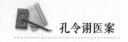

处方

二诊处方去神曲、橘核、瓜蒌，加入柴胡 10g、蝉蜕 10g、荆芥 10g

水煎服 7 剂，每剂煎 2 次，每日服 2 次。

四诊 1990 年 10 月 25 日

右胁痛，按时尚觉，不按时有，食饮纳差，发热时有恶寒，舌苔厚腻。加祛风化湿。

处方

生薏苡仁 30g　白蔻仁 10g　砂仁（后下）5g　厚朴 10g　清半夏 10g　木通 10g　佩兰 10g　藿香 15g　桃杏仁各 10g　地骨皮 10g　柴胡 10g　生石膏（先煎）30g　羌活 15g　秦艽 15g　蜂房 15g

水煎服 7 剂，每剂煎 2 次，每日服 2 次。

五诊 1990 年 11 月 1 日

CT 查腹未见异常，体温仍在 37℃，不喜油腻，小便颇费力，舌苔黄腻，诊脉右关弦滑，中焦湿阻尚重。

处方

四诊处方加入茵陈 15g、晚蚕沙（包煎）15g、白扁豆 10g。

水煎服 7 剂，每剂煎 2 次，每日服 2 次。

六诊 1990 年 11 月 8 日

右胁及左胸痛，舌苔中后黄厚，口苦，便秘。滞热尚结于中，再以清通为主。

处方

生石膏（先煎）30g　肥知母 10g　柴胡 10g　炙大黄 5g　茵陈 20g　白扁豆 10g　清半夏 10g　滑石（包煎）10g　淡竹叶 10g　生薏苡仁 30g　炒栀子 10g　郁金 15g　防己 10g　秦艽 15g　晚蚕沙（包煎）15g

水煎服 7 剂，每剂煎 2 次，每日服 2 次。

七诊 1990 年 11 月 15 日

低热尚有，但最高未超过 36.8℃，胃痛缓解，舌苔根部黄厚腻，脉细数滑，大便日二行。

处方

六诊处方去白扁豆、晚蚕沙，加入独活 15g、郁李仁 10g

水煎服 7 剂，每剂煎 2 次，每日服 2 次。

八诊 1990 年 11 月 22 日

脉两关盛，舌苔根部黄厚，时有低热，便先干后稀。

处方

生石膏（先煎）30g　肥知母 10g　柴胡 10g　大黄 5g　丝瓜络 15　茵陈 20g　炒薏苡仁 30g　萆薢 15g　滑石（包煎）10g　清半夏 15g　防己 10g　茯苓皮 10g　地骨皮 10g　枳实 10g　栀子 10g　厚朴 10g　白蔻仁 10g

水煎服 7 剂，每剂煎 2 次，每日服 2 次。

九诊 1990 年 11 月 29 日

近日好转，未再发热，食欲增加。仍从上方化裁。

处方

九诊处方加入黑玄参 15g

水煎服 7 剂，每剂煎 2 次，每日服 2 次。

十诊 1990 年 12 月 5 日

近一周，体温每日下午升高，乏力，纳呆，同位素扫描提示：全身大部分骨骼呈明显放射性减淡区。

处方

生石膏（先煎）50g　肥知母 15g　生地 15g　清半夏 15g　丝瓜络 15g　忍冬藤 30g　汉防己 15g　萆薢 15g　盐知柏各 10g　川牛膝 10g　炒薏苡仁 25g　夏枯草 15g　冬葵子 15g　地骨皮 15g　全瓜蒌 30g

水煎服 7 剂，每剂煎 2 次，每日服 2 次。

十一诊 1990 年 12 月 16 日

近两日体温又有升高，以下午为甚，最高达 37.5℃，X 线提示全身骨骼可能有囊性病变出现，关节仍痛。舌绛苔根部略呈黄厚，诊脉两关盛，右关为著。

处方

生石膏（先煎）30g　玉竹 15g　川连 10g　生枳实 15g　白扁豆 15g　桑寄生 15g　川牛膝 15g　炒苍术 15g　滑石（包煎）15g　追地风 15g　石楠藤 15g　白蔻 10g　荷叶 15g　白薇 15g　地骨皮 15g

水煎服 7 剂，每剂煎 2 次，每日服 2 次。

十二诊 1991 年 5 月 9 日

处方

炙鳖甲（先煎）10g　夏枯草 10g　川贝母（冲）10g　怀牛膝 10g　炒薏

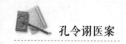

苡仁15g　秦艽15g　桃仁10g　地骨皮10g　白薇10g　当归15g　黄精15g　鸡内金15g

水煎服7剂，每剂煎2次，每日服2次。

十三诊　1991年5月16日

骨结核。

处方

十二诊处方加青蒿15g、银柴胡15g、知母10g、黄柏10g、砂仁（后下）5g、败龟板（先煎）15g、百合15g、桑葚15g。

共研细末，蜜丸，10g重，每日2丸。

十四诊　1991年11月28日

骨结核，舌苔微腻，脉稍大。

处方

十二诊处方加青蒿15g、银柴胡15g、知母10g、黄柏10g、砂仁（后下）5g、败龟板（先煎）15g、百合15g、桑葚15g、半夏15g、炙乳没各10g。

7剂，共研细末，为蜜丸，每次服10g，每日服2次。

孙某　女　38岁　1993年5月5日

患者有结核病史。近日咳气逆，血尿史，有少量红细胞，面色苍白，形体较瘦，舌苔稍白，质红，脉细。重在阴虚波及气分。

处方

生牡蛎（先煎）30g　北沙参15g　桑叶10g　桃杏仁各10g　茅芦根各10g　川贝母（冲）3g　当归15g　赤白芍各10g　地骨皮10g　蝉蜕10g　生熟地各15g　砂仁（后下）5g　太子参15g　清半夏10g　石斛15g　焦三仙各10g　炙草5g

二诊　1993年5月26日

症稍减，脉气弱，尚未恢复，舌净无苔而色薄，仍从上法变也。

处方

生牡蛎（先煎）30g　北沙参15g　地骨皮10g　冬瓜仁15g　紫花地丁10g　桃杏仁各10g　川贝母（冲）3g　生熟地各15g　全当归15g　西洋参（另煎）1.5g　赤白芍各10g　蝉蜕15g　太子参20g　清半夏10g　石斛15g　鸡内金10g　炙草5g

水煎服7剂，每剂煎2次，每日服2次。

水煎服 15 剂，每剂煎 2 次，每日服 2 次。

第二节 脱　　发

徐某　男　成人　1991 年 10 月 10 日

脱发。

处方

生地 30g　首乌 15g　杜仲 10g　天麻 10g　郁金 15g　栀子 10g　石菖蒲 15g　牛膝 15g　莲子心 10g　杏仁 10g　金银花 20g　茯苓 20g　白术 15g　炒稻麦芽各 15g　珍珠粉（冲）2 支

水煎服 7 剂，每剂煎 2 次，每日服 2 次。

杨某　男　28 岁　1992 年 11 月 5 日

脱发，脉左沉细。

处方

生地 15g　首乌 15g　茅根 15g　女贞子 10g　丹皮 10g　黄精 10g　当归 10g　防风 10g

水煎服 7 剂，每剂煎 2 次，每日服 2 次。

第三节 中　　毒

梁某　男　37 岁　1991 年 7 月 23 日

疲弱，CO 中毒后。

处方

桑枝 10g　清半夏 15g　牛膝 10g　土茯苓 25g　丝瓜络 15g　陈皮 10g　秦艽 10g　荷叶 10g　萆薢 15g　云苓 15g　土鳖虫 10g　生甘草 10g　鸡血藤 15g　青竹茹 15g　当归 10g　生石膏（先煎）30g　佩兰 10g　生地 30g

水煎服 7 剂，每剂煎 2 次，每日服 2 次。

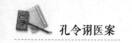

第四节　肾萎缩

邓某　女　50 岁　1993 年 3 月 6 日

肾萎缩，心供血不全，面淡，脉沉，舌略红，苔薄黄。

处方

生地 30g　茯苓 30g　竹叶 10g　虎杖 10g　枸杞子 15g　山药 30g　滑石（包煎）10g　冬葵子 15g　桑寄生 10g　盐黄柏 5g　鸡内金 15g　丹参 15g

水煎服 5～10 剂，每剂煎 2 次，每日服 2 次。

第五节　大动脉炎

刘某　女　20 岁　1990 年 5 月 12 日

左上肢无脉，经查为大动脉炎，下肢疲软，而颧多赤，舌红苔黄，右脉细滑而数。湿热入血脉，拟清化通络。

处方

生石膏（先煎）30g　炙鳖甲（先煎）10g　生牡蛎（先煎）30g　桑枝 10g　萆薢 15g　土茯苓 25g　桃杏仁各 10g　川芎 10g　丝瓜络 15g　稽豆衣 15g　怀牛膝 15g　盐知柏各 10g　秦艽 10g　夜明砂（包煎）15g　琥珀粉（冲）1.5g　滑石（包煎）15g

水煎服 7 剂，每剂煎 2 次，每日服 2 次。

第六节　食管裂孔疝

曹某　男　39 岁　1991 年 9 月 19 日

食管裂孔疝，食后灼热感，并有右足疼痛，尿酸增高，脉滑弦细而数。

处方

旋覆花（包煎）15g　代赭石（先煎）15g　清半夏 10g　苏梗 10g　黄连 10g　吴茱萸 5g　白芍 15g　白扁豆 10g　浙贝母 10g　滑石（包煎）10g　砂仁（后下）5g　竹叶 10g　防己 10g　牛膝 10g　珍珠粉（冲）1 支

水煎服 7 剂，每剂煎 2 次，每日服 2 次。

技道雙至　羽化登仙

時光倏然。轉眼令詡哥哥離世已一年有餘。然音容笑貌猶在。

哥哥自幼聰慧過人。四歲上小學到大學始終是班裏年齡最小的。但其學業一直名列前茅。

那年代家裏藏書甚多。哥哥徜徉在書的海中。文學歷史地理無不涉獵。幼代郝經曾言：讀書多造詣道深……遺蘉塵黑。除去凡俗。倏然物外。哥哥堪為超脱塵世之外、時間之外、空間之外的纖塵君子。

爺：孔伯華的處方印有不龜手盧主人識七字以

自謙。哥：秉承家學恪守祖訓。他學富五車

但一貫謙謹平和深得老一輩專家的信賴和喜

愛。他醫術高超心存大愛精心診治以挽救患

者生命解除患者病痛為第一要則。贏得廣

泛贊譽。他注重祖國醫學之傳承培養。培養

中醫棟梁之材無數。

哥，技道雙至羽化登仙。他爲中醫事業所作的貢獻會永存。

歲次丙申春日弟孔令譽撰弟媳沈莉書